4

5

6

Arzneiüberblick

Lesen Sie als erstes den farbig unterlegten Arzneiüberblick aufmerksam durch. Entscheiden Sie sich anhand Ihrer Beschwerden für das passende Mittel. Die angegebene Seitenzahl führt Sie weiter zur ausführlichen Mittelbeschreibung.

Mittelbeschreibung

In der ausführlichen Beschreibung finden Sie zusätzliche Informationen, die Sie in Ihrer Wahl bestätigen. Merken Sie sich, in welcher Potenz und nach welcher Dosierungsvorschrift Sie Ihr Mittel einnehmen sollen, und klappen Sie die hintere Umschlagklappe aus.

Hintere Umschlagklappe

Wichtig: Beachten Sie bitte die *Grenzen der Selbstbehandlung*, die auf der hinteren Umschlaginnenseite dargestellt sind. Nehmen Sie dann Ihr Mittel – in der angegebenen Potenz – nach der richtigen Dosierungsvorschrift ein.

SO FINDEN SIE ÜBER DIE BESCHWERDEN ZUM PASSENDEN MITTEL

INHALTSÜBERSICHT

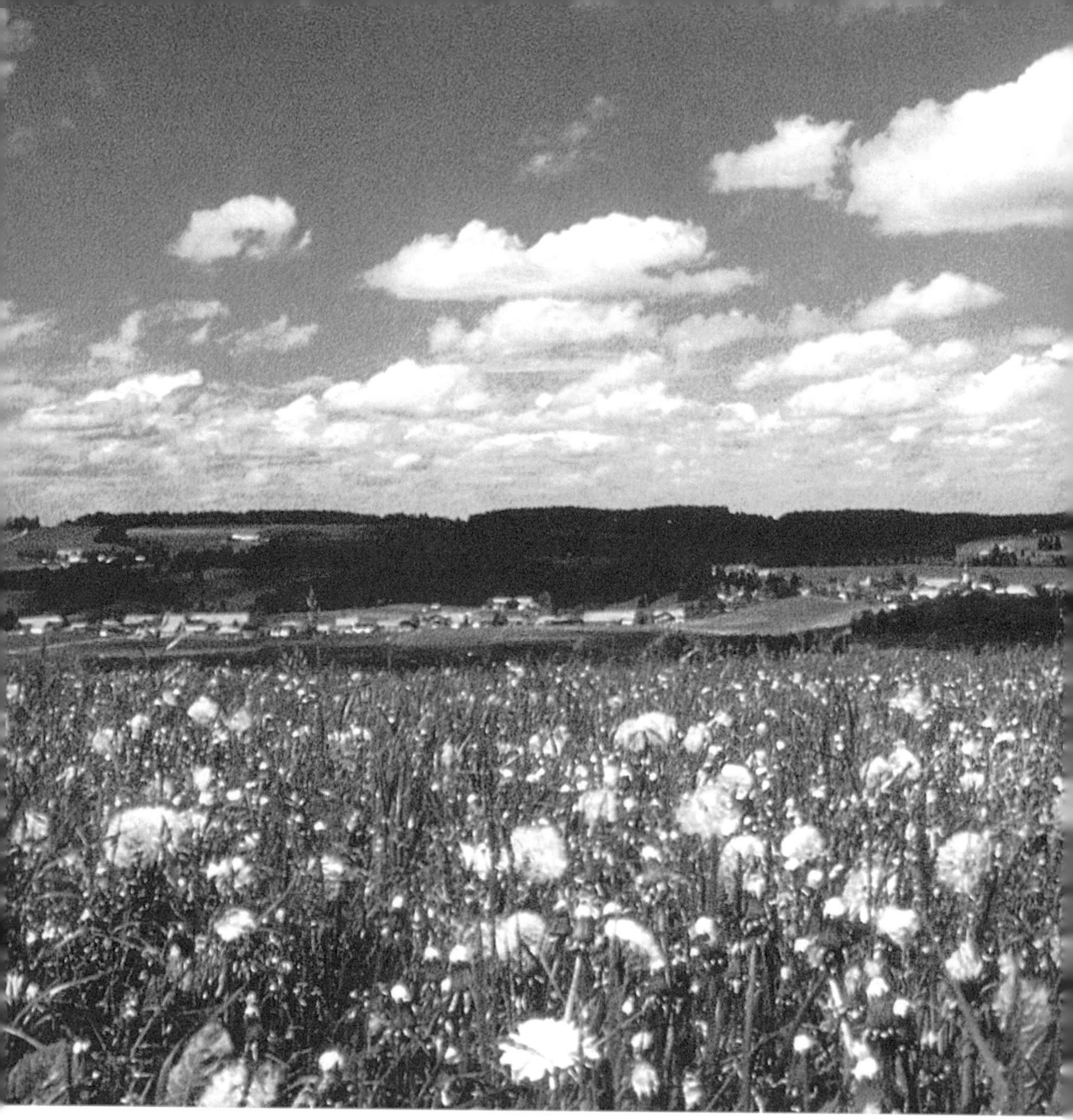

Werner Stumpf

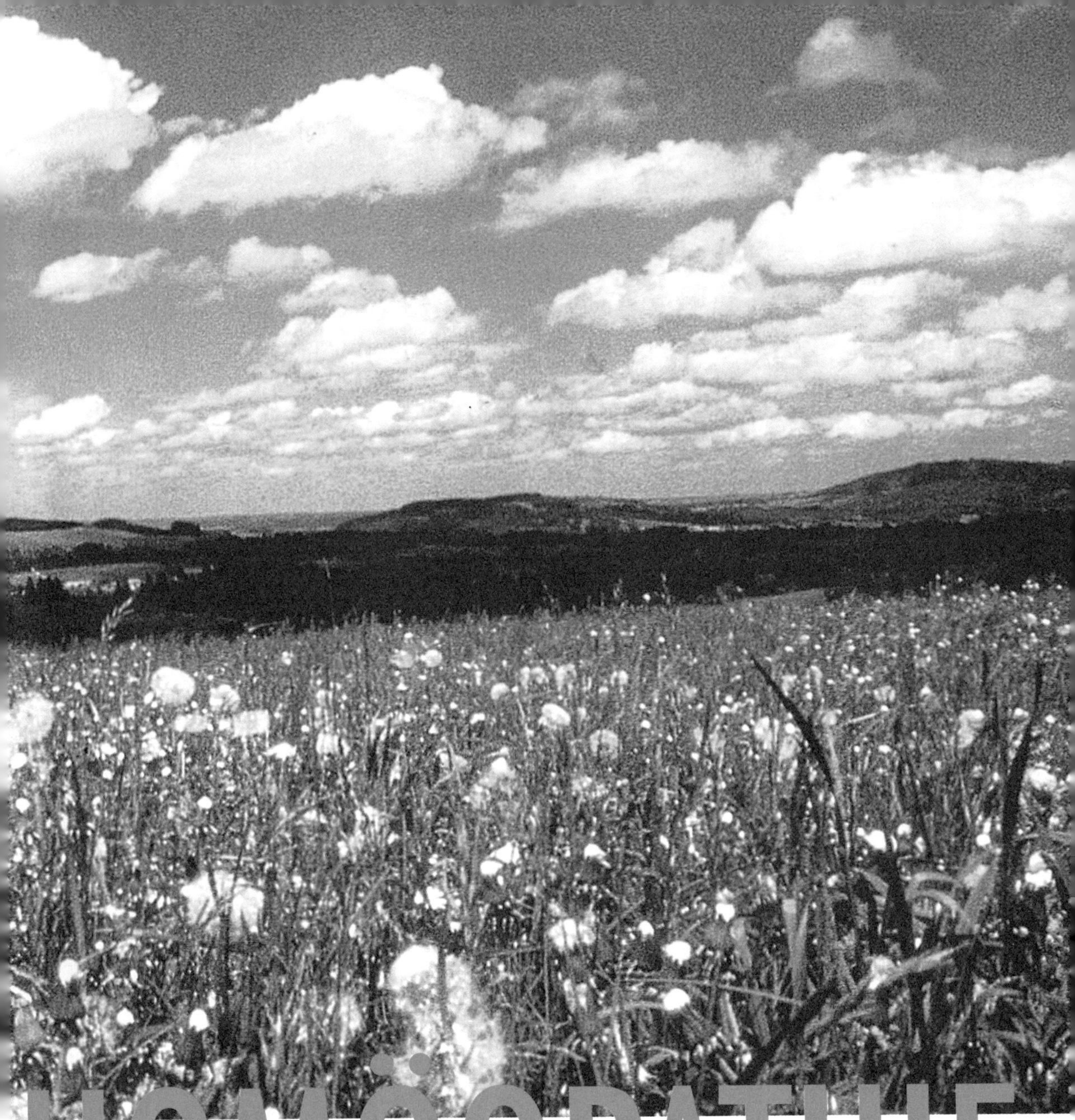

HOMÖOPATHIE

Anleitung zur Selbstbehandlung.
Über 500 Beschwerdenbilder, genaue Anwendungs- und Dosierungsvorschriften für die passenden Arzneien.
Mit Haus-, Reise- und Sport-Apotheke.

SELBSTHILFE DURCH HOMÖOPATHIE

Zur Beachtung: Bevor Sie mit einer Behandlung beginnen, beachten Sie bitte die Informationen auf der Innenseite der hinteren Umschlagklappe, vor allem jene, die unter »Wichtiger Hinweis« zusammengefaßt sind.

Ein Wort zuvor

Die Weltgesundheitsorganisation (WHO) vertritt die Auffassung, daß »für die Gesundheit alle Ressourcen genutzt werden sollten«. Dergestalt wird auch der Laie als aktiver Teilnehmer in die gesundheitliche Versorgung mit einbezogen. Er wird also auf seine Eigenverantwortung angesprochen bis hin zur Eigenbehandlung bei bestimmten Gelegenheiten. Die Naturheilmittel, gerade auch die homöopathischen, werden diesen Empfehlungen der WHO vorbildlich gerecht.

Dieses Buch nun will lehren, wie man sich bei beginnenden unkomplizierten Erkrankungen mit homöopathischen Arzneien selbst helfen kann. Bei Krankheiten also, bei denen man nicht gleich einen Arzt aufsuchen möchte, entweder deshalb nicht, weil sich diese Beschwerden schon des öfteren als überschaubar gezeigt haben – demnach keine unbekannte Größe darstellen –, oder weil sie von vornherein keine hintergründigen Entwicklungen erwarten lassen, ist der Einsatz von solchen Heilmitteln sinnvoll und erfolgversprechend.

Im übrigen ist aus eigenen, jahrzehntelangen Erfahrungen zu sagen, daß der Patient fast immer ein feines Gespür dafür aufbringt, welchen Stellenwert seine aktuelle gesundheitliche Störung einnimmt.

Das Buch ist für den Laien bestimmt, der Inhalt wurde in einer für ihn einsichtigen, verständlichen Sprache abgefaßt. Es enthält eine sorgfältige Aufstellung der Mittel-Symptomatologie, gezielt abgestimmt auf die vorliegenden Krankheitserscheinungen.

Patentmedizinen kann die Homöopathie nicht bieten. Ihre Arzneien gehören zu den wirksamsten und unschädlichsten der Heilkunst, auch bei den akuten »Zufällen«; sie sind apothekenpflichtig, aber rezeptfrei. Sie unterstützen die Selbstheilungskräfte, sie vertreiben ein Fieber nicht künstlich. Jede überwundene Ansteckung beispielsweise stabilisiert den Organismus so, daß die nächsten Infekte gut abgewehrt werden können.

Mehr und mehr bürgert sich die selbstverantwortliche Behandlung akuter unkomplizierter Erkrankungen ein. Im Jahre 1987 schon stellte Infratest »Gesundheitsforschung« folgende Ermittlungen an: Von 100 Befragten »waren 77 in den letzten 4 Wochen von einer oder mehreren leichteren Krankheiten und Beschwerden betroffen gewesen. 81% der Erkrankten hatten Medikamente eingenommen; 55% davon hatten diese selbst gekauft oder der Hausapotheke entnommen«. Diese Ergebnisse dokumentieren die große Bedeutung der Selbstmedikation innerhalb des Gesundheitswesens. Die Homöotherapie kann hier einen hervorragenden Beitrag leisten.

Dr. med. Otto Eichelberger

Was Sie über Homöopathie wissen sollten

Der »neue« Patient

Angesichts der sich heute immer rascher vollziehenden Entwicklung der Technik werden wir uns zunehmend der Risiken bewußt, die sie für uns birgt. Die Auseinandersetzung mit der Natur, der Umwelt und ihren Einflüssen sowie mit der Forderung an den Menschen als funktionierenden Teil inmitten der Technik – das sind die Themen unserer Zeit, die Probleme, die zu lösen uns alle fordert. Um dieser lebenswichtigen Forderung gerecht werden zu können, bemühen wir uns, ganzheitlich zu denken und zu handeln, wir versuchen, unsere Verantwortlichkeit zu erkennen und anzunehmen.

Aus diesem neuen Bewußtsein, das wir uns zu eigen machen, dem neuen Selbstverständnis, das uns erwächst, suchen wir allenthalben nach einer Neuorientierung – auch oder vor allem im Zusammenhang mit unserer Gesundheit, für die sich jeder einzelne mehr und mehr selbst verantwortlich fühlt.

Vor noch nicht allzu langer Zeit standen wir voller Bewunderung vor den Ergebnissen der »Apparate«-Medizin, vor den erstaunlichen Diagnose-, den außergewöhnlichen Therapieverfahren; gerade bei leichteren Beschwerden wie Kopfschmerzen, Nervosität, Schlafstörungen verlangten wir nach immer schneller wirkenden chemischen Präparaten, blind für schädigende Nebenwirkungen und ohne Wissen um die Gefahren einer Abhängigkeit von Fremdsubstanzen.

Heute sind wir zu »neuen« Patienten geworden. Wir sehen zwar, daß mit Hilfe der Errungenschaften der eher technisch ausgerichteten Medizin in vielen Fällen Leben gerettet wird, fühlen uns aber in computergesteuerten Diagnoseprogrammen, computerüberwachter arzneilicher Steuerung, einem immer ausgereifteren Organ-Ersatzteillager in unserer körperlichen, seelischen und geistigen »Not« während unserer Krankheit nicht angenommen, in unserer Ganzheitlichkeit weder verstanden noch behandelt. Wir sehen, daß mit Hilfe von synthetisch hergestellten Präparaten Leben trotz oder mit der Krankheit möglich wird, daß aber viele Krankheiten nicht wirklich geheilt, sondern in ihrer Symptomatik nur abgeschwächt werden. Die Krankheit tritt in der Weise, in der sie sich ursprünglich bemerkbar gemacht hat, nicht mehr in Erscheinung, zeigt sich jedoch oft in anderer Ausprägung. Leichtere körperliche Beschwerden verlagern sich auf zentralere, lebenswichtige Ebenen, sie wandeln sich zu seelischem Unwohlsein oder gar zu seelischen Erkrankungen, deren Symptome dann mit anderen, stärkeren chemischen Präparaten angegangen werden.

Wir werden uns also prüfen müssen, wie wir mit unserer Krankheit verfahren wollen. Wollen wir nach Möglichkeit völlig gesund werden, bis tief an die Wurzel der Erkrankung in unserem Organismus und in unserem Wesen; streben wir also eine »Kern-Gesundheit« an? Oder reicht es uns, nach scheinbar praktischen, oft oberflächlichen und letztlich kurzsichtigen Kriterien, reibungsloses Funktionieren und gewünschtes Angepaßtsein wiederzuerlangen – möglichst schnell, bequem und schmerzlos? Auf diese Weise entscheiden wir uns statt für eine »Kern-Gesundheit« nur für eine »Schalen-Gesundheit« und werden in Zukunft auch weiterhin damit beschäftigt sein, die Schale »gesund zu polieren«, den Kern aber, die eigentliche Krankheit, nicht anzunehmen und somit nicht wirklich zu behandeln.

Der neue Patient kann sich nicht zufriedengeben mit mehr gesundem Schein als Sein. Er hat seine bequeme Ja-Sager-Mentalität abgelegt zugunsten einer kritischen, auch für ihn selbst unbequemen Haltung. Denn eigener Anstrengung bedarf es, die möglichen Wege zu einer »Kern-Gesundheit« auszuloten und schließlich auch zu gehen. Seit langem schon steht der medizinischen Wissenschaft und Praxis wie auch – in beschränktem Umfang – dem Laien ein medizinisches Verfahren zur Verfügung, das den dargestellten Erwartungen und Forderungen genau entspricht: Die Homöopathie des deutschen Arztes Dr. Samuel Hahnemann sowie seiner Schüler und Nachfolger in Frankreich, England, Italien, Nord- und Südamerika, Indien, der Schweiz, Griechenland und vielen anderen Ländern der Welt, wo sie im Laufe von beinahe 200 Jahren ihrer außergewöhnlichen Heilerfolge wegen das Vertrauen vieler Menschen erworben hat.

Das Prinzip der homöopathischen Heilmethode

Der von ihrem Begründer, Dr. Samuel Hahnemann (1755 bis 1843), geschaffene Begriff »Homöopathie« bedeutet übersetzt soviel wie »Heilen mit Ähnlichem« – im Gegensatz zur Heilung mit entgegengesetzt Wirkendem, der Allopathie, die von der herkömmlichen Medizin praktiziert wird.

Beruhigende Arzneien bei Schlafstörungen, fiebersenkende Medikamente bei infektiösen Erkrankungen, Kortisonbehandlung bei Hautausschlägen – das alles sind medizinische Maßnahmen mit entgegengesetzter Wirkungsrichtung. Sie werden gezielt gegen die Symptome eingesetzt, lassen die Krankheitsursache aber unberücksichtigt. Dabei besteht die Gefahr, daß Krankheiten unterdrückt werden und der Körper dadurch in seinem Kampf um die Erhaltung seiner Gesundheit geschwächt wird.

Grundsätzlich hat jeder Organismus von sich aus das Bestreben, die Gesundheit zu schützen und ein harmonisches Verhältnis aller Lebenskräfte aufrechtzuerhalten. Gewöhnlich ist er dazu lange Zeit ohne äußere Hilfe in der Lage. Der Wert homöopathischer Arzneien liegt unter anderem darin, daß sie im Krankheitsfalle nicht allopathisch – gegensinnig – die Krankheitssymptome zurückdrängen, sondern vielmehr als gleichgesinnter Partner des Patienten den Organismus darin unterstützen, seine Selbstheilungskräfte gezielter einzusetzen oder, falls sie zu schwach sind, sie speziell auf das Krankheitsgeschehen hin zu aktivieren. So kann der Körper innerhalb kürzester Zeit wieder auf den Weg der Besserung gebracht werden. Die Methode, mit der die Homöopathie diese Heilung erreicht, scheint auf den ersten Blick paradox: Sie heilt die Krankheit mit einer Arznei, die bei einem Gesunden eine ähnliche Krankheit erzeugen würde. Diese Fähigkeit des »Simile«, des ähnlichen Mittels, und nicht etwa die Wirkung chemischer Verbindungen auf Zellen oder Organe macht eine homöopathische Arznei zum heilenden Agens.

Ein einfaches Beispiel soll diesen Vorgang erläutern: Jemand leidet an Schlafstörungen. Er ist dabei sehr aufgeregt, muß ohne Unterlaß denken und hat so überreizte Sinne, daß ihn bereits ein leises Geräusch aus weiter Ferne stört. Gibt es nun eine Substanz, die einen Gesunden in diesen Zustand versetzen kann? Ja, es ist der gewöhnliche Bohnenkaffee, der, zu stark oder in zu großen Mengen getrunken, bei bestimmten Menschen einen solchen Zustand erzeugen kann. Jeder, dessen Schlafstörungen in dieser Weise auftreten, kann mit Coffea D12 (einer homöopathischen Zubereitung des Kaffees) davon geheilt werden (eine genauere Beschreibung von Coffea bei Schlafstörungen finden Sie auf Seite 129).

Schlafstörungen können auch in anderer Weise auftreten. Einem schüchternen Menschen etwa gehen die Peinlichkeiten des vergangenen Tages nicht aus dem Kopf, oder er macht sich übermäßig viele Sorgen, ob ihm auch morgen alles gelingen wird. Ein anderer ist mit geistiger Arbeit bis tief in die Nacht hinein beschäftigt, kann nicht abschalten und findet deswegen keinen Schlaf. Und noch ein Beispiel dafür, wie unterschiedlich Ursachen oder Ausprägungen sein können bei Schlafstörungen, die allesamt, dem Ähnlichkeitsgesetz folgend, mit unterschiedlichen Arzneien behandelt werden müssen: Jemand wälzt sich unruhig in seinem Bett hin und her. Mal ist ihm zu kalt, dann wieder zu warm. Mitten in der Nacht muß er sein naßgeschwitztes Nachtzeug wechseln, und wenn er morgens aufwacht, hat er sein Kopfkissen vollgesabbert, fühlt sich unausgeschlafen, ist reizbar und wirkt sehr nervös.

Es ist das Verdienst Samuel Hahnemanns, lange bekanntes Wissen zu einem umfassenden und nachprüfbaren Therapiesystem entwickelt zu haben: Was einen Menschen krank macht, kann ihn auch heilen. Bereits die großen Ärzte Hippokrates (460–377 v. Chr.) und Paracelsus (1493–1541) erkannten die Möglichkeit, Ähnliches durch Ähnliches zu heilen.

Hahnemanns Ähnlichkeitsgesetz »*Similia similibus curentur*« (= Ähnliches möge mit Ähnlichem geheilt werden) ist das wichtigste Prinzip homöopathischer Heilkunde.

Hahnemann hat dieses Heilgesetz 1790 im Selbstversuch mit Chinarinde erkannt; Chinarinde war seinerzeit eine häufig gebrauchte Arznei bei Malaria. Weil er sich mit den üblichen Erklärungen für die Heilwirkung dieser Substanz nicht zufriedengeben konnte, wagte er ein Experiment und nahm Chinarinde ein, um sie auf ihre Wirkung zu überprüfen. Daraufhin stellte er, der ja gesund war, an sich Symptome fest, wie sie bei Malaria auftreten! Die durch die Einnahme der Arznei erzeugte Krankheit dauerte nur wenige Stunden, kehrte aber wieder, wenn Hahnemann erneut von der Arznei einnahm.

Aus diesem und vielen weiteren Selbstversuchen zog er die so bedeutende Schlußfolgerung, daß eine Arznei dann für einen Kranken passend ist, wenn sie am Gesunden Symptome erzeugen kann, die jenen ähnlich sind, an denen ein Kranker leidet.

Das Ähnlichkeitsgesetz bestimmt die Wahl homöopathischer Arzneien. Um nach diesem Gesetz heilen zu können, bedarf es einer genauen Arzneikenntnis. Durch die Prüfung von mineralischen, pflanzlichen und tierischen Substanzen an gesunden Menschen und durch die Praxiserfahrung homöopathisch behandelnder Ärzte ist es zu umfangreichen Symptom-Sammlungen gekommen. Auf diese Weise entstanden kleine und große Arzneimittelbilder; manche von ihnen umfassen nur zehn bis zwanzig Symptome, andere hingegen zwei- bis dreitausend.

Die Symptome, die eine homöopathische Arznei unter den besonderen Bedingungen einer Arzneiprüfung beim gesunden Menschen auslösen kann, reichen von Kopf bis Fuß, betreffen jedes Organsystem und nehmen Einfluß auf das Wesen des Menschen – seinen Gemütsbereich. Entsprechend kann ein und dasselbe Mittel auch unterschiedliche Beschwerden eines Kranken heilen.

So entsteht die homöopathische Arznei

Homöopathische Arzneien können also unter den Voraussetzungen einer Arzneiprüfung beim Gesunden eine Erkrankung bewirken; diese Fähigkeit wird gezielt zur Heilung am Kranken eingesetzt. Zusätzlich zu diesem Wirkprinzip macht eine besondere Methode der Arzneiherstellung, die Arzneipotenzierung, es möglich, auch bisher unbeachtete oder unbekannt gebliebene Substanzen zur Anwendung zu bringen. Außer zahlreichen neuen Arzneien können auch Substanzen, die bisher ihrer hohen Giftigkeit wegen als schädlich galten, unter Berücksichtigung der entsprechenden Dosierung, gefahrlos verabreicht werden. Damit sind vielen, bisher erfolglos behandelten Menschen neue Heilungschancen gegeben.

Die Ursubstanzen der homöopathischen Medikamente durchlaufen nämlich während vieler Zubereitungsstufen einen Umwandlungsprozeß, so daß letztlich nur noch verschwindend wenig oder auch gar nichts mehr vom Ausgangsstoff im Mittel nachweisbar ist. Ein Beispiel: In einem Fläschchen Belladonna D12 ist so viel von der Urtinktur Belladonna, der giftigen Tollkirsche, als hätten Sie einen Tropfen davon in den Bodensee fallen lassen, kräftig umgerührt und dann Ihr Fläschchen mit dem Bodenseewasser gefüllt. Belladonna D12 bedeutet also rechnerisch, daß ein Tropfen der Urtinktur mit 1 Million mal 1 Million Tropfen Verdünnungsmittel vermischt wird. Dies wäre aber nur cine ganz normale Verdünnung; sie könnte nie bewirken, was das Homöopathikum Belladonna D12 vermag. In der Homöopathie wird ein Mittel nicht einfach verdünnt oder verwässert, sondern potenziert.

Was bedeutet Potenzierung? Um zu dem homöopathischen Mittel Belladonna D12 als Tropfen zu gelangen, werden folgende Zubereitungsschritte unternommen: 1 Tropfen der Urtinktur Belladonna wird mit 9 Tropfen Alkohol gemischt. Diese Mischung erhält 10 Schüttelschläge, wir haben Belladonna D1. Dieser Mischung wird 1 Tropfen entnommen, der wieder mit 9 Tropfen Alkohol gemischt und mit 10 Schüttelschlägen versehen wird.

Dadurch haben wir Belladonna D2 erhalten. Sie können sich vorstellen, wie alles weiterläuft, bis man Belladonna D12 erhält. Nach dem gleichen Prinzip werden auch Tabletten, Pulver und Kügelchen, die Globuli, hergestellt. Hier mischt man 1 Teil der Ursubstanz mit 9 Teilen Milchzucker. Diese Mischung wird eine bestimmte Zeit in einem Mörser verrieben. Zur weiteren Potenzierung wird wie bei den Tropfen verfahren.

Wirkungsweise der homöopathischen Arznei

Die Wirkungsweise homöopathischer Arzneien ist in nichts vergleichbar den geläufigen Arzneiwirkungen der Pflanzenheilkunde oder der chemisch-synthetischen Mittel. Sich eine Vorstellung davon zu machen, stellt eine Herausforderung dar für den wissenschaftlichen Verstand und verlangt die Entwicklung neuer Untersuchungs- und Nachweismethoden. Dennoch möchte ich versuchen, Ihnen zu erläutern, wie man sich die Wirkungsweise vorstellen kann.

Aufgrund der Arzneipotenzierung überträgt sich etwas vom Wesen der Ursubstanz auf den Verdünnungsstoff. Potenzierung bedeutet damit: Stoffliches wird Schritt für Schritt in etwas Unstoffliches verwandelt. In unserem Beispiel hört die Pflanze Belladonna auf, als biologisch physikalische Substanz zu existieren. Sie überträgt jedoch ihre Eigenschaften auf eine als Medium dienende Substanz (Alkohol, Milchzucker). Sie hat nicht aufgehört Belladonna zu sein, doch existiert sie in einer Weise weiter, die wir bisher nicht von ihr kannten: Durch Potenzierung verliert sie ihren nachweisbaren stofflichen Charakter und verwandelt sich mehr und mehr in Energie und in Information, die auf der Trägersubstanz gespeichert ist.

Das ist gar nicht so verwunderlich, wenn man bedenkt, daß alles, was existiert, nicht nur aus Materie besteht, sondern sich auch in Energie verwandeln kann, und das bis in »feinstoffliche« Bereiche.

Ein Beispiel soll Ihnen diese Idee auf einfache Weise verdeutlichen: Stellen Sie sich vor, Sie leben in einer Zeit, in der es weder Schallplatten noch Tonbandaufzeichnungen gibt, auch kein Radio. Nun kommt einer daher mit einem kleinen Kasten in der Hand, aus dem Musik ertönt. Sie hören die Ouvertüre zu Mozarts »Zauberflöte« und staunen nicht schlecht; wie soll ein ganzes Orchester in einen so kleinen Kasten passen? Der fremde Mann holt eine flache Kassette aus dem Kasten, in der ein braunes Band aufgespult ist, und sagt Ihnen, daß die Musik vom Band kommt. Sie halten den Mann wahrscheinlich für verrückt und das Ganze für einen Spuk. Sie wissen noch nichts davon, daß man Musik umwandeln kann in elektronische Schwingungen, die als Informationen auf Magnetband gespeichert werden. So, wie in einer Musikkassette nur die Information der Musik auf Magnetband aufgezeichnet worden ist, sind auch in Homöopathika nur Informationen in energetischer Form gespeichert.

Die Umwandlung von mineralischen, pflanzlichen und tierischen Substanzen in eine neue, feinstoffliche Qualität, die als Information in einer neutralen Substanz wie Alkohol oder Milchzucker gespeichert wird, nennt man Potenzierung. Als Energie und Information können homöopathische Medikamente körperliche, seelische und geistige Beschwerden auf einer anderen Ebene heilen, als wir es von den üblichen grobstofflichen Substanzen gewohnt sind.

Die Behandlung beim Homöopathen

Homöopathen besitzen eine außergewöhnliche Beobachtungsgabe für die feinsten Ausprägungen und Zusammenhänge von Krankheitserscheinungen und stellen unter anderem den Bezug zu den seelischen, sozialen und klimatischen Bedingungen der Erkrankung her. Grundlage der homöopathischen Behandlung also ist die analytisch genaue Beobachtung der Krankheit und ihrer gesamten Symptome, die sorgfältig registriert und dann ausgewertet werden. Das Interesse des Homöopathen (der in der Bundesrepublik Deutschland ein Arzt oder ein Heilpraktiker sein kann) gilt weder allein dem Erstellen einer Krankheitsdiagnose noch der Krankheit als solcher, sondern vor allem dem kranken Menschen. Der Homöopath widmet seine Aufmerksamkeit dem Körper als Ganzem und diese ganzheitliche Auffassung schließt je nach Erkrankung auch seelisches und geistiges Befinden ein. Seelische Beschwerden werden nicht generell vom körperlichen Krankheitsgeschehen abgetrennt, sondern ernstgenommen und genau beobachtet. Die Art, wie sie sich im Gesamtbefinden das Patienten darstellen, ist oft ein wichtiger Teil homöopathischer Krankheitserkennung und beeinflußt in den meisten Fällen stark die Arzneiwahl.

Sinn jeder homöopathischen Arzneibehandlung ist es, die geschwächte natürliche Kraft eines Kranken so zielgerichtet anzufachen, daß er »aus sich selbst heraus« wieder gesund werden kann. Dabei ist eine für jeden Patienten individuelle Behandlung unabdingbar. Medikamentenabhängigkeit oder die im üblichen Sinn schädigenden Nebenwirkungen gibt es in der Homöopathie nicht.

Als Domäne homöopathischer Behandlung gelten die chronischen Krankheiten, Erkrankungen also, die schon seit Jahren fortbestehen. Besonders positiv wirkt die homöopathische Behandlung auch auf dem Gebiet der Kinderheilkunde. Mit Hilfe homöopathischer Arzneien ist man in der Lage, von Anfang an die Gesundheit eines Kindes zu verbessern, sie quasi zu »trainieren«. Schon früh erkennbare Anlagen zu bestimmten Krankheitsentwicklungen können so günstig beeinflußt werden.

Der Leser sollte wissen, daß der Begriff »Homöopathie« oder die Bezeichnung »Homöopath« nicht geschützt ist. Nicht jeder, der sich Homöopath nennt oder eine homöopathische Behandlung verspricht, handelt nach den Richtlinien, Lehrbüchern und Heilgesetzen der Therapieform Hahnemanns. Im Gegenteil – heute werden weit mehr homöopathische Arzneien nach recht fragwürdigen Heilmethoden verschrieben als nach den Methoden der durch Hahnemann begründeten Homöopathie. Homöopathen, die sich von diesen »Trittbrettfahrern« distanzieren und bekunden wollen, daß sie im strengen Sinne homöopathisch therapieren, nennen sich meist »klassische« Homöopathen.

Den klassischen Homöopathen zeichnet aus, daß er sich für eine umfangreiche Krankenbefragung viel Zeit nimmt (bei chronischen Erkrankungen oft mehrere Stunden). Er verschreibt in der Regel statt eines Arzneigemisches nur eine Arznei, deren Wirkung er dann über Wochen beobachtet, ehe er sich entscheidet, wie die Behandlung weiterzuführen ist: Je nach Krankheit sind bisweilen mehrere Arzneien notwendig, die aber nicht zusammen, sondern meist in Abständen von einigen Monaten aufeinander folgen. Immer wieder gibt das Gespräch zwischen dem Homöopathen und dem Patienten den nötigen Aufschluß über Gesamtbefinden und Heilungsverlauf. Laboruntersuchung und andere diagnostische Verfahren haben dagegen in der klassischen Homöopathie nur einen untergeordneten Stellenwert. Krankheit und Krankheitsverlauf werden vom Homöopathen hauptsächlich nach der genau festgestellten Ausprägung der Beschwerden beurteilt und nach dem Verlauf ihrer Heilung. Die Homöotherapie benötigt in der Regel keine ergänzenden Therapieverfahren; sie ist im Vergleich zu anderen Therapien äußerst preiswert bei gleichzeitig hoher Wirksamkeit. Die Arbeit vieler Homöopathengenerationen hat inzwischen erwiesen, daß mit dieser Heilmethode etwa drei Viertel aller Krankheiten erfolgversprechend behandelt werden können.

Die Konstitutionsbehandlung

Wenn bestimmte Beschwerden bei Ihnen immer wieder auftreten, brauchen Sie eine Behandlung, die weit umfassender ist und tiefer geht als eine Selbstbehandlung. Der homöopathisch arbeitende Arzt oder Heilpraktiker wird in diesem Fall nach einer genauen Krankenbefragung eine oder nachfolgend auch mehrere Arzneien verschreiben, die in die Tiefe wirken und die Krankheitsursachen beseitigen sollen. Eine solche Behandlung wird *Konstitutionsbehandlung* genannt. Ich kann nur jedem, der an der Homöopathie Interesse gefunden hat, raten, sich für eine solche tiefgehende Behandlung zu entscheiden, statt an einzelnen Beschwerden ständig selbst

»herumzudoktern«. Die hier und dort auftretenden Beschwerden sind nämlich meist keine Einzelbeschwerden, sondern Zeichen eines tieferen, noch unbekannten Krankheitsgeschehens. Durch die *Konstitutionsbehandlung* kann diese Ursprungserkrankung – soweit es die dem Kranken eingeborene Gesundheit zuläßt – geheilt werden.

Eine ganze Reihe von Beschwerden sind ausschließlich über eine Konstitutionstherapie heilbar – Sie finden in diesem Buch immer wieder Hinweise, die Sie auf die Möglichkeit einer solchen Behandlung aufmerksam machen. Oft können Kopfschmerzen, rheumatische Beschwerden, Frauenkrankheiten, Hautkrankheiten und viele andere Beschwerden nur mit einer Arznei therapiert werden, die allein über eine umfassende Krankenbefragung gefunden werden kann.

Vorbereitung auf die Selbstbehandlung

Selbstverständlich wird das medizinische Diagnose- und Therapiesystem der Homöopathie nur von einem Fachmann beherrscht. Der Laie verfügt weder über das medizinische Wissen noch über die Arzneimittellehren, die gängigen Symptomen-Nachschlagewerke und vor allem nicht über die nötige homöopathische Erfahrung, um heilen zu können. Die vielfältigen Begabungen aber, die einen erfolgreichen Homöopathen auszeichnen, die Beobachtungsgabe, analytische Fähigkeiten und Einfühlungsvermögen, können im Ansatz durchaus auch bei einem Laien vorhanden sein. Doch bei aller Begeisterung für das Heilsystem und seine Möglichkeiten sollte man auch seine Grenzen erkennen – allzu leicht brächte man sonst sich selbst und andere in Gefahr. Deshalb möchte ich Sie an dieser Stelle eindringlich vor jedem leichtfertigen Umgang mit homöopathischen Arzneien und homöopathischen Selbstheilversuchen warnen. Den Mut, diesen Ratgeber für Laien dennoch zu schreiben, haben mir schließlich jene Menschen gegeben, die aus ihrem natürlichen Interesse für Gesundheit und Heilung heraus mit Gespür und Verstand gelernt haben, mit Krankheiten verantwortungsvoll umzugehen.

Seit langem schon finden sich homöopathische Arzneien in den Hausapotheken gesundheitsbewußter Familien; auch erfreulich viele junge Menschen interessieren sich für diese alternative Heilkunde. Und es gibt tatsächlich eine Vielzahl kleinerer Beschwerden – von leichten Verbrennungen, Hautabschürfungen, Kopf- und Zahnschmerzen über den verdorbenen Magen bis hin zu nervösen Störungen –, die sich gut für eine Selbstbehandlung eignen und für die daher die entsprechenden homöopathischen Arzneien im Hause zur Hand sein sollten. Dieser Ratgeber kann dazu beitragen, Ihnen die Homöopathie vertraut und für den Hausgebrauch zugänglich zu machen.

Wann ist ein Mittel ähnlich?

Auch der Laie wendet bei der Mittelwahl das *Ähnlichkeitsgesetz* an (→ Seite 8): Sie können nur dann von einer Arznei Heilung erwarten, wenn die Beschwerden, die mit ihr geheilt werden sollen, auch in der Arzneibeschreibung genannt sind. Beim Durchlesen des Arzneiüberblicks und der Mittelbeschreibung (→ auch Seite 15) wird Ihnen auffallen, daß Sie nicht alle genannten Symptome in der beschriebenen Form als Ihre Beschwerden erkennen. Wann aber ist das Arzneimittelbild ähnlich genug, um die beschriebene Arznei zu verwenden?

Vor allem in den Arzneiüberblicken sind die jeweils wichtigsten, für die Arzneiwahl bestimmenden Symptome zusammengefaßt. Wenn eins dieser Symptome mit Ihren Beschwerden übereinstimmt, sollten Sie bereits hellhörig werden. Stimmen gleich zwei oder drei Symptome mit Ihren Beschwerden überein, können Sie schon ziemlich sicher sein, daß die vorgestellte Arznei »paßt«, also zur Heilung geeignet ist. Die in der ausführlichen Mittelbeschreibung aufgeführten Symptome sollten für Sie das Bild abrunden; vor allem aber dann, wenn ursprünglich nur ein übereinstimmendes Symptom Sie zu dieser Arznei geführt hat.

In der Homöopathie werden folgende Symptome für die Mittelwahl als besonders wichtig angesehen: Solche, die unsere seelische oder geistige Verfassung betreffen, diejenigen, die als Leitsymptome für einzelne Arzneien bekannt sind, und jene, die als besonders auffällig oder besonders intensiv empfunden werden. Diese Symptomgruppen stehen aber im gesamten Beschwerdenbild neben vielen unbedeutenden und aussageschwachen Symptomen; die Einordnung in die Werteskala ist dem Laien kaum zu vermitteln. Aus diesem Grund wurden in diesem Buch in der Regel nur »hochwertige« Symptome in die Mittelbeschreibungen einbezogen. Dennoch sollten Sie eines immer beachten: Wenn im Laufe eines Leidens sich Ihre Stimmungslage auffallend ändert, ist dies in den meisten Fällen als Symptom sehr hoch zu werten und sollte nach Möglichkeit in einer Arzneibeschreibung wiederzufinden sein.

Ihr Beschwerdenbild

Es wird Ihnen mittlerweile klar geworden sein, wie wichtig es ist, die eigenen Beschwerden genau zu beobachten. Damit ist nicht eine allgemeine Diagnose-Erstellung gemeint, sondern die Zusammenfassung Ihrer Erfahrung mit Ihrer Erkrankung: An welcher Stelle sie auftritt, wie sie begonnen hat, wodurch sie ausgelöst wurde, welche Faktoren zur Besserung oder Verschlimmerung führen, welche weiteren Beschwerden vielleicht hinzugekommen sind, wie sich währenddessen das seelische Befinden verändert hat.

Diese Betrachtungsweise ist sicher zunächst ungewohnt für Sie und mit etwas Mühe verbunden. Sie werden mit Hilfe dieser Differenzierung Ihrer Beschwerden jedoch zahlreiche Einzelsymptome finden und sie schließlich zu einem eigenen Beschwerdenbild zusammenfassen können. Das ist dann die optimale Vorbereitung für den Vergleich mit Arzneiüberblick und Mittelbeschreibung. Um Ihnen diese Vorbereitung zur Arzneiwahl zu erleichtern, wurde bei Beschwerden, bei denen es besonders notwendig erschien, zusätzlich ein Fragenkatalog zur Selbstbefragung erstellt. In allen anderen Fällen bitte ich Sie, vor Ihrer Mittelwahl die allgemeinen Fragen zur Erfassung des Beschwerdenbildes (→ *Selbstbefragung*, hintere innere Umschlagseite) zu beachten.

Die Grenzen der Selbstbehandlung

Selbstverantwortliches Heilen verlangt innere Reife und eine realistische Einschätzung der begrenzten Möglichkeiten des eigenen Tuns. Die Tatsache, daß der Laie über nur geringe medizinische Kenntnisse verfügt, führt allzu leicht dazu, daß bedrohliche Erkrankungen gefährlich unterschätzt werden oder dazu, daß sich die Chancen einer Heilung verschlechtern, weil man mit erfolglosen Therapieversuchen zu viel kostbare Zeit verstreichen läßt. Um diese Gefahren so gering wie möglich zu halten, wird der Laie in diesem Buch durch allgemein gehaltene Hinweise und durch spezielle, auf die jeweiligen Beschwerden bezogene Warnhinweise durch die Selbstbehandlung geleitet. Das bietet natürlich noch keine Garantie dafür, daß alle Situationen richtig beurteilt werden. Jeder, der sich selbst oder seine Familienangehörigen nach diesem Buch behandeln will, sollte wissen, daß er das in eigener Verantwortung unternimmt. Ich möchte Sie an dieser Stelle noch einmal dringend um große Aufmerksamkeit bitten und Ihnen ein besonders gewissenhaftes Verhalten nahelegen.

Beachten Sie bitte:

- Eine Selbstbehandlung darf nur bei akuten Beschwerden durchgeführt werden. Bei chronischen Krankheiten müssen Sie sich unbedingt an einen Homöopathen wenden, der dann eine umfassende *Konstitutionsbehandlung* (→ Seite 11) bei Ihnen durchführt. Chronische Beschwerden sind Leiden, die bereits einige Monate oder sogar Jahre kontinuierlich anhalten oder mit Unterbrechungen immer wieder auftreten.
- Achten Sie immer auf die als »Wichtig« gekennzeichneten Passagen im Text. Sie bezeichnen die Situationen, in denen Sie sich unverzüglich an einen Arzt wenden müssen, weil eine Selbstbehandlung nur Schaden bringen würde. Schon beim geringsten Zweifel bei der Beurteilung der Beschwerden oder bei Fragen, die im Verlauf Ihrer Selbstbehandlung auftreten, suchen Sie bitte den Homöopathen auf.
- Wenn Sie sich, Ihr Kind oder andere Angehörige zusätzlich zu einer herkömmlichen Therapie homöopathisch behandeln wollen, so sollten Sie die Behandlungsanleitungen als eine Ergänzung betrachten, die immer in Absprache mit der behandelnden Ärztin/dem behandelnden Arzt durchzuführen ist.
- Aus den genannten Gründen sind für dieses Buch nur bestimmte Beschwerden zur Selbstbehandlung ausgewählt worden. Trotzdem kann ich dem Anfänger nicht empfehlen, sich deren Behandlung auf eigene Verantwortung auch tatsächlich zuzutrauen – dies sollte dem geübten Laien-Homöopathen überlassen bleiben. Damit meine ich die Anhänger der Homöopathie, die alle Vorzüge der Therapie aus Erfahrung kennen – weil sie beispielsweise längere Zeit bei einem klassischen Homöopathen in Behandlung waren oder zumindest schon eine Reihe kleinerer Beschwerden erfolgreich selbst behandelt haben.
- Wer bisher über keinerlei Erfahrung mit der homöopathischen Selbstbehandlung verfügt, macht seine ersten »Versuche« besser nur mit sehr leicht zu behandelnden Beschwerden. Hierzu eignen sich vor allem Alltagsbeschwerden wie Prellungen, leichte Schürfungen und Wunden, Insektenstiche, Sonnenbrand und leichte Verbrennungen (→ *Kleine Notfall-Homöopathie*, Seite 230). Hexenschuß und Ischias sind einen Selbstbehandlungsversuch ebenso wert wie leichtere Kopfschmerzen, Neuralgien, Zahnschmerzen und Verdauungsstörungen.
- Alle infektiösen, entzündlichen Erkrankungen sollten dagegen dem in homöopathischer Selbstbehandlung erfahrenen Laien vorbehalten bleiben. Dazu gehören der grippale Infekt, Kinderkrankheiten und generell alle mit Fieber einhergehenden Erkrankungen. Das akute Auftreten dieser Beschwerden, die Schnelligkeit der Krankheitsentwicklung und ganz allgemein die gesundheitlichen Gefahren verlangen Erfahrung und Sicherheit bei der Krankheitsbeurteilung und bei der Arzneiwahl.
- Selbst so banale Erkältungskrankheiten wie Husten, Schnupfen und Halsschmerzen verursachen häufig Schwierigkeiten bei der Arzneiwahl, ihre Behandlung sollte deshalb ebenfalls dem erfahrenen Laien überlassen bleiben.

Die Selbstbehandlung

So finden Sie zum passenden Mittel

Die nicht immer leicht vermittelbare Materie wurde in möglichst übersichtliche Form gebracht, um Ihnen einen schnellen Zugang zu ermöglichen und die Mittelwahl zu erleichtern. Dabei wurden die einzelnen Krankheitskomplexe in deutlich voneinander abgehobenen Kapiteln beschrieben – mit Griffmarken als Orientierungshilfe. Das gesuchte Kapitel finden Sie über die *Inhaltsübersicht* auf Seite 1.

Ein einprägsamer *Wegweiser* zur passenden Behandlung ist, immer schnell zugänglich, auf den Innenseiten der vorderen Buchklappe abgedruckt.

Die erste Seite eines jeden Kapitels gibt mit einem genauen Inhaltsverzeichnis den gewünschten Überblick über die einzelnen Beschwerden.

In dem Abschnitt, in dem Ihre Beschwerden aufgeführt werden, finden Sie eine kurze Beschreibung der Krankheit, einen Kommentar zur Behandlung sowie besonders wichtige Warnhinweise zu Situationen, in denen eine Selbstbehandlung nicht angezeigt ist. Wenn nötig, finden Sie dort auch den speziellen Fragenkatalog zur Selbstbefragung, der Ihnen helfen soll, ein möglichst differenziertes Bild von Ihren Beschwerden zu erarbeiten (→ *Ihr Beschwerdenbild*, Seite 13).

Der *Arzneiüberblick*, jeweils farbig unterlegt, vermittelt Ihnen eine Übersicht über die in den alphabetisch geordneten Mittelbeschreibungen ausführlich dargestellten Beschwerden. Er hilft Ihnen entscheidend bei der Wahl des passenden Mittels:

Eine homöopathische Arznei sollte nur dann angewendet werden, wenn die Symptombeschreibung der betreffenden Arznei eine auffallende Ähnlichkeit mit Ihren Beschwerden aufweist. Die wichtigste Aufgabe bei jeder Arzneiwahl ist es also, nach einer solchen Ähnlichkeit unter den angebotenen Arzneien zu suchen.

Haben Sie nach Durchlesen aller Kurzbeschreibungen eine ähnliche Arznei gefunden (→ *Wann ist ein Mittel ähnlich?*, Seite 13), so überprüfen Sie Ihre Wahl anhand der entsprechenden ausführlichen *Mittelbeschreibung*: Folgen Sie einfach dem Seitenverweis hinter dem Namen der Arznei.

Sollten für Sie zwei oder mehr Arzneien zur Auswahl stehen, müssen Sie sich für die scheinbar ähnlichste entscheiden. Bleibt diese Arznei dann ohne Wirkung, so können Sie die zweitähnlichste einnehmen. Mehrere Arzneien sollten jedoch niemals gleichzeitig eingenommen werden. Es kann auch vorkommen, daß keines der Mittel Ihren Beschwerden ähnlich ist, da in diesem Ratgeber ja nur eine Auswahl aus einer großen Zahl von zur Verfügung stehenden Mitteln aufgenommen wurde. Begehen Sie also nicht etwa den Fehler, auf Biegen oder Brechen eine Ähnlichkeit konstruieren zu wollen.

Jede Arznei wird in der angegebenen Potenz (die Angabe D6 oder D12 hinter dem Arzneinamen) eingenommen und muß, je nach Beschwerden, unterschiedlich dosiert werden. Die Potenzangabe finden Sie in der Mittelbeschreibung; dort ist auch die Dosierung genannt. Es gibt drei *Dosierungsvorschriften*; sie sind zusammengestellt auf der Innenseite der hinteren Umschlagklappe.

Über die Dosierung und die Beurteilung der Arzneiwirkung

In der Mehrzahl der Fälle wird in der Mittelbeschreibung (im Kapitel *Kleine Notfall-Homöopathie*, Seite 230, im Arzneiüberblick) auf eine der drei Dosierungsvorschriften verwiesen, die Sie auf der Innenseite der hinteren Umschlagklappe finden. Ausnahmsweise kann sich jedoch eine besondere Dosierungsvorschrift im einführenden Text des betreffenden Abschnitts befinden; sie ist dann deutlich herausgehoben. Der Zwang zur Vereinheitlichung von Dosierungsangaben, der durch die Ansprüche eines solchen Ratgebers gegeben ist, entspricht eigentlich nicht dem homöopathischen Grundgedanken, alles individuell auf den Patienten abzustimmen. Er ist aber ein notwendiges Zugeständnis an Übersicht und klare Leitlinien und damit für den Laien unerläßlich.

Grundsätzlich gilt für jede Dosierung:
- Die Arzneimenge und/oder die Häufigkeit der Arzneieinnahme nicht nach eigenem Gutdünken erhöhen. Die Ansicht »Viel hilft viel« und »Je häufiger eingenommen, desto besser und schneller werde ich gesund« trifft in der Homöopathie nicht zu. Wer so handelt, wird eher das Gegenteil bewirken.
- Sobald es zu einer Besserung (→ unten) der Beschwerden kommt, muß die Arzneieinnahme schrittweise reduziert werden (→ entsprechende *Dosierungsvorschrift*).

So beurteilen Sie die Arzneiwirkung:
- Sie können sichergehen, daß Ihre Arzneiwahl richtig war, wenn die zentralen Beschwerden umgehend nach der Einnahme oder in den folgenden Stunden, weniger akute Beschwerden auch erst in den folgenden Tagen, nachlassen, und diese Besserung auch anhält. Häufig ist das erste Anzeichen einer guten Mittelwirkung, daß Sie sich geistig oder seelisch frischer oder kräftiger fühlen. Das tritt häufig schon ein, bevor die leidigen Beschwerden nachlassen, beispielsweise bei Erkältungskrankheiten.
- Ihre Arznei bringt eine anfängliche Besserung der Beschwerden, dann stagniert der Heilungsverlauf. Nehmen Sie die Arznei weiterhin ein. Warten Sie einen Tag, längstens zwei Tage ab, und beobachten Sie genau, ob nicht doch noch eine Besserung eintritt. Andernfalls suchen Sie einen homöopathisch behandelnden Arzt oder einen Heilpraktiker auf.
- Wenn es Ihnen nach anfänglicher Besserung schon bald wieder schlechter geht, war die Arznei nicht die passende. Suchen Sie nach einer anderen, ähnlicheren Arznei oder fragen Sie den homöopathisch behandelnden Arzt oder Heilpraktiker um Rat. Wählen Sie eine zweite Arznei nur dann, wenn Sie sich wirklich sicher sind. Bloßes Ausprobieren von Arzneien kann den Krankheitsverlauf komplizieren und die Heilung hinauszögern (→ *Grenzen der Selbstbehandlung*, Seite 13).
- Manchmal kann bis zur endgültigen Heilung einer Krankheit die Einnahme einer zweiten oder sogar dritten Arznei notwendig werden. Dies kommt unter anderem bei entzündlichen Krankheiten vor: Die erste Arznei hat eine Zeitlang gut gewirkt, plötzlich treten jedoch ganz andere Beschwerden auf. In diesem Fall muß die Zeit abgewartet werden, bis ein neues Beschwerdenbild entstanden ist. Erst dann wird auch die neue Arznei bestimmt.

Diese Behandlung sollten Sie sich aber allenfalls dann zutrauen, wenn Sie im Umgang mit homöopathischen Arzneien schon geübt sind; wer noch wenig Erfahrung hat, wendet sich zu diesem Zeitpunkt bitte an einen homöopathisch behandelnden Arzt oder Heilpraktiker.

Die Erstverschlimmerung

In seltenen Fällen kann es während der Einnahme einer Arznei zu einer kurzzeitigen Verschlimmerung der Beschwerden kommen. Dieses Phänomen nennt man »Erstverschlimmerung«. Es ist eine Heilreaktion, die bald nachlassen wird. Wenn es zu einer Erstverschlimmerung kommt, müssen Sie mit der Einnahme des Mittels so lange aussetzen, bis die Beschwerden wieder auf ihr ursprüngliches Maß zurückgegangen sind.

Das sollten Sie bei der Arzneieinnahme beachten

- Ein homöopathisches Mittel sollte nach Möglichkeit nüchtern eingenommen werden, in keinem Fall aber unmittelbar vor oder nach dem Essen.
- Lassen Sie Tabletten, Kügelchen oder Tropfen einfach auf der Zunge zergehen, damit sie von den Mundschleimhäuten aufgenommen werden können.
- Alle Medikamente, die Ihnen in anderem Zusammenhang verschrieben worden sind, müssen Sie weiter einnehmen – es kommt nicht zu Unverträglichkeiten durch homöopathische Mittel. Andererseits ist es jedoch möglich, daß Ihre homöopathische Arznei durch

die verordneten Medikamente in ihrer Wirkung abgeschwächt wird, sich auch in manchen Fällen gar nicht erst entfaltet.

- Nehmen Sie die ärztlich verordneten Medikamente nicht gleichzeitig mit der homöopathischen Arznei ein.
- Keinesfalls sollten Sie die Wirkung Ihrer homöopathischen Arznei gefährden durch eine zusätzliche Selbstmedikation mit anderen Mitteln, auch nicht in Form pflanzlicher Präparate.
- Behandeln Sie sich niemals mit mehreren homöopathischen Mitteln gleichzeitig, wenn dies nicht ausdrücklich im Text angegeben wurde.

Vom richtigen Umgang mit homöopathischen Mitteln

Die empfohlenen Homöopathika können Sie rezeptfrei in der Apotheke erwerben. Hat der Apotheker ein Mittel nicht auf Lager, müssen Sie mit einer Wartezeit von einem Tag oder mehr rechnen. Aus diesem Grund empfiehlt sich die Einrichtung einer *Hausapotheke* (→ Seite 258). Homöopathika sind preiswert, sie sind über viele Jahre haltbar, wenn sie kühl, trocken und dunkel aufbewahrt werden. Alle in diesem Buch genannten homöopathischen Arzneien in den Potenzen D6 und D12 sind ungiftig; dennoch müssen Sie sich genau an die Dosierungsvorschrift halten. Bewahren Sie die Arzneien in Ihrer Hausapotheke an einem für Kinder unzugänglichen Ort auf.

Jedes Mittel gibt es jeweils in verschiedener Darreichungsform; die Wirkung ist stets dieselbe. Sie erhalten Tabletten, Tropfen, Globuli (Streukügelchen) oder eine Trituration (Pulver); eine Tablette entspricht 5 Tropfen oder 5 Globuli. Die Potenz, in der Sie das Mittel Ihrer Wahl einnehmen sollten, sowie die Art seiner Darreichung sind jeweils angegeben. Bestehen Sie beim Kauf unbedingt auf der empfohlenen Potenz; ob Sie Tropfen oder Tabletten nehmen, ändert dagegen nichts an der Wirkung – ich empfehle in den meisten Fällen Globuli; sie sind auch in kleinen Mengen abfüllbar und in handlicher Verpackung, zum Beispiel als *Reiseapotheke* (→ Seite 260), leicht zur Hand. Bei Kindern ist die Einnahme dieser Milchzuckerkügelchen sehr beliebt. Säuglinge und Kleinkinder können mit den Globuli allerdings noch nichts anfangen und spucken sie meist wieder aus: Falls Sie keine Tropfen haben, lösen Sie die Kügelchen in 1 Eßlöffel Wasser auf, und geben Sie dem kleinen Patienten diese Lösung ein.

Zusätzliche Heilmittelanwendungen wie Tees, Inhalationen, Einreibungen, Wickel und Wasseranwendungen habe ich in der Regel nicht empfohlen. Zwar lindern sie die Beschwerden, doch gleichzeitig schwächen sie die Symptome der Krankheit ab, die zu kennen für die Mittelwahl notwendig ist; deshalb sollten Sie darauf verzichten.

BESCHWERDEN IM KOPFBEREICH

Kopfschmerzen

Kopfschmerzen selbst sind keine Krankheit, sondern als ein Symptom dafür zu werten, daß etwas mit Ihnen nicht in Ordnung ist, daß Ihr körperliches, sehr häufig aber auch Ihr seelisches Befinden gestört ist. In vielen Fällen kann trotz sorgfältiger Untersuchungen – auch der Halswirbelsäule, der Augen, der Zähne, des Hals-Nasen-Ohren-Bereichs – keine körperliche Ursache für akute Kopfschmerzen gefunden werden.

Bei Kopfschmerzen handelt es sich meistens um eine Regulationsstörung der Blutgefäße. Die Steuerung der Eng- und Weitstellung der Blutgefäße hängt ab vom vegetativen Nervensystem, das von seelischen Vorgängen stark beeinflußt wird.

Kopfschmerzen können sehr unterschiedliche Schmerzempfindungen im Kopfbereich sein – Druck; berstende, den Kopf wie ein Reifen umschließende oder stechende Schmerzen, als würde ein Nagel in den Kopf getrieben. Vielleicht haben Sie Schmerzen um die Augen, in der Stirn, in den Schläfen oder im Hinterkopf. Typische Schmerzen sind auch der einseitige Kopfschmerz, oder der überwiegend bei Männern auftretende Cluster-Kopfschmerz, auch Horton-Neuralgie genannt (→ *Migräne*, Seite 37). Kopfschmerzen besonderer Art sind die Gesichtsschmerzen. Hier handelt es sich hauptsächlich um Neuralgien der Gesichtsnerven (in den meisten Fällen eine *Trigeminusneuralgie*; → Seite 41).

Ihr seelisches Befinden kann, außer zur Fehlregulation der Blutgefäße, auch zu Verspannungen der Muskeln im Hals- und Nakken-Bereich beitragen, wodurch es zum sogenannten Spannungskopfschmerz kommt. Wärme und Massage lindern zwar die Schmerzen, können aber auf Dauer keine Heilung bringen.

Wenn Sie die »Signale« Ihres Körpers – Beschwerden und Krankheitssymptome – zu deuten wissen, können Sie die richtigen Maßnahmen ergreifen, um Ihrem Körper zu helfen, wieder gesund zu werden. Der erste Schritt dazu ist die Wahl einer passenden homöopathischen Arznei, die die Selbstheilungskräfte Ihres Körpers anregt und stärkt. Ebenso wichtig ist jedoch die wachsende Einsicht in die möglicherweise seelischen Ursachen Ihrer Beschwerden. Versuchen Sie daher, »in sich zu gehen«, fühlend und nachdenkend herauszubekommen, was an Ihrem Leben nicht stimmt, so daß Sie als Folge davon immer wieder unter Kopfschmerzen leiden. Fragen Sie sich beispielsweise, ob Ihnen die Angst im Nacken sitzt oder das Damoklesschwert über Ihrem Kopf kreist; ob Sie sich zu viel auf die verspannten Schultern geladen haben, was Sie gar nicht zu leisten vermögen; ob Ihnen Wut und Ärger zu Kopf gestiegen sind, weil Sie sie nicht zum Ausdruck gebracht haben; ob Sie sich über Dinge den Kopf zerbrechen, die Sie besser mit dem Herzen betrachten sollten; ob Sie allem und jedem die Stirn bieten und stets mit dem Kopf durch die Wand rennen müssen?

Übermäßiges Leistungsdenken, gepaart mit Versagensangst, ist das Grundübel bei vielen Kopfschmerzpatienten. Überprüfen Sie daher Ihre Ziele, Ihre Wertmaßstäbe und die Echtheit Ihrer Gefühle; nehmen Sie Ihre Probleme ernst, sprechen Sie darüber mit anderen Menschen.

Wichtig

In den meisten Fällen chronischer Kopfschmerzen verlangt die Differenziertheit der Beschwerden eine Behandlung durch den fachkundigen, homöopathisch arbeitenden Arzt oder Heilpraktiker. Leichte Kopfschmerzen können Sie selbst behandeln; es bietet sich Ihnen dafür allerdings eine Vielzahl homöopathischer Arzneien an, so daß die Wahl des passenden Mittels nicht immer leicht ist. Ich habe daher die wichtigsten homöopathischen Arzneien unter Themen wie »Kopfschmerzen bei Überarbeitung und Erschöpfung« oder »Kopfschmerzen bei Nervosität und Gereiztheit« zusammengefaßt. Sie erhalten damit einen thematisierten Überblick über die Arzneien, die zu Ihren Beschwerden passen. Wenn Sie sich jedoch eingehend mit Ihren Beschwerden befassen wollen, lesen Sie bitte alle Arzneiüberblicke zu »Kopfschmerzen« wie auch zu »Migräne«, da es auch Arzneien gibt, die zwar unter dem Stichwort »Migräne« beschrieben sind, sich aber auch zur Behandlung »ganz normaler« Kopfschmerzen eignen und umgekehrt.

Bitte beachten Sie: Eine Selbstbehandlung soll nur bei akuten Beschwerden durchgeführt werden. Bei chronischen Krankheiten müssen Sie sich unbedingt an einen homöopathisch arbeitenden Arzt oder Heilpraktiker wenden, der dann eventuell eine umfassende *Konstitutionsbehandlung* bei Ihnen durchführt. Wenn Sie bereits wegen anderer Beschwerden in Behandlung sind und der behandelnde Arzt noch nichts von den Kopfschmerzen weiß, informieren Sie ihn bitte sofort! Sie schaden sich nur, wenn Sie durch Selbstbehandlung eigenmächtig in die Bemühungen des Arztes eingreifen!

Bevor Sie mit der Selbstbehandlung beginnen, beachten Sie bitte folgende Hinweise:

Gehen Sie unverzüglich zum Arzt oder zum Heilpraktiker

- Wenn hohes Fieber oder Erbrechen die Kopfschmerzen begleiten.
- Wenn die Schmerzen nach einer Verletzung des Kopfes auftreten (Stoß, Schlag, Sturz, Sonnenstich). Achtung: Die Schmerzen können erst Stunden oder sogar Tage nach der Verletzung auftreten!
- Wenn die Kopfschmerzen auf Medikamenteneinnahme folgen.
- Wenn Sie zusätzlich zu den Kopfschmerzen auch unter einem allgemeinen Krankheitsgefühl leiden.
- Wenn die Kopfschmerzen trotz Selbstbehandlung nach 3 Tagen nicht vorüber sind.
- Wenn die Schmerzen immer wiederkehren.

Kopfschmerzen bei Überarbeitung und Erschöpfung

Ihre Kopfschmerzen stellen sich immer dann ein, wenn Sie zu lange oder zu intensiv gearbeitet haben. Auch wenn Sie sich aus anderen Gründen erschöpft fühlen, reagieren Sie mit Kopfschmerzen. Unter anderen Voraussetzungen treten Kopfschmerzen bei Ihnen nicht oder nur sehr selten auf.

Wenn Sie also eindeutig Überarbeitung und Erschöpfung als Ursache für Ihre Beschwerden erkannt haben, suchen Sie im folgenden Arzneiüberblick ein Mittel, das zur Selbstbehandlung für Sie geeignet ist.

Wichtig

Lesen Sie bitte, bevor sie mit der Selbstbehandlung beginnen, den Abschnitt *Kopfschmerzen* auf Seite 20 und beachten Sie gewissenhaft die wichtigen Hinweise in der linken Spalte.

Die Beschwerden – das passende Mittel

Lesen Sie bitte den folgenden Arzneiüberblick aufmerksam durch. Wählen Sie das Mittel, das zu Ihren Beschwerden paßt. Die angegebene Seitenzahl führt Sie zu der ausführlichen Mittelbeschreibung mit Dosierungshinweis und Arzneipotenz.

Können Sie »Ihr« Arzneimittel auf diesem Weg nicht finden, hilft Ihnen der Abschnitt *So finden Sie zum passenden Mittel* weiter (→ Seite 15).

Arzneiüberblick

Streß- und Spannungskopfschmerz.
Beschwerden als Folge von übermäßigem Genuß von Essen, Nikotin, Alkohol oder Mangel an Bewegung.
Verschlimmerung der Beschwerden an frischer Luft, in der Sonne, morgens.

Linderung der Beschwerden im warmen Zimmer, im Liegen.
Sie sind überempfindlich, reizbar und zuweilen pedantisch genau.
Häufig leiden Sie auch unter Verdauungsstörungen.
→ Nux vomica, Seite 34.

Überarbeitung aufgrund der Sorge für andere Menschen (Krankenpflege, Kinderbetreuung).
Beschwerden als Folge von Schlafmangel oder auf Reisen.
Schwindel und gleichzeitige Übelkeit.
Sie fühlen sich benommen, sind wortkarg und launisch.
→ Cocculus, Seite 32.

Empfindlichkeit.
Mangelndes Selbstvertrauen.
Geringe Ausdauer.
Beschwerden als Folge von Erschöpfung und geistiger Überforderung.
Sie sind nachgiebig, verzagt, haben Angst zu versagen.
Sie halten den Kopf stets warm und drükken auf die schmerzende Stelle.
→ Silicea, Seite 36.

Kopfschmerzen bei Schulkindern.
Sie oder Ihr Kind sind verdrießlich, ungeduldig, unzufrieden.
Verschlimmerung der Beschwerden bei Wetterwechsel, an frischer Luft, beim Bücken.
Linderung im Liegen.
→ Calcium phosphoricum, Seite 30.

Geistige Erschöpfung (Schulkinder, Studenten, geistig Arbeitende).
Beschwerden haben überwiegend seelische Ursachen.
Sie fühlen sich benommen, »leer«, depressiv und haben an nichts Interesse.
Ausgesprochene Vorliebe für Frisches und Saftiges.
→ Acidum phosphoricum, Seite 29.

Geistige Erschöpfung.
Sie fühlen sich von der Arbeit wie ausgelaugt »leer im Kopf«. Jedes weitere Nachdenken wird zur Qual. Erschöpfung ist weniger seelischen Ursprungs (→ *Acidum phosphoricum*, oben).
Gleichgültigkeit, mangelnde Willenskraft.
→ Acidum picrinicum, Seite 29.

Kopfschmerzen bei Nervosität und Gereiztheit

Jedesmal wenn Sie besonders nervös sind, wenn Sie sich über irgend etwas oder irgend jemanden sehr geärgert haben und deswegen gereizt sind, aber auch wenn Sie ohne erkennbaren Grund in aufgeregter Stimmung sind, bekommen Sie Kopfschmerzen.

Unter anderen Voraussetzungen treten Kopfschmerzen bei Ihnen nicht oder nur sehr selten auf.

Wichtig

Lesen Sie bitte, bevor Sie mit der Selbstbehandlung beginnen, den Abschnitt »Kopfschmerzen« auf Seite 20, und beachten Sie gewissenhaft die wichtigen Hinweise auf der hinteren Umschlaginnenseite.

Die Beschwerden – das passende Mittel

Lesen Sie bitte den folgenden Arzneiüberblick aufmerksam durch. Wählen Sie das Mittel, das zu Ihren Beschwerden paßt. Die angegebene Seitenzahl führt Sie zu der ausführlichen Mittelbeschreibung mit Dosierungshinweis und Arzneipotenz.

Können Sie »Ihr« Arzneimittel auf diesem Weg nicht finden, hilft Ihnen der Abschnitt *So finden Sie zum passenden Mittel* weiter (→ Seite 15).

Arzneiüberblick

Geistige Überaktivität, alle Sinne geschärft, überempfindlich.
Schmerzen, als würde ein Nagel in den Kopf getrieben oder als würde der Kopf zermalmt.
Sie sind überwach, wie »unter Spannung«.
→ Coffea, Seite 32.

Überempfindlichkeit.
Sie sind ärgerlich, gereizt und überreagierend.
Häufig einseitige, hämmernde Schmerzen.
Beschwerden bei Übermüdung, nach Ärger oder nach zuviel Kaffee.
Heißes, gerötetes Gesicht – manchmal nur einseitig.
Verlangen, immer wieder den Kopf zurückzubeugen.
→ Chamomilla, Seite 31.

Schwäche, Empfindlichkeit, Gereiztheit.
Vor allem gegen Abend haben Sie viele Ideen und Pläne, die jedoch meist nur Luftschlösser bleiben.
Berstende, hämmernde Kopfschmerzen vor allem in den Schläfen.
Der Kopf ist schwer, die Kopfhaut berührungsempfindlich.
Sonne verschlimmert die Schmerzen.
Linderung durch harten Druck gegen den Kopf, oder auch durch Auf- und Abbewegen des Kopfes.
→ China, Seite 31.

Benommenheit, Gefühl von Verwirrtheit.
Schmerzen verlaufen vom Hinterkopf zum linken Auge – auch die rechte Seite kann betroffen sein – und lokalisieren sich in dem gesamten Bereich um das Auge.
Seltsame Angst vor spitzen Gegenständen.
Verschlimmerung der Beschwerden schon durch kleinste Bewegungen oder geringste Geräusche.
Im Liegen bessern sich die Schmerzen.
→ Spigelia, Seite 43.

Überreiztheit.
Ärgerlich, zornig, übergenau.
Streß- und Spannungskopfschmerzen durch Arbeitsüberlastung, Zeitdruck.
Am schlimmsten in den Morgenstunden; wenn Sie liegen, geht es Ihnen besser.
Ungesunde Lebensweise, zu wenig Bewegung an frischer Luft.
Sie sind sehr kälteempfindlich und schnell erkältet, müssen es immer warm haben.
→ Nux vomica, Seite 34.

Reizbar und schnell verärgert.
Sie sind mürrisch, in abweisender Stimmung, wollen in Ruhe gelassen werden.
Berstender Kopfschmerz von der Stirn bis zum Hinterkopf.
Schon die geringste Bewegung, Husten oder das Stuhl-Pressen verschlimmern die Beschwerden.
Verstopfung.
→ Bryonia, Seite 30.

Benommenheit, Verwirrung.
Die Schmerzen beginnen häufig im Hinterkopf und ziehen von dort zu den Augen.
Schmerzen, die von den Schläfen ausstrahlen.
Mitunter ein Druckgefühl vom Scheitel bis zu den Schultern.
Gefühl, als presse ein enges Band den Kopf zusammen.
Flachliegen verschlimmert die Schmerzen; Besserung bei Hochlagern des Kopfes.
Bei Nachlassen der Schmerzen häufiges Wasserlassen.
Die Beschwerden können durch Aufregung und Lampenfieber entstehen.
→ Gelsemium, Seite 33.

Sie können sehr impulsiv reagieren, mitunter irrational und hysterisch.
Sie sind verzagt und ängstlich.
Nervöser Kopfschmerz, der drückend und tief im Kopf empfunden wird.
Bohrende Schmerzen im linken Stirnhöcker.
Dumpfes benommenes Gefühl.
Verschlimmerung der Beschwerden durch vieles Nachdenken, bei intensiven Gefühlen, durch Schlafmangel.

Frösteln.
Erbrechen.
→ Argentum nitricum, Seite 29.

Überempfindlich, begeisterungsfähig und sehr zuwendungsbedürftig.
Sie sind schnell erschöpft und können ängstlich und ärgerlich werden.
Gefühl von dumpfer Benommenheit mit schwerem Kopf.
Der Schmerz sitzt häufig über einem Auge und strahlt zur Nasenwurzel aus.
In der Nacht auftretende Kopfschmerzen kündigen sich an durch Übelkeit am Abend vorher.
Verschlimmerung am Morgen, bei Erschöpfung, Erregung oder durch Blutandrang im Kopf.
Großer Hunger.
→ Phosphorus, Seite 35.

Introvertiert, zartbesaitet, reizbar und launisch. Sie leiden an widersprüchlichen Gefühlen.
Schmerzen, als würde ein Nagel durch den Kopf getrieben.
Drückende Schmerzen über der Nasenwurzel oder im ganzen Kopf.
Krampfartige Schmerzen im Hinterkopf.
Gerötetes Gesicht, Sehstörungen, mitunter auch Brechreiz.
Verschlimmerung der Beschwerden durch Nikotin-, Kaffee- oder Alkoholgenuß und durch starke Gerüche.
Liegen auf der schmerzenden Seite lindert die Beschwerden.
→ Ignatia, Seite 34.

Sanfte Wesensart, empfindsam, sehr zuwendungs- und anlehnungsbedürftig.
Mitunter reizbar, launisch, herumnörgelnd.
Einseitige Kopfschmerzen durch Überarbeitung, nach schwerem, fettem Essen oder wenn Sie sexuell unausgeglichen sind.
Manche Beschwerden treten schon seit der Pubertät immer wieder auf.
Frische Luft und Bewegung lindern die Beschwerden.
→ Pulsatilla, Seite 35.

Große Reizbarkeit, geringe Belastbarkeit.
Die geringste Unannehmlichkeit macht Sie »verrückt«.
Nervös und »zappelig«, aber auch traurig, bedrückt, interesse- und willenlos.
Kopfschmerzen häufig während der Menses und im Klimakterium.
Ausstrahlende Schmerzen von der Halswirbelsäule in den Kopf.
Schmerzen, als wolle die Schädeldecke wegfliegen, oder das Gefühl, als würde kalte Luft ins Gesicht geblasen.
Verspannte Schultern durch Handarbeit oder Tippen.
Die Beschwerden verschlimmern sich durch geistige Arbeit und durch Sorgen.
→ Cimicifuga, Seite 31.

Nervös, überdreht, unruhig, zuweilen hysterisch.
Spannung in der Stirn.
Heftige, ruck- oder stoßweise empfundene Kopfschmerzen am Abend, in Ruhe.
Die Beschwerden verschlimmern sich in der Sonne; Bewegung lindert die Schmerzen.
→ Valeriana, Seite 36 .

Kopfschmerzen bei schlechtem Wetter

Sobald das Wetter schlecht wird, bekommen Sie Kopfschmerzen. Wetterwechsel und Temperaturstürze, nahende Kaltfronten mit Regen und Sturm verursachen bei Ihnen Kopfschmerzen.

Unter anderen Voraussetzungen treten Kopfschmerzen bei Ihnen nicht oder nur sehr selten auf.

Wichtig

Lesen Sie bitte, bevor Sie mit der Selbstbehandlung beginnen, den Abschnitt *Kopfschmerzen* auf Seite 20, und beachten Sie gewissenhaft die wichtigen Hinweise auf der hinteren Umschlaginnenseite.

Die Beschwerden – das passende Mittel

Lesen Sie bitte den folgenden Arzneiüberblick aufmerksam durch. Wählen sie das Mittel, das zu Ihren Beschwerden paßt. Die angegebene Seitenzahl führt Sie zu der ausführlichen Mittelbeschreibung mit Dosierungshinweis und Arzneipotenz.

Können Sie »Ihr« Arzneimittel auf diesem Weg nicht finden, hilft Ihnen der Abschnitt *So finden Sie zum passenden Mittel* weiter (→ Seite 15).

Arzneiüberblick

Kälteempfindlichkeit.
Anfälligkeit für rheumatische Beschwerden.
Schwerer Kopf; betäubende »harte« Schmerzen nach einem Gefühl als drehte sich alles.
Plötzliche Abkühlung, kalter Wind aber auch Ärger verschlimmern Ihre Beschwerden.
Besserung durch Wärme und im Liegen.
→ Rhus toxicodendron, Seite 35.

Erkältungsanfällig, großes Verlangen nach Wärme.
Druck in den Schläfen oder im ganzen Kopf.
Ziehende Schmerzen über der Nasenwurzel.
Schießende oder berstende Kopfschmerzen durch kalte Luft, die sich nachts oder beim Bücken noch verschlimmern.
Bohrende Kopfschmerzen, als würde ein Nagel in den Kopf getrieben, beim Aufwachen, wenn Sie sich bewegen oder wenn Sie sich bücken.
Wärme bessert Ihre Beschwerden.
→ Hepar sulfuris, Seite 33.

Verlangen nach viel Wärme.
Fröstelt leicht, auch im Warmen.
Kopfschmerzen bei Erkältung durch naßkaltes Wetter, kalten Wind oder Zugluft.
Nackensteife und neuralgische Schmerzen im Nacken-Schulter-Bereich.
Wärme lindert die Beschwerden.
Aktiver, reizbar-ärgerlicher, pedantischer Mensch, der niemals zufrieden ist.
→ Nux vomica, Seite 34.

Kopfschmerzen bei feucht-kaltem, stürmischem Wetter.
Meist einseitige Schmerzen – überwiegend links – nach vorne bis zu den Augen oder nach hinten bis in den Nackenbereich ausstrahlend.
Stechende Schmerzen im Bereich eines Auges.
Bewegung oder Geräusche verschlimmern die Beschwerden.
Besserung im Liegen.
→ Spigelia, Seite 43.

Empfindlich gegen Kälte, Luftzug, kaltfeuchtes Wetter und bei Wetterwechsel.
Drückende, berstende Schmerzen, die vom Nacken oder Hinterkopf bis in die Stirn wandern.
Schießende Schmerzen in Augen, Gesichtsknochen und Zähnen.
Verschlimmerung durch Nachdenken und Reden, beim Bücken, durch Geräusche oder grelles Licht.
In Wärme bessern sich die Beschwerden.
Empfindlichkeit, mangelndes Selbstvertrauen.
Sie haben wenig Ausdauer, sind nachgiebig und verzagt, aber auch widerspenstig und eigensinnig.
→ Silicea, Seite 36.

Kopfschmerzen bei Föhn, Hitze, Sonnenschein

Kopfschmerzen treten bei Ihnen jedesmal fast pünktlich ein bei Föhn, Hitze, Sonnenschein.

Unter anderen Voraussetzungen treten Kopfschmerzen bei Ihnen nicht oder nur sehr selten auf.

Wichtig

Lesen Sie bitte, bevor Sie mit der Selbstbehandlung beginnen, den Abschnitt *Kopfschmerzen* auf Seite 20, und beachten Sie gewissenhaft die wichtigen Hinweise auf der hinteren Umschlaginnenseite.

Die Beschwerden – das passende Mittel

Lesen Sie bitte den folgenden Arzneiüberblick aufmerksam durch. Wählen Sie das Mittel, das zu Ihren Beschwerden paßt. Die angegebene Seitenzahl führt Sie zu der ausführlichen Mittelbeschreibung mit Dosierungshinweis und Arzneipotenz.

Können Sie »Ihr« Arzneimittel auf diesem Weg nicht finden, hilft Ihnen der Abschnitt *So finden Sie zum passenden Mittel* weiter (→ Seite 15).

Arzneiüberblick

Plötzlich auftretende starke Kopfschmerzen strahlen aus in Hinterkopf und Nackenmuskeln.
Hämmern und Pulsieren in Stirn und Schläfen.
Heißes, gerötetes Gesicht, pochende Halsschlagader.
Beschwerden als Folge intensiver Sonnenbestrahlung.
Schlimmer bei Bewegung.
Linderung durch Zurückbeugen des Kopfes, oder wenn Sie den Kopf auf die Hände legen.
→ Belladonna, Seite 30.

Berstende Schmerzen, die in Wellen durch den Kopf ziehen.
Jeder Pulsschlag wird wie ein Schlag im Kopf empfunden.
Schmerzen als Folge intensiver Hitze und Sonnenbestrahlung.
Besserung nachdem Sie geschlafen haben.
→ Glonoinum, Seite 33.

Dumpfes, schweres Gefühl im Kopf mit Schwindel.
Unverträglichkeit von Hitze und Sonne.
Verschlimmerung vor einem Gewitter.
Schon vom Nachdenken bekommen Sie Kopfschmerzen.
→ Natrium carbonicum, Seite 34.

Schwindel, Übelkeit.
Kopfschmerzen mit Schwere oder Druck in der Stirn.
Übermäßiger Appetit.
Verdorbener Magen durch Überessen.
Die Beschwerden verschlimmern sich, wenn Sie überhitzt sind, oder wenn Sie ein kaltes Bad genommen haben.
→ Antimonium crudum, Seite 29.

Unverträglichkeit warmer, stickiger Luft.
Linderung der Beschwerden durch leichte Bewegung an frischer Luft.
Sie sind von sanftem Wesen, gefühlsbetont und schnell zu Tränen gerührt.
→ Pulsatilla, Seite 35.

Müdigkeit, Benommenheit.
Schwerer, als dumpf empfundener Schmerz, oder das Gefühl eines engen Bandes um den Kopf.
Schmerzen ziehen vom Hinterkopf zu den Augen.
Denken fällt Ihnen schwer; die Arbeit wird zur Qual.
Linderung der Beschwerden im Liegen mit hochgelagertem Kopf.
→ Gelsemium, Seite 33.

Angespannte, überreizte Nerven.
Unverträglichkeit von Hitze und enger Kleidung.
Schwerer, heißer Kopf, berstende Kopfschmerzen.
Heftiger Druck auf dem Scheitel.
Beschwerden durch zu heißes Wetter oder zuviel Sonne.
→ Lachesis, Seite 34.

Kopfschmerzen nach dem Essen

Sie scheinen bestimmte Speisen und Getränke nicht mehr zu vertragen: Jedesmal wenn Sie diese Gerichte oder auch nur einzelne Lebensmittel oder Getränke zu sich genommen haben, revoltiert nicht nur Ihr Verdauungssystem. Zusätzlich zu den Beschwerden im Bauch leiden Sie regelmäßig auch an Kopfschmerzen.

Unter anderen Voraussetzungen treten Kopfschmerzen bei Ihnen nicht oder nur sehr selten auf.

Wichtig

Lesen Sie bitte, bevor Sie mit der Selbstbehandlung beginnen, den Abschnitt *Kopfschmerzen* auf Seite 20, und beachten Sie gewissenhaft die wichtigen Hinweise auf der hinteren Umschlaginnenseite.

Die Beschwerden – das passende Mittel

Lesen Sie bitte den folgenden Arzneiüberblick aufmerksam durch. Wählen Sie das Mittel, das zu Ihren Beschwerden paßt. Die angegebene Seitenzahl führt Sie zu der ausführlichen Mittelbeschreibung mit Dosierungshinweis und Arzneipotenz.

Können Sie »Ihr« Arzneimittel auf diesem Weg nicht finden, hilft Ihnen der Abschnitt *So finden Sie zum passenden Mittel* weiter (→ Seite 15).

Arzneiüberblick

Unregelmäßige, hektische Lebensweise, Streß.
Beschwerden als Folge von übermäßig genossenem Essen, Nikotin, oder durch zu viele Medikamente.
Katergefühl.
→ Nux vomica, Seite 34.

Zu fettes oder zu schweres Essen.
Zuviel durcheinander oder zu spät am Abend gegessen.
→ Pulsatilla, Seite 35.

Essen liegt wie ein Stein im Magen.
Berstende Kopfschmerzen.
Großer Durst.
Verschlimmerung der Beschwerden durch die geringste Bewegung.
→ Bryonia, Seite 30.

Übermäßiges Essen.
Kopfschmerzen als Folge von Magenbeschwerden.
Unverträglichkeit von Saurem, vor allem von Wein.
→ Antimonium crudum, Seite 29.

Kopfschmerzen, verspannter Nacken

Häufig sind Kopfschmerzen Signale des Körpers, die uns bewußt machen, daß Überforderung und Streß ein gewisses, vielleicht tolerierbares Maß überschritten haben. Besonders wenn die Kopfschmerzen zusammen mit Verspannungen im Nacken- und Schulterbereich auftreten, kann es auch sein, daß Ihnen eine bestimmte Angst im wahrsten Sinne des Wortes »im Nacken sitzt«.

Unter anderen Voraussetzungen treten Kopfschmerzen bei Ihnen nicht oder nur sehr selten auf.

Wichtig

Lesen Sie bitte, bevor Sie mit der Selbstbehandlung beginnen, den Abschnitt *Kopfschmerzen* auf Seite 20, und beachten Sie gewissenhaft die wichtigen Hinweise auf der hintere Umschlaginnenseite.

Die Beschwerden – das passende Mittel

Lesen Sie bitte den folgenden Arzneiüberblick aufmerksam durch. Wählen Sie das Mittel, das zu Ihren Beschwerden paßt. Die angegebene Seitenzahl führt Sie zu der ausführlichen Mittelbeschreibung mit Dosierungshinweis und Arzneipotenz. Können Sie »Ihr« Arzneimittel auf diesem Weg nicht finden, hilft Ihnen der Abschnitt *So finden Sie zum passenden Mittel* weiter (→ Seite 15).

Arzneiüberblick

Drückende Schmerzen vom Scheitel bis zu den Schultern.
Gequetschtes Gefühl im Nacken.
Spannungskopfschmerzen bei Angst (Prüfungsangst).
Unscharfes Sehen.
Starker Harndrang. Benommenheit.
→ Gelsemium, Seite 33.

Steifer Nacken, verspannte Schultern.
Beschwerden aufgrund geistiger Anstrengung und Arbeitsbelastung.
Beschwerden während der Menses und im Klimakterium.
Sie sind reizbar und überempfindlich.
→ Cimicifuga, Seite 31.

Gefühl, als sei der Nacken zu schwach, den schweren Kopf zu halten.
Schmerzen im Hinterkopf und im Nacken.
Beschwerden als Folge von Überarbeitung, Überforderung und anhaltendem Kummer.
Verschlimmerung im Liegen auf dem Rükken, durch übermäßigen Kaffeegenuß.
Linderung der Schmerzen durch Zurückbeugen des Kopfes.
→ Cocculus, Seite 32.

Schmerzhaft steifer Nacken. Neuralgische Schmerzen im Nacken-Schulter-Bereich.
Streß- und Spannungskopfschmerz.
Ungesunde Lebensweise.
Linderung der Beschwerden durch Wärme.
→ Nux vomica, Seite 34.

Schwere im Hinterkopf.
Schwache Nerven.
Mangelnde Willenskraft.
Verschlimmerung der Beschwerden durch geistige Arbeit.
Sie fühlen sich erschöpft und »leer«.
→ Acidum picrinicum, Seite 29.

Kopfschmerzen, heißes rotes Gesicht

Wenn Ihr Gesicht bei den Schmerzschüben heiß wird und rot anläuft, und wenn Sie keine anderen auffallenden Symptome feststellen, sollten Sie sich mit einem der hier zur Wahl gestellten Mittel behandeln.

Wichtig

Lesen Sie bitte, bevor Sie mit der Selbstbehandlung beginnen, den Abschnitt *Kopfschmerzen* auf Seite 20, und beachten Sie gewissenhaft die wichtigen Hinweise auf der hinteren Umschlaginnenseite.

Die Beschwerden – das passende Mittel

Lesen Sie bitte den folgenden Arzneiüberblick aufmerksam durch. Wählen Sie das Mittel, das zu Ihren Beschwerden paßt. Die angegebene Seitenzahl führt Sie zu der ausführlichen Mittelbeschreibung mit Dosierungshinweis und Arzneipotenz. Können Sie »Ihr« Arzneimittel auf diesem Weg nicht finden, hilft Ihnen der Abschnitt *So finden Sie zum passenden Mittel* weiter (→ Seite 15).

Arzneiüberblick

Plötzlich einsetzende, pulsierende Schmerzen. Überempfindlichkeit gegen Licht, Geräusche, Bewegung.
Gerötete Augen, erweiterte Pupillen.
Pochende Halsschlagader.
→ Belladonna, Seite 30.

Berstende Kopfschmerzen.
Unerträgliche Schmerzwellen.
Gefühl, als ob jeder Pulsschlag dem Gehirn einen Stoß versetzt.
Beschwerden als Folge von Hitzeeinwirkung.
→ Glonoinum, Seite 33.

Heftig klopfende Schmerzen.
Starker Blutandrang zum Kopf.
Beschwerden nach körperlicher Arbeit, bei Wetterwechsel, bei heißem, schwülem Wetter, im Klimakterium.
Linderung der Beschwerden bei Nasenbluten, bei einsetzender Menses.
→ Melilotus, Seite 34.

Klopfende, hämmernde Kopfschmerzen.
Schwindel.
Kalte Füße.
Häufig wechselnde Gesichtsfarbe.
Gerötetes Gesicht bei Anstrengung, bei Schmerzen und auch bei heftigen Gefühlen.
→ Ferrum metallicum, Seite 32.

Mittelbeschreibungen

Acidum phosphoricum D6: Die Schmerzen beginnen häufig im Hinterkopf und breiten sich bis zum Scheitel aus. Dabei haben Sie möglicherweise ein Gefühl, als drücke ein Gewicht auf Ihren Kopf.

Sie fühlen sich ausgelaugt. Teilnahmslos lassen Sie die Welt an sich vorüberziehen. Die Arbeit schaffen Sie nur noch mit der größten Mühe, denn Sie fühlen sich müde und benommen im Kopf. Es ist Ihnen nicht möglich, Ihre Gedanken zu sammeln und zu ordnen. Was Sie lesen, begreifen Sie nicht. Tagsüber sind Sie schläfrig, in der Nacht dafür schlaflos. Hinzu kommt eine gewisse Apathie: Alles ist Ihnen gleichgültig.

In dieser Antriebsschwäche liegt der Unterschied zu *Calcium phosphoricum* (→ Seite 30), das ebenfalls bei geistiger Erschöpfung hilft, jedoch für einen Menschen mit lebhafter Grundstimmung paßt. Acidum phosphoricum kann wie *Calcium phosphoricum* jungen Menschen helfen, die zu schnell gewachsen sind, und die auf die geringste Anforderung mit Kopfschmerzen reagieren. Beachten Sie bei der Wahl des Mittels also besonders die seelische Grundstimmung.
Dosierung → Vorschrift 2, hintere Umschlagklappe.

Acidum picrinicum D12: Dieses Mittel kann bei allen geschäftlich stark beanspruchten und geistig aktiven Menschen hilfreich sein, wenn sie überarbeitet sind. Kummer und Sorgen setzen Ihnen zu. Sie werden ein müdes, schweres Gefühl nicht mehr los – Sie sind gleichgültig geworden: es fehlt Ihnen an Willenskraft. In diesem Zustand führt die leichteste Anstrengung sofort zu Kopfschmerzen und Erschöpfung. Ein ähnliches Beschwerdenbild zeigt *Acidum phosphoricum*, bei dem jedoch nicht wie hier die geistige Erschöpfung so sehr im Vordergrund steht, sondern eher die seelisch gedrückte Stimmung, aus der heraus die »Leere« im Kopf entsteht.
Dosierung → Vorschrift 2, hintere Umschlagklappe.

Antimonium crudum D6: Wer seine Leibesfülle einem guten Appetit verdankt, fühlt sich oft bei warmem Wetter »schlapp« und legt sich dann gerne hin. Nehmen Sie dieses Mittel, wenn Sie zudem auf Wärme oder Sonnenschein leicht mit Kopfschmerzen reagieren.
Dosierung → Vorschrift 2, hintere Umschlagklappe.

Argentum nitricum D12: Es quält Sie ein Klopfen in den Schläfen, oder ein bohrender Kopfschmerz, der häufig nur einseitig auftritt. Es entsteht das Gefühl, als habe der Kopf sich vergrößert.

Übelkeit und Erbrechen können den Kopfschmerz begleiten. Vielleicht verlangen Sie instinktiv nach kalten Umschlägen, die Ihre Beschwerden erleichtern.

Geistige Anstrengung, nervöse Erregung, Erwartungsängste – wie vor einem Behördengang, dem Arztbesuch, vor dem Theaterbesuch, vor Reisen – oder Verabredungen allgemein verschlimmern Ihre Beschwerden.

Angst als Motiv, das sich durch Ihr ganzes Leben zieht. Sind Sie aufgeregt vor einer Verabredung, bei einem Besuch von Freunden? Auffallend viele seelische Probleme stehen hinter Ihrem schlechten körperlichen Befinden und den bohrenden Schmerzen. Sie fangen tausend Dinge an, bringen aber nichts zu Ende: darum sind Sie ständig in Eile und sehr oft mit sich selbst unzufrieden. Sie werden von beunruhigenden Gedanken gequält. Das macht Ihnen Angst, und die Angst treibt Sie hastig umher. Furcht und Besorgnis können Ihre Nervosität bis ins Unerträgliche steigern. Auf diese Weise kommt es zur geistigen Übermüdung, die in Kopfschmerzen mündet.
Dosierung → Vorschrift 2, hintere Umschlagklappe.

Belladonna D6: Ihre Beschwerden können begleitet sein von Schwindelgefühl, Ohrensausen, erweiterten Pupillen und geröteter Augenbindehaut. Sie haben das Gefühl, als sei Ihr Gesicht wie von Hitze überlaufen: Dies alles sind Zeichen für den Blutandrang zum Kopf. Ob Sie aufstehen oder sich hinsetzen, ob Sie die Treppe hinaufsteigen oder die Augen bewegen – jeder Schritt, jede Bewegung verursachen einen Sie geradezu wild machenden Schmerz. Vielleicht haben Sie das Gefühl, als würden die Augen herausgepreßt, als woge das Gehirn auf und ab. Der Kopf fühlt sich schwer an: Sie beugen sich leicht zurück, weil dies den Schmerz etwas lindert.

Alle Sinne sind angespannt, Gehör und Sehvermögen sind schärfer; der Geschmackssinn ist intensiver, der Gedankenfluß lebhafter; eine Überfülle von Bildern und Ideen entsteht. Diese Lebhaftigkeit kann allerdings auch in Teilnahmslosigkeit umschlagen oder von Benommenheit überdeckt werden.

Vielleicht sind Sie ein schnell erregter, heftig reagierender Mensch voller Lebenskraft. Sie sind bei Ihren Mitmenschen beliebt, denn man kennt Sie lebhaft und unterhaltsam. Plagt Sie jedoch ein Kopfschmerz, schlägt Ihre Lebhaftigkeit um in Erregung und Überempfindlichkeit. Ihr Verhalten kann unbeherrscht werden.
Dosierung → Vorschrift 2, hintere Umschlagklappe.

Bryonia D6: Oft schon beim Erwachen beginnt der Schmerz entweder im Hinterkopf oder in der Stirn, von wo er in den Hinterkopf ausstrahlt. Sie fühlen sich dumpf und benommen. Vielleicht wirkt Ihr Gesicht auch etwas gedunsen, ist fleckig rot vom Blutandrang. Wenige Stunden nach einem Streit kann ein heftiger Kopfschmerz auftreten, manchmal kommt es auch während des Bügelns zu Kopfschmerzen oder nachdem Sie Ihr verschwitztes Gesicht kalt abgewaschen haben.

Jede Art von Bewegung, sogar nur das Bewegen der Augen am Morgen, Hitze und feuchtheißes Klima verschlimmern die Beschwerden. Aber auch in geschlossenen Räumen oder nach dem Essen fühlen Sie sich schlechter. Gleichmäßiger Druck um den ganzen Kopf lindert die Beschwerden.

Wenn Sie Kopfschmerzen haben, sind Sie reizbar: wenn Sie angesprochen werden, antworten Sie mürrisch. Auf Ihre Mitmenschen wirken Sie abweisend. Warum sind Sie so? Niemand hat Ihnen etwas getan, aber Sie wollen nun mal in Ruhe gelassen werden, weil Ihnen alles viel zuviel ist: vor allem, wenn der eine dies, ein andrer jenes von Ihnen möchte. Ihnen ist höchst unbehaglich, irgend etwas wollen Sie, aber Sie wissen nicht, was es ist. Nur eines ist ganz sicher: Sie möchten endlich in Ruhe gelassen werden.
Dosierung → Vorschrift 2, hintere Umschlagklappe.

Calcium phosphoricum D12: Dieses Mittel kann für Ihr Kind eine Wohltat werden, wenn Sie seine Unbeständigkeit beklagen. Es ist unstet, ein »Zappelphilipp«, leicht irritierbar und ablenkbar. Zwar ist es aufgeweckt, doch ermüdet es rasch. So kommt es nach anstrengenden Schultagen immer wieder mit hartnäkkigen Kopfschmerzen nach Hause. Sie werden aufmerksam und fragen sich, ob mit Ihrem Kind etwas nicht stimmt. Rührt der Kopfschmerz nur von der warmen, stickigen Luft im Schulzimmer her und hat er sich bereits auf dem Nachhauseweg gebessert, so ist *Pulsatilla* (→ Seite 35) das richtige Mittel. Wurde das Kind jedoch überfordert, dann wirkt es auch nach dem Heimkommen verdrießlich und leicht reizbar. Obwohl es im Mittagessen meist nur lustlos herumstochert, bessert Essen dennoch sein Befinden. Der anschließende, für dieses Kind sehr notwendige Mittagsschlaf erfrischt es auch geistig und bringt es wieder zu Kräften.

Ihr Kind ist eventuell sehr schnell gewachsen: Nerven, Muskeln und Knochen sind zu schwach entwickelt, was sich in einer krummen Haltung ausdrücken kann. Ist die Wirbelsäule schwach ausgebildet, so zeigt sich eine Rückgratverkrümmung. Auffallend gerne ißt Ihr Kind Salziges oder Geräuchertes wie Schinken und Speck.

Bei Schulkopfschmerzen vergleichen Sie bitte das Beschwerdenbild auch mit den Arzneimittelbildern von *Acidum phosphoricum* (→ Seite 29), *Acidum picrinicum* (→ Seite 29) und *Phosphorus* (→ Seite 35).
Dosierung → Vorschrift 2, hintere Umschlagklappe.

<u>Chamomilla D12:</u> Die Kopfschmerzen sind klopfend, der Kopf fühlt sich an, als wolle er zerspringen. Es kann zu heftigen Nervenschmerzen im Gesicht, an den Zähnen und in den Ohren kommen. Oft ist nur eine Gesichtsseite betroffen. Das Gesicht kann gerötet, heiß und von Schweiß bedeckt sein.

Sie gehören zu den überempfindlichen Menschen. Sie ertragen jede Art von Schmerzen nur mit größter Ungeduld. Wenn sich der Schmerz nur ein bißchen rührt, glauben Sie, es nicht mehr aushalten zu können.

Kleinkinder mit diesen Schmerzen beruhigen sich erst, wenn man sie auf den Arm nimmt und unentwegt umherträgt. Ihr Gebrüll ist unausstehlich, eine wahre Tortur. Sie schreien bis zur Erschöpfung, wenn sie nicht bekommen, was sie haben wollen; wenn es ihnen die entnervten Eltern endlich geben, werfen sie es in die Ecke. Sie sind also nicht zufriedenzustellen.

Leider sind die Wesenszüge der Erwachsenen, die bei Kopfschmerzen am besten auf Chamomilla reagieren, auch nicht immer liebenswert, und es gehört eine Portion Mut und Selbstkritik dazu, sich dazu zu bekennen. Sie werden schnell gereizt und achten wenig auf Höflichkeit – auch wenn Sie keine Schmerzen haben. Auf Kränkung, Verdruß und Kummer reagieren Sie sehr schnell ungehalten: Ärger kann sogar Ihren Kopf- oder Gesichtsschmerz auslösen. Wer mit Ihnen zu tun hat, wird Sie vielleicht spontan für spitzzüngig und schnippisch halten. Sie haben es wohl häufig schwer mit sich selbst, und die Mitmenschen haben es manchmal schwer mit Ihnen.
Dosierung → Vorschrift 2, hintere Umschlagklappe.

<u>China D12:</u> Sie fühlen sich schwach und elend, dennoch können Sie voller Pläne sein und besitzen eine lebhafte Vorstellungsgabe. Die geistige Erregtheit bleibt bis in die Nacht hinein erhalten – ähnlich wie im Arzneimittelbild von *Coffea* (→ Seite 32) beschrieben. Ihre Sinnesorgane sind sehr empfindsam, so daß Sie auf Lärm, Berührung und Schmerz sehr rasch irritiert reagieren. Es tut Ihnen nicht gut, wenn zuviel auf einmal auf Sie einströmt. Dem haben Sie wenig entgegenzusetzen: Sie werden reizbar! Um die körperliche Vitalität ist es nicht so gut bestellt wie um die geistige. Sie sind ein eher blutarmer, blasser Mensch. Sie erkälten sich bei jeder Gelegenheit, schon der Gedanke an kaltes Wetter kann ein Frösteln über Ihre Haut jagen. Jede körperliche Anstrengung treibt Ihnen den Schweiß auf die Stirn.

Frauen haben sehr unter den Blutverlusten während der Menses zu leiden. Die Periodenblutungen schwächen sie außerordentlich, wodurch Kopfschmerzen ausgelöst werden können.
Dosierung → Vorschrift 2, hintere Umschlagklappe.

<u>Cimicifuga D12:</u> Sie sind sehr kälteempfindlich und daher schnell erkältet. Wenn es warm ist, fühlen Sie sich meist wohl.

Sie spüren den Kopfschmerz krampfartig im Nacken; von dort aus zieht er über die Schädeldecke bis in die Augen, Wangen oder Kiefer. Das Gefühl, als öffne und schließe sich die Schädeldecke – es sind Schmerzen, die nach außen drücken, als wolle die Schädeldecke wegfliegen – ist typisch für diesen Schmerz.

Diese Kopfschmerzen treten häufig im Zusammenhang mit Leiden an den weiblichen Geschlechtsorganen auf. (Je stärker Ihre Menstruationsblutung ist, desto größer sind die Schmerzen im Unterleib; sie ziehen quer durch den Bauch, von Hüfte zu Hüfte. Während der Periode leiden Sie oft unter Zuckungen und Verkrampfungen der Muskulatur.)

Manchmal fühlen Sie eine bleierne Schwere in oder auf dem Kopf. Ihnen ist, als seien Sie von Traurigkeit eingehüllt. Einbildungen beginnen in Ihnen hochzusteigen: Sie werden ängstlich, unruhig und argwöhnisch. Sie reden viel und wechseln dabei ständig das Thema. Auch Ihr Befinden scheint sich ständig zu verändern. Ist Ihnen aufgefallen, daß Sie sich seelisch um so schlechter fühlen, je besser es Ihnen körperlich geht und umgekehrt?
Dosierung → Vorschrift 2, hintere Umschlagklappe.

Cocculus D6: Der Schmerz sitzt im Hinterkopf, der Nacken ist so schwach, daß Sie den Kopf nur mit Mühe oben halten können. Neben Kopfschmerzen bestehen oft Schwindel, Übelkeit und Magenschmerzen. Ihr Kopfschmerz ist drückend, klopfend, als wolle der Schädel zerspringen. Er kann durch längeres Arbeiten in der Sonne verursacht sein. Er hat bei weitem nicht die explosive Heftigkeit, bei der *Glonoinum* (→ Seite 33) das richtige Mittel ist. Auch geistige Erschöpfung, so nach Prüfungsvorbereitungen oder während des Studiums, kann die Ursache Ihres Kopfschmerzes sein. Sie brauchen Cocculus, weil Ihr Befinden keine außerordentlichen Belastungen zuläßt.

Sie sind ein empfindlicher Mensch, eher schlank, etwas blaß, nicht besonders robust. (Eine andere Konstitution spricht nicht unbedingt gegen die Wahl von Cocculus.)

Im Augenblick fühlen Sie sich für alles zu müde. Sie antworten langsam. Denken macht Ihnen Mühe. Sie fühlen sich zittrig und schwach und können leicht ärgerlich werden. Ihrem jetzigen Zustand ist vielleicht eine durcharbeitete Nacht vorangegangen, eine strapaziöse Autofahrt oder schon länger andauernder Schlafmangel. Auch Ärger und Angst belasten vielleicht schon seit einiger Zeit Ihr Gemüt.
Dosierung → Vorschrift 2, hintere Umschlagklappe.

Coffea D12: Ihre Nerven sind schnell gereizt. Sie sind hellwach, aufnahmebereit, reaktionsfähig und manchmal geradezu euphorisch gestimmt – Sie fühlen sich regelrecht aufgedreht, wie wenn Sie einige Tassen Kaffee zuviel getrunken hätten. Mit großer Schärfe nehmen Sie alles wahr, egal, ob es um Sehen, Hören, Riechen oder Schmecken geht. Andere mögen Sie um Ihr lebhaftes Temperament beneiden, um Ihr gutes Gedächtnis, das leichte Auffassungsvermögen, Ihre Ideenfülle und Diskussionsfreudigkeit, doch Sie selber spüren, wie die Nervenerregung Sie immer nervöser macht und Sie mit der Zeit auszehrt.

Ihre überempfindlichen Sinne lassen Sie nicht zur Ruhe kommen. Der ersehnte Schlaf will sich nicht einstellen, denn ein Gedanke jagt den anderen.

Die freudigen und angenehmen Überraschungen des Tages haben Sie in Aufregung versetzt. Sie freuen sich zum Beispiel, daß ein lang ersehnter Mensch Sie besuchen wird: Stunden zuvor sind Sie schon aufgeregt, und plötzlich haben Sie Kopfschmerzen! Auf der Party waren Sie sehr ausgelassen, Sie haben sich in die Fröhlichkeit geradezu hineingesteigert, und plötzlich haben Sie Ihren Kopfschmerz. Häufig ist es ein Gefühl, als würde Ihnen ein Nagel in den Kopf getrieben. Sie mögen nicht an die frische Luft, sich keinem Luftzug aussetzen und meiden Bewegung, laute Geräusche und grelles Licht.
Dosierung → Vorschrift 2, hintere Umschlagklappe.

Ferrum metallicum D6: Sie sind ein überempfindlicher, zu Schwäche neigender Mensch, der bei Anstrengung schnell außer Atem gerät. Die kleinste Erregung und jede Anstrengung treibt Ihnen das Blut ins Gesicht. Ihre Wangen beginnen zu glühen, rote Flekken breiten sich im Gesicht aus: in Ihren Ohren »klingelt« es, das Blut pulsiert im Kopf. Während das Gesicht heiß ist, sind die Hände und die Füße kalt. Der Kopfschmerz kann berstend und hämmernd sein. Jede heftige Bewegung verursacht Hämmern und Druck im Kopf. Bei sehr empfindlichen Menschen kann allein durch schnelles Aufstehen oder Hinsetzen dieser Schmerz verursacht werden.

Sie fühlen sich müde und benommen, Ihr Denken verliert an Klarheit. Sie werden reizbar, was zu Aufregung und Ruhelosigkeit führt. Wenn der Kollege vom Nebentisch beispielsweise mit dem Papier raschelt, müssen Sie sich zusammenreißen, um nicht heftig zu reagieren. Nicht immer bemerkt man Ihre innere Unausgeglichenheit; Sie können dabei äußerlich sogar sehr ruhig wirken. Sie verschaffen sich Luft, indem Sie aufstehen und umhergehen. Sobald Sie sich aber zu heftig bewegen, wird Ihnen dunkel vor Augen. Dann kommt der Schwindel, alles dreht sich im Kreis, und Sie müssen sich schnell wieder hinsetzen. Sie sind häufig müde und fühlen sich innerlich schwach, deshalb haben Sie ein starkes Bedürfnis nach Ruhe.
Dosierung → Vorschrift 2, hintere Umschlagklappe.

Gelsemium D12: Sie haben vor Aufregung einen heißen Kopf, das Gesicht ist fleckig und gerötet. Hände, Füße und sogar die Beine sind kalt. Sie fühlen sich benommen und wie gelähmt und möchten sich am liebsten hinlegen.

Vielleicht hat Sie ein bevorstehendes Ereignis aufgeregt und nervös gemacht – gleichgültig ob es angenehmer oder unangenehmer Art war. Das ist meistens so: Wenn etwas bevorsteht, empfinden Sie Furcht, Unruhe oder Verlegenheit. Die Psychologen nennen das Erwartungsangst. Davon bekommen Sie einen benommenen Kopf, der schmerzt: Sie fühlen sich kaum noch fähig, etwas zu denken oder zu tun. Vielleicht haben Sie – um dieser ängstlichen Erregung nicht immer ausgesetzt zu sein – vor langer Zeit schon damit begonnen, sich vor allem Neuen, vor Aufregungen und vermeintlich Peinlichem zu schützen.

Gelsemium hilft Ihnen, sich ein Stück Ihres Lebens zurückzuerobern. Auch Sie dürfen etwas wagen, Neues und Aufregendes erleben, ohne gleich mit Kopfschmerzen »bestraft« zu werden.
Dosierung → Vorschrift 2, hintere Umschlagklappe.

Glonoinum D6: Eine wahre »Schmerzexplosion« verlangt nach einer Behandlung mit Glonoinum: In Ihrem heißen, geröteten Kopf pulsiert es, die Pupillen sind erweitert, die Augenbindehaut ist gerötet, die Beschwerden setzen plötzlich und heftig ein. Schmerzen, die auf Glonoinum ansprechen, sind noch heftiger als jene, die mit *Belladonna* (→ Seite 30) zu behandeln wären.

Beachten Sie bitte, daß beide Mittel viele ähnliche Symptome in ihrem Arzneimittelbild haben.

Ihre Kopfschmerzen können hervorgerufen werden durch intensive Sonnenbestrahlung oder große Hitzeeinwirkung (heißes Wetter, pralle Sonne oder überheizte Räume). Bücken und Rückwärtsbeugen des Kopfes, flaches Liegen, Treppensteigen, und das Trinken von Wein verschlimmern Ihre Beschwerden.

Der Aufenthalt in frischer Luft, aber auch schon das Hochlagern des Kopfes im Liegen lindern Ihre Beschwerden.
Dosierung → Vorschrift 2, hintere Umschlagklappe.

Hepar sulfuris D6: Auf kalte Luft reagieren Sie sehr empfindlich: Sie bekommen Augenentzündungen, Halsschmerzen und vor allem Kopfschmerzen; dabei haben Sie mitunter das Gefühl, als würde Ihnen ein Nagel in den Kopf getrieben.
Dosierung → Vorschrift 2, hintere Umschlagklappe.

Ignatia D12: Die Kopfschmerzen sind pochender, klopfender oder reißender Art; vielleicht haben Sie das Gefühl, als würde Ihnen ein Nagel durch den Kopf getrieben. Es ist möglich, daß Sie vor Abklingen der Kopfschmerzen einen starken Harndrang verspüren oder erbrechen müssen.

Sie sind ein zartbesaiteter, sehr empfindsamer Mensch, der unter großer Nervosität leiden kann.

Sie beginnen zu zittern und zu beben, wenn ein Streit Sie aufregt. Danach gehen Sie mit Kopfschmerzen zu Bett und fühlen sich krank. Manchmal sind Sie unberechenbar, handeln ohne Überlegung und Vernunft, rein emotional. Mal sind Sie nachgiebig und weinerlich, dann erregen Sie sich bis zur Wut. Lachen und Weinen können sich übergangslos abwechseln. In Ihren Gefühlen sind Sie äußerst leicht verletzbar; es kann lange dauern, bis Sie sich von Kummer erholt haben, wie er bei Heimweh oder Enttäuschung durch geliebte Menschen entstehen kann. Sie ziehen sich zurück und fressen die Sorgen in sich hinein – solange, bis Sie davon möglicherweise Magengeschwüre bekommen. Oder Sie essen Unmengen und setzen Kummerspeck an. Seufzer, mit denen Sie Ihre Seele für einen Moment erleichtern, sind typisch für Sie. Ungerechte Kritik oder Tadel können Sie lange nicht überwinden.

Kälte, zuviel Kaffee, Alkohol und schon das Einatmen von Zigarettenrauch, auch konzentriertes Denken, Eile und Aufregung verschlimmern Ihre Beschwerden.

Wärme, Liegen auf der schmerzenden Seite und Bücken lindern Ihre Beschwerden.
Dosierung → Vorschrift 2, hintere Umschlagklappe.

Lachesis D12: Plötzlich wird Ihnen die Hitze unerträglich: Sie empfinden alles als beengend, reißen sich den Kragen auf, entledigen sich – soweit die Situation dies zuläßt – Ihrer Kleider; dabei sind Sie aufs äußerste angespannt und gereizt. Ihr Kopf ist heiß und fühlt sich schwer an. Ein Mittagsschlaf kann diese Beschwerden verschlimmern.

Vor allem in den Wechseljahren neigen Frauen zu Kopfschmerzen mit diesen Begleitumständen.
Dosierung → Vorschrift 2, hintere Umschlagklappe.

Melilotus D6: Ihr Gesicht glüht, und Sie spüren einen klopfenden Schmerz oder ein Wogen, vor allem in der Stirn. Das für die Wahl dieses Mittels bestimmende Symptom ist: Bei dieser Art von Kopfschmerzen kann es zu Nasenbluten kommen, wodurch der Schmerz nachläßt. Auch bei Einsetzen der Monatsblutung kann sich der Kopfschmerz bessern.

Wenn Sie körperlich schwer gearbeitet haben – auf dem Feld, in der Fabrik, in der Küche, im Garten – und es sich dann endlich bequem machen, breitet sich der beschriebene Schmerz plötzlich in Ihrem Kopf aus; Sie kommen nicht zu der Ruhe, auf die Sie sich so sehr gefreut haben.

Gewittriges, heißes oder schwüles Wetter, Wetterwechsel und regnerisches Wetter verschlimmern Ihre Beschwerden.

Völlige Ruhe, aber auch Bewegung in frischer Luft, Nasenbluten oder das Einsetzen der Monatsblutung lindern die Beschwerden.
Dosierung → Vorschrift 2, hintere Umschlagklappe.

Natrium carbonicum D12: Ihre Kopfschmerzen äußern sich als dumpfes, schweres Gefühl und treten zusammen mit Schwindel auf. Bei einem Gewitter leiden Sie häufig an solchen Kopfschmerzen, und bei warmem Wetter fühlen Sie sich meist unwohl. Reisen in Länder mit warmem oder heißem Klima sind für Sie nicht das richtige. Achten Sie bei Reisen in den Süden deshalb darauf, sich vor Sonne und Hitze zu schützen.
Dosierung → Vorschrift 2, hintere Umschlagklappe.

Nux vomica D12: Die Kopfschmerzen treten oft in Verbindung mit Magenbeschwerden und Verdauungsstörungen auf. Es besteht eine auffallende Unverträglichkeit von Zugluft und Kälte. Morgens geht es Ihnen besonders schlecht, erst abends fühlen Sie sich wohl.

Wenn Sie zuviel Alkoholisches trinken, bei einem Geschäftsessen, einer Party oder nur, um Entspannung zu finden, schaut Sie am nächsten Morgen ein verquollenes Gesicht aus dem Spiegel an, außerdem brummt Ihr Schädel entsetzlich: Sie haben einen »Kater«.

Wenn Sie als verantwortungsbewußter Mensch Termine einhalten wollen, und Ihnen beispielsweise für das Mittagessen nur fünf Minuten bleiben, rebelliert Ihr Magen, der Kopfschmerz folgt bald nach. Das sind Situationen, in denen Sie sich mit Nux vomica wieder ins Lot bringen können.

Auch wenn Sie jemand sind, der die Vitamintabletten mit dem Aufputschmittel mixt, reichlich Abführmittel braucht, die Schmerztabletten nicht mehr zählen kann und trotzdem einen Schädel zum Bersten hat, hilft Ihnen Nux vomica.

Es ist auch dann das richtige Mittel, wenn Sie stundenlang am Steuer Ihres Wagens gesessen haben, und das Gefühl, als vibriere der Motor noch in Ihrem Körper, nicht weichen will; auch Termine sitzen Ihnen im Nakken, und dort, wo alles verspannt ist, nämlich in Nacken und Hinterkopf, sitzt der Schmerz.

Auch Menschen mit vorwiegend sitzender Tätigkeit, Angestellte oder Beamte beispielsweise, die unter Stuhlverstopfung und Hämorrhoiden leiden, regelmäßig Anregungsmittel einnehmen, viel Kaffee trinken und/oder viel rauchen, sollten bei Kopfschmerzen an Nux vomica denken. Überempfindlichkeit und Reizbarkeit treten auffallend zutage. Sie sind der Vorgesetzte oder Kollege, den man mit Samthandschuhen anfassen muß. Sie vertragen keinen Widerspruch. Hegen Sie den geringsten Verdacht, jemand könne sich Ihnen in den Weg stellen, geraten Sie in Rage. Ihre Reaktionen nehmen zuweilen die Form cholerischer Ausbrüche an. Ihre Familie hat es nicht leicht mit Ihnen, auch an ihr reagieren Sie sich ab. Bei diesem Mangel an Ausgeglichenheit ist es schwierig für Sie, ohne Alkohol, Zigaretten, Kaffee oder Tee wieder ins Lot zu kommen.

Nux vomica wird die Spannung aus Ihrem Kopf nehmen. Aber bitte versuchen Sie, die Ruhe, die Sie damit wiederfinden können, auch anzunehmen und zu erhalten.

Dosierung → Vorschrift 2, hintere Umschlagklappe.

<u>Phosphorus D12:</u> Geistige Anstrengung und viele lebhafte Eindrücke erschöpfen Sie schnell. Sie werden schon bald müde und unfähig zu denken; Kopfschmerzen folgen. Das Gesicht ist dabei häufig gerötet und heiß.

Sie sind aufgeschlossen für alle Anregungen, sind gesellig und begeisterungsfähig bis enthusiastisch. Ihre freundliche Art wirkt anregend und begeisternd. Wenn Sie mit Ihrer schnellen Entflammbarkeit aber nicht »wohldosiert« umgehen, verbrennt die Energie lichterloh; hinterher – wieder allein – fühlen Sie sich müde und erschöpft. Andere Menschen schätzen Ihre Lebhaftigkeit, aber haben Sie wirklich ständig die Kraft, die anderen »mitzureißen«, ohne selbst jemals auszuglühen? Vergessen Sie nicht, daß Sie auch zart und empfindlich sind. Lernen Sie es, Ihr Energiepotential richtig einzuschätzen, damit Sie nicht nach wenigen Stunden ausgelaugt sind und unter Kopfschmerzen leiden. Mit Enthusiasmus, der wie ein Strohfeuer verbrennt, läßt sich nicht viel erreichen im Leben.

Hitze – ein warmer Raum, eine warme Umgebung, sogar warme Speisen – sowie Hinlegen und Bewegung verschlimmern die Beschwerden.

Ruhe und kühlende Kompressen, sowie kalte Luft lindern Ihre Beschwerden.

Dosierung → Vorschrift 2, hintere Umschlagklappe.

<u>Pulsatilla D12:</u> In muffigen, überheizten Räumen reißen Sie sofort alle Fenster auf. Sie können keine Wärme vertragen, sind ein Frischluftfanatiker, obwohl Sie leicht frieren.

Warme, stickige Luft macht Ihnen Kopfschmerzen. Ruhiges Sitzen und Hinlegen verschlimmern manchmal Ihre Beschwerden.

Frische Luft, leichte Bewegung, Druck und kalte Anwendungen wie ein kaltes, nasses Tuch können Ihre Schmerzen lindern.

Sie sind ein sanfter, freundlicher, nachgiebiger Mensch, der schnell zu Tränen gerührt ist. Wenn Sie nicht ausreichend beachtet werden und der rauhe Wind des Geschäftslebens Sie arg zerzaust, reagieren Sie zunehmend gereizt, launenhaft und nörgeln herum. Von Ihrem weichen Kern ist dann kaum mehr etwas zu spüren. Ein paar tröstende Worte können Ihre Stimmung allerdings schnell wieder aufheitern. Der harte Existenzkampf läßt wenig Platz für Ihre gefühlvollen Seiten. Auch Sie müssen kämpfen, um Ihre Haut zu verteidigen. Verstecken Sie dabei aber nicht Ihr gemütvolles Wesen! Ihre Seele braucht nicht unter einer scheinbar gefühllos funktionierenden Umwelt zu leiden und zu verhärten.

Dosierung → Vorschrift 2, hintere Umschlagklappe.

<u>Rhus toxicodendron D6:</u> Sie sind kälteempfindlich, und deshalb sind Sie für rheumatische Beschwerden anfällig. Immer wenn Sie sich einem heftigen, kalten Wind ausgesetzt haben – ob im offenen Cabriolet, auf dem Schiffsdeck oder auf einem Berggipfel – bekommen Sie Kopfschmerzen.

Dosierung → Vorschrift 2, hintere Umschlagklappe.

Silicea D12: Die Schmerzen steigen vom Nacken zur Stirn hoch. Schmerzen über den Augen sind gewöhnlich rechtsseitig oder rechts schlimmer als links.

Ihre Kopfschmerzen können von Übelkeit und Erbrechen begleitet sein.

Sie sind ein überaus kälteempfindlicher, leicht fröstelnder Mensch. Sie sind unsicher und ängstlich und fürchten sich daher vor den alltäglichen Aufgaben. Mißerfolge können Sie bis zum Lebensüberdruß demütigen, sie werden als persönliche Niederlage empfunden. Es scheint Ihnen an Nervenkraft zu fehlen, um äußeren, als niederschmetternd empfundenen Einflüssen zu widerstehen. Sie können sich nicht entscheiden. Sie schwanken verwirrt zwischen Furcht und Nachgiebigkeit. In der Regel führen Sie Ihre Arbeit gut aus, die Angst zu versagen aber beunruhigt Sie immer wieder. Vielleicht haben Sie lange auf eine Prüfung hingearbeitet, die Sie sogar bestehen: statt sich zu freuen, überkommt Sie eine so große Antriebslosigkeit, daß Sie müde in sich zusammenfallen und lange Zeit brauchen, ehe Sie wieder im Gleichgewicht sind.

Silicea, die Kieselsäure, ist ein wichtiger Bestandteil aller Stützgewebe; ohne Kieselsäure würde der Getreidehalm sich nicht mehr im Wind wiegen, sondern geknickt am Boden liegen. Während die Kieselerde, als Mineral eingenommen, kaum Wirkung zeigt, wird die homöopathische Zubereitung zum Stärkungsmittel für den Geist. Silicea hilft auch bei *Gesichtsschmerzen* (→ Seite 41), die von großer Kälteempfindlichkeit herrühren, und ist ebenso bei *Migräne* (→ Seite 37) angezeigt.

Geistige Anstrengung, Lärm, Bewegung, Licht, kalte Luft und Berührung verschlimmern Ihre Beschwerden.

Wärme lindert Ihre Beschwerden.

Dosierung → Vorschrift 2, hintere Umschlagklappe.

Valeriana D6: Ihre Sinne sind überempfindlich. Sie werden von einer großen Ruhelosigkeit umhergetrieben. Im Gespräch wechseln Sie ständig das Thema, denn Ihre Gedanken eilen rastlos hin und her. Haben Sie schon zu hören bekommen, Sie seien exaltiert oder hysterisch? Die innere Unruhe macht Ihnen zu schaffen. Es geht noch, solange Sie sich bewegen, aber in Ruhe fühlen Sie sich von den eigenartigsten Empfindungen geplagt. Ruhe löst auch die Kopfschmerzen aus, nicht etwa die freudige Erregung, die Sie bei *Coffea* (→ Seite 32) kennengelernt haben. Beide Arzneimittel passen für geistig sehr aktive Menschen.

Zugluft, Aufenthalt in frischer Luft und Ruhe verschlimmern Ihre Schmerzen.

Bewegung lindert Ihre Beschwerden.

Dosierung → Vorschrift 2, hintere Umschlagklappe.

Migräne

Migräne ist eine besondere Form von Kopfschmerzen; sie verläuft in zwei Phasen.

In der ersten Phase verengen sich einige Blutgefäße im Gehirn, wodurch es in verschiedenen Hirnbereichen zu einer Unterversorgung mit Sauerstoff kommt. Ihre Beschwerden in dieser Phase können sehr verschiedenartig sein. Es kommt darauf an, welcher Abschnitt des Gehirns betroffen ist: Es kann zu Sehstörungen, Benommenheit, Übelkeit mit Erbrechen, allgemeinem Schwächegefühl, Kribbeln, das sich anfühlt wie »Ameisenlaufen«, und taubem Gefühl in einer Körperseite kommen. Alle diese Beschwerden treten nur kurzzeitig auf.

In der zweiten Phase, wenn die verengten Blutgefäße sich wieder weiten, folgt der typische Migräneschmerz: Er tritt anfallsartig auf und ist von großer Intensität. Meist ist nur eine Seite des Kopfes betroffen. Begleitet wird der Schmerz von Übelkeit, Erbrechen, Bauchschmerzen, von Lichtempfindlichkeit und Schwindel.

Die Migräneanfälle sind von unterschiedlich langer Dauer: von wenigen Stunden bis zu mehreren Tagen. Die Migräne kann in sehr unregelmäßigen Abständen auftreten oder periodisch wiederkehren.

Die Intensität der Beschwerden kann ebenfalls sehr unterschiedlich sein, von unterschwellig belastend, den Tageslauf nicht wesentlich störend, bis hin zu quälenden, unerträglichen Schmerzattacken, die Sie nur im abgedunkelten Zimmer, regungslos im Bett liegend, überstehen können. Bereits Kinder leiden unter Migräne; Frauen wie Männer sind betroffen.

Die Ursachen dieser Krankheit sind bis heute nicht bekannt. Ausgelöst wird sie durch die unterschiedlichsten Faktoren: seelischen Streß, hormonelle Fehlsteuerung, Alkohol und Medikamente. Auch Nahrungsmittel wie Nüsse, Schokolade, Zitrusfrüchte und Käse können einen Migräneanfall auslösen. Manchmal überkommt den Migränepatienten ein regelrechter Heißhunger auf eines dieser Nahrungsmittel. Obwohl er aus leidvoller Erfahrung weiß, daß der Migräneanfall darauf folgt, »muß« er beispielsweise unbedingt die Schokolade essen.

Wichtig

Ich bitte Sie, Ihre Kopfschmerzen nicht selbst zu diagnostizieren; es ist Sache des Arztes, eine Migräne eindeutig festzustellen.

Zu jeder eigenverantwortlichen Selbstbehandlung gehört eine sorgfältige Selbstbeobachtung. Stellen Sie im Laufe der Zeit eine Veränderung im Erscheinungsbild Ihrer Migräne fest, dann fragen Sie bitte Ihren Homöopathen um Rat.

Bei der Mittelwahl werden Sie möglicherweise feststellen, daß ein Teil Ihrer Beschwerden nicht nur in einem Arzneimittelbild zu finden ist; dies gilt vor allem für Sehstörungen und Erbrechen vor oder während des Migräneanfalls. Vergleichen Sie deshalb bitte die Arzneimittelbilder miteinander; wählen Sie die Arznei, deren Mittelbeschreibung Ihrem Beschwerdenbild am ähnlichsten ist. Mal kann der Ort Ihrer Schmerzen ausschlaggebend sein wie ein eindeutiger, immer rechtsseitiger Schmerz; mal ist es eine Begleiterscheinung wie ein Erbrechen, das keine Erleichterung bringt; und ein anderes Mal sind es ausgesprochen die seelischen Merkmale, die Sie zu einer bestimmten Mittelwahl veranlassen. So sehr, wie sich ein Mensch vom anderen unterscheidet, so sehr unterscheidet sich Ihre Migräne von der Migräne eines anderen Menschen.

Die Wirkung des Mittels ist unter anderem abhängig von der Schwere Ihrer Migräne. Auch die Dauer und die Häufigkeit Ihrer Migräneanfälle spielen eine große Rolle. Leichtere Anfälle, die Sie nur selten im Jahr belasten, sind am ehesten einer Selbstbehandlung zugänglich. Das passende Medikament wird Ihre Beschwerden möglicherweise nicht sofort oder nicht vollkommen zum Verschwinden bringen, wie Sie das bei anderen Kopfschmerzformen von homöopathischen Mitteln erwarten dürfen. Es wird jedoch Ihre Schmerzen erheblich mildern und kann den Migräneanfall verkürzen.

Betrachten Sie die Migräne nicht als ein Geschehen für sich, sondern als einen Teil, eine Auswirkung Ihres gesamtkörperlichen Befindens. Bei einer Störung innerhalb der Gesamtorganisation des Körpers müssen unter Umständen tiefergreifende Maßnahmen unternommen werden, um den Körper zu einer gesunden Selbstregulation zu veranlassen. Oft ist diese Selbstregulation zusätzlich gestört durch den ständigen und gehäuften Gebrauch von Schmerzmitteln. Eine tiefgehende homöopathische Behandlung ist die *Konstitutionsbehandlung* (→ Seite 11), mit der auf Ihren gesamtgesundheitlichen Zustand Einfluß genommen wird. Diese Therapie kann nur von einem in klassischer Homöopathie ausgebildeten Arzt oder Heilpraktiker durchgeführt werden.

Eine schon seit Jahren wiederkehrende Migräne und schwerste Migräneanfälle sind für die Selbstbehandlung ungeeignet, nicht aber für die homöopathische Therapie im allgemeinen.

Ebenso rate ich Ihnen zur Behandlung beim Homöopathen, wenn Sie Ihre Schmerzen zwar gut »in den Griff« bekommen, aber dennoch die Migräne nicht gänzlich verschwindet.

Merke:
Fast alle unter *Kopfschmerzen* aufgeführten Arzneien sind auch zur Behandlung von *Migräne* geeignet. Lesen Sie bitte auch dort nach (→ Seite 37), falls Sie die passende Arznei hier nicht finden können.

Vor der Mittelwahl

Beginnen Sie die Behandlung nicht, ohne die folgende Selbstbefragung aufmerksam durchgearbeitet zu haben. Ich habe die Fragen so zusammengestellt, daß Sie Ihre Symptome besser erkennen und benennen können, was Ihnen hilft, rasch und sicher das für Sie passende Mittel aufzufinden.

Selbstbefragung
- Gibt es eine eindeutig erkennbare Ursache für meine Beschwerden?
- Wie würde ich meine Beschwerden beschreiben? – Wie fühlen sie sich an?
- An welcher Stelle genau sind die Beschwerden? – Waren sie schon immer dort? – Wohin wandern sie? – Wohin strahlen sie aus?
- Treten meine Beschwerden zu einer bestimmten Zeit auf, etwa immer zur gleichen Stunde?
- Kommen meine Beschwerden plötzlich oder schleichend und langsam? Kehren sie periodisch wieder?
- Was vermeide ich, damit meine Beschwerden nicht noch schlimmer werden?
- Was habe ich unternommen, damit ich die Beschwerden besser ertragen kann?
- Wie fühle ich mich, seitdem ich krank bin? – Bin ich aufgeregter, ängstlicher, ruhiger oder trauriger?

Die Beschwerden – das passende Mittel

Lesen Sie bitte den folgenden Arzneiüberblick aufmerksam durch. Wählen Sie das Mittel, das zu Ihren Beschwerden paßt. Die angegebene Seitenzahl führt Sie zu der ausführlichen Mittelbeschreibung mit Dosierungshinweis und Arzneipotenz.

Können Sie »Ihr« Arzneimittel auf diesem Weg nicht finden, hilft Ihnen der Abschnitt *So finden Sie zum passenden Mittel* weiter (→ Seite 15).

Arzneiüberblick

Hämmernder, klopfender, berstender Schmerz.
Übelkeit, Erbrechen, Sehstörungen.
Verschlimmerung morgens.
Beschwerden häufig während oder nach der Menses.
Sie sind ein ernster, introvertierter Mensch und lehnen Trost ab.
→ Natrium muriaticum, Seite 40.

Benommenheit, Schwindel.
Flackern vor den Augen.
Bohrender, schießender Schmerz in Stirn oder Schläfen.
Beschwerden bei ausbleibender oder schwacher Menses.
Rasche Erschöpfung.
Sie sind traurig, reizbar, wollen allein sein.
→ Cyclamen, rechte Spalte.

Schmerzen auf der rechten Seite.
Verschlimmerung durch Licht, Lärm, Bewegung.
Besserung durch Schlaf und Erbrechen.
Überempfindlichkeit gegen Gerüche.
Wiederholung der Migräne in gleichen Abständen.
→ Sanguinaria, Seite 41.

Andauernde Übelkeit.
Erbrechen ohne Linderung.
Rechtsseitiger Kopfschmerz.
Stirnkopfschmerzen.
Beschwerden immer an arbeitsfreien Tagen.
Verschlimmerung durch heftige Bewegung und kalte Luft.
→ Iris, Seite 40.

Benommenheit, Apathie.
Schmerzen wie ein Band um den Kopf.
Heißes Gesicht durch Blutandrang.
Sehstörungen und Schwindel.
Verschlimmerung bei Föhn, Nebel, Sonnenhitze, durch Erregung, geistige Arbeit, Liegen.
Linderung durch Liegen mit erhöhtem Kopf.
→ Gelsemium, Seite 40.

Heftiger Schmerz an kleiner Stelle.
Kurzzeitige Sehstörungen.
Einseitige Schmerzen, vor allem rechtsseitig.
Verschlimmerung durch Bücken, Umhergehen.
Linderung durch Druck, Wärme, im Liegen.
→ Kalium bichromicum, Seite 40.

Rechtsseitige Schmerzen.
Übelkeit, Erbrechen.
Linderung durch Wärme.
Kälteempfindlichkeit.
Nächtliches Schwitzen am Hinterkopf.
Sie sind ein unsicherer, ängstlicher Mensch.
→ Silicea, Seite 36.

Berstende, pulsierende, halbseitige Schmerzen.
Schwerer Kopf.
Tränendes Auge.
Beschwerden nach anstrengender Arbeit, bei Verdauungsstörungen, nach fettem, schwerem Essen.
Linderung an frischer Luft.
Sie haben ein sanftes Wesen und sind schnell den Tränen nahe.
→ Pulsatilla, Seite 41.

Mittelbeschreibungen

Cyclamen D6: Sehstörungen gehen Ihrer Migräne voraus. Im Gesichtsfeld tauchen Flecken und Nebel auf. Das Sehvermögen bleibt auch während der Schmerzen geschwächt. Schon am Morgen, beim Aufstehen, ist der Kopfschmerz rasend: es flimmert vor den Augen. Vor allem in Stirn und Schläfen empfinden Sie die Schmerzen als bohrend, schießend und pressend. Sie werden schlimmer, sobald Sie auf der schmerzenden Seite oder auf dem Rücken liegen. Der Kopfschmerz macht Sie benommen. Sie haben Angst, den Verstand zu verlieren. Vergleichen Sie bitte die Symptome Sehstörungen und Benommenheit mit entsprechenden Symptomen im Arzneimittelbild von *Gelsemium* (→ Seite 40). Möglicherweise sind Sie blaß und neigen zu Herzklopfen. Jede Anstrengung schwächt Sie übermäßig. Sie fühlen sich schlaff. Die Menses tritt unregelmäßig auf: häufig setzt sie aus oder ist zu schwach.

Ihre Stimmungen sind wechselhaft – mal sind Sie fröhlich, dann wieder gereizt. Doch scheinen Sie niemals ganz frei zu sein von Kummer oder Furcht. Gerne suchen Sie die Einsamkeit auf, um sich grüblerischen Gedanken über die Zukunft hinzugeben. Sie haben »nahe am Wasser« gebaut. Wenn Ihnen etwas nicht paßt, werden Sie reizbar und mürrisch.

Ähnliche wesenstypische Symptome finden Sie im Arzneimittelbild von *Pulsatilla* (→ Seite 41).
Dosierung → Vorschrift 2, hintere Umschlagklappe.

Gelsemium D12: Ihre Migräne beginnt im Nacken oder Hinterkopf mit großer Heftigkeit. Der Schmerz zieht von dort meist einseitig über den Kopf und setzt sich über einem Auge fest – meist dem linken.

Der Schmerz ist sehr heftig und macht Sie ausgesprochen benommen. Ihr Gesicht kann gerötet sein, was von einer Blutüberfülle im Kopf herrührt. Sie sind kaum noch in der Lage, sich auf den Beinen zu halten. Erschöpft legen Sie sich ins Bett, wo Sie sich mit erhöht liegendem Kopf absolut ruhig halten. Sie fühlen sich apathisch, vielleicht ist Ihnen, als sei ein Band fest um den Kopf gebunden.

Die Augen schmerzen heftig, wenn sie bewegt werden. Während des Sehens scheint sich ein Schleier oder ein Nebel vor die Augen zu schieben. Sie nehmen Ihre Umgebung nur verschwommen wahr. Gegenstände können Ihnen verzerrt oder auch doppelt erscheinen. Möglicherweise beginnen Sie sogar zu schielen. Besonders ausgeprägte Augenbeschwerden während der Migräne weisen deutlich auf Gelsemium hin. Außer diesen ausgeprägten Augenbeschwerden ist Ihnen unter Umständen aufgefallen, daß Sie gegen Ende eines Migräneanfalles mit steter Regelmäßigkeit eine große Menge hellen Urins lassen müssen.
Dosierung → Vorschrift 2, hintere Umschlagklappe.

Iris D6: Ihre Migräne beginnt möglicherweise mit Müdigkeit und Sehstörungen. Gegenstände erscheinen plötzlich verschwommen, oder Sie können in Teilen des Gesichtsfeldes gar nichts mehr wahrnehmen. Der Kopfschmerz tritt auf, nachdem die Sehstörungen verschwunden sind. Es überfällt Sie ein krampfartiger Schmerz im Hinterkopf, der dann über den Schädel zieht und sich meist über dem rechten Auge festsetzt. Er ist klopfend oder scharf und wird von Übelkeit begleitet. Wenn er seine größte Intensität erreicht hat, kommt bitteres oder saures Erbrechen hinzu, ohne daß sich davon die Beschwerden – auch die Übelkeit nicht – bessern. Manchmal wird eine Migräne, bei der Iris hilft, durch Süßigkeiten ausgelöst.

Zuweilen passiert es, daß gerade wenn der Alltagsstreß von Ihnen abzufallen beginnt, sich eine Migräne einstellt. Sie scheinen mit dem ungewohnten Gefühl, einmal keinen Verpflichtungen nachkommen zu müssen, nicht zurechtzukommen. Es ist, als würde Ihnen die alltägliche Anspannung auf irgendeine Weise fehlen.
Dosierung → Vorschrift 2, hintere Umschlagklappe.

Kalium bichromicum D12: Verschwommenes Sehen oder mögliche, kurzzeitige Blindheit können Ihren Migräneschmerzen vorausgehen. Das Sehvermögen kehrt wieder, wenn die Schmerzen an Stärke zunehmen. Die Schmerzen sind klopfend, schießend und brennend. Häufig nur auf einer Seite, sitzen sie über den Augen und in der Stirn. Typisch ist der nur an einer kleinen, etwa daumengroßen Stelle lokalisierte Schmerz. Er kann von Würgen und Erbrechen begleitet sein. Bemerkenswert ist, daß diese Migräne in immer gleichen Zeitabständen auftreten kann und von Schwindelgefühlen begleitet wird. Die Schmerzen sind am schlimmsten nachts und gegen Morgen.
Dosierung → Vorschrift 2, hintere Umschlagklappe.

Natrium muriaticum D12: Sehstörungen mit möglicherweise kurzzeitigem Sehausfall können dem Migräneanfall vorausgehen. Die Kopfschmerzen sind am heftigsten morgens beim Aufwachen und gegen 10 Uhr vormittags. Sie können im Laufe des Tages mal stärker und mal schwächer werden. Die Schmerzen sind berstend und drückend, geradezu rasend machend, als sei Ihr Kopf in einen Schraubstock gepreßt. Es hämmert und klopft im Schädel bei jeder Bewegung. Ihnen ist übel, vielleicht müssen Sie auch erbrechen. Ihr Gesicht ist meist blaß oder nur leicht gerötet, da Sie zu Blutarmut neigen.

Sie leiden sehr unter Aufregungen. Ihre Nerven sind ständig gereizt. Lärm können Sie überhaupt nicht vertragen. Sie denken häufig an unliebsame Ereignisse und hängen geradezu an unangenehmen Erlebnissen aus der Vergangenheit. Sie sind introvertiert, ernsthaft und verstecken Ihren Kummer. Sie mögen es nicht, wenn andere, die Ihre Sorgen bemerken, Sie trösten wollen. Das Mitleid des anderen verschlimmert Ihren Zustand nur: Sie können sogar wütend darüber werden. Wenn Sie von Ihrem Leid erzählen, treten Ihnen schnell Tränen in die Augen. Ihr Kummer kann auch Anlaß Ihrer Migräne sein.
Dosierung → Vorschrift 2, hintere Umschlagklappe.

Pulsatilla D12: Ihre Migräne tritt oft bei Regelstörungen auf – besonders dann, wenn die Regel zu spät einsetzt und zu schwach ist.

Ihre Gemütsverfassung schwankt häufig. Sie sind mitunter weinerlich und im allgemeinen sehr zuwendungsbedürftig. Vergleichen Sie bitte auch die Symptome unter *Cyclamen* (→ Seite 39).
Dosierung → Vorschrift 2, hintere Umschlagklappe.

Sanguinaria D6: Ihr Schmerz beginnt im Hinterkopf. Von dort aus zieht er über den Schädel, um sich in der rechten Schläfe oder über dem rechten Auge festzusetzen. Er ist klopfend. Das Blut drängt zum Kopf, es ist Ihnen, als wenn der Schädel bersten wollte.

Ihre Migräne kann sich schon sehr früh am Tag ankündigen; entweder Sie erwachen bereits mit Kopfschmerzen, oder die Beschwerden kommen, während Sie noch im Bett liegen. Diese Schmerzen werden bis Mittag schlimmer, dann nehmen sie wieder ab. Sanguinaria hilft auch bei Migräne, die erst nachmittags oder abends beginnt und dann zu unerträglichen Kopfschmerzen anwächst.

In Ihrem Fall kommt es zu all jenen Beschwerden, die man gemeinhin mit der Vorstellung von Migräne verbindet: Licht und Lärm können Sie nicht ertragen. Sie verdunkeln das Zimmer und legen sich ins Bett; nachdem es zum Erbrechen gekommen ist, fühlen Sie sich besser.

Der Kopf ist äußerst empfindlich. Sie wagen kaum, ihn zu bewegen. Jeder Schritt, jede Erschütterung schmerzen. Vielleicht haben grelles Licht oder durchdringender Lärm oder eine heftige Bewegung die Schmerzen ausgelöst. Freunde wissen, wie sie sich in solchen Situationen zu verhalten haben: Türen werden leise geschlossen, statt laut zu sprechen unterhält man sich nur noch flüsternd, und am sichersten ist es, einen Bogen um Sie zu machen.
Dosierung → Vorschrift 2, hintere Umschlagklappe.

Gesichtsneuralgie

Gesichtsschmerzen entstehen durch Reizung bestimmter Gesichtsnerven. Nervenschmerzen werden Neuralgie genannt. Meist entwickeln sich diese Schmerzen nur in einer Gesichtshälfte. Sie können blitzartig, stechend oder schießend auftreten und sich bis zu qualvoller Intensität steigern. Rötung der Haut, tränende Augen und Schwindel können als Begleiterscheinungen auftreten. Am häufigsten unter den Gesichtsschmerzen ist die Trigeminus-Neuralgie. Der Trigeminus (Drillingsnerv) versorgt als Empfindungsnerv die Haut eines Teiles von Kopf und Gesicht.

Gesichtsneuralgien können ausgelöst werden durch kalten Wind, Wetterwechsel, seelische Erregung, Sprechen und Kauen. Sie können sogar ohne erkennbare Ursache auftreten, aber auch in Zusammenhang mit Erkrankungen von Augen, Ohren, Nase, Nasennebenhöhlen und Erkrankungen der Zähne.

Wichtig

Vor jeder Selbstmedikation muß unbedingt der Besuch beim Arzt stehen, um die Ursache abzuklären und auszuschließen, daß die Neuralgie als Folge von Organerkrankungen (Augen, Ohren, Nase, Zähne) aufgetreten ist.

Das richtige homöopathische Mittel kann Ihre Gesichtsschmerzen wesentlich lindern oder gänzlich vertreiben. Wenn die Schmerzen dennoch öfter wiederkommen, ist das ein Zeichen für tieferliegende Ursachen Ihrer Gesichtsneuralgie. In solchen Fällen sollten Sie von der Selbstbehandlung absehen und sich zu einem homöopathisch behandelnden Arzt oder Heilpraktiker begeben.

Vor der Mittelwahl

Beginnen Sie die Behandlung nicht, ohne die folgende Selbstbefragung aufmerksam durchgearbeitet zu haben. Ich habe die Fragen so zusammengestellt, daß Sie Ihre Symptome besser erkennen und benennen können, was Ihnen hilft, rasch und sicher das für Sie passende Mittel aufzufinden.

Selbstbefragung

- Gibt es eine eindeutig erkennbare Ursache für meine Beschwerden?
- Wie würde ich meine Beschwerden beschreiben? – Wie fühlen sie sich an?
- An welcher Stelle genau sind die Beschwerden? – Waren sie schon immer dort? – Wohin wandern sie? – Wohin strahlen sie aus?
- Treten meine Beschwerden zu einer bestimmten Zeit auf, etwa immer zur gleichen Stunde?
- Kommen meine Beschwerden plötzlich oder schleichend und langsam? Kehren sie periodisch wieder?
- Was vermeide ich, damit meine Beschwerden nicht noch schlimmer werden?
- Was habe ich unternommen, damit ich die Beschwerden besser ertragen kann?
- Wie fühle ich mich, seitdem ich krank bin? – Bin ich aufgeregter, ängstlicher, ruhiger oder trauriger?

Die Beschwerden – das passende Mittel

Lesen Sie bitte den folgenden Arzneiüberblick aufmerksam durch. Wählen Sie das Mittel, das zu Ihren Beschwerden paßt. Die angegebene Seitenzahl führt Sie zu der ausführlichen Mittelbeschreibung mit Dosierungshinweis und Arzneipotenz.

Können Sie »Ihr« Arzneimittel auf diesem Weg nicht finden, hilft Ihnen der Abschnitt *So finden Sie zum passenden Mittel* weiter (→ Seite 15).

Arzneiüberblick

Taubheit und Prickeln.
Beschwerden bei kaltem Wind (Fahrtwind).
Gerötete, leicht geschwollene, schmerzende Gesichtsbereiche.
Große Unruhe, Angst.
→ Aconitum, Seite 43.

Schmerzen auf der linken Seite.
Häufig an Unterkiefer, Wangenknochen, Augen.
Beschwerden bei feuchtkaltem oder stürmischem Wetter.
Verschlimmerung durch Bewegung, Berührung, gegen Mittag.
Linderung durch Ruhe.
→ Spigelia, Seite 43.

Brennende, stechende Schmerzen (wie von heißen Nadeln).
Verschlimmerung nach Mitternacht.
Linderung durch Wärmeanwendung.
Ihr Gemütszustand ist ängstlich und unruhig.
→ Arsencium album, Seite 43.

Kurzzeitige, krampfartige, blitzartige Schmerzen.
Häufig rechtsseitig am Auge oder am Oberkiefer.
Beschwerden durch Kälte, beim Waschen mit kaltem Wasser, beim Essen.
Unerträgliche Schmerzen bei Berührung und Druck.
Linderung durch Wärme.
→ Magnesium phosphoricum, Seite 43.

Schießende, pulsierende oder ziehende Schmerzen.
Schmerzen in einer Gesichtshälfte.
Heißer Schweiß im Gesicht.

Heißes, gerötetes Gesicht oder eine rote Wange.
Unverträglichkeit von feuchter, kalter Luft, von Wind, von Kaffee.
Verschlimmerung der Beschwerden nachts und nach Ärger.
Sie sind ein allgemein überempfindlicher Mensch.
→ Chamomilla, rechte Spalte.

Mittelbeschreibungen

Aconitum D6: Ihre Schmerzen werden durch stürmischen, kalten Wind ausgelöst oder durch Zugwind, wie er beim Auto- oder Fahrradfahren entstehen kann. Der entzündete Gesichtsnerv sowie die angrenzenden Gebiete schmerzen anhaltend. Sie empfinden Prickeln und eine leichte Taubheit; vielleicht haben Sie auch das Gefühl, als spannten sich heiße Drähte durch Ihr Gesicht. Der heftig schneidende Schmerz treibt Sie so zur Verzweiflung, daß Sie schreien möchten. Abends und nachts sind die Beschwerden am schlimmsten.

Sie werden von Unruhe ergriffen: ruhelos werfen Sie sich im Bett umher. Alle Sinne sind überempfindlich, was Sie daran merken, daß Sie grelles Licht und laute Geräusche schlecht vertragen können. Die nervöse Erregung macht Ihre Schmerzen unerträglich.
Dosierung → Vorschrift 2, hintere Umschlagklappe.

Arsenicum album D12: Sie haben ein Gefühl im Gesicht wie von brennenden Nadeln. Sie empfinden Prickeln oder Taubheit. Möglicherweise ist Ihr Gesicht auch blaß und eingefallen während eines Schmerzanfalls. Sie können von großer Angst und seelischer wie körperlicher Ruhelosigkeit erfaßt werden. Ihre innere Unruhe ist so stark, daß es Sie von einem Platz zum anderen treibt: es ist Ihnen kaum möglich, sich einen Moment lang ruhig zu halten.

Sie sind von Natur aus ein nervöser und pedantischer Mensch, der großen Wert auf Sauberkeit und Ordnung legt. Im allgemeinen leiden Sie unter Kälte.
Dosierung → Vorschrift 2, hintere Umschlagklappe.

Chamomilla D12: Sie sind empfindlich, nervös und überanstrengt. Schon die geringsten Schmerzen scheinen Sie nicht aushalten zu können. Die reißenden Gesichtsschmerzen können zu den Zähnen und zu den Ohren ausstrahlen. Oft sind sie während der Nacht noch schlimmer als am Tag.
Dosierung → Vorschrift 2, hintere Umschlagklappe.

Magnesium phosphoricum D6: Sie fühlen sich matt, sind müde und erschöpft: Ihre Gesichtsschmerzen sind schießend oder krampfartig – sie kommen und gehen blitzartig. Eine ganze Kopfseite, bis hinunter zum Nacken, kann betroffen sein. Ebenso kann sich die Neuralgie ober- oder unterhalb eines Auges festsetzen. Wärme lindert Ihre Schmerzen. Versuchen Sie Magnesium phosphoricum auch, wenn ein gut gewähltes Mittel ohne Erfolg bleibt; in vielen Fällen lindert es die Schmerzen.
Dosierung → Vorschrift 2, hintere Umschlagklappe.

Spigelia D12: Die Schmerzen beginnen meist morgens, sind mittags am stärksten und nehmen zum Abend hin langsam wieder ab. Sie sind stechend, brennend, reißend oder schießend. Auch Nacken- und Schulterschmerzen können auftreten. Die Neuralgie lokalisiert sich meist um die Augen, sogar im Augapfel. Das beteiligte Auge tränt häufig.
Dosierung → Vorschrift 2, hintere Umschlagklappe.

Zahnschmerzen

Die Schmerzen werden in den Zähnen, im Kiefer, im Zahnfleisch oder im gesamten Mundbereich gespürt. Häufig strahlen die Schmerzen auch aus – von einem Kiefer zum anderen, vom Mundbereich zu den Augen, zu den Ohren oder ins ganze Gesicht.

Zahnschmerzen sind Anzeichen dafür, daß mit Ihren Zähnen, Ihrem Zahnfleisch oder Ihren Kieferknochen etwas »nicht in Ordnung« ist.

Die Ursache Ihrer Beschwerden können Entzündung, Eiterung oder Zahndefekte sein, eine fachmännische zahnärztliche Untersuchung ist daher notwendig. Manchmal kommt es auch zu Beschwerden, wenn besonders empfindliche Nerven im Zahnbereich durch Außenreize wie Wärme, Kälte, Berührung oder Bewegung plötzlich zu schmerzen beginnen (Zahnneuralgie). Zahnschmerzen können auch die Folge eines Unfalls oder einer Zahnbehandlung sein. Außer zu Schmerzen unterschiedlicher Art und Dauer kann es auch zu Rötung und Schwellung der Wangen (»Dicke Backe«) kommen. Wenn Sie unter Zahnschmerzen leiden, sind Sie häufig gereizt und reagieren überempfindlich auf Berührungen im Mundbereich.

Wichtig

Akute Zahnschmerzen können statt mit Schmerztabletten auch mit einer homöopathischen Arznei gelindert werden, bis eine eingehende zahnärztliche Behandlung möglich ist. Homöopathische Arzneien helfen Ihnen auch, um nach dem Besuch beim Zahnarzt – nach Zahnfüllungen, Zahnfleischbehandlung oder Zahnextraktion – die Heilung des verletzten Zahnfleisches zu beschleunigen und eventuelle Schmerzen zu lindern. Eine herkömmliche Schmerzbehandlung kann dadurch niedriger dosiert oder überflüssig werden. Wenn Sie unter nervösen, neuralgischen Zahnschmerzen leiden, kann der Zahnarzt nicht helfen; die Homöopathie hingegen hält für diese Art von Beschwerden zahlreiche Mittel für Sie bereit.

Schlechte Zähne (Karies), immer wiederkehrende Zahnfleischentzündungen (Gingivitis) oder Zahnfleischschwund (Parodontose) sind aus Sicht der Homöopathie anlagebedingt und nicht nur eine lokale Beschwerde. Hier kann die ganzheitliche homöopathische Therapie (durch Arzt oder Heilpraktiker) in Zusammenarbeit mit dem Zahnarzt helfen und das Grundübel beseitigen. Manche Zahnärzte sind der Homöopathie gegenüber sehr aufgeschlossen und behandeln ihre Patienten bereits zusätzlich mit homöopathischen Arzneien. Diese lokale Behandlung sollte durch eine *Konstitutionsbehandlung* ergänzt und weitergeführt werden.

Bevor Sie mit der Selbstbehandlung beginnen, beachten Sie bitte folgende Hinweise.

Gehen Sie unverzüglich zum Zahnarzt

- Wenn sich Ihre Zahnschmerzen nicht innerhalb eines Tages bessern.
- Wenn Sie immer wieder an Zahnschmerzen leiden und noch nicht untersucht wurden.

Merke: Denken Sie bitte daran, einmal jährlich Ihre Zähne und Ihr Zahnfleisch untersuchen zu lassen. Kranke Zähne sind Krankheitsherde, die auch zu organischen Beschwerden führen können.

Die Beschwerden – das passende Mittel

Lesen Sie bitte folgenden Arzneiüberblick aufmerksam durch. Wählen Sie das Mittel, das zu Ihren Beschwerden paßt. Die angegebene Seitenzahl führt Sie zu der ausführlichen Mittelbeschreibung mit Dosierungshinweis und Arzneipotenz.

Können Sie »Ihr« Arzneimittel auf diesem Weg nicht finden, hilft Ihnen der Abschnitt *So finden Sie zum passenden Mittel* weiter (→ Seite 15).

Arzneiüberblick

Ziehende, klopfende oder pochende Schmerzen, oft rechtsseitig.
Beschwerden häufig abends und nachts, nach Kälteeinfluß oder nach dem Essen.
Heißer, geröteter Kopf, geschwollene Wange.
Sie sind gereizt, unruhig-erregt oder wie benommen.
→ Belladonna, Seite 46.

Unerträgliche, zur Verzweiflung treibende Schmerzen.
Erhitzte, geschwollene Wangen.
Verschlimmerung der Beschwerden nachts, durch Wärme und durch Kaffee.
Linderung durch Kälte.
Sie sind gereizt, ärgerlich, aggressiv.
→ Chamomilla, Seite 46.

Linderung durch kaltes Wasser oder Eis.
Heftige, unerträgliche Schmerzen.
Verschlimmerung der Beschwerden in der Nacht.
Sie sind ängstlich, unruhig, weinerlich.
→ Coffea, Seite 47.

Ärgerlich-reizbare, hypochondrische Stimmung.
Verschlimmerung der Beschwerden durch Kälte, Kaffee oder morgens beim Aufwachen.
Besserung durch warme Getränke.
Sie bewegen sich ungern an der frischen Luft.
Vorliebe für Kaffee und Alkohol.
Beschwerden nach einer Zahnbehandlung.
→ Nux vomica, Seite 47.

Neuralgische Schmerzen, die durch Wärme gelindert werden.
Wandernde Schmerzen.
Empfindliche Zähne nach einer Zahnbehandlung.
Verschlimmerung der Beschwerden nach dem Essen, beim Trinken, durch Kälte.
→ Magnesium phosphoricum, Seite 47.

»Schlechte« Zähne.
Empfindliche, kariöse Zähne.
Schmerzen in den Zahnwurzeln.
Unverträglichkeit von Kaltem.
Besserung der Schmerzen durch Wärme, durch Aufeinanderbeißen der Zähne.
→ Staphisagria, Seite 48.

Ausstrahlende Schmerzen zum Gesicht und zu den Ohren.
Häufig geschwollenes Zahnfleisch.
Speichelfluß.
Metallischer Geschmack im Mund.
Verschlimmerung der Beschwerden abends und nachts.
Sie vertragen weder Warmes noch Kaltes.
→ Mercurius solubilis, Seite 47.

Schmerzen in trockener Kälte, in kaltem Wind.
Beschwerden bei einer Erkältung.
Brennend heißes Gesicht.
Sie sind sehr unruhig, werden »verrückt« vor Schmerzen.
→ Aconitum, Seite 46.

Ausstrahlende Schmerzen.
Linderung der Beschwerden durch kaltes Wasser, an der frischen Luft oder durch kalte Luft, die zwischen den Zähnen hindurch eingeatmet wird.
Sie sind reizbar, nörgelig und zuwendungsbedürftig.
→ Pulsatilla, Seite 48.

Neuralgische Schmerzen.
Ausstrahlende Schmerzen zu den Ohren und Augen.
Speichelfluß.
Schlechter Geschmack im Mund.
Gefühl, als seien die Zähne zu lang.
Empfindlichkeit gegen Berührung.
Linderung der Schmerzen im kühlen Zimmer.
→ Plantago major, Seite 47.

Ärgerlich, gereizt, mürrisch, will in Ruhe gelassen werden.
Empfindlichkeit der Zähne gegen Luftzug.

Verschlimmerung der Beschwerden durch Rauchen, warmes Essen und Trinken.
→ Bryonia, rechte Spalte.

Beschwerden nach einer Zahnbehandlung (Plombieren): Nehmen Sie gegen die Schmerzen in halbstündlichem Wechsel *Arnica* D6 und *Nux vomica* D12 (*Dosierung* → Vorschrift, hintere Umschlagklappe); Einnahmedauer: 2–3 Stunden. Wenn die Schmerzen sich nicht bessern, wählen Sie bitte, Ihren Symptomen entsprechend, unter: *Magnesium phosphoricum*, Seite 47; *Staphisagria*, Seite 48; *Plantago major*, Seite 47.

Beschwerden nach einer Zahnextraktion
Nehmen Sie gegen die Schmerzen und zur schnellen Wundheilung in halbstündlichem Wechsel *Arnica* D6 und *Hypericum* D6.
Dosierung → Vorschrift 2, hintere Umschlagklappe.

Beschwerden bei neu angepaßtem Zahnersatz
Nehmen Sie gegen Wundheit des Zahnfleisches und gegen Schmerzen *Arnica* D6 dreimal täglich 5 Globuli, längstens drei Wochen. Zur äußerlichen Behandlung reiben Sie mehrmals täglich das wunde Zahnfleisch mit *Arnica* D6-Tropfen ein.

Mittelbeschreibungen

Aconitum D6: Die Zahnschmerzen treten auf an kalten, trockenen Wintertagen, oder wenn Sie eine Zeit lang kaltem Wind ausgesetzt waren (Fahrtwind, stürmisches Wetter). Meist sind Ihre Schmerzen Folge Ihrer ausgeprägten Empfindlichkeit gegen kalten Wind und gegen kaltes Wetter. Die Kälte reizt Ihre Zahnnerven, die Zähne selbst sind meistens gesund. Die Zahnschmerzen treten auch während einer Erkältung auf, Sie spüren pulsierende Schmerzen. Die Wange der betroffenen Seite kann gerötet sein. Je heftiger die Schmerzen sind, desto heißer und geröteter ist der Kopf. Zeitweise können sich Mund und Zunge taub anfühlen, häufig spüren Sie eine brennende, entzündliche Hitze. Sie fühlen sich unruhiger als gewöhnlich.
Dosierung → Vorschrift 2, hintere Umschlagklappe.

Belladonna D6: Sie haben scharfe, ziehende Schmerzen in den Zähnen, zuweilen strahlen sie zu den Ohren aus. Häufig setzen Ihre Zahnschmerzen abends ein. Es kann die ganze Nacht ein dumpfes Ziehen in der Zahnwurzel spürbar sein. Die Schmerzen treten oft auch wenige Minuten nach dem Essen auf; wenn Sie konzentriert geistig arbeiten oder wenn Sie sich bei kaltem Wetter im Freien aufhalten. Die Wange der betroffenen Seite kann geschwollen sein. Im Schlaf mahlen und knirschen Sie vermehrt mit den Zähnen. Wenn Sie die Zähne aufeinanderbeißen, werden die Schmerzen erträglicher. Auch das Zahnfleisch kann betroffen sein: Sie leiden an stechenden, pochenden, klopfenden Schmerzen. Das entzündlich geschwollene Zahnfleisch beginnt zu bluten, wenn Sie daran saugen. Sie sind gereizt, erregt, zuweilen aggressiv oder wie benommen.
Dosierung → Vorschrift 2, hintere Umschlagklappe.

Bryonia D6: Sie haben reißende, stechende Schmerzen, die von einem Zahn zum anderen schießen können. Kaltes Wasser mildert Ihre Schmerzen. Wenn Sie etwas Warmes in den Mund nehmen, können Ihre Beschwerden unerträglich werden. Zuweilen verspüren Sie dann den Wunsch, sich hinzulegen. Es geht Ihnen besser, wenn Sie sich auf die schmerzende Gesichtsseite legen. Die Schmerzen werden schlimmer, wenn Sie rauchen, sich die Zähne putzen und in der Nacht. Sie sind ärgerlich, gereizt und haben eine mürrische, abweisende Stimmung; Sie möchten, daß man Sie in Ruhe läßt.
Dosierung → Vorschrift 2, hintere Umschlagklappe.

Chamomilla D12: Sie leiden an unerträglichen Schmerzen, die Sie in schiere Verzweiflung treiben. Die Wange der betroffenen Seite ist heiß, gerötet und geschwollen. Bei besonders

starken Schmerzen kann das ganze Gesicht heiß sein und Schweiß Ihre Stirn bedecken. Häufig ist auch das Zahnfleisch geschwollen und fühlt sich brennend heiß an. Alles Warme verschlimmert Ihre Schmerzen – warmes Essen und Trinken, ein warmes Zimmer, die Bettwärme. Nachts sind die Schmerzen oft am schlimmsten. Der Auslöser für Ihre Zahnschmerzen, die meistens linksseitig auftreten, ist oft der Genuß von Kaffee. Wenn Sie etwas Kaltes an die schmerzende Stelle bringen, werden die Schmerzen gelindert. Sie sind äußerst gereizt, unruhig, ärgerlich und aggressiv, werden anderen gegenüber ungerecht und unerträglich.
Dosierung → Vorschrift 2, hintere Umschlagklappe.

Coffea D12: Stechende, zuckende unerträgliche Schmerzen, die Sie in die Verzweiflung treiben, treten in kurzen Abständen immer wieder auf. Eiskaltes Wasser oder Eisstücke im Mund verschaffen Ihnen Linderung; sobald das Wasser warm wird, verschlimmern sich die Schmerzen allerdings wieder. Überhaupt werden Ihre Beschwerden größer, wenn Sie Warmes im Mund haben. Beim Essen kauen Sie so wenig wie möglich. Nach dem Essen und in der Nacht leiden Sie am meisten. Sie sind unruhig, ängstlich und in weinerlicher Stimmung.
Dosierung → Vorschrift 2, hintere Umschlagklappe.

Magnesium phosphoricum D6: Sie leiden häufig an neuralgischen Zahnschmerzen. Wärme bessert Ihre Beschwerden – warme Getränke, Bestrahlung mit Rotlicht, ein warmes Bett, warmes Wetter. Ihre Zähne reagieren empfindlich auf Berührung und kalte Luft. Innerhalb kurzer Zeit können an verschiedenen Zähnen nacheinander Schmerzen auftreten, die durch Essen und Trinken verstärkt werden – vor allem dann, wenn Sie etwas Kaltes zu sich genommen haben. Nach einem Zahnarztbesuch können die behandelten Zähne überaus empfindlich und schmerzend sein. Diese Schmerzen sind Folge der gereizten Zahnnerven, die auf diese Arznei sehr gut ansprechen.
Dosierung → Vorschrift 2, hintere Umschlagklappe.

Mercurius solubilis D12: Ziehende, schießende oder pulsierende Schmerzen plagen Sie in Ihren »schlechten«, kariösen Zähnen oder an den Zahnwurzeln. Oft strahlen die Schmerzen aus zu den Ohren oder in die Wange der betroffenen Seite – Sie bekommen eine »dicke Backe«. Ihr Speichel fließt reichlicher als gewöhnlich, und am Morgen ist Ihr Kopfkissen feucht. Häufig verschlimmern sich Ihre Schmerzen am Abend und in der Nacht; sie werden unerträglich, wenn Sie einige Zeit im Bett liegen. Sie vertragen keine frische Luft und essen nur vorsichtig. Das Zahnfleisch kann bluten, brennen und geschwollen sein. Vielleicht haben Sie einen metallischen Geschmack im Mund.
Dosierung → Vorschrift 2, hintere Umschlagklappe.

Nux vomica D12: Ihre ziehenden, schießenden oder bohrenden Schmerzen werden gelindert durch warme Getränke; Kaffeegenuß, Kälte oder etwas Kaltes im Mund verschlimmern sie. Manchmal treten die Zahnschmerzen gleichzeitig mit einer Erkältung auf oder nach konzentrierter geistiger Arbeit. Häufig sind Ihre Beschwerden nachts, morgens beim Aufwachen oder nach dem Essen schlimmer. Sie sind ein kälteempfindlicher, überarbeiteter Mensch – sehr aktiv, reizbar, schnell verärgert. Es ist schwer, Ihnen etwas recht zu machen. Bei den kleinsten Beschwerden reagieren Sie überaus hypochondrisch.
Dosierung → Vorschrift 2, hintere Umschlagklappe.

Plantago major D6: Ihre Zahnschmerzen sind unerträglich, scharf, stechend, bohrend und meist neuralgischer Art. Sie spüren sie auch in gesunden Zähnen. Manchmal wandern Ihre Schmerzen zwischen den Ohren und den Zähnen hin und her, oder Ihre Beschwerden werden von neuralgischen Schmerzen um die Augen begleitet. Sie haben empfindliche Zähne und häufig ein Gefühl, als seien Ihre Zähne zu lang. Ihr Speichel fließt reichlicher als gewöhnlich, und Sie haben einen schlechten Geschmack im Mund. Ihre Beschwerden treten vor allem dann auf, wenn Sie an der frischen Luft sind oder die empfindlichen Stel-

len berühren. Große Hitze und große Kälte können Sie nicht vertragen. Es geht Ihnen besser, wenn Sie in einem nicht zu warmen Zimmer ruhig liegen. Diese Arznei ist geeignet, wenn Sie nach einer Zahnbehandlung an den beschriebenen Beschwerden leiden. Sie sollten sie nicht nur innerlich anwenden, sondern sie auch äußerlich, in flüssigem Zustand, mehrmals täglich auf die schmerzenden Gesichtsbereiche auftragen.
Dosierung → Vorschrift 2, hintere Umschlagklappe.

Pulsatilla D12: Ihre häufig einseitigen, scharfen, schießenden, ziehenden oder pulsierenden Zahnschmerzen strahlen aus ins Gesicht, zu den Augen und den Ohren. Manchmal spüren Sie ein Prickeln im Zahnfleisch. Nachmittags, abends oder nachts und durch Wärme (warmes Zimmer, warmes Bett) verschlimmern sich Ihre Schmerzen. Kaltes Wasser und frische Luft empfinden Sie als lindernd. Sie sind reizbar, nörgelig, und Sie fühlen sich hilflos, wenn Sie niemand umsorgt. Im allgemeinen sind Sie ein umgänglicher, gefühlvoller Mensch.
Dosierung → Vorschrift 2, hintere Umschlagklappe.

Staphisagria D12: Sie haben »schlechte«, kariöse Zähne. Die nagenden oder reißenden Zahnschmerzen können bis zu den Ohren schießen oder von Klopfen in den Schläfen begleitet sein. Die Schmerzen treten unmittelbar nach dem Essen auf. Sie vertragen es nicht, wenn kalte Luft oder kalte Getränke mit Ihren Zähnen in Berührung kommen. Wärme und Aufeinanderbeißen der Zähne lindert Ihre Beschwerden. Vielleicht sind Ihre Wangen geschwollen; Ihr Zahnfleisch ist sehr empfindlich, geschwollen und blutet leicht. Eine Zahnbehandlung kann für Sie zur Tortur werden, weil Ihre kariösen Zähne äußerst schmerzempfindlich sind. Nehmen Sie deshalb vor einem Zahnarztbesuch 5mal 1 Gabe im Abstand von jeweils 1 Stunde ein, um die Schmerzempfindlichkeit Ihrer Zähne zu dämpfen.
Dosierung → Vorschrift 2, hintere Umschlagklappe.

Augenbeschwerden

Augenbeschwerden, die Sie selbst behandeln können, sind Bindehautentzündung, Gerstenkorn und Beschwerden, die durch Überanstrengung auftreten: lange Autofahrten, Arbeiten am Computer oder handwerklich feine Tätigkeiten, durch Zugluft, kalten Wind oder gleißende Helligkeit. Das so bereits angegriffene Auge ist anfällig für Viren und Bakterien und neigt zu allergischen Reaktionen – Jucken, Brennen, getrübte Sicht, Augenschmerzen oder Bindehautreizung. Jeder ins Auge geratene Fremdkörper kann – selbst nachdem er entfernt wurde – ebenfalls eine Entzündung hervorrufen (→ *Verletzungen der Augen*, Seite 242). Das Gerstenkorn ist eine schmerzhafte, entzündliche Schwellung am Augenlid im Bereich der Wimpern, entstanden durch eine bakterielle Infektion, die meist nach 5 bis 8 Tagen von alleine abheilt.

Wichtig

Bevor Sie mit der Selbstbehandlung beginnen, beachten Sie bitte die folgenden Hinweise:

Gehen Sie unverzüglich zum Arzt
- Wenn Ihre Augen schleimige, eitrige Flüssigkeit absondern.
- Wenn sich Ihre Beschwerden trotz Selbstbehandlung noch verschlimmern, oder wenn eine leichte Bindehautentzündung trotz Selbstbehandlung nach 5 Tagen nicht abgeklungen ist.
- Wenn ein Gerstenkorn eine schmerzhafte Spannung erzeugt.
- Wenn Sie Länder des Vorderen Orients bereisen: Die Symptome der dort auftretenden, zur Erblindung führenden ägyptischen Augenkrankheit sind zu Beginn denen einer Bindehautentzündung ähnlich.

Die Beschwerden – das passende Mittel

Wählen Sie im Arzneiüberblick das Mittel, das zu Ihren Beschwerden paßt, und nehmen Sie es in der empfohlenen Dosierung ein.

Arzneiüberblick

Bindehautreizung und -entzündung:

Ursache: Zugiger, kalter Wind.
Fremdkörper im Auge: Aconitum D6.
Dosierung → Vorschrift 1, hintere Umschlagklappe.

Der Augapfel ist gerötet, das Auge fühlt sich heiß an, und die Pupillen sind erweitert.
Die Beschwerden treten als Folge von zu grellem Licht auf: Belladonna D6.
Dosierung → Vorschrift 1, hintere Umschlagklappe.

Brennende, stechende Schmerzen und gerötete Augen: Apis D6.
Dosierung → Vorschrift 1, hintere Umschlagklappe.

Ihre Augen brennen, tränen und sind lichtempfindlich. Die Augenwinkel und die Lidränder können rot und geschwollen sein: Euphrasia D6.
Dosierung → Vorschrift 1, hintere Umschlagklappe.

Staub oder Sand können Ihre Bindehaut gereizt haben; Ihre Augäpfel sind leicht gerötet; Ihre Augen fühlen sich an, als hätten Sie Sand in ihnen: Sulfur D6.
Dosierung → Vorschrift 1, hintere Umschlagklappe.

Gerstenkorn
Nehmen Sie bei den ersten Anzeichen eines Gerstenkorns Staphisagria D12.
Dosierung: 3mal 5 Globuli in stündlichen Abständen. Danach 1mal täglich 5 Globuli bis zur Beschwerdefreiheit, die nach 3 bis 5 Tagen eingetreten sein sollte.

Überanstrengung
Die Augen fühlen sich heiß an, sind gerötet und beginnen zu schmerzen: Wenn Sie sie weiter überanstrengen, sind »trübe Sicht« und oft auch Kopfschmerzen die Folge.
Manchmal beginnen die Augen bei Überanstrengung zu tränen, die Lider beginnen zu zucken und sich krampfhaft zu verspannen: Ruta D6.
Dosierung → Vorschrift 1, hintere Umschlagklappe.

Ohrenschmerzen

Empfindliche Menschen bekommen von kaltem Wind oder kaltem Wasser, jedoch auch durch Druckschwankungen wie im Flugzeug oder bei Fahrten im Gebirge Ohrenschmerzen. Wesentlich häufiger treten sie jedoch als Begleiterscheinung von Erkältungskrankheiten auf.

Wenn Sie mit der Behandlung leichter Ohrenschmerzen frühzeitig einsetzen, kann eine beginnende Mittelohrentzündung abgewendet werden. Sie wird von bakteriellen Erregern hervorgerufen, die ins Ohr eindringen und dort zu Entzündung und Eiterung führen, die hoch schmerzhaft sein können.

Wichtig

Bevor Sie mit der Selbstbehandlung beginnen, beachten Sie bitte die folgenden Hinweise:

Gehen Sie unverzüglich zum Arzt
- Wenn leichte Ohrenschmerzen stärker werden.
- Wenn Sie Fieber haben oder Ausfluß aus den Ohren auftritt.
- Wenn sich das Hörvermögen deutlich verschlechtert.
- Wenn der knöcherne Bereich hinter den Ohren schmerzempfindlich wird oder sich rötet.
- Wenn die Beschwerden trotz Ihrer Selbstbehandlung nach 24 Stunden keine deutliche Besserung erkennen lassen.

Die Beschwerden – das passende Mittel

Lesen Sie bitte den folgenden Arzneiüberblick aufmerksam durch. Wählen Sie das Mittel, das zu Ihren Beschwerden paßt. Die angegebene Seitenzahl führt Sie zu der ausführlichen Mittelbeschreibung mit Dosierungshinweis und Arzneipotenz.

Können Sie »Ihr« Arzneimittel auf diesem Weg nicht finden, hilft Ihnen der Abschnitt *So finden Sie zum passenden Mittel* weiter (→ Seite 15).

Arzneiüberblick

Heißes, gerötetes Ohr.
Pulsierende Schmerzen.
→ Belladonna, rechte Spalte.

Hohe Schmerzempfindlichkeit.
Sie sind ärgerlich, gereizt und von schnippischem Betragen.
→ Chamomilla, rechte Spalte.

Rotes, geschwollenes Ohr.
Verschlimmerung der Schmerzen nachts.
Sie haben ein Gefühl im Ohr, als wollte etwas nach außen stoßen.
Sie sind anlehnungsbedürftig und weinerlich.
→ Pulsatilla, rechte Spalte.

Große Kälteempfindlichkeit;
Sie sind schnell erkältet.
Beschwerden durch kalte Luft oder Zugluft.
→ Dulcamara, rechte Spalte.

Große Kälteempfindlichkeit.
Sie frösteln schnell und ziehen sich immer warm an.
→ Hepar sulfuris, rechte Spalte.

Mittelbeschreibungen

Belladonna D6: Sie fürchten, daß sich bei Ihnen eine Erkältung ankündigt. Plötzlich setzen Ohrenschmerzen ein. Zudem fühlt sich das Ohr heiß an und »pulsiert«. Oft ist es gerötet und berührungsempfindlich. Wenn sich die Beschwerden verschlimmern, werden Sie zunehmend unruhig.
Dosierung → Vorschrift 2, hintere Umschlagklappe.

Chamomilla D12: Sie empfinden Ihre Ohrenschmerzen als außerordentlich stark und sind ausgesprochen reizbar: Sie dulden es nicht, daß man Sie berührt, und Sie schimpfen oft und heftig. Auch an gesunden Tagen kann der Bereich um die Ohren auffallend empfindlich auf die Berührung mit kalter Luft reagieren.
Dosierung → Vorschrift 2, hintere Umschlagklappe.

Dulcamara D6: Sie haben unter kalter, feuchter Witterung stets zu leiden, und Sie sind häufig erkältet. Durch kalte Luft oder Zugluft bekommen Sie Ohrenschmerzen, die sich mitunter in der Nacht verschlimmern.
Dosierung → Vorschrift 2, hintere Umschlagklappe.

Hepar sulfuris D12: Kalte Luft, vor allem trockene Kälte im Winter und Zugluft, sind Auslöser Ihrer Beschwerden. Sobald Sie Ihren Kopf warm »einpacken«, geht es Ihnen schnell besser. Im allgemeinen frieren Sie leicht, und Sie mögen es, wenn Sie in viele Decken eingehüllt sind und es schön warm haben.
Dosierung → Vorschrift 2, hintere Umschlagklappe.

Pulsatilla D12: Ihre Beschwerden können Teil einer Erkältung sein, die Sie schon seit Tagen mit sich herumtragen, sie können aber auch als Folge eines Hautausschlages auftreten. Ihr Zustand verschlechtert sich häufig nachts. Sie sind weinerlicher Stimmung, doch wenn man sich liebevoll um Sie kümmert, ist alles nicht mehr so schlimm.
Dosierung → Vorschrift 2, hintere Umschlagklappe.

ERKÄLTUNGS-KRANKHEITEN

Schnupfen

Der gesamte Atemtrakt ist mit einer Schleimhautschicht ausgekleidet – von der Nase bis zu den Verästelungen der Atemwege in der Brust, den Bronchien. In diesen Schleimhäuten führt der Körper seinen tagtäglichen Abwehrkampf gegen Bakterien und Viren, die in diesem Bereich immer vorhanden sind. Durch eine Unterkühlung kann der Widerstand gegen diese Erreger herabgesetzt werden, so daß feindliche Mikroorganismen – bei Erkältungskrankheiten und Grippe meist Viren – eindringen können. Es kommt zu Hitzeentwicklung, Rötung, Schwellung und Absonderung eines Sekrets.

Wichtig

Bevor Sie mit der Selbstbehandlung beginnen, beachten Sie bitte die folgenden Hinweise:

<u>Gehen Sie zum Arzt oder zum Heilpraktiker</u>

- Wenn ein Schnupfen sich in den Nasennebenhöhlen oder in den Stirnhöhlen festsetzt (Druckgefühl, Kopfschmerzen) oder die Erkältung sich auf andere Organe verlagert (Ohren, Kehlkopf, Bronchien).
- Wenn Sie mit dem von Ihnen gewählten Mittel keinen Erfolg hatten. In dem Fall sollten Sie keine weiteren Mittel »ausprobieren«. Durch die Einnahme mehrerer Mittel »verwischt« sich die Schnupfen-Symptomatik, und eine weitere homöopathische Behandlung wäre kaum durchführbar.
- Wenn Sie mehrmals im Jahr erkältet sind, handelt es sich um eine anlagebedingte Erkältungsanfälligkeit. Eine homöopathische Behandlung wird nur dann befriedigenden Erfolg bringen, wenn sie auf Ihr Gesamtbefinden abzielt. Diese *Konstitutionsbehandlung* (→ Seite 11) kann nur von einem homöopathisch arbeitenden Arzt oder Heilpraktiker durchgeführt werden.

Vor der Mittelwahl

Beginnen Sie die Behandlung Ihres Schnupfens nicht, ohne die folgende Selbstbefragung aufmerksam durchgearbeitet zu haben. Ich habe die Fragen so zusammengestellt, daß Sie Ihre Symptome besser erkennen und benennen können, was Ihnen hilft, rasch und sicher das für Sie passende Mittel zu finden.

<u>Selbstbefragung</u>

- Was ist die Ursache meines Schnupfens?
- Ist er plötzlich gekommen oder hat er sich bereits seit einigen Tagen angekündigt?
- Fließt oder stockt der Schnupfen?
- Wann ist meine Nase verstopft – morgens, tagsüber, abends oder nachts, im Freien oder im Zimmer?
- Welche Farbe und Beschaffenheit hat das Nasensekret – brennend, wundmachend oder mild, wäßrig und weiß oder eitrig und gelb?
- Wo fühle ich mich wohler – in einem warmen oder in einem kalten Zimmer oder im Freien?
- Habe ich bereits Fieber oder treten andere Beschwerden auf (Kopfschmerzen, Verstopfung, Halsschmerzen, Augenentzündung, Druck in den Nebenhöhlen)?
- Wie fühle ich mich, wie ist meine Stimmung – hat sie sich in den letzten Tagen verändert, hat mich kurz vor meiner Erkältung etwas geärgert oder traurig gemacht?

Die Beschwerden – das passende Mittel

Lesen Sie bitte den folgenden Arzneiüberblick aufmerksam durch. Wählen Sie das Mittel, das zu Ihren Beschwerden paßt. Die angegebene Seitenzahl führt Sie zu der ausführlichen Mittelbeschreibung mit Dosierungshinweis und Arzneipotenz.

Können Sie »Ihr« Arzneimittel auf diesem Weg nicht finden, hilft Ihnen der Abschnitt *So finden Sie zum passenden Mittel* weiter (→ Seite 15).

Arzneiüberblick

Bei plötzlichem Beginn der Erkältung:

Schnupfen bei kalter, trockener Witterung.
Heiße, trockene, verstopfte Nase.
→ Aconitum, Seite 56.

Heftige Entzündung der Nasenschleimhäute.
Nasenschleimhäute heiß, trocken, rot und schmerzhaft geschwollen.
Sie spüren Ihr Blut pochen.
→ Belladonna, Seite 57.

Bei Kälteempfindlichkeit und hoher Anfälligkeit für Erkältungen:

Wunde Oberlippe oder schorfige Nasenlöcher durch wäßrige Absonderungen.
Ständiges Frösteln.
Große Erschöpfung.
Sie fühlen sich ängstlich, ruhelos, voller Sorgen.
→ Arsenicum album, Seite 56.

Wundmachende, riechende, zäh-eitrige Absonderungen.
Schnupfen breitet sich zu den Stirnhöhlen aus.
Hohe Empfindlichkeit gegen Temperatur- und Wetterwechsel.
Starke, übelriechende Schweißabsonderung.
→ Mercurius solubilis, Seite 59.

Häufiges Niesen.
Starkes Jucken und Kratzen in der Nase.
Empfindlichkeit gegen Kälte und Zugluft.
Verstopfte Nase nachts und in warmen Räumen.
Morgens verstärktes Fließen von Nasensekret.
Sie sind überempfindlich und hypochondrisch.
→ Nux vomica, Seite 60.

Niesen und Empfindlichkeit gegen kalten Wind.
Verstopfte Nase in kaltem Wind.
Einseitiger Schnupfen.
Ihre Nase ist entzündlich geschwollen.
Rauher Hals.
→ Hepar sulfuris, Seite 59.

Heftiges Frösteln.
Kopfdruck, Kopfschmerzen.
Juckende, trockene Nase.
Abwechselnd »stockender« und fließender Schnupfen.
→ Silicea, Seite 61.

Erkältung durch Verkühlung (schweißnaß in kalter Luft).
Fließschnupfen. Niesen.
Tropfende, rote, empfindliche Nase.
Nebeliges, feuchtkaltes Wetter verschlimmert die Beschwerden.
Linderung bei Wärme.
→ Rhus toxicodendron, Seite 61.

Regelmäßige Erkältung bei kaltem, feuchtem Wetter.
Verstopfte Nase mit dickem Schleim.
Entzündung der Augenbindehaut.
Blasenentzündung.
→ Dulcamara, Seite 58.

Schnupfen mit Stuhlverstopfung.
Langsame Verschlimmerung der Erkältung.
Beschwerden nach Ärger und Sorgen.
Häufig trockene, verstopfte Nase.
Großer Durst.
Sie vertragen keine Hitze.
→ Bryonia, Seite 57.

Erkältung bei feuchtem, mildem Wetter – vor allem im Frühjahr und im Sommer.
Wäßriges oder dünnes, brennendes Nasensekret.
Heftiges Niesen am frühen Morgen.
Müdigkeit, Schwere.
Sie fühlen sich wie gelähmt.
→ Gelsemium, Seite 58.

Bei auffallendem Nasensekret:

Klares, brennendes Nasensekret.
Tränende Augen.
Laufende Nase.
Nasenlöcher und Oberlippe gereizt.
→ Allium cepa, rechte Spalte.

Brennende, entzündete Augen.
Milder Schnupfen.
→ Euphrasia, Seite 58.

Klares oder leicht weißliches Nasensekret.
Verlust von Geruchs- und Geschmacksempfindungen.
Verlangen nach Salzigem.
Großer Durst.
Sie möchten alleine sein.
→ Natrium muriaticum, Seite 60.

Mildes, gelbes oder gelbgrünes Nasensekret.
Geruchsverlust.
Verschlimmerung im Liegen und in warmen Räumen.
Linderung im Freien.
Sie sind von weichem, nachgiebigem, manchmal weinerlichem Wesen.
→ Pulsatilla, Seite 61.

Gelber oder gelbgrüner, zäher Schleim.
Anhaftender, fadenziehender Schleim.
Schleimpfropfen.
Dieses sind häufig Symptome bei bereits abklingendem Schnupfen.
Druckgefühl oder Schmerzen an der Nasenwurzel.
→ Kalium bichromicum, Seite 59.

Wäßriger, wundmachender Schnupfen.
Beteiligung der Stirnhöhlen.
Drückende Schmerzen an der Nasenwurzel.
→ Kalium jodatum, Seite 59.

Mittelbeschreibungen

Aconitum D6: Wenige Stunden, nachdem Sie kaltem trockenem Wind ausgesetzt waren, beginnt der Schnupfen mit einer heißen, trokkenen, verstopften Nase. Sie haben Durst und können nicht einschlafen; die Beschwerden werden möglicherweise begleitet von starken, klopfenden Kopfschmerzen. Sie sind sehr unruhig und vielleicht sogar etwas ängstlich aufgeregt.
Mittelvergleich: Lesen Sie mehr über Aconitum bei den Mitteln für *grippale Infekte* (→ Seite 70). Bevor Sie sich für Aconitum entscheiden, sollten Sie sich das Arzneimittelbild von *Belladonna* (→ Seite 57) durchlesen.
Dosierung → Vorschrift 2, hintere Umschlagklappe.

Allium cepa D6: Das Nasensekret ist klar und brennend; es reizt die Nasenlöcher und die Oberlippe. Der Tränenfluß aus den geröteten Augen hingegen ist mild. Auffallend ist, daß der Schnupfen aufhört an frischer Luft und wiederkommt, sobald Sie in die warme Wohnung zurückkehren. Kalter, feuchter, durchdringender Wind verursacht die Beschwerden. Es beginnt mit heftigem Niesen. Bald beginnt die Nase zu tropfen und zu brennen. Schmerzen im Gesicht und starke Kopfschmerzen können mit den übrigen Erkältungssymptomen auftreten. Manchmal ist an einem Tag nur ein Nasenloch betroffen und am folgenden Tag dann das andere.
Mittelvergleich: Wundmachendes Nasensekret findet sich unter anderem im Arzneimittelbild von *Arsenicum album* (→ unten). Auch bei »*Euphrasia*-Beschwerden« (→ Seite 58) sind die Augen beteiligt, die Tränen sind jedoch wundmachend und das Nasensekret ist mild.
Dosierung → Vorschrift 1, hintere Umschlagklappe.

Arsenicum album D12: Sie sind kälteempfindlich und schnell um Ihre Gesundheit besorgt; alles wollen Sie richtig machen und genau wissen. Meist beginnt Ihre Erkältung mit Schnupfen. Bei jedem Witterungswechsel müssen Sie niesen. Die Erkältung zieht von der Nase in den Hals, wo sie sehr oft Heiserkeit verursacht; es folgt ein trockener, kitzelnder Husten. Hustenanfälle stören die Nachtruhe. Ständig frösteln Sie; Sie können gar nicht genug Kleidung tragen, um sich warm zu halten.

Während der Erkrankung können Sie sehr durstig sein; Sie trinken nur in kleinen Schlukken und bevorzugen warme Getränke.

Bezeichnend für Ihren Zustand kann eine große, für eine einfache Erkältung ungewöhnliche Erschöpfung sein. Sie können möglicherweise einen besonders ordnungsliebenden, ja auffallend pedantischen Zug entwickeln: Sie beginnen aufzuräumen, einzuordnen, sauberzumachen, obwohl Sie krank sind.

Mittelvergleich: »Ätzende«, wäßrige Absonderungen finden Sie auch in den Arzneimittelbildern von *Allium cepa* (→ Seite 56) und *Kalium jodatum* (→ Seite 59); vergleichen Sie bitte die Mittel, um das für Sie passendste zu finden. Eine vorhandene große Erschöpfung sowie die Gemütssymptome weisen auf Arsenicum album hin.

Dosierung → Vorschrift 1, hintere Umschlagklappe.

Belladonna D6: Während der ersten Stunden sind die Nasenschleimhäute heiß, trocken, rot und schmerzhaft geschwollen. Es kommt zu Niesanfällen; Sie können das Pochen des Blutes spüren.

Die Infektion wird von feuchtkaltem Wetter ausgelöst.

Diese Arznei ist ein spezifisches Entzündungsmittel. Eine Entzündung, die mit Belladonna behandelt werden sollte, ist akut, und ereignet sich plötzlich und heftig; ein leichter Schnupfen, der sich nach und nach einstellt, wird nicht auf Belladonna ansprechen.

Manchmal ist der ganze Kopf heiß, während die Arme und Beine kalt sind. Weil das Blut verstärkt zum Kopf fließt, kann es zu pochenden Kopfschmerzen kommen. Das Klopfen in den Halsschlagadern zeigt an, wie stürmisch die Entzündung verläuft. Sehr häufig sind die Augen gerötet. Von den trockenen Schleimhäuten geht ein brennender Schmerz aus. Die Pupillen sind oftmals erweitert.

Dies kann der Beginn einer Grippe sein; dabei fühlen Sie sich auch unruhig, aufgeregt oder benommen. Sie sind jetzt sehr empfindlich gegen Licht, Geräusche und Berührungen.

Wenn bei einer beginnenden Nasenschleimhautentzündung (Schnupfen) Belladonna genommen wird, kann der Körper so sehr in seiner Abwehrleistung gestärkt werden, daß er verblüffend schnell – innerhalb von Stunden – wieder gesund wird.

Mittelvergleich: Ob Sie Belladonna oder *Aconitum* (→ Seite 56) als erstes Mittel bei Nasenschleimhautentzündung nehmen, müssen Sie anhand der Begleitumstände entscheiden. Für beide Mittel gilt: Die Nase ist heiß, trocken und verstopft, die Schleimhäute sind geschwollen. Klopfende Kopfschmerzen können auftreten.

Kaltes trockenes Wetter und vor allem der kalte Wind sind auslösende Ursachen, wenn *Aconitum* die passende Arznei ist; kaltes, feuchtes Wetter, aber auch gerötete Augen und erweiterte Pupillen sprechen für Belladonna.

Wie fühlen Sie sich? Ein unruhiges, ängstliches Gefühl ist bezeichnend für *Aconitum*. Eine geistige Erregtheit und Überreiztheit der Sinne, aber auch Benommenheit sind ausschlaggebend für die Belladonna-Wahl. Nehmen Sie bei beginnender Nasenschleimhautentzündung im Zweifelsfall Belladonna.

Dosierung → Vorschrift 2, hintere Umschlagklappe.

Bryonia D6: Sie sind mürrisch und gereizt – jedes Denken- und Sprechenmüssen wird Ihnen zuviel; Sie fühlen sich benommen, wollen nur Ihre Ruhe und möchten nicht, daß Ihnen jemand zu nahe kommt. Ihre Erkältung beginnt meist in der Nase. Dem Niesen folgt ein Schnupfen, der sowohl trocken als auch fließend sein kann. Manchmal tränen die Augen. Augen und Nase schmerzen möglicherweise. Ihr Kopf ist schwer. Die Kopfschmerzen verschlimmern sich bei jeder Bewegung. Sehr bald wandern Ihre Beschwerden in den Rachen hinunter. Der Heiserkeit folgt Husten zusammen mit Stichen in der Brust.

Bitte lesen Sie auch das Arzneimittelbild von Bryonia bei »Grippe« (→ Seite 73).
Mittelvergleich: Das Gefühl, benommen zu sein, weist auch auf *Gelsemium* hin (→ rechte Spalte); die Mittel unterscheiden sich jedoch in den Gemütssymptomen. Lesen Sie, wenn Sie reizbar sind, auch die Arzneimittelbilder von *Nux vomica* (→ Seite 60) und *Rhus toxicodendron* (→ Seite 61).
Dosierung → Vorschrift 1, hintere Umschlagklappe.

Dulcamara D6: Verstopfte Nase oder Schnupfen mit dickem Schleim; Erkältung mit Entzündung der Augenbindehaut. Durch feuchte Kälte wird Ihre Erkältung ausgelöst oder verschlimmert. Sie gehören zu den Menschen, die sich erkälten, sobald die Tage naß und kalt werden. Ihr Schnupfen verschlimmert sich in Ruhe.

Sofort bei naßkaltem Wetter ist Ihre Nase verstopft, es bilden sich blutige Krusten oder ein dicker gelber Schleim. Selbst fieberhafte Beschwerden mit Frostschauern und Schmerzen in Gliedern und Rücken können vorkommen. Solange die Nase verstopft ist, können Sie an einem heftigen Kopfschmerz leiden, der sich bessert, sobald der Schnupfen zu fließen beginnt. Sehr häufig greift die Erkältung auf die Augen über. Die Augenbindehaut ist gerötet und erzeugt ein wundes Gefühl; es kann zu gelblichen Absonderungen aus den Augen kommen. Die Entzündung kann in den Hals hinabsteigen und dort schmerzhafte Trockenheit erzeugen. Wenn Sie von jeder Erkältung einen Bläschenausschlag an den Lippen bekommen, sollten Sie an Dulcamara denken.

Der hitzige, temperamentvolle Mensch wird sich kaum eine Erkältung holen, die zu ihrer Heilung Dulcamara braucht. Dieses Mittel wird eher dem langsamen, etwas trägen, phlegmatischen Menschen helfen.
Mittelvergleich: *Rhus toxicodendron* (→ Seite 61) ist ebenfalls ein wichtiges Mittel bei Erkältung in feuchtkaltem Wetter; in seinem Arzneimittelbild und auch in dem von *Natrium muriaticum* (→ Seite 60) wird der Bläschenausschlag (Herpes labialis) beschrieben. Rheumatische Gliederschmerzen oder das Zerschlagenheitsgefühl finden Sie auch im Arzneimittelbild von *Rhus toxicodendron* (→ Seite 61).
Dosierung → Vorschrift 1, hintere Umschlagklappe.

Euphrasia D6: Milder, reichlicher Schnupfen, der von einer Augenentzündung begleitet wird. Augenschmerzen und Schnupfen sind an der frischen Luft schlimmer als im Zimmer. Kalte Luft und Wind verursachen Tränenabsonderung.

Es kommt zu einer Entzündung der Augenbindehäute mit scharfer, wäßriger Absonderung. Die Augen jucken und brennen heftig. Die Bindehäute sind geschwollen und gerötet. Sie können erweiterte Blutgefäße im Augenweiß erkennen. Die Nasenschleimhäute sind geschwollen. Zu Beginn niesen Sie; mildes, reichliches Sekret folgt nach. Der anfänglich wäßrige Schnupfen kann später schleimig und eitrig werden. Nach ein bis zwei Tagen können sich eine Kehlkopfentzündung und trockener Husten entwickeln.

Während sich der Schnupfen nachts verschlimmert, macht Ihnen tagsüber der Husten mehr zu schaffen.

Sie sind ein allgemein kälteempfindlicher Mensch, der im Bett nur schwer warm wird.
Mittelvergleich: *Allium cepa* (→ Seite 56) bei brennendem, ätzendem Nasensekret.
Dosierung → Vorschrift 1, hintere Umschlagklappe.

Gelsemium D12: Bei feuchtem mildem Wetter – vor allem im Frühjahr und im Sommer – sind Sie anfällig für eine Erkältung, gegen die Gelsemium hilft. Es dauert einige Tage, bis sich die ersten Beschwerden bemerkbar machen. Sie sind schwach, kraftlos und schläfrig; am ganzen Körper fühlen Sie sich lahm. Sie müssen häufig niesen. Das Nasensekret ist wäßrig, brennt und macht wund. Oft klagen Sie zu Beginn der Erkältung über kalte Hände und kalte Füße. Rasch kommt es zu einer Halsentzündung mit kratzendem, kitzelndem Husten. Das Gesicht ist meist heiß und gerötet; Kälteschauer ziehen den Rücken hinauf. Ein leichtes Fieber kann sich vier bis fünf Tage halten. Es ist auffallend, wie wenig Durst Sie haben.

Erkältungen, die Gelsemium heilt, sind oft von Kopfschmerzen begleitet. Entweder kommt es zu Stirnkopfschmerzen mit dem Gefühl eines Bandes um den Kopf, oder die Schmerzen sind auf den Hinterkopf beschränkt, von wo sie zum Nacken ausstrahlen.
Dosierung → Vorschrift 1, hintere Umschlagklappe.

Hepar sulfuris D12: Wenn kalter und trockener Wind herrscht (feuchte Luft macht Ihnen selten Beschwerden), müssen Sie häufig niesen, und die Nase beginnt zu »laufen«. Doch krank fühlen Sie sich erst einige Tage später: Das Nasensekret ist dickflüssiger und gelblich geworden; wenn Sie jetzt vor die Tür gehen, frösteln und niesen Sie. Die Nase »läuft« nicht mehr, doch das bringt Ihnen keine Erleichterung, denn jetzt ist sie verstopft. Sie ziehen sich in ein warmes Zimmer zurück oder vergraben sich tief in Ihr Bettzeug.
Dosierung → Vorschrift 1, hintere Umschlagklappe.

Kalium bichromicum D6: Ein Schleim, der in langen Fäden aus der Nase zieht oder als dikker Pfropf die Nase verstopft – das ist bezeichnend für Ihren Schnupfen. Feuchtes, kaltes Wetter führt zur Entzündung Ihrer Nasenschleimhaut. Die Nase ist trocken und verstopft. An der Nasenwurzel haben Sie ein Druckgefühl. Bald fließen reichlich dünnflüssige, fadenziehende Sekrete ab, die schnell gelblich werden. Unter den Absonderungen aus der Nase finden sich auch Krusten und Schleimbrocken. Die Trockenheit der Nase kann auch weiterbestehen; dann folgt bald ein heftiger Schmerz an der Nasenwurzel. In den Nasennebenhöhlen spüren Sie ein Brennen und Klopfen. Die Beteiligung der Stirnhöhlen macht sich durch Stirnkopfschmerz bemerkbar. Diese Beschwerden bessern sich, wenn das Nasensekret zu fließen beginnt. Kalium bichromicum ist ein bewährtes Mittel bei chronischen Nebenhöhlen-Entzündungen.
Mittelvergleich: Stirnhöhlenentzündung mit Kopfschmerzen ist auch im Arzneimittelbild von *Kalium jodatum* (→ rechte Spalte) zu finden, wobei Wärme allgemein weniger gut vertragen wird und einzig den Schnupfen bessert. Auch an *Mercurius solubilis* (→ unten) müssen Sie bei Stirnhöhlenentzündung denken; typisch hierfür ist der üble Geruch des Nasensekrets und die Tatsache, daß die Beschwerden sowohl durch Kälte als auch durch Wärme verschlimmert werden.
Dosierung → Vorschrift 1, hintere Umschlagklappe.

Kalium jodatum D6: Schnupfen, der bei feuchtkaltem, wechselhaftem Wetter auftritt. Die Umgebung der Augen ist angeschwollen; die Augen brennen und tränen. Drückende Schmerzen an der Nasenwurzel. Im allgemeinen können Sie Wärme nicht besonders gut vertragen – vor allem keine Zimmerwärme. Sie fühlen sich in frischer Luft wohler, dem Schnupfen ist die frische Luft jedoch abträglich. Bei jedem Wetterwechsel erkälten Sie sich und fangen an zu niesen. Mitunter kommt es zu Rötung und Schwellung der Nase mit Absonderung eines wäßrigen, wundmachenden Sekrets. Wenn der Schnupfen länger besteht, werden die Nasensekrete dick-grünlich oder schleimig-eitrig.

Typisch an Ihrem Schnupfen ist die häufige Beteiligung der Stirnhöhlen. Dies führt zu Stirnkopfschmerzen mit Druck in den Augen und Schmerzen in den Gesichtsknochen.

Die Erkältung greift auch über auf Hals, Kehlkopf und Bronchien.
Mittelvergleich: Wäßriger, ätzender Schnupfen mit Beteiligung der Augen läßt auch an das Mittel *Allium cepa* (→ Seite 56) denken; jedoch nur, wenn sich der Schnupfen in Zimmerwärme verschlimmert, das wäßrige Nasensekret sich nicht verändert, und die Stirnhöhlen an der Entzündung nicht beteiligt sind. Wenn Ihr Schnupfen in die Stirnhöhle gezogen ist und sich dort festgesetzt hat, vergleichen Sie bitte auch das Arzneimittel von *Kalium bichromicum* (→ linke Spalte).
Dosierung → Vorschrift 1, hintere Umschlagklappe.

Mercurius solubilis D12: Sie sind sehr empfindlich gegen Temperatur- und Wetterwechsel und neigen zu starker Schweißabsonderung mit üblem Geruch (der ganze Mensch riecht schlecht). Der Schnupfen breitet sich zur

Stirnhöhle aus; er entsteht bei feuchtkaltem Wetter. Sie fühlen sich weder bei Kälte noch bei Wärme wohl. In der Nacht verschlechtert sich das Befinden.

Sehr oft beginnt die Erkältung mit dem Gefühl kriechender Kälte und mit häufigem Niesen. Der Nasenausfluß ist scharf und wundmachend. Er ist nicht wäßrig, sondern dünnschleimig oder grünlich-eitrig. Je eitriger er ist, desto mehr riecht er. Die Nase ist geschwollen, und die Naseneingänge sind gerötet. Das Schneuzen kann sehr schmerzhaft sein.

Während Ihrer Erkrankung kann es zu heftigen Schweißausbrüchen kommen. Der Schweiß riecht sehr unangenehm und bessert Ihr Befinden nicht. Sie leiden an üblem Mundgeruch oder »sabbern« in der Nacht. Die Entzündung breitet sich überall hin aus: In den Stirnhöhlen erzeugt sie Druck, in den Augen ein Brennen, im Hals Heiserkeit, und in der Brust macht sie sich mit Husten bemerkbar.
Mittelvergleich: Bei wäßrigem Nasenausfluß denken Sie an *Allium cepa* (→ Seite 56), *Euphrasia* (→ Seite 58), *Kalium jodatum* (→ Seite 59) und *Arsenicum album* (→ Seite 56). Eine Stirnhöhlenentzündung wird auch in den Arzneimittelbildern von *Kalium jodatum* (→ Seite 59) und *Kalium bichromicum* (→ Seite 59) beschrieben. Beachten Sie im Arzneimittelbild von Mercurius solubilis: Das Nasensekret ist nicht wäßrig, sondern dünnschleimig.
Dosierung → Vorschrift 1, hintere Umschlagklappe.

Natrium muriaticum D12: Der Schnupfen ist gekennzeichnet durch reichlich wäßrigen Ausfluß aus der Nase oder etwas klebriges Sekret (wie rohes Eiweiß), außerdem durch Fieberbläschen um Mund oder Nase. Sie sind in bedrückter Stimmung, auch weinerlich, doch lehnen Sie Trost und Mitgefühl ab.

Der Schnupfen kann sich auffällig am Morgen, meist gegen zehn Uhr, verschlimmern.

Ihre Schleimhäute sind sehr trocken, die Lippen möglicherweise aufgesprungen. Feste, trockene Nahrung läßt sich sehr schwer schlucken; jeden Bissen müssen Sie mit Flüssigkeit herunterspülen. Es kann zeitweise zum Verlust des Geruchs- und Geschmackssinnes kommen. Zwar sind Sie sehr kälteempfindlich und erzeugen wenig Eigenwärme, dennoch mögen Sie die frische Luft, auch wenn Sie erkältet sind. Seien Sie besonders vorsichtig wenn Sie schwitzen. Ihre Erkältung kann sich dabei leicht verschlimmern. Sie müssen oft niesen.
Mittelvergleich: Die Neigung, sich beim Schwitzen zu erkälten, läßt in erster Linie an *Rhus toxicodendron* (→ Seite 61) denken oder an *Dulcamara* (→ Seite 58). Die Fieberbläschen sind auch typische Symptome für die Behandlung mit *Rhus toxicodendron* und *Dulcamara*.
Dosierung → Vorschrift 1, hintere Umschlagklappe.

Nux vomica D12: Häufiges Niesen mit starkem Jucken und Kratzen in der Nase. Sie sind empfindlich gegen den geringsten Luftzug. (Für überempfindliche, gereizte »Stubenhokker« [zu Hause oder im Büro] oder für streßgeplagte Erfolgsmenschen ist dieses Mittel besonders gut geeignet.) Im warmen Zimmer und in der Nacht ist Ihre Nase verstopft. Morgens fließt das Nasensekret verstärkt. Es kommt häufig vor, daß sich Nasenverstopfung und Fließschnupfen abwechseln. Die Nase kann aber auch einseitig verstopft sein. Es kommt meist nur zu geringen Absonderungen, die wäßrig bis schleimig und mild sind.

Sie frieren immer und erkälten sich dauernd. Sie tragen gerne Schals oder schlagen den Mantelkragen hoch, um sich gegen jeden Windzug zu schützen. Sie sitzen gern in der Nähe der Heizung, im Bett sind Sie sorgsam darauf bedacht, mit Decken bis obenhin zugepackt zu sein. Selbst wenn Sie Fieber haben und schwitzen, frösteln Sie sofort, wenn auch nur ein Teil Ihres Körpers aufgedeckt ist.
Mittelvergleich: Große Kälteempfindlichkeit findet sich im Arzneimittelbild von *Hepar sulfuris* (→ Seite 59) ebenso wie auch eine ärgerliche Gereiztheit. Doch ist dieses Mittel allgemein weniger für das Anfangsstadium einer Erkältung geeignet als Nux vomica. Bei verstopfter Nase und Fließschnupfen im Wechsel steht auch *Pulsatilla* (→ Seite 61) zur Wahl: Wer *Pulsatilla* benötigt, ist allerdings

nicht gereizt, jedoch nörgelig, aber auch zuwendungsbedürftig und anschmiegsam.
Dosierung → Vorschrift 1, hintere Umschlagklappe.

Pulsatilla D6: Vor allem in warmen Räumen fließt dickes, mildes gelbes bis gelb-grünliches Sekret aus der Nase. Deshalb fühlen Sie sich im allgemeinen an der frischen Luft am wohlsten. Es kann jedoch auch passieren, daß Ihre Nase im Freien noch stärker »läuft« und im Zimmer verstopft ist. Charakteristisch ist in beiden Fällen der Wechsel von verstopfter und »laufender« Nase. Solange Sie unter Ihren Beschwerden leiden, sind Sie häufig quengelig oder weinerlich und manchmal auch auffällig unruhig. Doch schon ein wenig Aufmerksamkeit und Trost machen Sie wieder heiter und umgänglich.
Dosierung → Vorschrift 1, hintere Umschlagklappe.

Rhus toxicodendron D12: Sie leiden an Schnupfen mit starker Beeinträchtigung des Allgemeinbefindens und Gliederschmerzen. Sie können jetzt auch besonders nervös sein. Nebliges, feuchtkaltes Wetter verschlechtert Ihr Befinden; in der Wärme geht es Ihnen besser.

Sie haben einen heftigen Schnupfen mit verstopfter Nase; falls sich Schleim löst, ist er dick, gelb oder grün. Sehr oft bleibt es nicht beim Schnupfen. Die Entzündung lokalisiert sich bald im Kehlkopf; Sie haben das Gefühl eines rauhen Halses und sind heiser. Ihre Heiserkeit legt sich jedoch, sobald Sie einige Sätze gesprochen haben. Kalte Getränke oder kalte Luft reizen Sie zum Husten. Die Erkältung kann verbunden sein mit leichter Temperatur, Kopfschmerzen, Gliederschmerzen und Bläschenausschlag an den Lippen.

Bei stark beeinträchtigtem Allgemeinbefinden sowie bei Fieber lesen Sie bitte auch *Grippaler Infekt* (→ Seite 70).
Mittelvergleich: Große Kälteempfindlichkeit finden Sie auch in den Arzneibildern anderer Mittel. »Typisch« bei Rhus toxicodendron ist aber die feuchte Kälte oder der plötzliche Übergang von warm zu kalt, die erkältungsauslösend wirken. Dazu vergleichen Sie bitte auch *Dulcamara* (→ Seite 58). Erkältung nach Schwitzen läßt sich ebenfalls mit *Dulcamara* und *Natrium muriaticum* (→ Seite 60) behandeln.
Dosierung → Vorschrift 1, hintere Umschlagklappe.

Silicea D12: Sie frösteln. Vor allem an Armen und Beinen ist Ihnen kalt, und die Füße sind häufig »wie Eis«. Da Sie ohnehin zu Erkältungen neigen, ist Ihr Verlangen, bei naß-kalter oder trocken-kalter Witterung an die frische Luft zu gehen, nicht besonders groß. Wenn Sie sich erkältet haben, kann es einige Tage dauern, bis die Krankheit zum Ausbruch kommt: Zunächst juckt es Sie meist in der Nase, und Sie können nichts mehr riechen. Die Nase ist trocken; der Schnupfen stockt, wird chronisch und weitet sich auf die Nasennebenhöhlen aus, wobei er drückende Kopfschmerzen erzeugt. Wenn sich der Schnupfen dann löst, ist er meist eitrig, seltener wäßrig. Nach Beginn der Selbstbehandlung werden Sie sich zwar bald besser fühlen, doch der Heilungsprozeß kann einige Tage dauern.
Dosierung → Vorschrift 1, hintere Umschlagklappe.

Halsentzündung

Eine leichte Entzündung des Rachens und der Mandeln macht sich mit Halsschmerzen, Schluckbeschwerden und einem rauhen Hals bemerkbar. Sie ist meist das Anfangs- oder Zwischenstadium einer Erkältung, die »normalerweise« mit Husten oder Schnupfen einhergeht. Eine solche gewöhnliche Rachenschleimhautentzündung darf nicht verwechselt werden mit einer schweren fieberhaften Mandelentzündung (Angina), in deren Folge es zu Abszessen, Belägen und Geschwüren im Hals kommt. Gefährlich sind dabei die stets drohende Streuung der Erreger und deren Giftstoffe, die zu nicht ungefährlichen Folgekrankheiten führen können, wie rheumatische Entzündungen am Herzen und an den Gelenken.

Wichtig

Gehen Sie unverzüglich zum Arzt

- Wenn Sie starke Halsschmerzen haben, die mit hohem Fieber, mit starken Schluckbeschwerden oder mit Atemnot einhergehen.
- Wenn die Schmerzen im seitlichen Halsbereich auftreten.
- Wenn Sie sehr heiser sind, und Ihr Mittel nicht innerhalb 24 Stunden Besserung bringt.
- Wenn die Beschwerden trotz Selbstbehandlung nach 3 bis 5 Tagen nicht vorüber sind.

Vor der Mittelwahl

Beginnen Sie die Behandlung nicht, ohne die folgende Selbstbefragung aufmerksam durchgearbeitet zu haben. Ich habe die Fragen so zusammengestellt, daß Sie Ihre Symptome besser erkennen und benennen können, was Ihnen hilft, rasch und sicher das für Sie passende Mittel aufzufinden.

Selbstbefragung

- Was könnte die Ursache meiner Beschwerden sein?
- Schmerzt der gesamte Hals innen oder nur die rechte beziehungsweise die linke Seite?
- Ist das Schlucken schmerzhaft?
- Was lindert meine Schmerzen: warme oder kalte Getränke?
- Wie empfinde ich meine Halsschmerzen? Sind sie stechend, trocken, kratzend oder so, als seien Splitter im Hals?
- Haben die Beschwerden meine Stimmung verändert? – Wenn ja, wie?

Die Beschwerden – das passende Mittel

Lesen Sie bitte den folgenden Arzneiüberblick aufmerksam durch. Wählen Sie das Mittel, das zu Ihren Beschwerden paßt. Die angegebene Seitenzahl führt Sie zu der ausführlichen Mittelbeschreibung mit Dosierungshinweis und Arzneipotenz. Können Sie »Ihr« Arzneimittel auf diesem Weg nicht finden, hilft Ihnen der Abschnitt *So finden Sie zum passenden Mittel* weiter (→ Seite 15).

Arzneiüberblick

Bei beginnender Halsentzündung:

Halskratzen nach Unterkühlung.
Empfindlichkeit gegen Luftzug und Kälte.
Sie sind nervös und leicht reizbar.
→ Nux vomica, Seite 64.

Trockenheit, Brennen, klopfende Schmerzen im Rachen.
Beschwerden bei feucht-kalter Witterung.
Häufiges Verlangen zu schlucken.
Erstes Mittel bei Halsentzündungen.
→ Belladonna, Seite 63.

Plötzliche Halsschmerzen.
Beschwerden bei trockener, kalter Luft, bei Fahrtwind.
Heißes, »zusammengeschnürtes« Gefühl im Hals.
→ Aconitum, Seite 63.

Bei Beschwerden unterschiedlicher Art:

Frösteln.
Hohe Anfälligkeit für Erkältungen.
Schnelle Erschöpfung; Durst.
Linderung durch warme Getränke.
Sie sind unruhig und ängstlich.
→ Arsenicum album, Seite 63.

Rauher Hals, Heiserkeit.
Stechende Halsschmerzen, wie von Splittern verursacht.
Linderung durch warme Getränke.
Sie schwitzen schnell, ziehen sich aber immer warm an.
→ Hepar sulfuris, Seite 64.

Sie müssen ständig schlucken.
Schmerzen ziehen vom Hals zu den Ohren.
Sie fühlen sich wie zerschlagen.
Knotig fühlbare Halsdrüsen.
→ Phytolacca, Seite 64.

Rauher, brennender Hals.
Speichelfluß, metallischer oder süßlicher Geschmack im Mund.

Schmerzen ziehen bis in die Ohren.
Sie müssen ständig schlucken.
→ Mercurius solubilis, Seite 64.

Brennende Hitze im Hals.
Stechende Schmerzen beim Schlucken.
Kein Durst.
Warme Zimmer sind Ihnen unerträglich.
→ Apis, rechte Spalte.

Hohe Berührungsempfindlichkeit am Hals.
Die Beschwerden beginnen links und wandern zur rechten Seite.
Verschlimmerung nach dem Aufwachen.
Sie können nichts Warmes trinken und brauchen frische Luft.
→ Lachesis, Seite 64.

Trockener Hals, wie zusammengeschnürt.
Die Beschwerden beginnen rechts und wandern zur linken Seite.
Schluckbeschwerden.
Linderung durch warme Getränke.
→ Lycopodium, Seite 64.

Mittelbeschreibungen

Aconitum D6: Sie werden selten krank, wenn, dann aber gleich heftig: Sie waren bei kaltem, trockenem Wetter draußen; vielleicht war es auch stark windig, oder aber Sie waren längere Zeit einem Luftzug (vor allem in Fahrzeugen) ausgesetzt. Plötzlich tut Ihnen der Hals weh, er ist innen gerötet und »brennt« mit einem prickelnden Gefühl. Wenn Sie durstig werden, verlangen Sie ausschließlich nach Wasser.
Mittelvergleich: Unterschiede der beiden Entzündungsmittel Aconitum und *Belladonna* (→ rechte Spalte): Aconitum – großer Durst, *Belladonna* – kein Durst; Aconitum – ängstlich unruhige Stimmung, *Belladonna* – erregt oder benommen, mit überempfindlichen Sinnen; die auslösenden Faktoren des Wetters: Aconitum – trockenkalt, *Belladonna* – feuchtkalt.
Dosierung → Vorschrift 2, hintere Umschlagklappe.

Apis D6: Stechende, brennende Schmerzen oder aber Schmerzen wie von Splittern machen Ihnen das Schlucken schwer. Ihr Hals ist sehr trocken, doch Sie haben keinen Durst. Wenn Sie aus Gewohnheit etwas trinken, spüren Sie erstaunt, daß kalte Getränke die Schmerzen lindern. Sie verlangen auch ganz allgemein nach Abkühlung und können es in überheizten Räumen kaum aushalten.
Mittelvergleich: Sie können Apis auch versuchen, wenn *Belladonna* nicht gewirkt hat, oder wenn keine typischeren Symptome für ein anderes Mittel sprechen.
Dosierung → Vorschrift 2, hintere Umschlagklappe.

Arsenicum album D12: Sie sind kälteempfindlich und im allgemeinen nicht sehr widerstandsfähig; schon leichte Beschwerden können Sie auf sonderbare Weise stark erschöpfen. Sie wissen das und sind sehr um Ihre Gesundheit besorgt. Deshalb wissen Sie auch, daß warme Getränke Ihre Halsschmerzen lindern. Sie suchen überall die Wärme und vermeiden es, sich der kalten Luft auszusetzen.
Dosierung → Vorschrift 2, hintere Umschlagklappe.

Belladonna D6: Sie haben eine heftige Halsentzündung, die Sie sich wahrscheinlich bei feucht-kalter Witterung zugezogen haben, und die meist mit Beschwerden auf der linken Seite einhergeht. Wie sehr Ihr Rachen in Mitleidenschaft gezogen ist, merken Sie beim Schlukken, denn es ist sehr schmerzhaft. Dennoch haben Sie das Bedürfnis, wieder und wieder zu schlucken. Beim Essen oder Trinken verschlucken Sie sich leicht, und was dabei in der Kehle ist, wird reflexartig durch die Nase wieder herausgepustet.
Mittelvergleich: Während Sie bei Beschwerden, für die *Aconitum* (→ linke Spalte) paßt, großen Durst auf Wasser haben, findet sich im Arzneimittelbild von Belladonna kaum Durst oder sogar eine Abneigung gegen Getränke. Auch im *Apis*-Arzneimittelbild (→ oben) finden Sie Durstlosigkeit. Sollte Belladonna nicht helfen, könnte *Apis* angezeigt sein.
Dosierung → Vorschrift 2, hintere Umschlagklappe.

Hepar sulfuris D12: Sie frieren leicht und neigen zu Erkältungen. Auch aus diesem Grund vermeiden Sie es möglichst, hinaus an die frische Luft zu gehen, denn Sie wissen, daß Sie davon wieder eine »Ihrer« Mandelentzündungen bekommen können. Auch Halsschmerzen wie von Splittern im Hals haben Sie häufig, und Sie wissen aus Erfahrung, daß warme Getränke Ihre Beschwerden rasch bessern.
Dosierung → Vorschrift 2, hintere Umschlagklappe.

Lachesis D12: Ihnen sind heiße Getränke oder warme Zimmer unangenehm. Wichtiger aber ist als Symptom, daß Sie am Hals ausgesprochen berührungsempfindlich sind: »Bloß keinen Schal anlegen!« denken Sie sich – selbst den Kragen wollen Sie offen tragen. Auch der linksseitig auftretende Schmerz ebenso wie Schmerzen, die links beginnen und später zur rechten Halsseite wechseln, sind typische Begleitumstände Ihrer Halsentzündung, die sich nach dem Aufwachen oder nach einem Mittagsschlaf verschlimmert.
Mittelvergleich: Die Berührungsempfindlichkeit des Halses finden Sie auch in den Arzneimittelbildern von *Belladonna* (→ Seite 63); fehlender Durst in jenen von *Belladonna* und *Apis* (→ Seite 63).
Dosierung → Vorschrift 2, hintere Umschlagklappe.

Lycopodium D12: Die Halsschmerzen beginnen rechts und breiten sich zur linken Seite hin aus oder sind rechts wesentlich stärker als links. Sie bessern sich durch warme Getränke. Kalte Getränke können Sie kaum herunter bringen. Ihre Beschwerden verschlimmern sich möglicherweise nachmittags und abends. Sie können es nicht gut im warmen Bett und in warmen Räumen aushalten. An der frischen Luft geht es Ihnen besser.
Dosierung → Vorschrift 2, hintere Umschlagklappe.

Mercurius solubilis D12: Vor allem nachts und beim Schlucken schmerzt Ihr Hals, und es bildet sich reichlich flüssiger oder zäher Speichel im Mund, der während der Nacht herausläuft: Am Morgen finden Sie feuchte Flecken auf Ihrem Kopfkissen. Besonders unangenehm sind der süßliche oder metallische Geschmack und Geruch im Mund, die als Begleiterscheinung der Halsschmerzen auftreten können. Ihr Körper registriert den geringsten Temperaturwechsel; mal ist Ihnen zu heiß und mal zu kalt.
Dosierung → Vorschrift 2, hintere Umschlagklappe.

Nux vomica D12: Sie frieren leicht und sitzen deshalb am liebsten nahe an der Heizung. Wenn Sie das Haus verlassen, »packen« Sie sich richtig warm ein. Und sobald ein kühler Wind weht, sorgen Sie dafür, daß ein Schal Ihren Hals angenehm warm hält. Dennoch sind Sie schnell erkältet: Sie merken, daß der Hals rauh wird und spüren ein erstes Kratzen. Wahrscheinlich sind Sie darüber ärgerlich und aufgebracht – denn so ist nun einmal Ihr Temperament. Dieses Mittel sollten Sie beim ersten Kratzen im Hals zur Heilung wie auch zu Ihrer Beruhigung nehmen.
Dosierung → Vorschrift 2, hintere Umschlagklappe.

Phytolacca D6: Sie haben ständig das Bedürfnis, den Rachen von Schleim zu befreien: Sie müssen also ständig Schleim herunterschlukken. Dabei ziehen die Halsschmerzen zu den Ohren. Sie fühlen sich wie zerschlagen. Wenn Sie den Hals abtasten, spüren Sie rechts und links unter dem Unterkiefer verhärtete Drüsen. Ihre Beschwerden verschlimmern sich bei kaltem, feuchtem Wetter, in kalten Räumen, durch Bettwärme, warme Getränke sowie in der Nacht. Kalte Getränke bessern die Halsschmerzen. Hals und Rachen sind dunkel blaurot verfärbt. Phytolacca ist oft angezeigt als Folgearznei zu *Belladonna* (→ Seite 63) und *Aconitum* (→ Seite 63). Wenn keine auffallenden Symptome Sie zu einem passenden Halsschmerzmittel führen, ist Phytolacca einen Versuch wert.
Dosierung → Vorschrift 2, hintere Umschlagklappe.

Husten

Husten entsteht als Folge einer Reizung der Rachen- und Bronchialschleimhäute. Ausgelöst wird die Reizung entweder über den Atemweg (Einatmen von Dämpfen, Gasen, Staub) oder durch eine Infektion (Viren, Bakterien).

Ein leichter Erkältungshusten kann durchaus zwei oder drei Wochen dauern – oft sind die Beschwerden jedoch schon innerhalb weniger Tage vorüber.

Wichtig

Gehen Sie unverzüglich zum Arzt

- Wenn es zu Atemnot kommt.
- Wenn das Fieber über 39 °C steigt und das Atmen Ihnen Schmerzen bereitet: Verdacht auf Lungenentzündung.
- Wenn die Beschwerden trotz Ihrer Behandlung nicht innerhalb von 5 Tagen vorüber sind.

Vor der Mittelwahl

Beginnen Sie die Behandlung nicht, ohne die folgende Selbstbefragung aufmerksam durchgearbeitet zu haben. Ich habe die Fragen so zusammengestellt, daß Sie Ihre Symptome besser erkennen und benennen können, was Ihnen hilft, rasch und sicher das für Sie passende Mittel aufzufinden.

Selbstbefragung

- Was hat meinen Husten ausgelöst?
- Wann hat mein Husten begonnen?
- Ist mein Husten trocken?
- Wann muß ich besonders viel husten? – Morgens oder abends? – Bei Tag oder bei Nacht?
- Wo und wovon verschlimmert sich mein Husten: im warmen Zimmer oder an der kalten Luft im Freien? – In Ruhe oder bei Bewegung? – Beim Hinlegen oder beim Aufstehen?

Die Beschwerden – das passende Mittel

Lesen Sie bitte den folgenden Arzneiüberblick aufmerksam durch. Wählen Sie das Mittel, das zu Ihren Beschwerden paßt. Die angegebene Seitenzahl führt Sie zu der ausführlichen Mittelbeschreibung mit Dosierungshinweis und Arzneipotenz.

Können Sie »Ihr« Arzneimittel auf diesem Weg nicht finden, hilft Ihnen der Abschnitt *So finden Sie zum passenden Mittel* weiter (→ Seite 15).

Arzneiüberblick

Plötzlich auftretender, trockener Husten.
Beschwerden durch trockene Kälte (Nordostwinde im Winter) oder Fahrtwinde.
Kurzer, »bellender«, schmerzhafter Husten.
Besserung im Liegen (auf dem Rücken).
→ Aconitum, Seite 67.

Krampfartiger, kratzender, trockener Husten, Kitzeln im Hals.
Beschwerden mit Erkältung bei feuchtkalter Witterung.
Beginnende Halsentzündung.
Große Trockenheit der Schleimhäute.
Verschlimmerung nachts, und wenn Sie gähnen.
→ Belladonna, Seite 67.

Harter, trockener, schmerzhafter Husten.
Stechende Schmerzen in der Brustwand.
Husten kann von berstenden Kopfschmerzen begleitet sein.
Linderung der Schmerzen (Kopf und Brust) durch Druck.
Verschlimmerung durch Bewegung, tiefes Atmen, abends und nachts.
Sie sind reizbar, »brummig« und wollen Ihre Ruhe.
→ Bryonia, Seite 67.

Heftiger, trockener Husten.
Heiserkeit mit kitzelndem, stechendem Gefühl im Hals.

Husten mit berstenden Kopfschmerzen.
Lockerer Husten am Tag, trockener Husten abends und nachts.
Kälteempfindlichkeit.
Sie haben ein nervöses, reizbares Wesen.
→ Nux vomica, Seite 69.

Heiserkeit, erstickender, rasselnder Husten.
Beschwerden bei trocken-kaltem Wind.
Verschlimmerung durch kalte Getränke.
Hohe Kälteempfindlichkeit.
Dicker gelber Schleim.
Sie sind reizbar, ärgerlich und fühlen sich schwach.
→ Hepar sulfuris, Seite 68.

Trockener Husten, rauhe, heisere Stimme.
Brennendes, trockenes Gefühl im Hals.
Verschlimmerung im Liegen, abends und nachts.
Schlaflosigkeit, Erschöpfung.
Häufiger Durst (warme Getränke).
Sie sind nervös, ängstlich und besorgt.
→ Arsenicum album, Seite 67.

Rauher Hals, heisere Stimme.
Schmerzen beim Sprechen.
Brennendes, wundes Gefühl im Hals, vor allem am Kehlkopf.
Trockener, schmerzhafter, erschöpfender Husten.
Verschlimmerung nach lautem Lesen, Lachen, Anstrengung, bei fremden Menschen.
→ Phosphorus, Seite 69.

Trockener Husten, Kitzeln im Hals.
Unaufhörliches, hartklingendes Husten.
Verschlimmerung in kalter, trockener Luft, beim Bücken, im Bett.
Sie können keinen Schleim abhusten.
Sie fühlen sich schwach, verzagt und hoffnungslos.
→ Causticum, Seite 68.

Husten morgens locker, abends und nachts trocken.
Linderung durch Aufsetzen im Bett.
Abhusten von dickem, gelbgrünem Schleim.
Sie brauchen viel frische Luft und wollen nicht alleine sein.
→ Pulsatilla, Seite 69.

Nervöser, krampfartiger Husten.
Verschlimmerung nachts und im Liegen.
Linderung beim Aufsetzen.
Ihr Husten kann seelische Ursachen haben.
→ Hyoscyamus, Seite 68.

Heiserkeit, krächzender, trockener Husten.
Kehlkopf wie zusammengeschnürt.
Husten durch Erregung.
Nachts werden Sie durch den Husten aus dem Schlaf gerissen.
Sie haben das Gefühl zu ersticken.
→ Spongia, Seite 70.

Krampfartige Hustenanfälle.
Atemnot und blaurotes Gesicht.
Ständiger Hustenreiz im Kehlkopf.
Würgen und Erbrechen.
Heiserkeit, tiefe, hohl klingende Stimme.
→ Drosera, Seite 68.

Krampfartiger, trockener Husten.
Reiz und Kitzel hinter dem Brustbein.
Ständiges Husten.
Beschwerden in kalter Luft.
Warme Luft mildert den Hustenreiz.
→ Rumex, Seite 69.

Husten mit Würgen und Erbrechen.
Unaufhörlicher, heftiger Husten.
Rasseln in der Brust ohne Schleimablösung.
Erstickungsgefühl, pfeifender Atem.
Große Erschöpfung (bleiches Gesicht, kaltschweißige Stirn).
→ Ipecacuanha, Seite 68.

Tiefer, rasselnder Husten.
Ungleichmäßiger Atem.
Zunehmende Atemnot.
Große Schwäche.
→ Antimonium tartaricum, Seite 67.

Mittelbeschreibungen

Aconitum D6: Trockene Kälte, vor allem Nordostwinde im Winter, oder Fahrtwinde sind Ursache Ihres Hustens. Die Beschwerden setzen plötzlich ein, nur wenige Stunden nach der Erkältung. Sie sind möglicherweise etwas fiebrig erregt.

Vorherrschend ist ein Gefühl von Trockenheit und Rauheit im Hals, als sei der Hals zusammengeschnürt. Es kann passieren, daß Sie in der Nacht, nachdem die Erkältung begonnen hat, mit einem trockenen, beengenden Gefühl im Hals aufwachen. Es quält Sie ein hackender Husten, der sich typischerweise von 23 Uhr bis Mitternacht verschlimmert. Es gibt entweder keinen oder spärlichen Auswurf, der von Blut gestreift sein kann.
Mittelvergleich: Vergleichen Sie Aconitum bitte mit *Belladonna* (→ rechte Spalte), das aber eher geeignet ist zur Behandlung von Husten bei naßkaltem Wetter. Vor allem wenn Sie überempfindlich und reizbar, sehr erregt oder auch benommen sind, ist *Belladonna* das passendere Mittel für das erste entzündliche Stadium Ihrer Krankheit.
Dosierung → Vorschrift 2, hintere Umschlagklappe.

Antimonium tartaricum D6: Tiefer rasselnder Husten mit zunehmender Atemnot und großer Schwäche. Im warmen Zimmer, durch warmes Zudecken und wenn Sie flach liegen, geht es Ihnen schlechter. Kraftlosigkeit und Atemnot kennzeichnen das Befinden. Sie fühlen sich müde und krank, sind blaß und erschöpft. Wenn sich der Zustand nicht innerhalb eines Tages bessert, oder wenn die Erschöpfung sehr groß ist und sich die Haut leicht bläulich verfärbt, müssen Sie den Arzt rufen!

Dieses Mittel ist sehr geeignet für geschwächte Kinder und für ältere Menschen.
Dosierung → Vorschrift 2, hintere Umschlagklappe.

Arsenicum album D12: Sie sind sehr kälteempfindlich (→ auch *Hepar sulfuris*, Seite 68) und neigen zu einem trockenen Husten, der sich nachts und vor allem nach Mitternacht bemerkbar macht. Warme Getränke mildern den Hustenreiz angenehm und lockern den Schleim, so daß Sie tagsüber freier abhusten können.

Da selbst diese eher geringen Beschwerden Sie sehr stark erschöpfen, sind Sie ängstlich und machen sich Gedanken um Ihre Gesundheit.
Dosierung → Vorschrift 2, hintere Umschlagklappe.

Belladonna D6: Erkältung und Husten bei feuchtkalter Witterung. Sie befinden sich in der ersten Phase einer Halsentzündung mit großer Trockenheit der Schleimhäute. Ihr Hals ist berührungsempfindlich. Sie sind überempfindlich, erregt oder auch benommen. Bei Berührung des Halses, beim Sprechen und in der Nacht verschlimmert sich der Husten. Ihr Hals schmerzt, als sei dort rohes Fleisch. Der Husten ist trocken und krampfartig, bellend und kurz. Entweder es kommt nicht oder es kommt nur geringfügig zu Auswurf. Im Kehlkopf empfinden Sie Schmerzen mit trockenem, kratzendem, abschnürendem Gefühl.
Mittelvergleich: *Aconitum* (→ linke Spalte) und Belladonna haben beide in ihren Mittelbildern einen trockenen, krampfartigen Husten bei plötzlichem Erkältungsbeginn; in beiden Bildern finden sich als Symptom trokkene und entzündete Schleimhäute. Wenn Sie sich bei trocken-kaltem Wetter erkälten, brauchen Sie *Aconitum*; haben Sie sich bei feuchtem, kaltem Wetter erkältet, ist Belladonna das passende Mittel. Wenn die Entzündung Sie ängstlich, unruhig macht, nehmen Sie *Aconitum*; reagieren Sie bei einer Entzündung überempfindlich, erregt oder auch benommen, ist Belladonna das Mittel der Wahl.
Dosierung → Vorschrift 2, hintere Umschlagklappe.

Bryonia D6: Bei dem Versuch, tief durchzuatmen, stellt sich sofort ein Hustenreiz ein, der Sie am tiefen Atmen hindert. Auch Essen und Trinken verschlimmern den Husten. Frische Luft und ein Schluck warmes Wasser bessern die Beschwerden. Auch durch Druck werden Ihre Schmerzen gelindert; entweder umgreifen Sie instinktiv mit den Händen Ihre Brust, oder

Sie legen sich im Bett auf den Bauch, um einen Druck auf den Brustkorb auszuüben. Auch der Kopfschmerz bessert sich bei Druck. Meistens ist der Husten trocken – ein harter Reizhusten. Manchmal ist auch geringer, blutstreifiger Auswurf zu beobachten.

Zum Arzneimittelbild von Bryonia gehört eine mürrische, abweisende Stimmung während der Erkrankung.
Dosierung → Vorschrift 2, hintere Umschlagklappe.

Causticum D12: Trockener Husten wird durch ständiges Kitzeln im Hals ausgelöst. Der Husten klingt hart und hohl und quält Sie unaufhörlich. Verschlimmerung in kalter Luft, beim Bücken und auch im warmen Bett. Sie haben das Gefühl, nicht stark genug aushusten zu können; der Schleim läuft immer wieder in den Hals zurück. Sie vertragen kein trockenkaltes Wetter und keinen kalten Wind. Wenn Sie Ihre Stimme überanstrengt haben, werden Sie heiser.

Sie fühlen sich schwach und sind etwas verzagt und hoffnungslos.
Dosierung → Vorschrift 2, hintere Umschlagklappe.

Drosera D6: Ein ständiger Hustenreiz im Kehlkopf, wie vom Kitzeln einer Feder oder durch ein Haar verursacht. Dieser krampfhafte Hustenreiz ruft einen Hustenanfall nach dem anderen hervor, so daß kaum mehr Zeit zum Atmen bleibt. Besonders heftig treten diese Hustenanfälle nach Mitternacht auf. Nach dem Essen, nach kalten Getränken und im Liegen verschlimmert sich der Husten. Nachts ist er schlimmer als am Tag, vor allem zwischen zwei und drei Uhr morgens.

Es kratzt, sticht oder kitzelt im Hals. In den unteren Teilen des Brustraumes bis hinunter in die Magengrube empfinden Sie Stiche. Sie drücken den Brustkorb während des Hustenanfalls mit den Händen zusammen, um die Schmerzen zu lindern. Ihr Gesicht läuft während eines Hustenanfalls blaurot an. Erbrechen tritt als Begleiterscheinung auf.
Mittelvergleich: Erbrechen bei Husten ist ein wichtiges Symptom von *Ipecacuanha* (→ rechte Spalte).

Das Symptom Stechen in der Brust mit Besserung durch Druck finden Sie auch im Arzneimittelbild von *Bryonia* (→ Seite 67).
Dosierung → Vorschrift 2, hintere Umschlagklappe.

Hepar sulfuris D12: Große Kälteempfindlichkeit – schon das Herausstrecken der Hand aus dem Bett führt zu Husten. Sie sind in reizbarer, ärgerlicher Stimmung. Vor allem bei kaltem, trockenem Wind verschlimmert sich Ihr Husten. In den Morgen- und Abendstunden wird der Hustenreiz stärker. Bei feuchter Witterung fühlen Sie sich auffallend besser. Der Husten kann trocken sein, doch wird auch dikker gelber bis grünlicher Schleim hochgehustet. Der Rachen ist ständig leicht gereizt, was zu häufigem Räuspern und Hüsteln führt. Er kann so empfindlich sein, daß Schlucken schmerzt und Sie das Gefühl haben, ein Splitter steckte im Hals.
Dosierung → Vorschrift 2, hintere Umschlagklappe.

Hyoscyamus D6: Reizhusten, der in der Nacht auftritt oder sich nachts verschlimmert; er kann seelische Ursachen haben. Wenn Sie sich hinlegen, durch Essen, Trinken und Sprechen wird der Husten schlimmer; wenn Sie sich aufsetzen, bessert er sich. Es handelt sich um einen trockenen Husten mit dem Gefühl, als sei der Hals zusammengeschnürt oder als würde Sie etwas in der Kehle kitzeln.

Dieses Mittel wird mitunter auch als homöopathisches Codein bezeichnet, weil es beruhigend auf den Hustenreiz wirkt.
Dosierung → Vorschrift 2, hintere Umschlagklappe.

Ipecacuanha D6: Ein feuchtes Rasseln in der Brust, ohne daß sich der Schleim löst. Dabei kann es zu Übelkeit und Erbrechen kommen, zu einem Erstickungsgefühl und zu pfeifendem Atem, auch zu großer Erschöpfung mit bleichem Gesicht und kaltschweißiger Stirn. Im warmen Zimmer verschlimmert sich der Husten.

Der Husten sitzt tief in der Brust, in der sich Schleim angesammelt hat. Es gelingt Ihnen nicht, den Schleim auszuhusten, so daß sich

aus dem unaufhörlichen, heftigen Husten ein Würgen entwickelt und die Angst zu ersticken. Der Körper versucht unter größter Anstrengung, sich von dem atemraubenden Schleim in den Bronchien zu befreien; dabei kommt es sogar zu Krämpfen in einzelnen Körperteilen. Begleitsymptome Ihres Hustens sind Erbrechen und Nasenbluten. Heftiger Husten mit Würgen oder Erbrechen sollte Sie zu Ipecacuanha greifen lassen. Vor allem Kinder und ältere Menschen leiden unter dieser Form des Hustens. Ältere Menschen brauchen häufig *Antimonium tartaricum* (→ Seite 67).
Mittelvergleich: Wenn die Bronchien voller Schleim sind, der sich aber trotz aller Anstrengungen nicht lösen will, ist Ipecacuanha das passende Mittel. Sind die Atemwege zwar voller Schleim, doch fehlt es an Kraft, das leichtlösliche Sekret auszuhusten, wählen Sie *Antimonium tartaricum* (→ Seite 67). Lesen Sie bitte ebenfalls unter *Causticum* (→ Seite 68) und *Hepar sulfuris* (→ Seite 68) nach.
Dosierung → Vorschrift 2, hintere Umschlagklappe.

Nux vomica D12: Sie sind schnell erkältet, Ihre Beschwerden werden von warmen Getränken besser, verschlimmern sich jedoch nachts (→ auch *Arsenicum album*, Seite 67). Doch ängstlich werden Sie nicht! Sie reagieren gereizt. Der ständige Kitzel im Hals, der vor allem beim Erwachen Husten hervorruft und zu einem rauhen, rohen Gefühl im Rachen führt, ärgert Sie.
Dosierung → Vorschrift 2, hintere Umschlagklappe.

Phosphorus D12: Wenn Sie sich zu lange in kalter Luft aufgehalten haben, ist ein trockener, schmerzhafter Husten die Folge. Das Bedürfnis zu husten verstärkt sich, wenn Sie vom Warmen ins Kalte kommen (oder umgekehrt). Sie haben das Gefühl, als brenne Ihr Hals oder als sei er, vor allem in der Höhe des Kehlkopfes, wund. Sogar Ihre Stimmbänder werden in Mitleidenschaft gezogen: Sie werden heiser, was bis zum zeitweiligen Verlust Ihrer Stimme führen kann.
Dosierung → Vorschrift 2, hintere Umschlagklappe.

Pulsatilla D12: Abends und in der Nacht ist der Husten trocken. Erst am Morgen löst sich der Schleim, und es kann zu gelblich-schleimigem Auswurf kommen. An der frischen Luft im Freien atmen Sie erleichtert auf; wenn Sie jedoch ins warme Zimmer zurückkehren oder wenn Sie erhitzt sind, aber auch, wenn Sie etwas Warmes zu sich genommen haben, müssen Sie wieder husten. Mitunter vergessen Sie den Husten tagsüber, doch sobald Sie sich ins Bett legen, macht er Ihnen sehr zu schaffen. Wenn Sie zu Bett gehen und dort mit einigen Kissen im Rücken halb aufgerichtet sitzen, geht es Ihnen rasch besser – vor allem, wenn Sie liebevoll umsorgt werden.
Dosierung → Vorschrift 2, hintere Umschlagklappe.

Rumex D6: Krampfartiger, trockener Husten, der hervorgerufen wird durch Reiz und Kitzel hinter dem Brustbein. Oft unterdrücken Sie den Husten, um das wunde Gefühl im Hals nicht zu verstärken. Sie stecken den Kopf unter die Bettdecke, weil warme Luft den Hustenreiz mildert. Der Wechsel von der warmen Luft des Zimmers in frische, kühle Luft dagegen verstärkt den Husten. Er verschlimmert sich am Abend, vor allem gegen 23 Uhr. Er wird auch schlimmer durch Reden. Einige Augenblicke nach dem Hinlegen können heftige Hustenanfälle auftreten. Beim Einatmen haben Sie ein Gefühl von Wundheit und Brennen. Um dies zu vermeiden, sitzen Sie sehr still und machen nur oberflächliche, flache Atemzüge, wodurch es zu einer hastigen, unregelmäßigen Atmung kommt. Eigentümlich ist das Gefühl, als sei unter dem Schlüsselbein alles wund; es ist, als würde Ihr Atem direkt unter die Schlüsselbeine strömen und dort das wunde, brennende Gefühl erzeugen. Eine leichte Berührung des Halses kann zu Husten führen. Zäher Schleim sammelt sich manchmal im Hals und zwingt Sie zu ständigem Räuspern; im allgemeinen ist der Husten jedoch trocken.
Dosierung → Vorschrift 2, hintere Umschlagklappe.

Spongia D6: Der Husten klingt wie ein heiseres Krächzen oder Sägen. Sie werden durch den Husten aus dem Schlaf gerissen und glauben zu ersticken. Der Husten kann auch durch Erregung ausgelöst werden; bei Aufregung, aber auch durch kalte Getränke und in kalter Luft wird der Husten schlimmer, während warme Getränke und warme Speisen ihn bessern. Ihrem Allgemeinbefinden ist Wärme aber abträglich.

Sie empfinden Trockenheit und Brennen im Hals. Die Stimme ist heiser und rauh. Wenn Sie Spongia brauchen, kündigt sich der Husten bereits ein oder zwei Tage vorher durch rauhe, trockene Halsschleimhäute an. Typisch ist ein Husten in den Stunden vor Mitternacht. *Dosierung* → Vorschrift 2, hintere Umschlagklappe.

Grippaler Infekt

Der grippale Infekt ist eine durch Viren verursachte fiebrige Erkrankung, bei der die Schleimhäute der Atemwege entzündet sind. Neben Fieber kommt es zu Schnupfen, Halsschmerzen, Heiserkeit und Husten. Häufig treten auch Glieder- und Kopfschmerzen auf.

Der Verlauf eines grippalen Infekts, volkstümlich auch »Grippe« genannt, ist individuell unterschiedlich. Bei dem einen beginnt die Entzündung im Hals und steigt auf in die Nasenschleimhäute, beim anderen beginnt die Entzündung in den Nasenschleimhäuten und steigt ab in die Bronchien; der eine leidet fünf Tage, der andere drei bis vier Wochen unter grippalen Beschwerden. Häufig beginnt ein Infekt sehr stürmisch mit schnell ansteigendem hohen Fieber, oft aber beginnt die Erkrankung langsamer mit weniger hohen Temperaturen. Ein grippaler Infekt kann auch zu einer Mittelohr- und Stirnhöhlenentzündung führen, zu einer schweren Bronchitis oder zu einer Lungenentzündung, zu Herzinnenhaut- oder Herzmuskelentzündung und – in sehr seltenen Fällen – zu einer Hirnhautentzündung.

Wichtig

Gehen Sie unverzüglich zum Arzt
- Wenn hohes Fieber (über 39 °C) auftritt.
- Wenn das Fieber innerhalb von 6 Stunden nach Behandlungsbeginn noch ansteigt.
- Wenn sich unter homöopathischer Behandlung die Beschwerden nicht bessern, und wenn plötzlich starke Kopfschmerzen, Nackensteifigkeit oder ein ausgeprägtes Schwächegefühl auftreten, auch wenn es zu Husten, Atembeschwerden und Brustschmerzen, zu Ohrenschmerzen, zu Herzjagen oder Herzrhythmusstörungen kommt.
- Wenn Sie Kreislaufbeschwerden haben.
- Wenn leichtes oder mäßiges Fieber trotz Ihrer Selbstbehandlung nach 3 Tagen nicht vorüber ist.

Vor der Mittelwahl

Beginnen Sie die Behandlung nicht, ohne die folgende Selbstbefragung aufmerksam durchgearbeitet zu haben. Ich habe die Fragen so zusammengestellt, daß Sie Ihre Symptome besser erkennen und benennen können, was Ihnen hilft, sicher das für Sie passende Mittel aufzufinden.

Selbstbefragung
- Spüre ich die Anzeichen einer Erkältung?
- Seit wann habe ich Temperatur?
- Kenne ich die Ursache meiner Erkältung?
- Habe ich Kopfschmerzen, Bauchschmerzen, Rücken- oder Gliederschmerzen?
- Habe ich Fieber, das zusammen mit Schnupfen oder Husten auftritt?
- Friere ich? – Sind Hände und Füße kalt?
- Was verschlechtert mein Befinden?
- Habe ich irgendwelche besonders auffälligen Beschwerden?

Die Beschwerden – das passende Mittel

Lesen Sie bitte den folgenden Arzneiüberblick aufmerksam durch. Wählen Sie das Mittel, das zu Ihren Beschwerden paßt. Die angegebene Seitenzahl führt Sie zu der ausführlichen Mittelbeschreibung mit Dosierungshinweis und Arzneipotenz.

Können Sie »Ihr« Arzneimittel auf diesem Weg nicht finden, hilft Ihnen der Abschnitt *So finden Sie zum passenden Mittel* weiter (→ Seite 15).

Arzneiüberblick

Bei beginnender Erkältung:

Unwohlsein, Frieren, Niesen, Schwindel, Blässe. Kalte Nasenspitze.
→ Camphora, Seite 73.

Frösteln, Schaudern.
Gliederschmerzen, heißer Körper.
Hohe Erkältungsanfälligkeit (Zugluft).
Sie sitzen viel, sind überarbeitet, reizbar, ärgerlich und hypochondrisch.
→ Nux vomica, Seite 75.

Bei plötzlich einsetzendem, hohem Fieber:

Trockenes, heißes Gesicht.
Beschwerden bei trocken-kaltem, windigem Wetter.
Großer Durst auf kaltes Wasser.
Unruhiges Hin- und Herwerfen im Bett.
Verschlimmerung der Beschwerden abends und nachts.
→ Aconitum, Seite 72.

Glühend heißes, feuchtes Gesicht.
Glühende Hitze auch am Körper.
Beschwerden bei feucht-kalter Witterung.
Weite Pupillen, gerötete Augen.
Trockener Mund, kaum Durst.
Sie sind überempfindlich (Licht, Geräusche) oder wie benommen.
→ Belladonna, Seite 72.

Heißes Gesicht.
Schnell wechselnde Gesichtsfarbe.
Sie sind nur leicht erkältet.
→ Ferrum phosphoricum, Seite 74.

Bei Abgeschlagenheit und Gliederschmerzen:

Gefühl großer Kälte (vor allem vormittags). Beim Aufdecken zittern Sie vor Kälte. Gliederschmerzen während des Fiebers. Sie vertragen Schmerzen nicht, sind ungeduldig, reizbar und schimpfen.
→ Nux vomica, Seite 75.

Gliederschmerzen; große Unruhe.
Beschwerden durch Kälte und Überanstrengung.
Fieberbläschen an den Lippen.
Schlaflosigkeit oder sehr unruhiger Schlaf.
Linderung durch Wärme.
→ Rhus toxicodendron, Seite 75.

Kopfschmerzen.
Stuhlverstopfung.
Starker Durst auf kaltes Wasser.
Sie sind mürrisch, abweisend, wollen Ihre Ruhe.
→ Bryonia, Seite 73.

»Sommergrippe«.
Infektion bei feuchter, milder Witterung.
Frösteln, Zittern, leichtes Fieber.
Kein Durst.
Dumpfe Kopfschmerzen, Benommenheit.
→ Gelsemium, Seite 74.

Muskelschmerzen in Gliedmaßen und Rücken. Gefühl von Zerschlagenheit.
Fieberanstieg morgens (zwischen 7 und 9 Uhr).
Kopfschmerzen. Schmerzende Augen.
→ Eupatorium perfoliatum, Seite 73.

Bei grippalem Infekt mit Schnupfen
→ Arzneiüberblick *Schnupfen*, Seite 55.

Bei grippalem Infekt mit Halsentzündung
→ Arzneiüberblick *Halsentzündung*, Seite 62.

Bei grippalem Infekt mit Husten
→ Arzneiüberblick *Husten*, Seite 65.

Mittelbeschreibungen

Aconitum D6: Der Infekt ist ausgelöst von trockenem kaltem Wetter, von kalten Winden. Das Fieber bricht nur wenige Stunden nach der Infektion aus. Sie haben großen Durst auf kaltes Wasser. Sie sind sehr unruhig, vielleicht auch ängstlich. Ihr Zustand verschlimmert sich am Abend und in der Nacht. Mittags noch waren Sie bei bester Gesundheit: Am Nachmittag empfanden Sie vielleicht Prickeln und Trockenheit in der Nase, worauf Sie öfters niesen mußten. Wenige Stunden später, abends oder nachts, brach das Fieber aus.

Nur wenn Sie plötzliche und heftige Fieberreaktionen zeigen – so intensiv reagieren Kinder und Jugendliche häufiger als Erwachsene –, kann Aconitum für Sie passend sein. Dem plötzlichen Beginn folgt meist eine rasche Heilung. Nach einer Nacht mit Unruhe und Angst ist oft am nächsten Morgen das Schlimmste überwunden.

Aconitum, rechtzeitig gegeben, kann bewirken, daß eine leichte Infektion bereits am nächsten Tag beendet ist. Es kann aber auch sein, daß die Krankheit in eine neue Phase eintritt, wodurch es zu einer Veränderung des Beschwerdenbildes kommt – dann brauchen Sie ein neues Mittel.

Aconitum ist so lange angezeigt, bis Sie in Schweiß ausbrechen. Meistens bessert sich mit diesem Schweißausbruch Ihr Befinden, das Fieber geht zurück, Sie werden ruhiger. Bald schon fallen Sie in einen erholsamen Schlaf.
Mittelvergleich: Sie sollten statt Aconitum besser *Belladonna* (→ unten) nehmen, wenn das Fieber den Schweiß auf die Stirne treibt, ohne daß sich davon Ihr Befinden bessert, und wenn Ihre Gemütsverfassung gekennzeichnet ist durch Erregung und reizbare Überempfindlichkeit, die sich später zu Benommenheit verändern kann.
Dosierung → Vorschrift 1, hintere Umschlagklappe.

Belladonna D6: Plötzliche Grippeinfektion bei feucht-kaltem Wetter. Hochrotes, glühendes Gesicht, häufig feucht-schweißig, glühendheißer Körper. Heftig erregter Gemütszustand mit Überempfindlichkeit der Sinne oder mit Benommenheit. Sie vertragen weder Licht und Geräusche noch Erschütterungen. Ein Übermaß an Licht, Sonne und Wärme kann das Fieber auslösen – sowohl bei langen Gletscher- oder Schneewanderungen an sonnigen Wintertagen als auch im Sommer bei zu langem Aufenthalt in der Sonne.

Durch Licht, Geräusche, Berührung oder Bewegung verschlimmert sich Ihr Zustand. Schon die Erschütterung dadurch, daß jemand an Ihr Bett tritt oder sich darauf setzt, kann für Sie quälend sein. Ruhe, Dunkelheit und Stille sind Ihnen ausgesprochen angenehm.

Das Gesicht ist hellrot glühend, die Haut glänzt und kann mit zunehmendem Fieber scheckig oder dunkelrot werden. Auffallend sind die Vergrößerung der Pupillen, die Rötung der Augen und das Klopfen der Halsschlagadern. Unter der Bettdecke spüren Sie es am deutlichsten: Ihr Körper entwickelt eine »glühende« Hitze.

Oft setzt das Fieber am Nachmittag ein, steigt rasch bis auf 40 °C an und steigt in der Nacht weiter. Obwohl sich Ihr gesamtes Befinden am Abend und in der Nacht verschlechtert, ist das Fieber nach Einnahme von Belladonna am anderen Morgen meist abgeklungen.

Bei einer Grippe, für die Belladonna paßt, kann es außer zu Fieber zu einem rauhen, wunden Hals kommen. Die Schleimhäute des Halses und die Lippen sind ausgetrocknet.
Mittelvergleich: Belladonna und *Aconitum* (→ linke Spalte) sind gut auseinanderzuhalten, weil sie bei unterschiedlichen Gemütszuständen helfen: *Aconitum*, wenn Angst und Unruhe vorherrschen, wobei die intellektuelle Auffassungsgabe erhalten bleibt; Belladonna, wenn ein erregtes, heftiges Verhalten auftritt; mit der Zeit wird der Geist jedoch immer benommener, die Auffassungsgabe mehr und mehr eingeschränkt.

Bei trockenem Fieber: *Aconitum*; bei Fieber mit feuchter Hitze, (Schweiß): Belladonna. *Ferrum phosphoricum* (→ Seite 74) ist bei hohem Fieber ebenfalls angezeigt, jedoch nur dann, wenn der Verlauf weniger heftig ist, und das Gesicht weniger rot, sondern eher wechselnd zwischen blaß und rot.
Dosierung → Vorschrift 1, hintere Umschlagklappe.

Bryonia D6: Kopfschmerzen und Verstopfung sind häufige Begleiterscheinungen der Grippe. Sie haben starken Durst und trinken viel kaltes Wasser. Frische, kühle Luft empfinden Sie als angenehm.

Die Grippe beginnt langsam; Sie fühlen sich nicht wohl, wissen aber nicht, was Ihnen fehlt. Sie sind etwas müde und fühlen sich matt. Ihnen wird zunehmend unbehaglicher. Wenn Sie angesprochen werden, reagieren Sie mürrisch, brummig und abweisend. Das immer stärker werdende Krankheitsgefühl treibt Sie ins Bett, wo Sie allem den Rücken zukehren. Bei jeder Bewegung fühlen Sie sich höchst unwohl. Auf Störungen reagieren Sie gereizt. Zu sprechen oder angesprochen zu werden, empfinden Sie als Qual. Sie wirken benommen und schwerfällig.

Obwohl Ihnen jede Bewegung zur Qual wird, sitzt tief im Innern eine Unruhe. Vielleicht verschaffen Sie sich Erleichterung durch langsames Spazierengehen. Falls Sie im Bett bleiben, bewegen Sie sich unruhig, ohne dadurch eine Besserung zu erfahren. Ihre Gedanken kreisen um Arbeit und Geschäfte.

Ihren Fieberdurst löschen Sie mit großen Schlucken Wasser. Sehr oft leiden Sie auch an Kopfschmerzen, die bei Druck gegen die Stirn nachlassen, sich aber bei jeder Anstrengung verschlimmern. Sie bevorzugen eine leicht erhöhte Lagerung des Kopfes, denn dann sind die Schmerzen am erträglichsten.

Mittelvergleich: Fühlen Sie sich zerschlagen, haben Sie überall am Körper Schmerzen, dann lesen Sie bitte auch die Arzneimittelbilder von *Eupatorium perfoliatum* (→ rechte Spalte), *Rhus toxicodendron* (→ Seite 75), *Gelsemium* (→ Seite 75) und *Nux vomica* (→ Seite 74).

Dosierung → Vorschrift 1, hintere Umschlagklappe.

Camphora D1: Wenn Sie frösteln, wenn Sie immer wieder niesen müssen und sich allgemein »irgendwie nicht wohl fühlen«, können das die ersten Anzeichen einer fieberhaften Erkältung sein. Ihr Gesicht ist dann noch etwas blasser als sonst, die Nase fühlt sich kalt an, der Kreislauf ist geschwächt, und es kann Ihnen hin und wieder den kalten Schweiß aufs Gesicht treiben.

Dosierung: Halbstündlich 3 Tropfen auf Würfelzucker bis zur Besserung, die nach spätestens 2 bis 3 Stunden eingetreten sein sollte.

Eupatorium perfoliatum D6: Kennzeichnend ist ein allgemeines Zerschlagenheitsgefühl mit Muskelschmerzen. Fieberanstieg am Morgen, speziell zwischen 7 und 9 Uhr. Hinzu kommen Kopfschmerzen mit schmerzenden Augen.

Sie sind sehr empfindlich gegen Kälte. Vor Beginn des Fiebers ziehen Kälteschauer über den Rücken, die sich jeden Morgen wiederholen, bevor das Fieber steigt.

Sowohl während Sie frösteln und frieren als auch während des Fiebers haben Sie großen Durst. Der Schüttelfrost verschlimmert sich, wenn Sie kalte Getränke zu sich nehmen.

Wenn das Frostgefühl langsam nachläßt, um in Fieber überzugehen, kann es zu Erbrechen kommen. Während des Fiebers haben Sie ein intensives Hitzegefühl; auffallend ist die geringe Schweißabsonderung. Heftige Kopfschmerzen quälen Sie ständig, und Ihre Augen können sich wie wund und »gequetscht« anfühlen.

Das für den Einsatz von Eupatorium bezeichnendste Symptom ist das allgemeine Zerschlagenheitsgefühl. Es kann Ihnen vorkommen, als wolle der Rücken zerbrechen oder als seien sämtliche Gelenke »aus den Fugen geraten«. Die starken Gliederschmerzen sitzen tief und können als dumpf empfunden werden. Es ist verständlich, daß Sie durch ständigen Lagewechsel Ihre Schmerzen zu erleichtern versuchen. Dadurch befinden Sie sich in einer steten Unruhe, die allerdings Ihre Beschwerden nicht bessert.

An Ihrem seelischen Befinden fällt auf, wie sehr Sie über Ihr Leid klagen. Sie sind bedrückt und halten damit nicht hinter dem Berg; Sie lamentieren und zeigen viel Selbstmitleid.

Mittelvergleich: Auch im Arzneimittelbild von *Rhus toxicodendron* (→ Seite 75) finden Sie als Symptom das allgemeine Zerschlagenheitsgefühl, jedoch verbunden mit mehr Steifheit, vor allem bringt Bewegung nach kurzer Zeit Erleichterung. Ein dumpfes Gefühl, ein Gefühl »wie betäubt«, weist auf *Gelsemium* (→ Seite 74) hin, wobei aber weder Durst noch Unruhe bestehen. Wenn Erbrechen Ihr Hauptsymptom

ist, sollten Sie auch das Arzneimittelbild von *Ipecacuanha* (→ Seite 68) durchlesen.
Dosierung →Vorschrift 1, hintere Umschlagklappe.

Ferrum phosphoricum D6: Plötzlich auftretendes Fieber, das weder durch Gemütsverstimmung noch durch dramatischen Fieberanstieg gekennzeichnet ist. (Dieses Mittel eignet sich für den eher blassen, blutarmen Menschen mit geringer Widerstandskraft, der sich leicht erkältet.) Das heiße Gesicht wechselt schnell die Farbe, mal ist es blaß, mal rot.

Die Grippe beginnt häufig mit Frösteln, dem Fieberhitze folgt. Während des Fiebers haben Sie keinen oder nur mäßigen Durst. Es kommt weder zu der intensiv trockenen Hitze, die mit *Aconitum* (→ Seite 72) zu behandeln ist, noch zu der glühenden feuchten Hitze, für die *Belladonna* (→ Seite 72) paßt. Eventuell wachen Sie während der Nacht durch einen starken Schweißausbruch erschöpft auf.

Als Begleiterscheinung des Fiebers sind Kopfschmerzen möglich. Schleim aus Nase oder Mund kann von Blut streifig durchzogen sein. Auch kann während des Fiebers Nasenbluten auftreten.

Ihr seelisches Befinden ist unauffällig. Im allgemeinen ist Ihr Geist klar, so daß Sie sich trotz Fieber geistig beschäftigen können. Man beschreibt diesen Zustand am ehesten so: Der Kranke liegt bei 39° Fieber, eine Zeitung lesend, im Bett.

Mittelvergleich: Wenn Sie das Arzneimittelbild von Ferrum phosphoricum mit jenen der anderen Mittel vergleichen, stellen Sie fest, daß es die am wenigsten ausgeprägten Symptome aufweist.
Dosierung → Vorschrift 1, hintere Umschlagklappe.

Gelsemium D12: Die Infektion tritt oft bei feuchter, milder Witterung auf. Dem schwachen Fieber gehen Frösteln und Kälteschauer voraus. Sie haben Fieber, aber keinen Durst. Sie fühlen sich müde, schlapp, wie betäubt und am ganzen Körper wie zerschlagen. Kopfschmerzen sind eine häufige Begleiterscheinung. Ihre Beschwerden verschlimmern sich am Nachmittag; um 15 Uhr hat das Fieber seinen Höhepunkt erreicht. Übermäßige Wärme und Bewegung bekommen Ihnen schlecht. Wenn Sie schwitzen, Kaffee, schwarzen Tee oder andere anregende Getränke zu sich nehmen, geht es Ihnen besser.

Die Grippe entwickelt sich nur langsam; es vergehen mehrere Tage bis zum Ausbruch. Dem Fieber geht ein Frösteln voraus. Kälteschauer können den Rücken herauf- und hinunterziehen. Das Fieber steigt selten über 39 °C. Ihr Gesicht ist leicht gerötet und feuchtwarm. Bezeichnend ist das Fehlen von Durst, denn im allgemeinen trinken Fieberkranke gerne und viel. Hände und Füße sind meist kalt.

Sie machen einen sehr schläfrigen Eindruck. Wenn Sie zu lesen versuchen, werden Ihnen die Augenlider schwer. Die Abgeschlagenheit kann soweit gehen, daß die Zunge wie gelähmt ist und Ihnen das Sprechen schwerfällt. Auch die Beine sind schwach und fühlen sich an, als seien sie aus Watte. Sie fühlen sich müde, benommen und am ganzen Körper wie zerschlagen.

Kopfschmerzen kommen als Begleiterscheinung sehr häufig vor. Entweder sitzen sie im Hinterkopf und ziehen bis in den Nacken, oder sie verursachen das Gefühl eines fest um den Kopf gezogenen Bandes. Die Kopfschmerzen verschlimmern sich, wenn der Kopf tief liegt.

Auch Gleichgewichtsstörungen mit dem Gefühl, zu fallen, können auftreten. Außerdem kommt es häufig zu Schnupfen mit einem dünnen, wäßrigen Sekret; oft auch zu Magenbeschwerden mit Durchfall.

Eine »Gelsemium-Grippe« verläuft langsam. Vier bis fünf Tage hält das Fieber an, dann zeigt sich eine Besserung, doch kommt es sehr oft etwa zwei Tage später zu einem Rückfall. Hinterher brauchen Sie meist noch eine Woche, um sich zu erholen.

Mittelvergleich: Wenn Zerschlagenheit Ihr auffälligstes Symptom ist, sollten Sie auch die Arzneimittelbilder von *Eupatorium perfoliatum* (→ Seite 73), *Rhus toxicodendron* (→ Seite 75) und *Nux vomica* (→ Seite 75) lesen.
Dosierung → Vorschrift 1, hintere Umschlagklappe.

Nux vomica D12: Auch an gesunden Tagen sind Sie kälte- und zugempfindlich. Jetzt aber frösteln Sie und haben wahre Niesanfälle. Es reicht, wenn Sie nur kurzzeitig an der frischen Luft waren oder daß eine Türe offen stand – schon schaudern Sie vor Kälte. Wenn Ihnen kalt geworden ist, werden Sie stundenlang nicht mehr warm: Selbst nahe an der Heizung oder im Bett frieren Sie. Wenn Sie Fieber bekommen, macht bereits die geringste Bewegung oder kurzes Aufdecken im Bett Sie vor Kälte schaudern. Je höher das Fieber steigt, desto mehr Wärme (Decken, Wärmflasche) brauchen Sie. Sie haben Rücken- und Knochenschmerzen und ziehende Schmerzen in allen Gliedern. Darüber hinaus neigen Sie zu Begleiterscheinungen wie Kopf- und Magenschmerzen. Dieser so ungebeten auftretende Zustand macht Sie ausgesprochen reizbar. *Dosierung* → Vorschrift 1, hintere Umschlagklappe.

Rhus toxicodendron D12: Sie sind sehr ruhelos, manchmal auch ängstlich und reizbar. Die Grippe tritt auf, nachdem Sie naß und kalt geworden sind und sich überanstrengt haben. Fieberbläschen bilden sich an den Lippen. Bei kaltem, feuchtem Wetter geht es Ihnen schlechter. Nachts und in Ruhe verschlimmern sich Ihre Beschwerden, so daß Sie kaum Schlaf finden. Wärme tut Ihnen ausgesprochen gut.

Sie sind ein kälteempfindlicher Mensch, der leicht zu frösteln beginnt, sei es durch einen Luftzug im Zimmer oder durch Aufdecken im Bett. Die Grippe beginnt allmählich. Mit Fieberbeginn setzen heftige Schmerzen am ganzen Körper ein. Nur selten ist das Fieber hoch.

Die Schmerzen am ganzen Körper verursachen das, was als Leitsymptom dieser Arznei gilt: eine große Ruhelosigkeit. Sie werden es kaum für längere Zeit in einer bestimmten Lage aushalten. Ständig müssen Sie Ihre Position verändern, damit die Schmerzen im Körper erträglicher werden. Liegen Sie eine Zeitlang ruhig, schmerzen die Muskeln und werden steif.

Im allgemeinen schwitzen Sie während Ihrer Erkrankung sehr stark; Ihr Schweiß riecht häufig säuerlich. Bemerkenswert sind die meist an der Unterlippe auftretenden Fieberbläschen. Zu ihrem Beschwerdenbild kann ein heftiger Kopfschmerz gehören, meist am Hinterkopf, verbunden mit einem steifen Nacken.

Der Kopf fühlt sich so schwer an, daß es Sie Mühe kostet, ihn aufzurichten.

Sie fühlen eine große innere Unruhe und machen sich viele Sorgen. Sie können äußerst gereizt reagieren. Mitunter sind Sie traurig, in gedrückter Stimmung und machen sich angstvolle Gedanken. Ihre Situation mit den dauernden Schmerzen kann Ihnen so hoffnungslos erscheinen, daß Sie zu weinen beginnen.

Wenn Ihre Grippe mit heftigen Gliederschmerzen verbunden ist, sollten Sie auch an *Eupatorium perfoliatum* (→ Seite 73) denken; wer dieses Mittel braucht, findet allerdings keine Erleichterung durch Bewegung. *Gelsemium* (→ Seite 74) weist in seinem Arzneimittelbild auch ein Zerschlagenheitsgefühl auf, das jedoch von einem Gefühl der Schwere und von Müdigkeit begleitet ist, außerdem den heftigen Hinterkopfschmerz. Fieberbläschen werden nicht allein durch Rhus toxicodendron geheilt, sie können auch mit *Natrium muriaticum* (→ Seite 60) und *Dulcamara* (→ Seite 58) behandelt werden.

Wie immer dürfen Sie sich bei der Mittelwahl nicht nur auf ein herausragendes Symptom konzentrieren, sondern müssen das gesamte Arzneimittelbild berücksichtigen. *Dosierung* → Vorschrift 1, hintere Umschlagklappe.

MAGEN- UND DARM-BESCHWERDEN

Magenschmerzen und Bauchkrämpfe

Wer Schmerzen hat, hat meistens nur noch einen Wunsch: sich rasch Erleichterung verschaffen! So verständlich das ist, so wichtig ist es aber, die homöopathischen Mittel, die Ihnen bei Magenschmerzen und Bauchkrämpfen innerhalb weniger Minuten Erleichterung verschaffen können, verantwortungsbewußt einzusetzen. Denn gerade bei Beschwerden im Bauchbereich ist immer Vorsicht geboten: Schmerzen sind in jedem Fall Signale des Körpers, mit denen er ihnen zu verstehen gibt, daß etwas nicht in Ordnung ist. Da im Bauch wichtige Organe dicht beieinander liegen, müssen Sie bei einer Selbstbehandlung vorsichtig sein. Schmerzen im Bauch können eine der folgenden Erkrankungen signalisieren, die in ärztliche Behandlung gehören: Magenschleimhautentzündung, Magen- oder Zwölffingerdarmgeschwür, Blinddarmreizung oder -entzündung, Gallen- und Bauchspeicheldrüsenentzündung, Beschwerden der Nieren und Harnwege, der Eileiter, Eierstöcke und Gebärmutter. Behandeln Sie sich nur selbst, wenn Sie sicher sind, daß Ihre Schmerzen im Magen- und Darmbereich lokalisiert sind und auf einfache Ursachen zurückzuführen sind.

Wichtig

Für die Selbstbehandlung eignen sich nur leichte Beschwerden, die erst vor kurzem aufgetreten sind. Beschwerden, die bereits seit Wochen oder Monaten andauern, sind chronische Beschwerden und sollten von einem homöopathisch arbeitenden Arzt oder Heilpraktiker behandelt werden.

<u>In diesen Fällen können Sie sich selbst behandeln</u>

- Beschwerden als Folge von falschem Eßverhalten: Wenn Sie zu viel, zu schnell, zu heiß, zu kalt, zu scharf oder durcheinander gegessen oder getrunken haben.
- Beschwerden als Folge einer Speisenunverträglichkeit: verdorbene Nahrungsmittel, fettes Fleisch, schwere Kuchen und Torten, saures Obst.
- »Unverdaute Gefühle«: heruntergeschluckter Ärger, unterdrückte Wut, tief vergrabener Kummer oder Angst und Erregung.
- Bauchschmerzen bei Kindern → *Kinderkrankheiten,* Seite 176.
- Bauchschmerzen vor oder während der Menses → *Frauenbeschwerden*, Seite 140.

Bevor Sie Ihre Selbstbehandlung beginnen, beachten Sie bitte gewissenhaft die folgenden Hinweise:

<u>Gehen Sie zum Arzt oder zum Heilpraktiker</u>

- Wenn ungewohnt heftige Schmerzen auftreten, deren Ursache Sie nicht kennen.
- Wenn die Beschwerden mit Erbrechen, Durchfall, Kreislaufstörungen oder Fieber einhergehen und Ihr Allgemeinbefinden schlecht ist.
- Wenn der Bauch geschwollen ist, die Bauchdecke sich wie gespannt anfühlt und leichtes Hineindrücken in den Bauch oder das Zurückschnellen Schmerzen verursacht.
- Wenn sich heftige Schmerzen eine Stunde nach Beginn der Selbstbehandlung, leichtere Schmerzen nach einem Tag noch nicht gebessert haben.
- Wenn Ihre Schmerzen chronischer Natur sind. Es empfiehlt sich in diesem Fall eine Therapie (→ *Konstitutionsbehandlung*, Seite 11) durch den homöopathisch behandelnden Arzt oder Heilpraktiker.
- Wenn Sie sich über das Ausmaß Ihrer Beschwerden unsicher sind.
- Wenn Sie vermuten, daß Ihre Beschwerden auf Verdauungsprobleme zurückzuführen sind, sollten Sie sich diese Annahme bestätigen lassen.

<u>Achtung:</u>
In seltenen Fällen kann eine sofortige Einweisung ins Krankenhaus erforderlich sein, wenn akute Schmerzen im Bauchraum durch Darmverschluß, Durchbruch eines Geschwürs, Bauchfellentzündung, Gefäßriß oder Blinddarmentzündung ausgelöst werden.

Vor der Mittelwahl

Beginnen Sie die Behandlung nicht, ohne die folgende *Selbstbefragung* aufmerksam durchgearbeitet zu haben. Ich habe die Fragen so zusammengestellt, daß Sie Ihre Symptome besser erkennen und benennen können, was Ihnen hilft, rasch und sicher das für Sie passende Mittel aufzufinden.

Selbstbefragung
Da Sie bei Schmerzen rasche Hilfe benötigen, habe ich mich bei der Selbstbefragung auf die drei wesentlichsten Punkte beschränkt, die Sie auch im Schmerzbild wiederfinden werden.

- Versuchen Sie, Ihre Schmerzen zu charakterisieren: Sind sie stechend, krampfend oder drückend und kneifend?
- Finden Sie heraus, wodurch Ihre Schmerzen schlimmer werden oder was sie erträglicher macht: Zusammenkrümmen, Druck, Wärme, Bewegung?
- Welche Ursachen haben Ihre Schmerzen: Erkältung, zu viel oder zu schweres Essen, seelische Gründe?

Wer anlagebedingt seinen Schwachpunkt im Bauchbereich hat, wird des öfteren Schmerzzustände erleben, die einander ähnlich sind. Versuchen Sie, sich an die Gemeinsamkeiten der jeweiligen Schmerzzustände zu erinnnern, so daß Sie im vorhinein wissen, welches Mittel Ihnen helfen kann. So sind Sie gut vorbereitet und können Ihren Schmerzen schon bei deren Einsetzen wirksam begegnen.

Die Beschwerden – das passende Mittel

Lesen Sie bitte den folgenden Arzneiüberblick aufmerksam durch. Wählen Sie das Mittel, das zu Ihren Beschwerden paßt. Die angegebene Seitenzahl führt Sie zu der ausführlichen Mittelbeschreibung mit Dosierungshinweis und Arzneipotenz

Können Sie »Ihr« Arzneimittel auf diesem Weg nicht finden, hilft Ihnen der Abschnitt *So finden Sie zum passenden Mittel* weiter (→ Seite 15).

Arzneiüberblick

Scharfe, stechende, kolikartige Schmerzen.
Sie krümmen sich vor Schmerzen.
→ Colocynthis, Seite 80.

Wärmeanwendungen, warme Getränke, starker Druck auf den Bauch lindern die Schmerzen.
Schmerzen und Krämpfe um den Bauchnabel.
→ Magnesium phosphoricum, Seite 80.

Unerträgliche Schmerzen.
Sie reagieren gereizt, ärgerlich und sehr heftig.
Große Unruhe.
Sie schwitzen.
Eine Wange ist röter als die andere.
→ Chamomilla, Seite 80.

Stechende Schmerzen.
Die kleinste Bewegung verschlimmert die Schmerzen.
Linderung durch Druck.
Großer Durst (kalte Getränke).
Sie befinden sich in brummiger, abweisender Stimmung.
→ Bryonia, Seite 80.

Schneidende, kolikartige Schmerzen.
Leichtes Zurückbeugen des Oberkörpers lindert die Schmerzen.
Verschlimmerung bei geringfügiger Bewegung.
Sie sind erhitzt und erregt.
→ Belladonna, Seite 80.

Bauchkrämpfe als Folgen von Streß, unverträglichem Essen oder nach übermäßigem Genuß von Kaffee und Alkohol.
Meistens morgens oder einige Stunden nach dem Essen.
→ Nux vomica, Seite 81.

Beschwerden durch unterdrückten Ärger, Zorn.
Nach Beleidigungen.
→ Staphisagria, Seite 81.

Mittelbeschreibungen

Belladonna D6: Sie leiden an schneidenden, kolikartigen Magenschmerzen, die durch Bewegung stärker, jedoch durch leichtes Zurückbeugen besser werden. Das Blut steigt in den Kopf: Das Gesicht wird ganz rot, und die Halsadern schwellen dick an. Der Bauch ist aufgetrieben, und der Darm wölbt sich oberhalb des Nabels wie eine Wurst unter der Bauchdecke.
Dosierung → Vorschrift 2, hintere Umschlagklappe.

Bryonia D6: Jede Bewegung verschlimmert den Schmerz. Ihre Schmerzen werden meist von großem Durst und dem Verlangen nach kalten Getränken begleitet; sie sind krampfartig, stechend, schneidend oder reißend. Bereits die geringste Bewegung oder Erschütterung wie etwa das Einatmen (→ auch *Belladonna*, oben) verschlimmert Ihre Beschwerden. Wenn Sie auf dem Bauch liegen oder sich zusammenkrümmen, erzeugen Sie einen Druck, der die Schmerzen lindert; auch das Aufstoßen oder das Abgehen von Winden kann Ihre Schmerzen erleichtern. Der Bauch ist aufgetrieben, und Sie empfinden einen Druck im Magen, als würde dort ein Stein liegen. Der Magenbereich ist so empfindlich, daß Sie eng anliegende Kleidung nicht ertragen können.
Dosierung → Vorschrift 2, hintere Umschlagklappe.

Chamomilla D12: Häufig haben Sie blaue Ränder unter den Augen, wenn Sie unter Schmerzen leiden. Bei kolikartigen Schmerzanfällen bekommen Sie schnell heiße Backen, ein rotes Gesicht (→ auch *Belladonna*, oben), oder Sie reagieren mit einem heftigen Schweißausbruch. Oft stellen sich Ihre Beschwerden auch als Folgen von Ärger und Zorn ein (→ auch *Colocynthis*, rechte Spalte, und *Staphisagria*, Seite 81), aber auch Kaffee kann bei Ihnen zu Magenschmerzen führen. Im Magen und unter den Rippen ist der Schmerz drückend; er behindert Sie beim Atmen. Der Leib ist trommelartig aufgetrieben, und es kommt zu krampfartigen, kneifenden Schmerzen. Im Bauch und im Rücken haben Sie Schmerzen, als würde man Sie zusammenschnüren.

Typisch für Sie sind auch Bauchschmerzen, die von einer Seite zur anderen wandern: rechts beginnend, quer über den Nabelbereich nach links. Allgemein sind Sie ein sehr schmerzempfindlicher Mensch, der vor »Wut mit den Füßen stampft und mit den Zähnen knirscht«.
Dosierung → Vorschrift 2, hintere Umschlagklappe.

Colocynthis D6: Häufig sind Erregung und Zorn die Auslöser Ihrer Bauch- und Magenschmerzen (→ auch *Chamomilla*, linke Spalte, und *Staphisagria*, Seite 81). Aber auch Obst und – vor allem, wenn Sie geschwitzt haben – kalte Getränke kommen als Ursachen in Frage. Oft treten kolikartige, krampfartige, kneifende Schmerzen in der Nabelgegend auf, die sich in jeder Stellung verschlimmern, außer beim Zusammenkrümmen. Manchmal hilft es Ihnen, wenn Sie ein Kissen oder die Hände in den Bauch drücken. Die Schmerzen können sehr intensiv und quälend sein. Sie halten in der Regel nur kurze Zeit an und verschlimmern sich in Intervallen von 5 bis 10 Minuten. Die kneifenden Schmerzen bessern sich, wenn Winde oder Stuhl abgehen. Es kann auch zu Durchfall kommen. Sie sind sehr unruhig und gehen im Zimmer umher; wenn Sie im Bett liegen, wälzen Sie sich von einer Seite auf die andere.
Dosierung → Vorschrift 2, hintere Umschlagklappe.

Magnesium phosphoricum D6: Die krampfartigen Schmerzen treten anfallsartig auf und zwingen Sie, sich zusammenzukrümmen. Wärme, zum Beispiel in Form einer Wärmflasche, eines warmen Heublumensäckchens oder einer Einreibung mit warmem Olivenöl, lindert die Beschwerden. Auch warme Getränke werden Ihnen bekommen sowie sanftes kreisförmiges Massieren des Bauches. Manchmal gehen Winde ab, was Sie jedoch nicht erleichtert. So plötzlich wie die Schmerzen gekommen sind, hören sie auch wieder auf.

Auch wenn Sie nicht in der Lage sein sollten, genaue Symptome zu bestimmen, und wenn Ihre Schmerzen – wie das häufig vorkommt – krampfartig sind und durch Wärme und Druck besser werden, hilft Ihnen dieses Mittel.
Dosierung → Vorschrift 2, hintere Umschlagklappe.

Nux vomica D12: Nervosität, Übererregbarkeit, berufliche Sorgen, Streß oder das Über-die-Stränge-Schlagen auf vielen Gebieten kann zu krampfartigen Schmerzen und starkem Druck im Magen führen.

Kaffee, Alkohol und übermäßiges Essen führen zu kolikartigen Bauchschmerzen. Der Leib ist aufgebläht und kann Ihnen das Atmen erschweren. Wenn die Blähungen nach unten drücken, verursachen sie Harn- und Stuhldrang. Die Magen- oder Bauchschmerzen sind morgens oder wenige Stunden nach einer Mahlzeit am stärksten. Bettwärme, warme Getränke und Wärme auf dem Bauch lindern Ihre Beschwerden. Schmerzen im Bauch entstehen auch bei Verstopfung oder Schwierigkeiten bei der Stuhlentleerung. Oft werden Ihre Beschwerden von heftigen Kopfschmerzen begleitet.
Dosierung → Vorschrift 2, hintere Umschlagklappe.

Staphisagria D12: Vor allem bei überempfindlichen und gehemmten Menschen können Ärger, Zorn, aber auch erfahrene Beleidigungen und Kränkungen zu krampfartigen, schneidenden Bauchschmerzen führen. Selbst wenn Sie geringe Mengen essen und trinken, verschlimmern sich die Schmerzen.
Dosierung → Vorschrift 2, hintere Umschlagklappe.

Der verdorbene Magen

Ein Gefühl des Unwohlseins im Magen kann verdorbene Lebensmittel ebenso als Ursache haben wie eine »Erkältung« des Magens. Oft kommt es dabei – selbst bei einer einfachen Magenverstimmung – zu Begleitbeschwerden wie Schmerzen, Übelkeit, Sodbrennen, Blähungen, Verstopfungen oder Durchfall. Um Ihnen das rasche Auffinden des für Ihre Beschwerden passenden Mittels zu erleichtern, habe ich die Behandlung des verdorbenen Magens nach Ursachen unterteilt:

- Verdorbene Nahrung → unten.
- Unverträglichkeit bestimmter Speisen, der »erkältete« Magen → Seite 83.
- Wenn Begleitbeschwerden auftreten, lesen Sie bitte die entsprechenden Abschnitte nach:

→ Magenschmerzen und Bauchkrämpfe, Seite 78.
→ Übelkeit, Seite 95.
→ Sodbrennen, Seite 98.
→ Blähungen, Seite 99.
→ Durchfall, Seite 102.

Verdorbene Nahrung

Einer der vielen Gründe für Beschwerden im Magen-Darm-Bereich ist ein verdorbener Magen. Eine der ersten Fragen, die Sie sich stellen sollten, wenn derartige Beschwerden auftreten, ist die, ob Sie in den letzten 24 Stunden etwas zu sich genommen haben, das nicht »ganz in Ordnung« war. Denken Sie hierbei vor allem an Fisch, Fleisch, Geflügel oder Pilze. Wenn Sie an einem gemeinsamen Essen mit anderen teilgenommen haben, es Ihnen und den anderen danach in gleicher Weise schlecht geht, können Sie davon ausgehen, etwas Verdorbenes oder etwas Giftiges gegessen zu haben.

Bei der Möglichkeit einer Vergiftung sollten Sie sofort den Arzt aufsuchen.

In Ländern mit subtropischen oder tropischen Temperaturen kommt es zu einem rascheren und größeren Keimbefall der Nahrung als bei uns. Der Magen des Westeuropäers ist an diesen veränderten Zustand der Nahrung meist nicht gewöhnt. Wenn Sie sich also in einem dieser Länder aufhalten, sollten Sie beim Essen und Trinken besondere Vorsicht walten lassen.

Wichtig

Bevor Sie mit der Selbstbehandlung beginnen, beachten Sie bitte gewissenhaft die folgenden Hinweise:

Rufen Sie unverzüglich den Arzt
- Wenn Sie die Ursache Ihrer Beschwerden nicht genau kennen, oder wenn Sie den Verdacht auf eine Lebensmittelvergiftung haben.
- Wenn Ihre Beschwerden von anhaltend heftigem Erbrechen, Durchfall, Kreislaufstörungen oder Fieber begleitet werden.

Gehen Sie zum Arzt oder zum Heilpraktiker
- Wenn Sie über ein schlechtes Allgemeinbefinden klagen oder noch unter anderen Beschwerden leiden.
- Wenn heftige Beschwerden sich eine Stunde nach Beginn Ihrer Selbstbehandlung und leichte Beschwerden sich nach einem Tag noch nicht gebessert haben.
- Wenn Sie bereits seit Wochen oder Monaten unter Ihren Beschwerden leiden oder diese in gewissen Abständen über Monate oder über Jahre immer wieder auftreten. Es handelt sich dabei um chronische Beschwerden, die Sie nicht selbst behandeln dürfen.

Die Beschwerden – das passende Mittel

Lesen Sie bitte den folgenden Arzneiüberblick aufmerksam durch. Wählen Sie das Mittel, das zu Ihren Beschwerden paßt. Die angegebene Seitenzahl führt Sie zu der ausführlichen Mittelbeschreibung mit Dosierungshinweis und Arzneipotenz. Können Sie »Ihr« Arzneimittel auf diesem Weg nicht finden, hilft Ihnen der Abschnitt *So finden Sie zum passenden Mittel* weiter (→ Seite 15).

Arzneiüberblick

Morgendliche Übelkeit.
Appetitlosigkeit.
Sie mögen nicht essen und möchten erbrechen, um sich zu erleichtern.
→ Nux vomica, Seite 83.

Durchfall und Erbrechen.
Sie fühlen sich erschöpft, sind schwach und Ihnen ist eiskalt.
Sie sind unruhig und über Ihren Zustand sehr besorgt.
Folgen einer Lebensmittelvergiftung.
→ Arsenicum album, unten.

Aufgeblähter Bauch mit Aufstoßen und Blähungen.
Sie haben ein heftiges Verlangen nach frischer Luft, trotz Kältegefühls.
→ Carbo vegetabilis, Seite 83.

Übelkeit, Erbrechen und Durchfall.
Übermäßige Erschöpfung.
Sie haben ein sehr blasses Gesicht mit kaltem Schweiß auf der Stirn.
Großer Durst auf kalte Getränke.
→ Veratrum album, Seite 83.

Mittelbeschreibungen

Arsenicum album D12: Ihnen ist übel, und Sie müssen sich erbrechen, oder Sie leiden an heftigen, brennenden Bauchschmerzen mit Durchfall, der Sie ununterbrochen zur Toilette treibt. Oft treten auch Durchfall und Erbrechen gleichzeitig auf. Der Körper ist – vor allem an den Gliedmaßen – eiskalt, und Sie haben großen Durst; doch wenn Sie etwas trinken, müssen Sie sich bereits nach einigen Schlucken wieder erbrechen. Ihre Beschwerden verschlimmern sich nachts möglicherweise. Das Gefühl, schwach und erschöpft zu

sein, ist ausgeprägt. Trotzdem bewegen Sie sich unruhig hin und her, soweit Ihre Kraft das noch zuläßt. Es tut Ihnen gut, jemanden in der Nähe zu wissen, denn Sie sind ängstlich und sehr besorgt um ihren Gesundheitszustand.
Dosierung → Vorschrift 2, hintere Umschlagklappe.

Carbo vegetabilis D6: Sie fühlen sich schwach. Die Haut ist kalt, vor allem an den Gliedmaßen (speziell an den Knien) und auf der Nase. Eiskalter Schweiß kann auf Ihre Stirn treten. Der Leib ist so aufgetrieben, daß es zu Atembeklemmungen kommt. Der Atem ist kalt und übelriechend, und krampfartige, brennende Magenschmerzen quälen Sie. Sobald man Ihnen Luft zufächelt, geht es Ihnen besser, denn Sie haben ein starkes Verlangen nach Sauerstoff. Aufstoßen und Blähungen vermindern die Auftreibungen im Oberbauch.
Dosierung → Vorschrift 2, hintere Umschlagklappe.

Nux vomica D12: Irgend etwas ist mit Ihrem Magen nicht in Ordnung: Sie sind hungrig, aber eigentlich haben Sie keinen Appetit, sondern eher eine Abneigung gegen Speisen und Getränke; vor allem mögen Sie jetzt kein Bier und keinen Kaffee und auch die gewohnte Zigarette oder Zigarre schmeckt Ihnen nicht. Sie müssen öfter aufstoßen, und vielleicht ist Ihnen schon am Morgen übel, obwohl Sie sich nicht daran erinnern können, verdorbenes Fleisch oder verdorbenen Fisch gegessen zu haben. Sie haben den Wunsch, sich zu erbrechen, um sich zu erleichtern, können sich aber nicht übergeben, obwohl Sie es versuchen.

Mit diesem Mittel wird Ihr verdorbener Magen bald wieder zur Ruhe kommen, und auch das müde, schwere Gefühl, das Sie stets etwa eine Stunde nach dem Essen beschleicht, sowie die nachfolgenden Bauchschmerzen werden verschwinden.
Dosierung → Vorschrift 2, hintere Umschlagklappe.

Veratrum album D6: Sie sind sehr geschwächt. Ihr ganzer Körper ist kalt, und auf Ihrer Stirn steht kalter Schweiß. Anfallsartig überkommt Sie das Gefühl, vor einer Ohnmacht zu stehen. Wenn Sie sich bewegen, und vor allem beim Aufstehen, kann Ihnen übel werden. Sie haben großen Durst auf kalte Getränke, dabei krampfartige Bauchschmerzen mit Erbrechen und Übelkeit oder Durchfall, der mit Erbrechen wechselt. Die Stühle sind wäßrig und kommen unwillkürlich. Ihre Nase fühlt sich kalt an, und vor allem wenn Sie sich aufrichten, ist Ihr Gesicht eingesunken und blaß.
Dosierung → Vorschrift 2, hintere Umschlagklappe.

Unverträglichkeit bestimmter Speisen; der »erkältete« Magen

Wenn Sie einen empfindlichen Magen haben, kann die eine oder andere Speise die Ursache Ihrer Beschwerden sein, zum Beispiel zu kaltes oder warmes Essen, scharf gewürzte oder fette, süße oder saure Speisen, bestimmte Gemüsesorten wie Kohl, Bohnen oder Zwiebeln, oder anderes mehr. Auch wenn Sie viele oder nicht zueinander passende Nahrungsmittel durcheinander essen, oder wenn Sie spät abends noch reichlich auftischen, kann das für Ihren Magen eine Belastung sein. Bedenken Sie auch, daß Ihre Eßgewohnheiten zu Magenproblemen führen können. So spielt die Qualität von Nahrungsmitteln, der Gehalt chemischer Zusatzstoffe, und deren Zubereitung eine ebenso wichtige Rolle wie das Zusichnehmen der Nahrung; oft fehlt im beruflichen oder familiären Alltag die Zeit, die Nahrung angemessen zu kauen und zu verdauen. Auch eine »Erkältung« des Magens beispielsweise durch ein eisgekühltes Getränk bei großer Hitze im Sommer kann Magenbeschwerden verursachen.

Eine homöopathische Selbstbehandlung kann nur dann erfolgreich sein, wenn Sie trotz besseren Wissens nicht immer wieder etwas essen, was Sie nicht vertragen; wenn Sie nicht weiterhin zu hastig oder zu spät abends essen; oder auch, wenn Sie Ihr Leben nicht mehr von Streß, Aufregung und Nervosität bestimmen lassen. Wenn Sie Ihre Beschwerden mit Hilfe homöopathischer Arzneien auf Dauer beheben möchten, überdenken und korrigieren Sie bitte auch Ihr Verhalten.

Wichtig

Bevor Sie mit der Selbstbehandlung beginnen, beachten Sie bitte die folgenden Hinweise:

Rufen Sie unverzüglich den Arzt
- Wenn Sie Verdacht auf eine Lebensmittelvergiftung haben.
- Wenn Ihre Beschwerden von heftigem Erbrechen, Durchfall, Kreislaufstörungen oder Fieber begleitet werden.

Gehen Sie zum Arzt oder zum Heilpraktiker
- Wenn Sie die Ursache Ihrer Beschwerden nicht genau kennen.
- Wenn Sie über ein schlechtes Allgemeinbefinden klagen oder noch unter anderen Beschwerden leiden.
- Wenn heftige Beschwerden sich eine Stunde nach Beginn Ihrer Selbstbehandlung und leichte Beschwerden sich nach einem Tag noch nicht gebessert haben.
- Wenn Sie bereits seit Wochen oder Monaten unter Ihren Beschwerden leiden oder diese in gewissen Abständen über Monate oder über Jahre immer wieder auftreten. Chronische Beschwerden dürfen Sie nicht selbst behandeln.

Die Beschwerden – das passende Mittel

Lesen Sie bitte den folgenden Arzneiüberblick aufmerksam durch. Wählen Sie das Mittel, das zu Ihren Beschwerden paßt. Die angegebene Seitenzahl führt Sie zu der ausführlichen Mittelbeschreibung mit Dosierungshinweis und Arzneipotenz. Können Sie »Ihr« Arzneimittel auf diesem Weg nicht finden, hilft Ihnen der Abschnitt *So finden Sie zum passenden Mittel* weiter (→ Seite 15).

Arzneiüberblick

Unverträglichkeit bestimmter Speisen:

Sie haben zu viel, zu stark gewürzt oder zu schwer, zu spät gegessen.
Unmäßiger Genuß von Alkohol, Nikotin oder Kaffee.
Unregelmäßige Lebensweise.
Bewegungsmangel.
Sie sind ein hektischer, reizbarer, arbeitsbesessener Mensch.
→ Nux vomica, Seite 86.

Beschwerden nach fettem oder spätem Essen, nach dem Genuß von Gebäck oder Eis, nach Durcheinander-Essen.
Wenig Durst.
Verlangen nach frischer Luft und leichter Bewegung.
Sie sind ein reizbarer, nörglerischer, leicht beeinflußbarer Mensch, haben ein eher sanftes Gemüt.
→ Pulsatilla, Seite 87.

Aufgeblähter Leib.
Blähungen und Aufstoßen.
Große Erschöpfung nach dem Essen.
Sie brauchen viel frische Luft.
Fettes Fleisch, schwere Speisen vertragen Sie nicht.
Sie haben ein passives Wesen.
→ Carbo vegetabilis, Seite 86.

Beschwerden nach Perioden heftigen Appetits, in denen Sie sich überessen.
Starker, weißer Zungenbelag.
Schwere, saure Speisen und Wein vertragen Sie nicht.
Sie sind von unlustiger, mürrischer Stimmung.
→ Antimonium crudum, Seite 85.

»Stein im Magen«, großer Durst.
Bauch schmerzhaft aufgetrieben.
Ruhe und Wärme tun Ihnen gut.
Aufstoßen, Übelkeit, Erbrechen.
Sie essen gerne.
→ Bryonia, Seite 85.

Verstopfung, Blähungen und Trägheit.
Völlegefühl, großer Durst, Mundgeruch, aufgetriebener Bauch.
Abneigung gegen warmes Essen, Fleisch, Süßspeisen.
Sie neigen dazu, dick zu werden.
→ Graphites, Seite 86.

»Erkälteter« Magen:

Schmerzen und Durchfall.
Große Kälteempfindlichkeit, vor allem bei plötzlichem Wechsel von kalten zu warmen Temperaturen.
Beschwerden nach Genuß eiskalter Getränke oder Eis; Beschwerden nach Sitzen auf kaltem Untergrund.
→ Dulcamara, Seite 86.

Magendruck, Bauchschmerzen, Durchfall.
Beschwerden durch plötzliche Abkühlung bei großer Hitze (kalte Getränke, kaltes Bad, kalter Wind).
Sie wollen Ihre Ruhe, sind von mürrischer Stimmung.
→ Bryonia, rechte Spalte.

Verdauungsbeschwerden.
Starker, weißer Zungenbelag.
Unverträglichkeit von Wärme (Sommerhitze).
Neigung zum Dickwerden.
Sie sind launisch, sentimental.
→ Antimonium crudum, unten.

Mittelbeschreibungen

Antimonium crudum D6: Obwohl Sie einen eher schwachen Magen haben, verfügen Sie über einen guten Appetit und können manchmal Unmengen in sich »hineinfuttern«. Solchen »Anfällen« folgt oft eine Periode mit andauerndem Appetitmangel und Ekel vor jeder Nahrung. Schon beim Gedanken an Essen oder beim Geruch von Speisen wird Ihnen dann übel, und Sie müssen sich erbrechen. Wenn Sie unter akuten Magenbeschwerden leiden, ist die Zunge mit einem zähen weißen Belag überzogen. Es kommt zu einem schmerzhaften Völlegefühl im Magen und auch zu krampfartigen Magenschmerzen. Der Bauch ist stark aufgetrieben. Es gurgelt und kollert im Leib, und schneidende Schmerzen können auftreten. Immer wieder müssen Sie mit dem Nachgeschmack des eben Gegessenen aufstoßen. Da Ihr Magen überladen ist, kommt es auch zu Erbrechen. Sie vertragen keine schweren Speisen, nichts Saures, keinen Essig und keinen Wein.

Immer wenn das Wetter warm wird, sinkt Ihre Energie spürbar ab; und je höher die Temperatur steigt, desto mehr steigt auch Ihr Bedürfnis, sich hinzulegen – vor allem wenn Sie einige Pfunde zuviel wiegen. Bei Menschen dieses Typs führen die Sommerhitze und kühle Bäder bei heißem Wetter leicht zu Magenkatarrh mit Fieber (→ auch *Bryonia*, unten). Sie leiden dann an Übelkeit und Erbrechen. Die Stühle sind dünn bis wäßrig, können aber auch klumpig und wäßrig sein. Oft enthalten sie unverdaute Speisen. Der Bauch ist häufig aufgetrieben. Schmerzhaftes Völlegefühl im Magen und krampfartige Magenschmerzen setzen Ihnen zu.

Ihre anhaltenden Verdauungsbeschwerden beeinträchtigen Ihr Befinden, und Ihre Stimmung wird zunehmend mürrisch. Sie haben keine Lust mehr, Ihrer Arbeit nachzugehen.
Dosierung → Vorschrift 1, hintere Umschlagklappe.

Bryonia D6: Ihr Mund und Ihre Lippen sind auffallend trocken. Starker Durst quält Sie. Sie haben ein Verlangen nach großen Mengen kalten Wassers, und Sie leiden an einem Schweregefühl mit Druck im Magen (→ auch *Nux vomica*, Seite 86, und *Pulsatilla*, Seite 87). Nach schweren, üppigen Mahlzeiten kann der ganze Bauch schmerzhaft aufgetrieben sein; manchmal spüren Sie die Schmerzen allerdings mehr im Bereich der Leber. Wahrscheinlich wagen Sie nicht, richtig durchzuatmen oder sich zu bewegen, wenn Sie Schmerzen haben, denn beides verschlechtert Ihr Befinden erheblich. Ruhe, etwas Warmes zu trinken oder eine Wärmflasche auf dem Bauch sind Ihnen angenehm. Bei Verstärkung Ihrer Beschwerden kann es auch zu Aufstoßen, Übelkeit und Erbrechen kommen.

Sommerliche Temperaturen vertragen Sie nicht, deshalb nehmen Sie während der heißen Monate jede Möglichkeit wahr, sich abzukühlen. Doch hierin liegt eine Gefahr für Ihre Gesundheit: Wenn Sie naßgeschwitzt in einen kalten Raum, in kühlen Wind oder gar Zugluft geraten, reagiert Ihr Körper leicht mit Durchfall. Auch wenn Sie sich mit einem kalten Bad erfrischt haben, kann Durchfall die Folge sein (→ auch *Antimonium crudum*, Seite 85).

Der Kopf wird heiß, Sie haben leichte Bauchschmerzen, und der Magen- und Darm-Bereich ist sehr berührungsempfindlich. Nach dem Essen haben Sie das Gefühl, als läge Ihnen ein Stein im Magen. Sie haben auffallend starken Durst und trinken große Mengen: Seien Sie hiermit bitte vorsichtig, denn Sie können damit Ihre Magenbeschwerden verschlimmern! Warme Umschläge auf den Bauch tun Ihnen gut, doch der Raum, in dem Sie liegen, sollte kühl sein.

Sie fühlen sich krank, sind mißmutig und ziehen sich zurück – am liebsten in den Schatten, wo es Ihnen besser geht. Wenn es Ihnen schlecht geht, werden Sie brummig und reizbar.
Dosierung → Vorschrift 1, hintere Umschlagklappe.

Carbo vegetabilis D6: Ihre Beschwerden sind den unter *Pulsatilla* beschriebenen ähnlich, aber Sie leiden zusätzlich unter dem Gefühl einer großen Erschöpfung und unter starken Blähungen; Sie sind von eher passivem Wesen.

Beim Essen und noch häufiger vom Alkohol bekommen Sie ein rotes Gesicht. Fette Speisen vertragen Sie nicht, und nach dem Essen geht es Ihnen regelmäßig schlechter. Auch in warmen Zimmern fühlen Sie sich unwohl. Ihr Magen arbeitet sehr langsam, das ist der Grund dafür, daß Ihr Leib in der oberen Hälfte häufig aufgetrieben ist: Er kann sich so ausweiten, daß Sie Atembeklemmungen bekommen. Erleichterung verschafft Ihnen Aufstoßen oder der Abgang von Winden.
Dosierung → Vorschrift 1, hintere Umschlagklappe.

Dulcamara D6: Auf Abkühlung reagiert Ihr Körper häufig mit Durchfall: Wenn Sie etwas sehr Kaltes gegessen oder getrunken haben (weil an warmen Tagen eisgekühlte Speisen und Getränke besonders gut schmecken), aber auch, wenn Sie sich an einem kühlen Sommerabend nach der Tageshitze zu sehr abgekühlt haben, kann es zu Durchfall kommen. Zu Durchfall führen oft auch ein Wechsel von warmer zu kalter Witterung und feuchte Kälte (nasser Sand, kalter Steinfußboden, feuchte Wiesen). Der Leib ist dann aufgetrieben, und es kommt zu kolikartigen, kneifenden oder schneidenden Schmerzen über dem Nabel. Während des Stuhldrangs kann Ihnen übel werden, und wenn Sie etwas Kaltes getrunken haben, kommt es zu Erbrechen und Frösteln.
Dosierung → Vorschrift 2, hintere Umschlagklappe.

Graphites D6: Unter normalen Umständen ist Ihr Appetit gut, doch wenn Sie Verdauungsstörungen haben, leiden Sie unter einem Völlegefühl, das Ihnen die Freude am Essen verleidet. Statt dessen haben Sie dann großen Durst. Bei akuten Beschwerden haben Sie Mundgeruch. Morgens wachen Sie mit dem Geschmack von faulen Eiern auf. Sie entwikkeln eine Abneigung gegen warme Speisen im allgemeinen und gegen Fleisch und Süßigkeiten im besonderen. Nach dem Essen kommt es zu Aufstoßen, das auch ranzig sein kann. Sie haben Magenschmerzen, die von warmen Getränken und auffallenderweise nach dem Essen besser werden. Der Bauch ist aufgetrieben, schwer und voll, es gehen übelriechende Winde ab. Der Darm arbeitet nicht genügend, es kommt zu Verstopfung. Wenn Stuhl abgeht, kann das schmerzhaft sein; große knotige Kotballen, mit Schleim verbunden, verursachen schmerzhafte Risse im After (Analfissuren).

Sie haben eine Neigung zum Fettansatz, sind eher faul und geistig nicht so schnell wie andere. Sie sind kälteempfindlich, aber auch warmes Sommerwetter vertragen Sie schlecht.
Dosierung → Vorschrift 1, hintere Umschlagklappe.

Nux vomica D12: Sie haben momentan das Gefühl, einen richtigen »Stein im Magen« zu haben. Ihre Verdauung ist schwach, denn Ihr Magen arbeitet veranlagungsbedingt nur träge. Dennoch finden Sie immer wieder einen Anstoß, den Magen mit zu vielen, zu schweren und zu scharf gewürzten Speisen zu überladen: Vor dem Essen einen Aperitif und hinterher einen Kaffee mit Cognac – so lieben Sie es.

Schon bald nach dem Essen – nach etwa einer halben bis einer Stunde – macht sich eine Schwere im Magen bemerkbar, die Sie mit anregenden Mitteln wie Kaffee oder Alkohol zu beheben versuchen. Langsam bläht sich die Magengegend, und wenn der Druck nicht mehr auszuhalten ist, öffnen Sie Hosenbund, Gürtel oder Rockbund. Ein bis zwei Stunden nach dem Essen werden Sie so schläfrig, daß Sie keinen klaren Gedanken mehr fassen können. Sie greifen wahrscheinlich wieder zu heißem Kaffee, einem Glas Schnaps oder einer Zigarette, um sich »fit« zu machen. Etwas Bewegung im Freien oder ein ausgiebiger Mittagsschlaf würden Ihnen weit besser bekommen, aber genau das tun Sie nicht. Nach besonders üppigen, schweren Mahlzeiten bekommen Sie Schluckauf: Ihnen wird übel, und Sie haben dann das Gefühl, daß Erbrechen Sie erleichtern könnte.

Im Laufe der Jahre hat sich bei Ihnen chronisches Sodbrennen eingestellt; oft leiden Sie auch unter Verstopfung und unter Hämorrhoiden. Sie gehören vom Typ her zu den nervösen, schnell reizbaren Menschen, mit wachen, äußerst empfindlichen Sinnen und einem ebenso empfindsamen Gemüt. Mitunter können Sie allerdings ausgesprochen boshaft und zornig werden. Sie leiden insgeheim unter Ihrer hauptsächlich sitzenden Lebensweise, unter Ihrem sehr unregelmäßigen Lebensrhythmus oder einem Zuviel an Arbeit.
Dosierung → Vorschrift 1, hintere Umschlagklappe.

Pulsatilla D12: Ihr Blutkreislauf ist langsam und venös gestaut (Krampfadern, geschwollene Venen, Hämorrhoiden). Ähnlich langsam ist auch Ihre Verdauung: Alles, was schwer ist und Hitze sammelt (warme, fetthaltige Speisen), bekommt Ihnen nicht. Schwer liegen Ihnen die Speisen nach dem Essen im vollen Magen. Der Magen und oft der gesamte Leib sind dann aufgetrieben, und Sie müssen mit dem Nachgeschmack des eben Gegessenen aufstoßen. Wenn eine Speise zu fett war, kann das Aufstoßen auch ranzig sein. Obwohl der Mund trocken ist, haben Sie keinen Durst. Ihre Zunge ist dick und schmutzig- oder weißlichgelb belegt.

Manchmal können sich nach dem Essen auch Durchfall und Übelkeit einstellen. Vor allem warme Speisen und Getränke bekommen Ihnen nicht. Gegen fetten Schweinebraten oder überhaupt jede Form von Fett haben Sie eine regelrechte Abneigung entwickelt. Oft bereiten Ihnen Gebäck und Eis Magenbeschwerden, und manchmal wachen Sie morgens mit üblem Mundgeruch auf.

Sie brauchen viel frische Luft und ausgleichende, leichte Bewegung, um sich wohlzufühlen. Auf Ärger und Schwierigkeiten reagieren Sie im ersten Moment eher mit Nachgiebigkeit.
Dosierung → Vorschrift 1, hintere Umschlagklappe.

Der empfindliche Magen bei seelischer Belastung

Seelische Spannungen im engen Familien- und Freundeskreis oder im beruflichen und sozialen Umfeld können Ihr Gemüt stark belasten, so daß Sie in bestimmten Situationen gereizt und übernervös reagieren, ärgerlich oder wütend werden oder nach Enttäuschung tiefen Kummer und seelischen Schmerz empfinden. Meist wirkt sich Ihr seelisches Befinden über das vegetative Nervensystem, das nicht Ihrem Willen unterliegt, dann auch auf bestimmte Organe aus. Typische Reaktionen auf Erregung und Angst sind beispielsweise Schweißausbrüche oder Herzklopfen, Durchfall oder Harndrang. Es gibt jedoch eine Vielzahl anderer Reaktionen, denn jeder Mensch reagiert unterschiedlich, seinem Temperament und der Eigenart seines Organismus entsprechend.

Bei Ihnen wirkt die seelische Belastung auf den Magen, auf den Zwölffinger- oder den Dünndarm. In der Fachsprache werden diese Auswirkungen das »psychosoziale Streßsyndrom« genannt. Ihre Verdauungsstörungen sind »funktionelle Beschwerden«, Beschwerden also ohne erkennbare organische Ursachen.

Der empfindliche, gereizte Magen (Gastritis) verursacht schneidende oder krampfartige Oberbauchschmerzen, und die Überproduktion von Magensäure sorgt für quälendes Sodbrennen. Der Appetit läßt nach, das Essen liegt schwer im Magen; es kommt zu Beschwerden wie Blähungen, Völlegefühl, Aufstoßen, Übelkeit und Erbrechen. Sie werden müde, Ihre Leistungsfähigkeit und Ihre seelische Belastbarkeit nehmen ab. Falls Ihre Magenbeschwerden chronisch werden, also nach einer gewissen Zeit nicht wieder vergehen, kann das zu einer Schrumpfung der Magenschleimhaut oder zu Magen- und Zwölffingerdarmgeschwüren führen. Die Entstehung von Magenbeschwerden wird, wenn Sie bereits an Übersäuerung des Magens oder an Geschwürbildung leiden, durch den Genuß von Alkohol, Kaffee, Tee, Nikotin und Zitrusfrüchten begünstigt.

Üblicherweise wird eine Übersäuerung des Magens mit Medikamenten behandelt, welche die Magensäure binden. Eine erhöhte Erregbarkeit kann durch die Einnahme leichter Psychopharmaka gedämpft, und zur Klärung seelischer Probleme kann ein Psychoanalytiker zu Rate gezogen werden. Die Arzneitherapie der Homöopathie hingegen trennt die körperlichen, seelischen und geistigen Aspekte nicht voneinander, sondern behandelt den Menschen als ganzheitliches Wesen. Eine richtig ausgewählte Arznei verschafft Ihnen einen Zustand der Ausgeglichenheit, der es Ihnen ermöglicht, mit seelisch belastenden Situationen besser umzugehen und passende Lösungen zu finden. Zugleich werden durch homöopathische Arzneien Organstörungen behoben. Allerdings ist eine homöopathische Selbstbehandlung nur bei leichteren Beschwerden möglich.

Wichtig

Bevor Sie mit der Selbstbehandlung beginnen, beachten Sie bitte gewissenhaft die folgenden Hinweise:

Gehen Sie zum Arzt oder zum Heilpraktiker

- Wenn Sie die Ursachen Ihrer Beschwerden nicht kennen, und Sie bisher noch nicht ärztlich untersucht wurden.
- Wenn Ihre Beschwerden bereits seit mehreren Wochen andauern oder sich in gewissen Abständen wiederholen. Chronische Magenbeschwerden sollten von einem homöopathisch arbeitenden Arzt oder Heilpraktiker behandelt werden.
- Wenn Ihre Beschwerden ein schlechtes Allgemeinbefinden, Fieber, Kreislaufstörungen, Gesichtsblässe oder Abmagerung zur Folge haben.
- Wenn sich die Beschwerden trotz der Behandlung verschlimmern. Wenn bei heftigen Beschwerden innerhalb einer Stunde, bei leichteren Beschwerden innerhalb einer Woche nach Beginn der Selbstbehandlung keine Besserung eintritt.

Die Beschwerden – das passende Mittel

Lesen Sie bitte den folgenden Arzneiüberblick aufmerksam durch. Wählen Sie das Mittel, das zu Ihren Beschwerden paßt. Die angegebene Seitenzahl führt Sie zu der ausführlichen Mittelbeschreibung mit Dosierungshinweis und Arzneipotenz. Können Sie »Ihr« Arzneimittel auf diesem Weg nicht finden, hilft Ihnen der Abschnitt *So finden Sie zum passenden Mittel* weiter (→ Seite 15).

Arzneiüberblick

Überempfindlichkeit, Gereiztheit; zorniges, aufbrausendes Temperament.
Sie sind arbeitsbesessen, ehrgeizig und pedantisch.
Unregelmäßige Lebensweise; stimuliert sich oft durch Kaffee, Nikotin, Tabletten oder Alkohol.
→ Nux vomica, Seite 93.

Sie sind sehr ängstlich, stets in Eile, wie gehetzt.
Ihre Reaktionen sind impulsiv, Sie sind überempfindlich, leicht zu beeinflussen, sehr nervös.

Angst zu spät zu kommen, Angst vor Zukünftigem, Prüfungsangst, Reisefieber.
Aufgetriebener Bauch, laute Rülpser.
Sie mögen Süßes, obwohl Sie es nicht vertragen.
→ Argentum nitricum, Seite 90.

Sie sind übergenau, haben hohe Leistungserwartungen, ein großes Arbeitspensum und sind sehr auf Ordnung und Disziplin bedacht.
Große innere Unruhe, verursacht von unbestimmten Ängsten.
Rasch zunehmende Erschöpfung.
Angst vor neuen Aufgaben.
Gewissensängste.
Sie spüren Ihre Angst im Magen.
Brennende Schmerzen.
Sie haben häufig Durst; oft ist Ihnen kalt.
→ Arsenicum album, Seite 90.

Sie wollen Ihre Ruhe.
Häufig ist Ihnen nicht bewußt, wie brummig, ärgerlich oder reizbar Sie sind.
Gespannte innere Abwehrhaltung.
»Galliges« Temperament.
Geschäfte, Finanzen, Haushaltsangelegenheiten beschäftigen Sie sehr.
Launenhafter Appetit, heftiger Durst.
Jede Bewegung vermehrt Unbehagen und Schmerzen.
→ Bryonia, Seite 91.

Sie sind geistig aktiv, fühlen sich jedoch momentan so schwach, daß der »tägliche Kleinkram« Sie durcheinander bringt.
Sie werden empfindsam, furchtsam und traurig, verlieren Ihr Selbstvertrauen und spielen sich statt dessen lieber auf.
Dominant, machtliebend.
Unbeherrscht gegen Schwächere, auch grob und verletzend.
Angst vor neuen Aufgaben.
Sie sind schnell satt, mögen Süßigkeiten und Delikatessen sowie warmes Essen.
→ Lycopodium, Seite 92.

Sie sind leicht reizbar und ärgerlich, ungeduldig.
Kummer und Sorgen belasten Sie seit langer Zeit.
Sie empören sich über andere und sind rasch beleidigt.
Wut und Zorn, die Sie unterdrücken, verursachen Ihnen Beschwerden.
Sie sind schlecht gelaunt und nervös.
→ Colocynthis, Seite 91.

Große Überempfindlichkeit.
Sie können Ärger schlecht wegstecken, zeigen Ihre Wut nicht, unterdrücken Ihre Gefühle.
Schwierigkeiten, sich durchzusetzen.
Wenn Sie Ihre Wut ausleben, werfen Sie Sachen gegen die Wand.
→ Staphisagria, Seite 94.

Sie sind sehr reizbar und unleidlich. Alles und jeder ist Ihnen unerträglich, Sie streiten ständig, sind schlechter Laune und ungerecht, eigensinnig und schnippisch.
Unruhe, innere Hitze, Überreizung der Nerven, Schmerzempfindlichkeit.
Beschwerden von großen Mengen Kaffee.
→ Chamomilla, Seite 91.

Sie sind momentan reizbar und nörgelig, überempfindlich und nervös, haben an sich aber ein sanftes, umgängliches Wesen.
Die Widersprüchlichkeit Ihrer Gefühle verwirrt Sie.
Sie sind schnell verletzt, neigen zu Überreaktionen und Szenen.
Introvertiert.
Launenhafter Appetit: Sie wissen oft nicht, was Ihnen jetzt schmeckt.
Obwohl Sie Magenbeschwerden haben, vertragen Sie schwer verdauliche Speisen.
→ Ignatia, Seite 92.

Sie sind ernst, schweigsam und leben zurückgezogen.
Man kann Sie leicht verletzen, manchmal sind Sie sehr niedergedrückt.
Großes Pflichtbewußtsein, Abneigung gegen Oberflächlichkeiten.

Sie haben einen alten, tiefen Kummer, den Sie nicht loslassen können, und Sie tun sich schwer, sich für etwas Neues zu öffnen. Manchmal weinen Sie, aber Sie mögen nicht, daß man Sie tröstet.
Gefühle äußern Sie eher hysterisch.
Hitze und Sonne bekommen Ihnen nicht.
An der frischen Luft geht es Ihnen besser.
Sie essen gerne Salziges und mögen eng anliegende Kleidung.
→ Natrium muriaticum, Seite 93.

Mittelbeschreibungen

Argentum nitricum D12: Sie sind stets in Eile und leiden unter einer fiebrigen Nervosität. Zu der ständigen Hast, in der Sie Ihre alltäglichen Aufgaben erfüllen, kommen vielerlei unsinnige Ängste und Befürchtungen, wie die Angst vor Ereignissen, die Ihr Leben ändern könnten, vor Terminen oder vor Verabredungen – Examensangst, Erwartungsangst, Reisefieber. Auf diese gefühlsmäßigen Belastungen reagieren Sie mit Verdauungsbeschwerden; vor Ereignissen, von denen Sie sich bedrängt fühlen, kommt es zu Durchfall.

Wenn Sie von einer Brücke, von einem Hochhaus oder von einem Berg in die Tiefe schauen, steigt die Furcht in Ihnen auf, daß Sie im nächsten Moment hinunterspringen könnten. Sie leiden unter Schwindel, Zittern und Schwäche. Jede Art von Wärme ist Ihnen unbehaglich. In engen Räumen, unter vielen Menschen befällt Sie Atemnot. Bei aller Unruhe und Besorgnis, bei aller Furcht, etwas zu unternehmen und zu Verabredungen zu spät zu kommen, haben Sie dennoch das Bedürfnis nach Gesellschaft – der Gedanke an das Alleinsein kann Sie in Angst versetzen. Sorgen, Kummer, geistige wie körperliche Anstrengungen belasten Sie sehr. Mitunter reagieren Sie gereizt und zornig. Ihre Impulsivität kann verblüffen, Ihr widerspenstiges Wesen andere verärgern.

Sie haben ein unwiderstehliches Verlangen nach Süßigkeiten, jedoch vertragen Sie diese nicht. Im Magen empfinden Sie Angst, ein Drehen und Winden. Nach dem Essen leiden Sie unter Übelkeit. Der Magen ist bis zum Platzen aufgetrieben. Sie müssen laut aufstoßen, was manchmal zu einem Anfall ausartet. Oder es kommt zu nagenden, krampfenden, entzündlichen Schmerzen. Sie neigen zu Magenschleimhautentzündung bis zur Bildung von Magengeschwüren. Weitere Beschwerden, die Argentum nitricum heilt, finden Sie unter *Durchfall*, Seite 102.
Dosierung → Vorschrift 3, hintere Umschlagklappe.

Arsenicum album D12: Eine innere Ruhelosigkeit treibt Sie umher, Sie wollen nicht allein sein, weil Sie befürchten, es könnte Ihnen etwas zustoßen. Besonders bei Einbruch der Dunkelheit verstärken sich Ihre Ängste.

Wenn Sie vor einer schwierigen Aufgabe stehen, empfinden Sie Angst, weil Sie glauben, ihr nicht gewachsen zu sein. Das geht soweit, daß Sie sich fürchten, überhaupt noch etwas zu unternehmen. Bei allem, was Sie tun oder lassen, quält Sie Ihr Gewissen mit der Frage, ob Sie richtig oder falsch handeln, ob es erlaubt oder in Ordnung ist, was Sie tun. Diese Gewissensangst läßt Sie nicht ruhen; Sie fühlen sich sehr erschöpft, und reagieren unwirsch auf Kleinigkeiten, die Ihrer Vorstellung von Ordnung und Sauberkeit nicht entsprechen.

Sie klagen häufig über Durst, der manchmal unstillbar scheint. Sie haben Verlangen nach kaltem Wasser und trinken es gerne in kleinen Schlucken. Jedoch werden Ihre Magenschmerzen von kaltem Wasser oder auch von Eiscreme nur schlimmer – warmes Wasser hingegen bessert Ihre Beschwerden. Gegen Fleisch und Butter können Sie einen ausgesprochenen Widerwillen entwickeln, der sich manchmal auf alle Nahrungsmittel erstreckt. Sie vertragen weder deren Anblick noch den Geruch. Gemüse und Obst bekommen Ihnen auch nicht besonders gut. Mitunter haben Sie den Eindruck, als würden Sie Ihre ganze Angst im Magen fühlen und Ihnen ist sterbenselend zumute. Die Schmerzen im Magen können drückend sein, meist aber brennend. Warme Getränke lindern Ihre Schmerzen. Weitere Beschwerden, die Arsenicum album heilt, finden Sie unter *Verdorbene Nahrung*, Seite 81, und *Durchfall*, Seite 102.

Dosierung → Vorschrift 3, hintere Umschlagklappe.

Bryonia D6: Sie sind von ärgerlich-reizbarem, »galligen« Temperament. Vor allem ertragen Sie keinen Widerspruch. Ihr Ärger und Ihr Zorn schlagen Ihnen auf den Magen. Sicher haben Sie schon festgestellt, daß die unbedeutendsten Dinge Sie um Ihre Gelassenheit bringen. Wenn es Ihnen darum geht, Ihre Meinung zu vertreten, werden Sie genauso halsstarrig wie Sie leidenschaftlich sein können. Diese Leidenschaft bringen Sie auch in Ihren Beruf ein: Sie arbeiten hart, und Ihr Beruf kann Sie in Ihren Gedanken, Phantasien und Träumen beschäftigen. Im allgemeinen suchen Sie mehr als andere nach Sicherheit, Stabilität und Ruhe. Ständig überdenken Sie Ihre Finanzen und sorgen sich um Berufs- und Haushaltsangelegenheiten. Wenn es Ihnen schlecht geht, möchten Sie am liebsten allein gelassen werden; Sie empfinden dann bereits Widerwillen, wenn jemand Sie nur zufällig berührt. Ihr Körper verlangt nach Ruhe – jede Bewegung scheint Ihr Befinden noch zu verschlimmern. Auch warme Kleidung und warme Zimmer sind Ihnen unangenehm.

Ihr Mund ist häufig trocken und Sie trinken viel kaltes Wasser.

Ihr Appetit ist launenhaft: kaum haben Sie etwas bestellt, wollen Sie etwas anderes essen. Oft wissen Sie nicht zu sagen, was Sie mögen. Das Essen liegt Ihnen dann wie ein Stein im Magen. Jede Bewegung steigert Ihr Unwohlsein, besonders beim Aufrichten im Bett kann Ihnen übel werden. Die Bauchschmerzen bessern sich durch Druck und durch warme Auflagen auf den Bauch (Wärmflasche).
Dosierung → Vorschrift 3, hintere Umschlagklappe.

Chamomilla D12: Obwohl Ihre üble Laune nicht der vorherrschende Zug Ihres Charakters ist, ist sie doch so typisch für Sie, daß sie niemandem verborgen bleiben kann. Sie können hin und wieder hochgradig nervös, eigensinnig und unhöflich werden. Ihre Empfindungsnerven sind übersensibel, und wahrscheinlich ist das der Grund dafür, daß Sie sich selbst manchmal kaum ertragen. Sie sind auch so schmerzempfindlich, daß Sie schon bei kleinen Verletzungen geradezu »durchdrehen«.

Auch die anderen haben es nicht einfach mit Ihnen: Zu Ihrem Wesen gehört es, daß Sie verdrießlich sind und daß Ihnen wenig so richtig behagt. Sie können mürrisch, zänkisch und nachtragend sein, manchmal haben Sie Launen, beschimpfen die anderen und suchen regelrecht nach Streitpunkten. Das alles kann Ihnen so zuwider werden, daß man Sie nicht anfassen oder ansprechen darf; Sie hassen es geradezu, beim Sprechen unterbrochen zu werden.

Obwohl Sie diese Fehler kennen, können Sie nicht über Ihren Schatten springen. Vielleicht ist das ein Grund dafür, daß Sie lieber allein sind, als etwas mit anderen zu unternehmen.

Ihre Beschwerden im Verdauungstrakt sind in erster Linie Folgen von Ärger und Zorn. Sie bekommen Magenschmerzen, Verdauungsschwäche und Blähungen – manchmal auch Kopfschmerzen (vielleicht haben Sie außerdem zuviel Kaffee getrunken?).

Wenn Sie Magenschmerzen haben, ist oft eine Wange gerötet, die andere blaß, und Sie haben großen Durst, müssen aufstoßen und haben dann den Geschmack von faulen Eiern im Mund.

Möglicherweise leiden Sie hin und wieder auch unter Mundgeruch.

Abends und nachts verschlimmern sich Ihre Beschwerden. Wärme dagegen tut Ihnen gut. Kindern mit diesem Charakter, die unter Beschwerden leiden, geht es besser, wenn man sie umherträgt.
Dosierung → Vorschrift 3, hintere Umschlagklappe.

Colocynthis D6: Wenn Sie sich besonders heftig empören oder aufregen müssen, reagieren Sie mit einem verkrampften Bauch. Jede Demütigung oder Kränkung, jeder Ärger und jede Wut »schlagen« Ihnen auf den Magen. Ihre Beschwerden sind Reaktionen auf akute Gemütswallungen oder Folgen von Emotionen, die Sie schon lange in sich »hineingefressen« haben. Sie leiden an krampfartigen Magenschmerzen, die Sie zwingen, sich heftig zusammenzukrümmen, vielleicht sogar dazu, ein Kissen oder die Hände fest auf den Bauch zu pressen. Das schafft Ihnen ebenso Erleichterung wie warme Auflagen auf den Bauch (Wärmflasche).

Rühren Ihre Beschwerden nicht von akuten Ursachen her, so steht hinter Ihrem Leiden vermutlich eine nervöse Überreizung: Vielleicht schleppen Sie schon seit Jahren Ärger oder Kummer mit sich herum, weil die Geschäfte schlecht laufen oder weil Sie sich mit Ihrem Partner nicht verstehen.

Es fällt Ihnen im allgemeinen schwer, mal ein Auge zuzudrücken. Diese Nervosität hat Sie reizbar gemacht – Sie haben schlechte Laune und sind griesgrämig. Alles scheint nur noch schlechte Seiten zu haben, und Sie wollen nichts mehr damit zu tun haben.

Über Ihre Magen- und Bauchschmerzen hinaus können Sie Durchfall oder Nervenschmerzen bekommen, die Sie sehr peinigen. *Dosierung* → Vorschrift 3, hintere Umschlagklappe.

Ignatia D12: Sie sind empfindsam und eher in sich gekehrt. Anderen erscheinen Sie launisch, denn Sie sind rasch zu beeindrucken, erleben intensiv verschiedene Stimmungen – besonders in Kummer graben Sie sich geradezu hinein.

Im allgemeinen sind Sie behutsam und gewissenhaft. In zärtlichen Stimmungen fühlen Sie sich eins mit dem Kern Ihres Wesens. Trotz dieser Empfindsamkeit und der Tiefe der Gefühle, die Ihr Handeln bestimmen, benehmen Sie sich mitunter geradezu dreist und sind sehr unausgeglichen: Lachen und Weinen liegen bei Ihnen nah beieinander, und wenn Sie gereizt sind, vertragen Sie keinen Widerspruch und werden streitsüchtig.

Da Sie sehr dünnhäutig und wenig belastbar sind, ziehen Sie sich – wie zur Erholung – immer wieder tief in sich selbst zurück: Sie verschließen Ihre empfindsame Seele vor äußeren Eindrücken und erleben die kleinen Dramen des Alltags wieder und wieder, was selten ohne Schluchzen und Weinen »über die Bühne geht«.

Oftmals spiegelt sich in Ihrem Gesicht die innere Unordnung Ihres nervösen, empfindlichen, reizbaren Naturells wieder: mal sind Sie blaß und wirken leidend, mal sehen Sie verwirrt und verkrampft aus, dann wieder werden Sie mal rot, mal blaß.

Sie leiden unter mancherlei nervösen Beschwerden, auch unter Beschwerden des Verdauungstrakts.

Ihr Appetit ist launenhaft, macht sich manchmal als Heißhunger bemerkbar, manchmal wissen Sie überhaupt nicht so recht, was Sie essen wollen. Wenn Sie im Magen ein Gefühl der Leere haben, nützt es nichts, etwas zu essen.

Vielleicht haben Sie bei sich noch eine andere »Merkwürdigkeit« entdeckt: Immer wenn Sie an Übelkeit und Erbrechen leiden, vertragen Sie schwer verdauliches Essen wie Ölsardinen, Schweinshaxen und Sahnetorten besser als leichte Schonkost.
Dosierung → Vorschrift 3, hintere Umschlagklappe.

Lycopodium D12: Wenn Sie einen guten Tag haben, kommt Ihre »Schokoladenseite« zum Vorschein: geistige Beweglichkeit und große Aktivität. Doch Ihr Vertrauen in die eigene Kraft, auf die eigenen Möglichkeiten steht auf keiner festen Basis: Ein Gefühl von Unsicherheit und Unzulänglichkeit nagt in Ihnen, und Sie überspielen es gerne, indem Sie den »starken Mann« markieren. Sie werden dann ungeduldig, ungehalten, grob und aufbrausend in Ihrem Zorn.

Die Spannbreite des Ihnen möglichen Verhaltens ist groß und reicht von sentimentaler Empfindlichkeit bis zu hartem, rücksichtslosem Auftreten, von mangelndem Selbstvertrauen zu herrischen Manieren. Oft fürchten Sie sich geradezu davor, Verantwortung zu übernehmen. Sie scheuen sich vor neuen Aufgaben, weil Sie glauben, sie nicht bewältigen zu können.

Auch vor zu engem menschlichem Kontakt scheuen Sie zurück. Eigentlich ist es Ihnen am liebsten, wenn sich jemand in Ihrer Nähe aufhält, den Sie nicht sehen und der Sie nicht stört.

Zu den für Sie typischen Beschwerden gehören Stoffwechselstörungen, Appetitstörungen, Magenschleimhautentzündung, Verstopfung, Durchfall und Blähungen.

Ist Ihnen schon einmal aufgefallen, wie schnell Sie oft satt sind? Mit großem Appetit haben Sie sich zu Tisch gesetzt, und schon nach wenigen Bissen mochten Sie nichts mehr essen. Vielleicht ist es auch umgekehrt, und der Hunger kommt erst beim Essen. Wenn Sie der Heißhunger packt, futtern Sie Unmengen in sich hinein – dennoch bleiben Sie schlank. Mitunter trinken Sie lieber Warmes als Kaltes oder können an keiner Süßigkeit vorbeigehen. Nach dem Essen oder am Nachmittag fühlt sich Ihr Magen schwer und voll an; er ist aufgetrieben. Wenn Sie aufstoßen können, erleichtert Sie das. Wenn Sie sich einmal sehr geärgert haben, kann es sein, daß Sie hinterher ein Gefühl im Magen haben, als hätten Sie Angst.

Es ist möglich, daß Ihr Gesicht hager und faltig ist und Ihr ganzes Unbehagen widerspiegelt.

Dosierung → Vorschrift 3, hintere Umschlagklappe.

Natrium muriaticum D12: Sie sind ein mildes, mitfühlendes Wesen, das manchmal unter seiner Nervosität und seinen launenhaften Stimmungen leidet. Ihre Magen und Darmbeschwerden rühren wahrscheinlich daher, daß Sie seit langem einen Kummer still zu ertragen suchen: ein tiefer Schreck, eine Demütigung, eine unglückliche Liebe, der Verlust eines geliebten Menschen bedrückt Sie. Manchmal kommen Ihnen die Tränen, aber dann mögen Sie es wieder nicht, daß jemand Sie tröstet – Sie können sogar ausgesprochen zornig werden. Ihr Kummer »frißt« Sie auf, weil es eine Angewohnheit Ihrer introvertierten Persönlichkeit ist, immer und immer wieder an vergangenes Leid, zurückliegende Kränkungen zu denken.

Sie mögen keine Hitze, Kälte jedoch behagt Ihnen auch nicht.

Obwohl Sie hungrig sind, fehlt Ihnen der Appetit. Andererseits kennen Sie das Gefühl, gegen 10 Uhr am Vormittag einen Heißhungeranfall zu bekommen, und es kann vorkommen, daß Sie abmagern, obwohl Sie dauernd essen. In der Regel haben Sie großen Durst und trinken in kurzen Abständen. Oft besteht eine Abneigung gegen Brot, während es mit Fisch oder Salz so ist, daß Sie entweder viel davon essen oder beides ganz ablehnen.

In Ihrem Magen kommt es zu so verschiedenen Empfindungen, wie Hitze, Kälte, Schwere und Völle.

Nach dem Essen leiden Sie an Aufstoßen, das sauer ist oder nach dem schmeckt, was Sie zuvor gegessen haben. Sodbrennen, Übelkeit und Erbrechen können auftreten. Sie haben einen aufgetriebenen Leib oder dauernde Verstopfung mit selten abgehenden, trockenen, krümeligen Stühlen.

Dosierung → Vorschrift 3, hintere Umschlagklappe.

Nux vomica D12: Ihre Nerven sind empfindlich. Sie sind sehr erregbar und man kann Sie bis zum Zorn reizen. Diese Empfindlichkeit richtet sich gegen alle äußeren Eindrücke, besonders aber gegen Geräusche und Licht. Morgens sind Sie kaum ansprechbar, gegen Abend geht es Ihnen besser. Wärme und Ruhe sind notwendig, damit Sie sich wohler fühlen.

Um sich bei Ihrer eher lethargischen, hauptsächlich sitzenden Lebens- und Arbeitsweise bei Laune zu halten oder um jederzeit aktiv, fit und leistungsfähig zu sein für Ihr von Arbeit und Karriere bestimmtes Leben greifen Sie ständig und gerne nach anreizenden Mitteln wie Kaffee, Alkohol, Nikotin oder Aufputschmitteln. Sie sehen den eigenen Körper als ein zweckbestimmtes Mittel. Wenn er »aufmuckt«, stopfen Sie ihm Schmerztabletten in den Hals.

Ihre Verdauungsprobleme sind hauptsächlich Folgen eines ungesunden, die Bedürfnisse der eigenen Natur mißachtenden Lebensstils. Sie schaffen sich viele der Ecken und Kanten Ihres Lebens selber, finden so immer wieder Anlaß zu cholerischen Ausbrüchen und stekken mürrisch jedes der Signale Ihres Körpers weg, das Ihnen den Tag vergällt: Sie wollen sich auf den neuen Tag und in die Arbeit stürzen, doch Ihnen ist schon am frühen Morgen übel. Sie nehmen sich vor, entgegen aller Gewohnheit, ein freundliches, liebenswertes Gesicht aufzusetzen, doch der unterdrückte Ärger stößt Ihnen sauer auf. Sie wollen sich zu Mittag stärken und sind nach dem Essen nur müde und benommen. Wenn Sie endlich mal mit guten Vorsätzen in Ruhe arbeiten wollen, können Ihnen Hämorrhoiden am After jedes Sitzen zur Qual machen. Selbst die Befriedigung eines der elemetarsten Bedürfnisse, der regelmäßige Stuhlgang, bleibt Ihnen versagt, und wenn Sie sich schließlich mal etwas gönnen wollen, folgt am nächsten Morgen der Kater mit Übelkeit und Erbrechen. So heißt das Thema Ihres Leben immer wieder: »Wollen, aber nicht können.«

So schwanken Sie zwischen Überreizung und Erschöpfung, zwischen großer Erregung und wehleidigen Gedanken. Sie sind grundsätzlich sehr auf sich selbst bezogen, brauchen das Gefühl, geachtet zu werden und sind schnell beleidigt, wenn man Sie übergeht. Jedes Wehwehchen ist Ihnen Anlaß, sich über Ihre Gesundheit (im Sinne eines reibungslosen Funktionierens Ihres Körpers) Sorgen zu machen.

Obwohl Sie großen Hunger haben können, fehlt Ihnen oft der Appetit; andererseits gibt es auch Phasen, in denen Sie richtig heißhungrig sind. Sie lieben stark gewürzte Speisen und alkoholische Getränke (besonders Bier). Doch wenn es Ihnen schlecht geht, empfinden Sie gerade gegen Bier und Kaffee Abneigung. Das Essen liegt Ihnen meist so schwer im Magen, daß Sie das Gefühl haben, als würde er heruntersinken; sie empfinden Hitze im Magen, Völle, Spannung oder auch ein Pulsieren. Ärgerlich über den Druck am Bauch, werden Sie Ihre Kleidung lockern. Sie müssen aufstoßen, und das kann sauer, bitter, scharf sein oder nach Essen riechen. Manchmal wollen Sie aufstoßen aber können nicht.

Verdorbene Nahrung, Seite 81, *Sodbrennen*, Seite 98, *Übelkeit und Erbrechen*, Seite 95, *Blähungen*, Seite 99, und *Hämorrhoiden*, Seite 105.
Dosierung → Vorschrift 3, hintere Umschlagklappe.

Pulsatilla D12: Sie können zwar reizbar und schlecht gelaunt sein, doch selten wird man Sie aggressiv erleben; Sie sind eher von sanfter und nachgiebiger Art. Mehr als andere brauchen Sie den Zuspruch und die Sympathie Ihrer Umwelt. Sie fühlen sich wohl, wenn Sie andere umsorgen können. Enttäuschungen und Kränkungen verletzen Sie tief, eine Zeitlang sind Sie dann vergrämt und menschenscheu. Manchmal machen Ihnen schwankende Stimmungen zu schaffen – wenn etwa ein kleiner Kummer bereits Anlaß genug sei, loszuweinen. Dann wieder sind Sie zwar in weinerlicher Stimmung, doch Sie sind auch hart im Nehmen: Wenn der Sturm des Lebens Sie ordentlich zerzaust sagen Sie sich: »Jetzt erst recht!« Und rappeln sich wieder auf.

Sie mögen den Wind, die frische Luft, leichte Kleidung. In einem warmen, stickigem Zimmer kommen Sie fast um. Übermäßiges Essen und zuviel Ruhe schaden Ihnen. Sie verlangen nach erfrischenden Dingen wie Obst, nach kalten Speisen. Sie haben einen sehr launischen Appetit – oft wissen Sie nicht, was Sie eigentlich essen wollen. Nach Fett, das Sie ganz und gar nicht vertragen und gegen das Sie schon Abneigung entwickelt haben, müssen Sie aufstoßen. Auch Schweinefleisch vertragen Sie nicht. Ihnen kann bei jeder Gelegenheit übel werden. Sie verderben sich den Magen neben fettigen Speisen auch an Eiscreme, fettem Gebäck und von Durcheinanderessen. Frauen leiden vor allem während der Menses an einem aufgeblähten Bauch und drückenden, krampfhaften Bauchschmerzen. Von dem kleinsten Bissen unverträglicher Nahrung bekommen Sie bereits Durchfall.
Dosierung → Vorschrift 3, hintere Umschlagklappe.

Staphisagria D12: Sie bekommen Magen- und Bauchschmerzen wenn Sie Gefühle verdrängen oder Ihren Ärger schlucken müssen; aber auch positive Aufregungen bekommen Ihnen schlecht. Dann kann es sein, daß Sie sich schon morgens unwohl fühlen, am liebsten gar nicht aufstehen möchten. Wenn Sie es ruhig und warm haben und auch in der Nacht fühlen Sie sich besser. Sie sind ein überempfindlicher und reizbarer Mensch. Es kann vorkommen, daß sie schon auf Belanglosigkeiten heftig reagieren; Ihr Zorn kann sich so steigern, daß Sie, um sich »Luft zu machen«, Gegenstände an die Wand werfen. In Auseinandersetzungen sind Sie meist der Leidtragende, denn Sie können sich nicht durchsetzen und »fressen« Ihre

Wut und unterdrückten Zorn »in sich hinein«. Grobes, demütigendes Verhalten kann Sie sehr verletzen. Ärger, verletzter Stolz, Demütigungen, Beleidigungen, unterdrückte Wünsche und Gefühle jeglicher Art haben körperliche Auswirkungen zur Folge wie krampfhaftes Schneiden im Bauch, stinkende Blähungen, Durchfall und Hämorrhoiden. Oder Sie haben großen Hunger, obwohl der Magen noch voll ist. Staphisagria als Mittel der Wahl lindert und heilt diese Beschwerden.
Dosierung → Vorschrift 3, hintere Umschlagklappe.

Weitere Magenbeschwerden

Übelkeit und Erbrechen

Übelkeit und Erbrechen sind vor allem Beschwerden des Magens. Speisen bleiben nur kurz im Magen und werden leicht angedaut wieder erbrochen. Häufig empfinden Sie vor dem Erbrechen eine starke Übelkeit. Beide Reaktionen sind »Signale« des Körpers, die darauf hinweisen, daß er etwas nicht verträgt, daß er nicht mehr bereit ist, etwas aufzunehmen.

Bei Übelkeit und Erbrechen kann es zu Appetitlosigkeit, Schweißausbrüchen und Schwächegefühlen, zu Benommenheit und Schwindel kommen. Der erbrochene Mageninhalt besteht aus durchsichtigem Schleim, Gallenflüssigkeit, Blut, unverdauter oder angedauter Nahrung.

Häufig treten die Beschwerden auf, wenn Sie Nahrungsmittel, die Sie nicht vertragen, oder verdorbene Speisen zu sich genommen haben. Auch bestimmte Gefühle können zu Übelkeit und Erbrechen führen. Manchmal werden auch Leberbeschwerden oder andere organische Erkrankungen von Übelkeit und Erbrechen begleitet. Treten Ihre Beschwerden während der Schwangerschaft auf, handelt es sich wahrscheinlich um ein »Schwangerschaftserbrechen«. Lesen Sie dazu bitte im Kapitel *Frauenkrankheiten* auf Seite 140.

Wichtig

Erbrechen ist häufig eine sinnvolle Reaktion des Körpers, Unverdauliches auszuscheiden. Homöopathische Medikamente unterdrücken diesen Vorgang nicht, sondern sie unterstützen den Körper darin, das Unverdauliche besser zu verarbeiten. Für eine Selbstbehandlung eignen sich allerdings nur leichte Beschwerden, die kurzzeitig auftreten.

Bevor Sie mit der Selbstbehandlung beginnen, beachten Sie bitte gewissenhaft die folgenden Hinweise:

Gehen Sie zum Arzt oder zum Heilpraktiker

- Wenn der Verdacht auf eine Vergiftung besteht (kann nur der Arzt diagnostizieren!). Vor allem bei Kindern sollten Sie dies bedenken, da sie aus Unwissenheit leicht mit giftigen Stoffen in Berührung kommen können.
- Wenn Sie vermuten, daß eine verdorbene Speise Ihr Erbrechen ausgelöst hat; vor allem dann, wenn auch andere, die dieselbe Speise zu sich genommen haben, über Beschwerden klagen.
- Wenn dem Erbrochenen Blut, Darminhalt oder das Essen des Vortages beigemengt ist.
- Wenn das Augenweiß oder die Haut gelb verfärbt sind.
- Wenn Sie sich, bevor die Beschwerden auftreten, am Kopf gestoßen oder verletzt haben (Gehirnerschütterung).
- Wenn Ihre Beschwerden wiederholt aufgetreten sind oder seit Wochen, vielleicht sogar seit Monaten, vorhanden sind.

Die Beschwerden – das passende Mittel

Lesen Sie bitte den folgenden Arzneiüberblick aufmerksam durch. Wählen Sie das Mittel, das zu Ihren Beschwerden paßt. Die angegebene Seitenzahl führt Sie zu der ausführlichen Mittelbeschreibung mit Dosierungshinweis und Arzneipotenz. Können Sie »Ihr« Arzneimittel auf diesem Weg nicht finden, hilft Ihnen der Abschnitt *So finden Sie zum passenden Mittel* weiter (→ Seite 15).

Arzneiüberblick

Reiseübelkeit.
Wählen Sie bitte eines der folgenden Mittel:
→ Cocculus, rechte Spalte.
→ Nux vomica, Seite 97.
→ Petroleum, Seite 97.
→ Tabacum, Seite 97.

Angst und Furcht.
→ Arsenicum album, Seite 90.

Kummer und Sorge.
→ Ignatia, Seite 92.

Ärger und Zorn.
→ Chamomilla, Seite 91.
→ Nux vomica, Seite 97.

Morgenübelkeit.
Katergefühl.
Erfolgloser Drang, sich zu erbrechen.
Beschwerden nach übermäßigem Alkoholgenuß, Überessen oder spät abends eingenommenen Mahlzeiten.
Sie sind ein empfindlicher, überreizter Mensch, der schnell ärgerlich wird.
→ Nux vomica, Seite 97.

Überladener Magen.
Dicker, weißer Zungenbelag.
Unverträglichkeit von schweren, sauren Speisen, von Wein.
Sie sind in mürrischer, unlustiger, trauriger Stimmung.
→ Antimonium crudum, rechte Spalte.

Beschwerden bei Gedanken an Essen; bei Geruch von Speisen.
→ Colchicum, Seite 97.

Ständige Übelkeit
Erbrechen bringt keine Erleichterung.
Starker Speichelfluß.
→ Ipecacuanha, Seite 97.

Blässe.
Kalter Schweiß.
Verlangen nach frischer Luft und danach, den Bauch zu entblößen.
→ Tabacum, Seite 97.

Beschwerden auf Reisen.
Schwäche und Schwindel.
Verschlimmerung durch Speisengerüche.
Besserung im Liegen.
→ Cocculus, unten.

Beschwerden auf Reisen.
Schwindel.
Besserung durch Schließen der Augen.
Linderung durch Essen.
→ Petroleum, Seite 97.

Mittelbeschreibungen

Antimonium crudum D6: Sie haben Ihren Magen überladen oder etwas gegessen oder getrunken, das Sie nicht vertragen, zum Beispiel fettes Schweinefleisch oder Wein. Ihr Bauch fühlt sich »voll« und schwer an. Wenn Sie aufstoßen müssen, schmecken Sie intensiv den Geschmack des vorher Gegessenen. Ihnen ist übel. Sie erbrechen Schleim oder Galle, ohne danach eine Erleichterung zu spüren. Ihre Zunge ist dick milchigweiß belegt. Bei heißem Wetter kann es zu einem Magenkatarrh kommen, dem Erbrechen folgt.

Allgemein kann man sagen, daß Sie gern und viel essen, jedoch einen schwachen Magen haben und demzufolge viele Ihrer Beschwerden sich im Bereich um den Magen konzentrieren.

Sie haben ein melancholisches, mürrisches Temperament.
Dosierung → Vorschrift 1, hintere Umschlagklappe.

Cocculus D6: Im Auto und auf dem Schiff wird Ihnen häufig übel. Gleichzeitig sind Sie sehr schwach, und Ihnen ist schwindlig, fast so, als wären Sie einer Ohnmacht nahe. Sie mögen nicht sprechen, und beim bloßen Gedanken an Essen, aber auch von Küchengerüchen wird Ihnen übel. So gerne Sie sonst rauchen, Tabakqualm vertragen Sie jetzt nicht, und jede Bewegung, zum Beispiel beim Autofahren oder auf einem Schiff, verschlechtert Ihren Zustand.

Morgens kommt es zu einer Übelkeit, die nicht im Magen, sondern im Kopf empfunden wird. Sie müssen Saures, Bitteres oder Übelriechendes erbrechen. Anschließend sind Sie sehr schwach.
Dosierung → Vorschrift 1, hintere Umschlagklappe.

Colchicum D6: Wenn Sie Nahrungsmittel riechen oder beim bloßen Gedanken an Essen kann Ihnen schon übel werden. Es kommt vor, daß Ihnen während des Essens oder danach schlecht wird. Ihr Geruchssinn ist stark ausgeprägt und besonders empfindlich gegen Eier und Brühe. Autofahren und andere vergleichbare Bewegung führen bei Ihnen zu Erbrechen, das oft unvollständig bleibt und eher einem Würgen gleicht. Sobald Sie die Übelkeit nahen fühlen, vermeiden Sie es instinktiv, sich zu bewegen.

Wärme und Ruhe bessern Ihre Beschwerden.
Dosierung → Vorschrift 1, hintere Umschlagklappe.

Ipecacuanha D6: Schwere Speisen führen bei Ihnen zu Verdauungsstörungen (→ auch *Nux vomica*, rechte Spalte und *Pulsatilla*, Seite 94). Sie leiden seit längerer Zeit an einer anfallsartig auftretenden Übelkeit. Sie haben keinen Durst, lehnen alle Speisen bis auf Süßigkeiten und andere Leckereien ab und können Rauchen nicht vertragen. Während Ihnen übel ist, haben Sie reichlich Speichel im Mund, müssen aufstoßen und versuchen, sich zu erbrechen. Zum Erbrechen kommt es, nachdem Sie sich geärgert haben (→ auch *Chamomilla*, Seite 91, *Nux vomica*, Seite 93 und *Colocynthis*, Seite 91).

Auch Bücken, Essen, Trinken, Husten oder Stuhlgang können das Erbrechen von Speisen, Galle und Schleim auslösen.
Dosierung → Vorschrift 1, hintere Umschlagklappe.

Nux vomica D12: Am Morgen, nach dem Essen oder vom Rauchen wird Ihnen häufig übel, und Sie haben das Gefühl, als würde es Ihnen besser gehen, wenn Sie erbrechen könnten. Doch Sie können sich nicht übergeben, obwohl Sie es wollen. Sie haben äußerst empfindliche Sinnesorgane, die schon geringste atmosphärische Veränderungen wahrnehmen. So ist es nicht verwunderlich, daß Ihnen vom Autofahren oder vom Schaukeln auf einem Schiff übel wird. Einige Zeit nach dem Essen fühlen Sie sich meist schwer und empfinden im Magen einen Druck wie von einem Stein. Es kommt zu Übelkeit mit saurem Erbrechen.
Dosierung → Vorschrift 1, hintere Umschlagklappe.

Petroleum D6: Obwohl Sie an Reisekrankheit leiden, bleibt Ihr Appetit bestehen, und die Beschwerden werden durch Essen besser! Doch kommt es bei Ihnen zu saurem und bitterem Aufstoßen; auch das plötzlich und heftig Erbrochene ist bitter. Aufgezwungene Bewegungen wie die im Auto, auf dem Schiff, in der Eisenbahn, auf Schaukeln oder im Karussell vertragen Sie nicht; Ihnen wird schwindlig und übel.
Dosierung → Vorschrift 1, hintere Umschlagklappe.

Tabacum D6: Ihr Gesicht ist blaß und von kaltem Schweiß bedeckt; der ganze Körper ist eiskalt. Jede Form von Wärme verschlimmert Ihren Zustand: Obwohl Sie sich kalt anfühlen, brauchen Sie keine warmen Decken, sondern unbedingt frische Luft. Wenn Sie aus einem warmen Zimmer ins Freie treten, geht es Ihnen sofort besser. Ein eigenartiges, auffallendes Symptom ist Ihr Bedürfnis, den Leib zu entblößen, was Ihnen Erleichterung verschafft. Im Magen haben Sie ein Gefühl von Schwäche, und Sie müssen sich erbrechen. Schon die geringste Bewegung verschlechtert Ihr Befinden.
Dosierung → Vorschrift 2, hintere Umschlagklappe.

Sodbrennen

Wenn Sie das Gefühl haben, der Bereich hinter Ihrem Brustbein sei wund, und wenn dieses Gefühl in den Rachen, in den Mund, aber auch in den Magen ausstrahlt, haben Sie Sodbrennen: Ursache hiervon sind Magensäfte, die teilweise aus dem Magen in die Speiseröhre und bis hoch in den Mund fließen und auf dem ganzen Weg einen unangenehmen Geschmack und ein Brennen verursachen. Ihre Beschwerden verstärken sich oft im Liegen, oder wenn Sie Fruchtsäfte, Alkohol oder etwas Heißes trinken.

Wichtig

Lassen Sie die Ursache für Ihr Sodbrennen vom Arzt diagnostizieren! Erst wenn organische Ursachen durch eine Untersuchung ausgeschlossen worden sind, können Sie mit der Selbstbehandlung beginnen. Leichtes Sodbrennen, das nur hin und wieder auftritt, können Sie mit homöopathischen Mitteln gut behandeln. Bei langanhaltenden oder immer wiederkehrenden Beschwerden wenden Sie sich bitte an einen Homöopathen.

Die Beschwerden – das passende Mittel

Lesen Sie bitte den folgenden Arzneiüberblick aufmerksam durch. Wählen Sie das Mittel, das zu Ihren Beschwerden paßt. Die angegebene Seitenzahl führt Sie zu der ausführlichen Mittelbeschreibung mit Dosierungshinweis und Arzneipotenz. Können Sie »Ihr« Arzneimittel auf diesem Weg nicht finden, hilft Ihnen der Abschnitt *So finden Sie zum passenden Mittel* weiter (→ Seite 15).

Arzneiüberblick

Nach zu reichlichen Mahlzeiten und als Folge von Alkohol- und Nikotinmißbrauch.
Sie sind überarbeitet, ärgerlich, gereizt.
→ Nux vomica, Seite 99.

Brennen und das Empfinden von Kälte im Magen.
Brennende Schmerzen im Hals.
Gereizter Magen vom vielen Trinken und Rauchen.
→ Capsicum, Seite 99.

Brennende Magenschmerzen, Sodbrennen mit saurem Aufstoßen und Erbrechen.
Verschlimmerung nach dem Essen und nachts.
→ Robinia, Seite 99.

Sodbrennen mit Speichelfluß, Übelkeit und Erbrechen.
Die brennenden Schmerzen in Speiseröhre und Magen bessern sich durch kalte Getränke nicht.
→ Iris, Seite 99.

Schwäche im Magen.
Verlangen nach Obst und hochprozentigen Alkoholika.
Kaffeegeruch wird nicht vertragen.
Sie sind immer in großer Eile.
→ Acidum sulfuricum, unten.

Mittelbeschreibungen

Acidum sulfuricum D6: Ihr Befinden ist gekennzeichnet von Schwäche und Übelkeit mit Frösteln. Sie leiden an heftigem Sodbrennen und saurem Aufstoßen, das oft von Übelkeit begleitet wird. Häufig fühlen Sie eine Schwäche im Magen und einen brennenden Schmerz, den kalte Getränke, vor allem Wasser, verschlimmern, während warme Getränke ihn lindern. Sie haben eine Abneigung gegen Kaffee, verlangen aber nach frischem, saftigem Obst sowie nach Alkoholika.

Sie sind von auffallend hastigem Wesen: Alles muß schnell gehen, Sie haben keine Zeit. Dabei fühlen Sie sich manchmal sehr schwach und zittern innerlich.
Dosierung → Vorschrift 1, hintere Umschlagklappe.

Capsicum D6: Ihr gereizter Magen ist eine Folge vom vielen Trinken und Rauchen. Sie haben das Empfinden, als sei eine Eiseskälte in Ihrem Magen, die mit Zittern oder einem Brennen wechseln kann. Sie haben Sodbrennen, das manchmal von beißendem Aufstoßen begleitet wird. Alle Speisen haben einen säuerlichen Geschmack, und ganz allgemein verschlimmern sich Ihre Beschwerden, wenn Sie essen und trinken. Ihr Gesicht ist – vor allem nach dem Essen – rot. Sie neigen zu Fettansatz und sind eher ein »weicher« Mensch.
Dosierung → Vorschrift 1, hintere Umschlagklappe.

Iris D6: Ihr Sodbrennen ist begleitet von vermehrtem Speichelfluß und Erbrechen. Sie müssen sauer aufstoßen, Ihnen ist übel, und Sie spüren vom Magen bis zum Mund ein Brennen. Möglicherweise tritt das Sodbrennen zusammen mit dem Erbrechen von saurem, dickem, fadenziehendem Schleim, aber auch mit migräneartigen Kopfschmerzen auf, die sich vor allem an arbeitsfreien Tagen einstellen. Sie vertragen keine Milch. Vielleicht haben Sie festgestellt, daß Sie von Ihren Beschwerden niedergeschlagen und geistig wie benommen sind.
Dosierung → Vorschrift 1, hintere Umschlagklappe.

Nux vomica D6: Ihr Sodbrennen tritt auf nach reichlichen Mahlzeiten oder als Folge von Alkohol- und Nikotinmißbrauch. Sie haben eine vorwiegend sitzende Lebensweise, sind beruflich überlastet und übertreiben gerne den Konsum von Genußmitteln. Die Magenschmerzen, die Sie auf diese Weise geradezu provozieren, sind begleitet von Sodbrennen und bitterem, saurem Aufstoßen. Nach dem Essen geht es Ihnen regelmäßig schlechter: Hitze steigt in den Kopf, und im Magen breitet sich ein Gefühl von Schwere aus. 1 bis 2 Stunden nach dem Essen werden Sie müde.
Dosierung → Vorschrift 1, hintere Umschlagklappe.

Robinia D6: Sie leiden unter einem Brennen im Magen. Ihr Sodbrennen kann von saurem Aufstoßen und Erbrechen begleitet sein, das die Zähne »stumpf« macht. Sehr fetthaltige Nahrung verschlimmert die Beschwerden, die Ihnen vor allem während der Nacht zu schaffen machen; mitunter treten auch Kopfschmerzen in der Stirn oder in den Schläfen auf.
Dosierung → Vorschrift 1, hintere Umschlagklappe.

Darmbeschwerden

Blähungen

Sie fühlen sich »voll«, wie aufgetrieben, und unbehaglich im Bauch, vor allem nach dem Essen. Die Auftreibung des Bauches (Meteorismus) und die meist damit verbundenen Blähungen (Flatulenz) können eine ganze Reihe verschiedener Ursachen haben. Im Regelfall gehen sie auf eine vermehrte Gasbildung im Darm zurück, an der die Bauchspeicheldrüse, die Leber und die Galle beteiligt sein können. Ein aufgeblähter Bauch ist häufig ein Zeichen für eine Störung dieser Organe; er kann aber auch von schlechten Eßgewohnheiten oder einer Unverträglichkeit bestimmter Nahrungsmittel verursacht sein.

Wichtig

Leichte akute Beschwerden sind der homöopathischen Selbstbehandlung gut zugänglich. Bei ernsten und langanhaltenden Beschwerden und vor allem, wenn der aufgeblähte Bauch das Zwerchfell so weit nach oben drückt, daß es zu Atem- und Herzbeschwerden kommt, wenden Sie sich bitte an einen homöopathisch behandelnden Arzt oder Heilpraktiker.

Die Beschwerden – das passende Mittel

Lesen Sie bitte den folgenden Arzneiüberblick aufmerksam durch. Wählen Sie das Mittel, das zu Ihren Beschwerden paßt. Die angegebene

Seitenzahl führt Sie zu der ausführlichen Mittelbeschreibung mit Dosierungshinweis und Arzneipotenz. Können Sie »Ihr« Arzneimittel auf diesem Weg nicht finden, hilft Ihnen der Abschnitt *So finden Sie zum passenden Mittel* weiter (→ Seite 15).

Arzneiüberblick

Verschlimmerung der Beschwerden nach dem Essen. Unverträglichkeit von üppigen, fetten Speisen, von Hülsenfrüchten und Kohl. Auch nach Wein und Kaffee treten Beschwerden auf. Lautes Aufstoßen ranzig riechender Luft. Verlangen nach frischer Luft.
Sie fühlen sich »schwer«, träge und benommen, sind geschwächt und erschöpft.
→ Carbo vegetabilis, rechte Spalte.

Gefühl von Schwäche. Schnelles Sättigungsgefühl bei jeder Mahlzeit; Appetit, aber kein Hunger. Der aufgeblähte Bauch ist schon gegen leichte Berührung empfindlich; Erleichterung durch Öffnen beengender Kleidung und bei Bewegung.
Sie sind ein überempfindlicher, nervöser Mensch, den alles leicht »auf die Palme bringt«. Sie sind schlecht gelaunt, haben keine Lust zu arbeiten und bauen gern »Luftschlösser«. Mit Ihrer Art verletzen Sie schnell die Gefühle anderer Menschen.
→ China, Seite 101.

Gefühl von Aufgeblähtsein und Müdigkeit nach dem Essen. Häufige Blähungen, die mit lauten Geräuschen abgehen. Druck von Kleidung sowie Wärme werden nicht vertragen. Beschwerden insbesondere nach Gerichten mit Zwiebeln, Kohl, Bohnen, aber auch anderen Gemüsen. Besserung nach warmen Getränken. Oft Lust auf Süßigkeiten und Delikatessen.
Sie sind ein geistig aktiver Mensch, fühlen sich aber zunehmend schwächer, so daß der tägliche »Kleinkram« Sie bereits durcheinanderbringt. Sie werden immer empfindsamer, furchtsamer und trauriger und verlieren Ihr Selbstvertrauen. Manchmal spielen Sie sich gern auf, sind beherrschend und machtliebend.
→ Lycopodium, Seite 101.

Unverträglichkeit von Fett, Ekel vor Schweinefleisch. Beschwerden nach Durcheinanderessen, nach Obst, Eiscreme, fettem Gebäck und Kuchen. Gefühl, als läge ein Stein im Magen. Kein Durst. Kühle Zimmer und viel frische Luft werden als angenehm empfunden. Ständig wechselnde Beschwerden.
Auch Ihre Stimmungen wechseln häufig. Sie sind launisch, reizbar und nörgeln oft, sind jedoch schnell zu besänftigen. Sie sind sehr zuwendungsbedürftig und von sanftem Wesen.
→ Pulsatilla, Seite 101.

Abgehende Blähungen riechen nach faulen Eiern. Intensiv stinkender Stuhl. Heftiges Aufstoßen. Plötzlich auftretender Hunger mit Schwächegefühl im Magen gegen 11 Uhr vormittags. Unverträglichkeit von Milch und Milchprodukten.
→ Sulfur, Seite 101.

Mittelbeschreibungen

Carbo vegetabilis D6: Üppige, fette Speisen vertragen Sie nicht; Wein und Kaffee sowie die für ihre blähende Wirkung bekannten Hülsenfrüchte oder auch Kohl bereiten Ihnen Beschwerden. Da Sie einen schwachen Magen haben, kommt es dann bereits kurze Zeit nach dem Essen zu unangenehmen, schmerzhaften Auftreibungen. Sie fühlen sich nicht nur »voll«, sondern auch schwer, träge und benommen. Sie suchen Erleichterung und wollen sich deshalb hinlegen, doch Ihre Schmerzen werden stärker, wenn Sie liegen. Sie fühlen sich wohler, wenn Sie nach dem Essen oder Trinken aufstoßen können; die Luft, die dabei hochkommt, riecht ranzig, sauer oder faulig. Ihr Bauch ist, vor allem in seinem oberen Teil, stark gebläht, und Sie vertragen keine enge Kleidung. Jede Kleinigkeit, die Sie zu sich nehmen, verschlimmert diesen Zustand. Als Erleichterung empfinden Sie die Winde, die mehr oder weniger übelriechend abgehen und Sie dabei von dem belastenden Gefühl des Aufgeblähtseins befreien. Wenn Carbo vegetabilis versagt, nehmen Sie als zweites Mittel *Pulsatilla* (→ rechte Spalte). *Dosierung* → Vorschrift 3, hintere Umschlagklappe.

China D6: Meist essen Sie eine Mahlzeit nicht zu Ende, weil Sie plötzlich das Gefühl haben, satt zu sein. Oder Sie haben Appetit, jedoch keinen Hunger. Sie empfinden Magen und Darm als »voll«; alles, was Sie essen, treibt Ihren Leib zusätzlich auf. Obwohl Sie meist satt sind, essen Sie aus Gewohnheit. Sie fühlen sich weniger unwohl, wenn Sie sich bewegen. Sie können eine Abneigung gegen Brot und Butter, gegen warme und schwere Speisen, aber auch gegen Obst und Tee entwickeln. Dafür »lieben« Sie Süßigkeiten, Delikatessen und stark Gewürztes. Noch während des Essens bläht sich der gesamte Bauch auf. Rülpsen oder Aufstoßen nach dem Essen verschafft Ihnen keine Erleichterung. Die reichlich abgehenden, meist übelriechenden Winde bringen ebenfalls keine wesentliche Erleichterung. Wenn Ihnen die eingeklemmten Winde nachts oder nach dem Stuhlgang Schmerzen bereiten, können Sie diese Schmerzen meist lindern, indem Sie sich zusammenkrümmen. *Dosierung* → Vorschrift 3, hintere Umschlagklappe.

Lycopodium D12: Beim Essen vergeht Ihnen der Appetit mitunter bereits nach wenigen Bissen, und nach dem Essen fühlen Sie sich aufgetrieben, »voll« und sehr müde. Sie leiden an Blähungen, die einen Druck auf das Zwerchfell und nach unten auf den Darmausgang und die Blase ausüben. Häufig sitzen diese Blähungen vor allem im Unterbauch und in der linken Bauchseite. Wenn Sie Ihren Bauch vorsichtig abtasten, spüren Sie unter den Fingerkuppen die Verhärtungen durch festsitzende Winde eher links als rechts. Links werden Sie vermehrt Gluckern und Kollern vernehmen, durch das sich die Gärung im Bauch bemerkbar macht. Selbst wenn Sie aufstoßen oder wenn Winde abgehen, bleibt der Bauch aufgetrieben, so daß Sie zu enge Kleidung lösen müssen. Ihre Beschwerden und Mißempfindungen treten sofort nach dem Essen auf. Wer erst einige Zeit nach dem Essen (1 bis 2 Stunden später) Beschwerden bekommt, dem wird eher *Nux vomica* helfen (→ Seite 81).
Dosierung → Vorschrift 3, hintere Umschlagklappe.

Pulsatilla D6: Fette Speisen, Obst, Eiscreme und Gebäck bekommen Ihnen mitunter schlecht (→ auch *Carbo vegetabilis*, Seite 100). Wenn Sie akute Beschwerden haben, ist Ihr Magen aufgetrieben und hart. Diese Spannung kann sich bis in die Brust hinauf fortsetzen. Sie haben Blähungen, die nicht allein an einer Stelle auszumachen sind, sondern durch den ganzen Bauchraum ziehen. Dabei kann es zu kolikartigen Schmerzen kommen, die vor allem abends, nach dem Essen oder in der Nacht zusammen mit Kollern und Gurgeln im Bauch auftreten, und die Ihnen den Eindruck vermitteln, als müsse jeden Moment Durchfall einsetzen. Sie fühlen sich wie aufgeblasen und »voll«. Nach dem Essen kann es zu Aufstoßen oder Blähungsabgang kommen. Sie fühlen sich so elend und benommen nach dem Essen, wie es schon bei *Nux vomica* (→ Seite 86) und *Lycopodium* (→ linke Spalte) beschrieben wurde. Doch Sie sind eher weinerlich und gereizt, überdies in Ihrem Mißmut nicht so zornig und heftig, wie jemand, dem *Nux vomica* oder *Lycopodium* hilft. Denken Sie auch bei Blähungen, die von Kuchen, Gebäck und vom Durcheinanderessen vieler Speisen sowie bei einer Abneigung gegen Fett entstehen, immer zuerst an Pulsatilla.
Dosierung → Vorschrift 3, hintere Umschlagklappe.

Sulfur D6: Sie gehören zu den Menschen, die einen ständig aufgeblähten Bauch, einen »Dickbauch«, haben: Sie leiden unter dieser Auftreibung des Bauches, die mit Kollern, Aufstoßen und nach faulen Eiern riechenden Winden einhergeht. Sie empfinden Ihren Bauch ständig als »voll«, und das Brennen und die Spannung darin werden hin und wieder von kolikartigen Schmerzen begleitet. Häufig haben Sie Blähungen, die in der linken Bauchseite zu lokalisieren sind (→ auch *Lycopodium*, Seite 101). Die Winde gehen häufig abends und nachts ab. Frühmorgens kommt es zu Durchfall, der Sie aus dem Bett treibt. *Dosierung* → Vorschrift 3, hintere Umschlagklappe.

Durchfall

Ihr Stuhl ist nicht fest und geformt, sondern breiig oder flüssig. Akuter, heftiger Durchfall tritt meist mit Bauchschmerzen, einem Unwohlgefühl, möglicherweise auch mit Kreislaufstörungen auf. Ursache für plötzlichen Durchfall können eine Darminfektion, unverträgliche Nahrung, aber auch Angst, Aufregung oder Lampenfieber sein. Ursache für chronischen Durchfall, der über längere Zeit andauert, können sowohl organische Beschwerden als auch eine Überempfindlichkeit gegen bestimmte Nahrungsmittel sein. Wenn Sie unter chronischem Durchfall leiden, versuchen Sie bitte nicht, sich selbst zu behandeln, gehen Sie zu einem homöopathisch arbeitenden Arzt oder Heilpraktiker. Nur leichte Beschwerden, die kurzzeitig auftreten, sind für die Selbstbehandlung geeignet.

Wenn eine Darminfektion oder unverträgliche Nahrung die Ursache Ihres Durchfalls ist, betrachten Sie Ihre Beschwerden bitte als eine »Maßnahme« Ihres Körpers, sich selbst zu reinigen. Versuchen Sie in dem Fall nicht, Ihren Durchfall mit »stopfenden« Medikamenten zu »heilen«.

Da Sie durch einen Durchfall erheblich an Flüssigkeit verlieren, sollten Sie in der Zeit Ihrer Beschwerden mehr trinken, als Sie es sonst tun. Wichtige Mineralstoffe, die Ihr Körper bei Durchfall verliert, können dadurch allerdings nicht ersetzt werden. Wenn Ihr Durchfall vorüber ist, nehmen Sie anfangs nur leichte Nahrung zu sich, um Ihren geschwächten Darm nicht zu überlasten. Essen Sie Toast, Zwieback, nach Möglichkeit kein Fett, und trinken Sie schwarzen Tee.

Durchfall bei Kindern ist im Kapitel *Kinderkrankheiten* (→ Seite 176) behandelt.

Wichtig

Bevor Sie mit der Selbstbehandlung beginnen, beachten Sie bitte gewissenhaft die folgenden Hinweise:

Gehen Sie zum Arzt oder zum Heilpraktiker

- Wenn Sie als Ursache Ihres Durchfalls eine Lebensmittelvergiftung vermuten. Es kommt dabei zu Übelkeit, Erbrechen, möglicherweise Fieber (sofort zum Arzt).
- Wenn der Durchfall mit hohem Fieber einhergeht.
- Wenn Sie sich außergewöhnlich schwach fühlen, oder wenn Sie zur Zeit über ein schlechtes Allgemeinbefinden klagen. Flüssigkeitsentzug und Kreislaufbelastung können Ihre Gesundheit schädigen.
- Wenn Sie an chronischem Durchfall leiden.
- Wenn ein heftiger Durchfall sich nicht zwei bis drei Stunden nach Beginn der Selbstbehandlung, leichtere Beschwerden innerhalb eines Tages bessern, und wenn Ihr Durchfall nicht nach drei Tagen aufhört.

Die Beschwerden – das passende Mittel

Lesen Sie bitte den folgenden Arzneiüberblick aufmerksam durch. Wählen Sie das Mittel, das zu Ihren Beschwerden paßt. Die angegebene Seitenzahl führt Sie zu der ausführlichen Mittelbeschreibung mit Dosierungshinweis und Arzneipotenz. Können Sie »Ihr« Arzneimittel auf diesem Weg nicht finden, hilft Ihnen der Abschnitt *So finden Sie zum passenden Mittel* weiter (→ Seite 15).

Arzneiüberblick

Starke Erschöpfung.
Übelkeit, Erbrechen.
Häufiger Durst.
Beschwerden nach dem Essen verdorbener Nahrungsmittel (Wurst, Fleisch, Käse).
Durchfall nach dem Essen unverträglicher Speisen (Eiscreme, Obst).
→ Arsenicum album, Seite 104.

Kollapsartige Erschöpfung.
Übelkeit, Erbrechen.
Blasses Gesicht.
Kalter Schweiß auf der Stirn.
Großer Durst auf kalte Getränke.
→ Veratrum album, Seite 105.

Sommerdurchfall.
Leichte Beschwerden ohne Beeinträchtigung des Allgemeinbefindens.
→ Acidum phosphoricum, rechte Spalte.

Unkontrollierter Stuhlabgang (vor allem bei Blähungen).
Verschlimmerung des Durchfalls am frühen Morgen, nach dem Essen.
→ Aloe, rechte Spalte.

Morgendlicher Durchfall.
Gußartige, meist schmerzlose Entleerung.
Übelkeit vor dem Stuhlgang, danach Schwäche.
→ Podophyllum, Seite 104.

Durchfall nach dem Genuß kalter Getränke an heißen Tagen.
Nach dem Essen von Kohl, Sauerkraut.
Stuhl sprudelt heraus.
Verschlimmerung der Beschwerden am Morgen.
→ Bryonia, Seite 104.

Große Kälteempfindlichkeit (Wetterwechsel).
Nächtliche Verschlimmerung der Beschwerden.
→ Dulcamara, Seite 104.

Stuhldrang in den frühen Morgenstunden.
Brennen und Jucken am After.
Wunder, schmerzender After.
→ Sulfur, Seite 105.

Heftiger Stuhldrang mit Bauchkrämpfen.
Entleerung mit großer Anstrengung.
Nächtliche Verschlimmerung der Beschwerden.
→ Mercurius solubilis, Seite 104.

Folgen von Lampenfieber, Angst, Schreck.
Plötzliche, unwillkürliche Darmentleerung.
→ Gelsemium, Seite 104.

Folgen von Aufregung, Lampenfieber.
Aufgetriebener Bauch (Blähungen).
Häufiges, lautes Aufstoßen.
Sie sind immer in Eile, wie gehetzt, voller Befürchtungen.
→ Argentum nitricum, unten.

Mittelbeschreibungen

Acidum phosphoricum D6: Ihr Durchfall dauert bereits einige Zeit an, dennoch entkräftet er Sie nicht – im Gegenteil: Sie können sich nach dem Stuhlgang geradezu erleichtert fühlen. Problematisch ist nur, daß der Durchfall nicht zu Ende geht. Die Stühle riechen wenig oder sind geruchlos. Manchmal kommen sie unkontrolliert mit abgehenden Blähungen. Sie sind wäßrig und gelb oder weißlich. Häufig leiden Kinder im Sommer an dieser Form des Durchfalls.
Dosierung → Vorschrift 1, hintere Umschlagklappe.

Aloe D6: Sie haben ständig das Gefühl, als ob der Stuhl unkontrolliert entweichen könnte, und wagen deshalb nicht, die drängenden Blähungen herauszulassen. Ihre Beschwerden sind nach dem Essen und frühmorgens am schlimmsten. Sie leiden auch unter Hämorrhoiden, die während des Stuhlgangs brennend schmerzen. Nach dem Stuhlgang beginnen Sie oft vor Schwäche zu schwitzen; gleichzeitig aber sind Sie erleichtert, denn mit dem Stuhlgang enden die kneifenden Schmerzen im Unterbauch: Die Schmerzen treten vor und während des Stuhlgangs auf, nie aber danach!
Dosierung → Vorschrift 1, hintere Umschlagklappe.

Argentum nitricum D12: Sie leiden unter einem von Blähungen aufgetriebenen Leib und haben ein unwiderstehliches Verlangen nach Zucker und Süßigkeiten, die Ihnen aber – wie Sie wissen – schlecht bekommen. Sie sind ein ängstlicher Mensch, ständig in Eile und nie ohne irgendwelche Befürchtungen. Vor allem, wenn Sie etwas Ungewohntes tun sollen oder wollen, sehen Sie dem mit großer Ängstlichkeit entgegen. Sie sind momentan erschöpft, nervös und leicht in Wut zu versetzen, kurz: aus dem Gleichgewicht gebracht. In diesem Zustand kann bei Ihnen jede Erregung zu Durchfall führen. Der Stuhl ist grünschleimig wie fein gehackter Spinat und geht unter Blähungen und Geräuschen ab.

Sie sollten *Gelsemium* (→ rechte Spalte) nehmen, wenn Ihr Durchfall zwar durch Aufregung verursacht wurde, Sie aber in Ihrem Wesen nicht so verunsichert sind, wie es dort beschrieben ist.
Dosierung → Vorschrift 1, hintere Umschlagklappe.

Arsenicum album D12: Der Durchfall setzt nach dem Verzehr von verdorbener Wurst, verdorbenem Fleisch oder schimmligem Käse ein, oder nachdem Ihr Magen sich an kalten Speisen, zum Beispiel Eiscreme, erkältet hat. Sie haben auffallend großen Durst, und Ihre Lippen sind wie ausgetrocknet und spröde. Es gehen nur geringe Stuhlmengen ab; die Stühle sind dunkelgelb bis dunkelgrün, schleimig, blutig, sie können unverdaute Speisereste enthalten und riechen sehr stark. Der Stuhl brennt am After. Nachts; wenn Sie etwas essen oder trinken; oder wenn Ihnen kalt wird, verschlimmern sich Ihre Beschwerden. Wärme tut Ihnen gut. Sie fühlen sich außergewöhnlich erschöpft.
Dosierung → Vorschrift 1, hintere Umschlagklappe.

Bryonia D6: Sie reagieren mit Durchfall, wenn Sie an heißen Tagen erhitzt waren und sich mit einem zu kalten Getränk den Magen »erkältet« haben. Auch wenn Sie sich in einer kühlen Sommernacht erkältet haben, kann ein Durchfall die Folge sein. Charakteristischerweise tritt Ihr Durchfall erst am Morgen auf, nachdem Sie sich einige Zeit bewegt haben.
Dosierung → Vorschrift 1, hintere Umschlagklappe.

Dulcamara D6: Wenn im Sommer ein Kälteeinbruch das Wetter ändert, bekommen Sie Durchfall. Auch wenn die Temperaturen zwischen Tag und Nacht stark schwanken, reagieren Sie mit Durchfall. Vor dem Stuhlgang haben Sie schneidende Leibschmerzen, manchmal müssen Sie auch erbrechen. Die Durchfälle treten häufig in der Nacht auf; hinterher kommt es zu Jucken am After.
Dosierung → Vorschrift 1, hintere Umschlagklappe.

Gelsemium D12: Nervosität, Überspanntheit oder ein plötzlicher Schreck führen auch zu körperlichen Störungen, unter anderem zu Durchfall. Oft sind es schlechte Nachrichten, Aufregungen oder Angst, die einen Durchfall auslösen. Es kommt dann zu plötzlichen, unwillkürlichen Entleerungen des Darms, die abgehen, ohne Schmerzen zu verursachen. Gegen diese peinlichen »Zufälle« hilft Ihnen auch *Argentum nitricum* (→ Seite 103). Wenn Sie grundsätzlich von nachgiebigem, eher freundlichem Wesen sind, und Ihre akuten Beschwerden Sie in eine bedrückte, weinerliche Stimmung versetzt haben, sollten Sie bei Durchfall infolge eines Schrecks *Pulsatilla* (→ Seite 94) nehmen.
Dosierung → Vorschrift 1, hintere Umschlagklappe.

Mercurius solubilis D12: Sie haben häufig heftigen Stuhldrang und Krämpfe, die Sie zwingen, rasch auf die Toilette zu gehen. Doch nur unter größter Anstrengung entleeren Sie den Stuhl, der oft schleimig und blutig ist. Hitze oder Kälte können Ihre Beschwerden verschlimmern. Nachts geht es Ihnen schlechter, dann verstärken sich auch der Schweiß und der Mundgeruch, die als Begleiterscheinung charakteristisch sind.
Dosierung → Vorschrift 1, hintere Umschlagklappe.

Podophyllum D6: Vor dem Stuhlgang ist Ihnen übel. Besonders links im Unterbauch kollert und rumort es. Am frühen Morgen – schon ab 3 Uhr – kann der Durchfall einsetzen und Sie wecken. Während des Tages ist der Stuhlgang normal, doch am folgenden Morgen

kommt es wieder zu Durchfall. Nach dem Stuhlgang sind Sie entkräftet, außerdem haben Sie das ungewohnte Gefühl einer Schwäche am Darmausgang und im Kreuz. Manchmal kommt es auch in den Därmen zu schneidenden Schmerzen, die bei Wärme (Wickel, Wärmflasche), oder wenn Sie sich nach hinten beugen, besser werden.
Dosierung → Vorschrift 1, hintere Umschlagklappe.

Sulfur D6: Meist kommt der Durchfall morgens zwischen 4 und 5 Uhr und treibt Sie aus dem Bett. Weil der Stuhl Säure enthält, ist er »scharf« und bereitet Ihnen Schmerzen am After. Die Stühle riechen stark; Sie werden diesen Geruch noch einige Zeit, nachdem Sie die Toilette verlassen haben, an sich wahrnehmen. Es kann vorkommen, daß der Durchfall mit Verstopfung abwechselt.
Dosierung → Vorschrift 1, hintere Umschlagklappe.

Veratrum album D12: Dem Stuhlgang gehen schwere Bauchkrämpfe mit stechenden Schmerzen voraus. Ihnen kann so übel sein, daß Sie sich erbrechen müssen. Die Stühle sind wäßrig, enthalten milchige Flocken und schwächen Sie so, daß Sie glauben, ohnmächtig zu werden. Mitunter kommt es sogar zu Krämpfen in Füßen und Beinen. Am häufigsten treten solche Durchfälle in der Nacht auf; Sie haben dann heftigen Durst auf große Mengen kalten Wassers.
Dosierung → Vorschrift 1, hintere Umschlagklappe.

Hämorrhoiden

Hämorrhoiden können eine wahre Plage sein. Man kann vor Schmerzen nicht mehr sitzen, jeder Stuhlgang wird zur Qual, jede Bewegung ist von einem brennenden, schmerzenden Gefühl am After begleitet: Die Hämorrhoiden, die Ihnen so viel Schmerzen bereiten, sind vergrößerte Venen oder Krampfadern am Ausgang des Mastdarms, dem untersten Stück des Darmes; sie können sich vorwölben, reißen und bluten.

Wichtig

Hämorrhoiden sind Symptome tiefer sitzender Leiden wie Leberstörungen oder Störungen des venösen Kreislaufs: Sie müssen sich deshalb einer konstitutionellen Behandlung unterziehen!

Falls Sie im Moment keine Möglichkeit für eine solche Behandlung sehen, können Ihnen die vorgestellten Mittel Erleichterung verschaffen. Bei diesen anlagebedingten Beschwerden ist es jedoch angezeigt, auch die Selbstbehandlung über einen längeren Zeitraum durchzuführen.

Die Beschwerden – das passende Mittel

Lesen Sie bitte den folgenden Arzneiüberblick aufmerksam durch. Wählen Sie das Mittel, das zu Ihren Beschwerden paßt. Die angegebene Seitenzahl führt Sie zu der ausführlichen Mittelbeschreibung mit Dosierungshinweis und Arzneipotenz.

Können Sie »Ihr« Arzneimittel auf diesem Weg nicht finden, hilft Ihnen der Abschnitt *So finden Sie zum passenden Mittel* weiter (→ Seite 15).

Arzneiüberblick

Starke Hämorrhoidenblutungen nach dem Stuhlgang.
Wundsein und Schmerzen.
→ Hamamelis, rechte Spalte.

Hämorrhoiden zusammen mit chronischer Verstopfung.
Brennende, stechende Schmerzen.
Nur selten Blutungen.
→ Aesculus, unten.

Traubenartig hervortretende Hämorrhoiden.
Jucken und häufige Blutungen.
Besserung durch Waschen mit kaltem Wasser.
→ Aloe, rechte Spalte.

Kleine Wunden und Risse am After.
Starke Schmerzen bei Stuhlgang.
Besserung durch ein warmes Sitzbad.
→ Ratania, Seite 107.

Brennen und Jucken am After; häufig gerötete Haut, Hautausschläge um den After.
Verschlimmerung der Beschwerden in der Nacht.
→ Sulfur, Seite 107.

Stark juckende Hämorrhoiden, die nur wenig bluten. Besserung durch kalte Sitzbäder.
Bei Abführmittelmißbrauch und sitzender Lebensweise.
→ Nux vomica, rechte Spalte.

Mittelbeschreibungen

Aesculus D6: Ihre Hämorrhoiden bluten nur selten; sie treten in der Regel mit chronischer Verstopfung auf. Sie liegen meist außen, sind groß und bläulich. Sie spüren ein Brennen und Stechen am After, und das letzte Stück des Darms fühlt sich an, als sei es mit Splittern oder kleinen Stöckchen gefüllt. Hier, im Mastdarm, treten hin und wieder auch Jucken und ein Gefühl von Trockenheit oder Hitze auf. Sie haben scharfe, schneidende Schmerzen, fühlen sich »lahm« und haben auch am Steißbein, Kreuzbein oder in Höhe der Lenden dumpfe oder stechende Rückenschmerzen.

Ihre Schmerzen verschlimmern sich, wenn Sie sich nach dem Stuhlgang abwischen, oder wenn Sie gehen. Bei warmem Wetter ist Ihr Befinden besser.
Dosierung → Vorschrift 3, hintere Umschlagklappe.

Aloe D6: Sie haben traubenartig hervortretende Hämorrhoiden. Die sonst bei Hämorrhoidalbeschwerden schmerzlindernden, warmen Sitzbäder bekommen Ihnen nicht – im Gegenteil: Nur kaltes Wasser mindert die heftigen und häufigen Blutungen Ihrer Hämorrhoiden, das Jucken und die Empfindung von Hitze am After. Es kann sein, daß sich Ihre Beschwerden verschlimmern, nachdem Sie Bier getrunken haben (→ auch *Sulfur*, Seite 107). Möglicherweise fällt es Ihnen manchmal schwer, den Schließmuskel am After zu kontrollieren, und bei Windabgang oder beim Urinieren geht unfreiwillig Stuhl ab.
Dosierung → Vorschrift 3, hintere Umschlagklappe.

Hamamelis D6: Ihre Hämorrhoiden bluten immer wieder stark, vor allem nach Stuhlgang. Ihr After ist wie wund. Die Hämorrhoiden sitzen außen am After, sind groß und bläulich. Der Darmausgang ist sehr empfindlich, und manchmal fühlt sich dort alles wund, »voll« oder schwer an. Es kann Ihnen vorkommen, als wolle der Rücken »durchbrechen«.
Dosierung → Vorschrift 3, hintere Umschlagklappe.

Nux vomica D6: Ihre Hämorrhoiden wachsen meist am Darmausgang, innerhalb des Darms, jucken stark, bluten jedoch nur selten. Sie sind häufig eine Folge von längerem, übermäßigem Gebrauch eines Abführmittels oder zurückzuführen auf Ihre sitzende Lebensweise. Sie können das Gefühl haben, als sei Ihr After wie zusammengeschnürt, er kann so stark jucken, daß Sie deswegen die ganze Nacht nicht schlafen können.

Kalte Sitzbäder bringen meist eine Besserung Ihrer Beschwerden.
Dosierung → Vorschrift 3, hintere Umschlagklappe.

Ratania D6: Sie bemerken kleine Wunden – Risse – am After, der Stuhlgang bereitet Schmerzen. Bei Stuhlgang fallen die Hämorrhoiden hervor und schmerzen, wenn sie berührt werden. Es kann zu langanhaltenden Schmerzen am After kommen, die durch ein warmes Sitzbad besser werden.
Dosierung → Vorschrift 3, hintere Umschlagklappe.

Sulfur D6: Ihre Beschwerden – Brennen und Jucken – verschlimmern sich in der Nacht und bei Berührung der Hämorrhoiden. Längeres Stehen schwächt Sie. Während des Stuhlganges stellen sich manchmal Schmerzen ein, die vom Darmende nach oben ziehen. Der After ist rot, brennt und juckt, und auf der ihn umgebenden Haut entwickelt sich Ausschlag.
Dosierung → Vorschrift 3, hintere Umschlagklappe.

NERVÖSE BESCHWERDEN

Müdigkeit und Erschöpfung

Sie haben sich körperlich verausgabt oder seelisch etwas nicht verkraftet, vor allem fehlt Ihnen die Gelegenheit, einmal richtig »abzuschalten« und auszuspannen. Es ist dringend nötig, daß Sie Ihre Vitalität und Schaffenskraft zurückgewinnen. Überdenken Sie deshalb Ihre Fehler (Überforderung, Selbstüberschätzung, falsche Zielvorstellungen, falsche Lebensweise), und versuchen Sie, Ihren Lebensrhythmus wiederzufinden. Vielleicht hat Sie auch das Schicksal in letzter Zeit recht »gebeutelt«. Dann wird Ihnen eine Ruhepause ebenfalls helfen, Ihre Lage überlegt und vernünftig einzuschätzen und entsprechend zu handeln.

Wenn Sie über eine robuste Gesundheit verfügen, also vor allem in jungen Jahren, können Sie großen Belastungen noch gut standhalten. Mit zunehmendem Alter und auch bei mangelnder Gesundheit ist Ihre körperliche, seelische und geistige Belastbarkeit erheblich geringer. So kann es Ihnen zeitweise oder ganz allgemein an Vitalität, Widerstandskraft und Durchhaltevermögen fehlen. Sie klagen über Müdigkeit, Erschöpfung, Konzentrationsschwäche, Schwerfälligkeit im Denken, Gedächtnisschwäche, Mangel an Initiative und Ideen, fehlendes Interesse an Neuem und haben nicht mehr den Mut, etwas Ungewöhnliches zu wagen. Sie fühlen sich traurig, melancholisch, überempfindlich und verletzbar oder ungewöhnlich reizbar.

Was ist die Ursache Ihres Befindens? Sind Sie überzeugt, daß Ihr Zustand nur einer vorübergehenden Erschöpfung zuzuschreiben ist? Häufig ist dies der Fall. Doch können sich nicht auch ein organisches Leiden oder eine seelische Krise hinter Ihren Beschwerden verbergen? Vielleicht sind Sie in einem Alter, in dem der körperliche Abbau vermehrt fortschreitet; vielleicht sind aber auch viele Faktoren zusammen für Ihre gegenwärtige Müdigkeit und Erschöpfung verantwortlich – zum Beispiel eine chronische Erkrankung, die, verbunden mit anderen belastenden Einflüssen, den Körper unter Dauerstreß hält. Können Sie das Ausmaß Ihrer Beschwerden selbst beurteilen? Glauben Sie nicht auch, daß Sie im Sinne Ihrer Gesundheit verantwortlich handeln würden, wenn Sie den Arzt oder den Heilpraktiker um eine Beurteilung bitten?

Viele Menschen bekämpfen Müdigkeit und Erschöpfung mit Kaffee, Tee oder Zigaretten; manche greifen auch zu »Muntermachern«, zu Mineralstoff- und Vitaminpräparaten oder auch zu härteren Drogen. Das Leistungsniveau mag zwar kurzfristig ansteigen; statt eines gesteigerten Lebensgefühls stellen sich jedoch immer öfter Leistungstiefs ein und damit immer stärker das Bedürfnis nach Stimulanzien, das bis in eine Abhängigkeit führen kann.

Die homöopathische Arzneitherapie unterstützt eine solche Einstellung zu sich und zum eigenen Körper keinesfalls. Homöopathische Arzneien machen nicht abhängig, und sie können niemandem helfen, der nicht bereit ist, die seiner Gesundheit abträgliche Situation zu verändern. Die homöopathische Selbstbehandlung kann jedoch helfen, kurzzeitig auftretende Krisen und Belastungen durchzustehen und Körper, Seele und Geist in das Gleichgewicht zurückzubringen, aus dem sie durch akuten Anlaß geworfen wurden. Wenn jedoch eine leichtere Schaffenskrise tiefere körperliche oder seelische Ursachen hat, darf eine Selbstbehandlung nicht erfolgen. Hier wären das umfangreiche Wissen und das Können des homöopathisch behandelnden Arztes oder Heilpraktikers gefragt.

Bedenken Sie bitte: Nehmen Sie Ihre Leistungsgrenzen an, verlangen Sie nichts von sich, wozu Sie nicht geschaffen sind und was andere vielleicht viel besser und müheloser vollbringen. Auch Sie haben Fähigkeiten und Talente; setzen Sie sie ein, und Ihre Arbeit wird Sie kaum jemals erschöpfen, sondern Ihnen Freude bereiten. Anforderungen sind zwar für Ihre persönliche Entwicklung erforderlich, wenn diese Sie aber dauernd überfordern, können sie Ihrer Gesundheit schaden. So werden Sie letztlich zum Verlierer: Sie gewinnen zwar den Moment, verlieren aber Ihre Zukunft.

Wichtig

Bevor Sie mit der Selbstbehandlung beginnen, beachten Sie bitte die folgenden Hinweise:

Gehen Sie zum Arzt oder zum Heilpraktiker

- Wenn Müdigkeit und Erschöpfung bereits mehrere Wochen anhalten.
- Wenn Sie zur Zeit noch an anderen Beschwerden leiden, oder wenn Ihr Allgemeinbefinden zu wünschen übrig läßt.
- Wenn Sie chronisch krank sind.
- Wenn Sie häufiger unter Erschöpfungszuständen leiden und deshalb noch nie ärztlich untersucht wurden.
- Wenn Sie unter langanhaltender, tiefer Traurigkeit leiden.
- Wenn Sie häufig an Selbstmord denken.
- Wenn Sie sich in einer hormonellen Umstellungsphase befinden wie Pubertät, Schwangerschaft oder Wechseljahre. In diesen Lebensabschnitten kommt es oft zu Stimmungsschwankungen wie Übererregtheit oder Depressionen.
- Wenn Sie öfter verwirrt und desorientiert sind.
- Wenn Sie sich immer mehr von den Menschen zurückziehen.
- Wenn sich Ihr Befinden drei Tage nach Behandlungsbeginn weiter verschlechtert.

Die Beschwerden – das passende Mittel

Lesen Sie bitte den folgenden Arzneiüberblick aufmerksam durch. Wählen Sie das Mittel, das zu Ihren Beschwerden paßt. Die angegebene Seitenzahl führt Sie zu der ausführlichen Mittelbeschreibung mit Dosierungshinweis und Arzneipotenz.

Ist keine weiterführende Seitenzahl verzeichnet, können Sie das Mittel in der angegebenen Dosierung und Potenz nehmen.

Können Sie »Ihr« Arzneimittel auf diesem Weg nicht finden, hilft Ihnen der Abschnitt *So finden Sie zum passenden Mittel* weiter (→ Seite 15).

Arzneiüberblick

Enttäuschung, Kummer
Anfängliche Reizbarkeit wird zu Gleichgültigkeit, Teilnahmslosigkeit, Depression.
Sie leiden an Kummer (Liebeskummer), Sorgen oder Heimweh.
Erschöpft nach intensiver geistiger Arbeit.
Denkunfähig, appetitlos.
Verlangen nach Erfrischendem, Saftigem.
→ Acidum phosphoricum, Seite 125.

Kraftlosigkeit, Willensschwäche
Geistige Erschöpfung.
Unfähigkeit zu arbeiten und zu denken.
Nach langem Lesen oder (Maschine-) Schreiben erschöpft; wie gelähmt.
Sie sind unfähig, etwas zu unternehmen.
Sie haben sich aufgegeben, benötigen dringend Hilfe.
Acidum picrinicum D6.
Dosierung → Vorschrift 3, hintere Umschlagklappe.

Nervenschwäche
Nervös, ruhelos und schnell reizbar.
Sie sind überempfindlich und schreckhaft, fühlen sich schwach und sind schnell erschöpft. In diesem Zustand ertragen Sie weder sich noch andere. Sie sind scheu, meiden Kontakte; zuweilen apathisch.
Vorliebe für Süßes, aber auch für Essig.
Durst auf eiskaltes Wasser.
Kalium phosphoricum D6.
Dosierung → Vorschrift 3, hintere Umschlagklappe.

Ängstlichkeit, Unruhe
Nachlassendes Konzentrationsvermögen; ungewohnt schnelle Erschöpfung.
Unsicherheit; Angst, zusammenzubrechen oder krank zu werden.
Schwächeanfälle. Sehr kälteempfindlich.
Sie frieren ständig.
Großer Durst (besonders auf Warmes).
Hohe Anforderungen an sich und andere; übergenau, ehrgeizig und mißtrauisch.
Besonders nachts angstvoll und ruhelos.
→ Arsenicum album, Seite 127.

Mangel an Ausdauer

Sehr unbeständig und ruhelos, dauernd unterwegs. Sie klagen über Schwäche und ermüden sehr schnell. Wenig Ausdauer für geistige Arbeit.
Sie sind wenig belastbar, werden schnell verdrießlich und stöhnen oft über die »viele« Arbeit. Unzufrieden und launisch.
Vorliebe für Gesalzenes, Geräuchertes und Speck.
Beschwerden bei Überforderung in Schule/ Studium, durch Sorgen, Liebeskummer oder erschöpfendes Geschlechtsleben.
Calcium phosphoricum D6.
Dosierung → Vorschrift 3, hintere Umschlagklappe.

Schwäche, häufiges Schwitzen

Sie sorgen sich oft unnötig, sind schnell entmutigt und zweifeln an allem.
Sie sind eher behäbig und gutmütig, als drahtig und energisch; schnell abgehetzt und abgearbeitet; vor Erschöpfung wortkarg, träge und faul.
Lernschwierigkeiten, vergeßlich, schnell verwirrt, falsche Wortwahl.
Fröstelig, feuchtkalte Hände und Füße.
Starke Schweißneigung bei Anstrengung.
Calcium carbonicum D12.
Dosierung → Vorschrift 3, hintere Umschlagklappe.

»Arbeitswut«, Überanstrengung

Durch berufliche Überlastung reizbar, aufbrausend, zornig.
Übergenauigkeit, Mißtrauen, Argwohn.
Überempfindlich gegen Gerüche, Geräusche und Kälte.
Morgens sind Sie unausstehlich.
Sie benutzen Stimulanzien (Kaffee, Nikotin, Tabletten), um sich leistungsfähig zu halten.
→ Nux vomica, Seite 133.

Benommenheit, lähmende Schwäche

Zittern und Schwäche nach geringer Anstrengung, kleinen Sorgen und Spannungen, auch nach einer Grippe.
Prüfungsangst und Lampenfieber.
Vor Aufregung zu keinem Gedanken mehr fähig.
Angst, Schwindel, zittrige Beine vor wichtigen Ereignissen oder Terminen.
Ständiger Harndrang.
→ Gelsemium, Seite 130.

Überanstrengung durch Dauerbelastung

Beschwerden nach Aufregung oder zu wenig Schlaf (Mütter von Babys und Kleinkindern; Pflegepersonal, Schichtarbeiter).
Erschöpfung, Gereiztheit bei sonst sanftem, scheuem Wesen.
Sie können sich schwer entscheiden, sind leicht zu beeinflussen.
Sie mögen es nicht, angefaßt zu werden.
Leeres Gefühl im Kopf; Schwindel, Übelkeit und Erbrechen.
Schwäche in Armen oder Beinen.
Unlust, sich zu bewegen. Sie mögen nicht an die frische Luft.
Durst auf kalte Getränke.
→ Cocculus, Seite 129.

Mutlosigkeit, mangelndes Durchhaltevermögen

Scheu vor Verantwortung, ohne Selbstvertrauen.
Sie sind antriebslos, dabei mürrisch, eigensinnig, weinerlich, von nervöser Schwäche, Zerstreutheit; Vergeßlichkeit bei großer geistiger Beanspruchung.
Schreckhaftigkeit.
Verschlimmerung der Beschwerden durch weitere geistige Anforderungen.
→ Silicea, Seite 136.
Andere Mittel für alle, die geistig viel arbeiten und sich dabei erschöpfen: *Acidum phosphoricum,* (→ Seite 125), und *Acidum picrinicum.* (→ Seite 111).

Schwäche, Reizbarkeit

Kraftlos nach übermäßiger körperlicher oder geistiger Belastung.
Empfindlich, reizbar, »heikel« und schnell gekränkt.
Sie wollen ernstgenommen werden, mögen sich aber nicht ansehen oder anfassen lassen. Sie sind unglücklich, denn Sie bilden

sich ein, von der ganzen Welt schlecht behandelt zu werden; Sie reagieren widerspenstig, verächtlich, verletzend, unzufrieden.
Mutlosigkeit und Selbstzweifel stehen im Widerspruch zu Ihren großen Plänen, die Sie vor allem abends und nachts im Bett schmieden.
Vorliebe für Süßes, Abneigung gegen Fett.
China D6.
Dosierung → Vorschrift 3, hintere Umschlagklappe.

Empfindungslosigkeit gegenüber Partner und Kindern
Sie sind eine pflichtbewußte Frau, doch überlastet, zermürbt, unzufrieden und reizbar, zuweilen streitsüchtig.
Kein Interesse an Beruf oder Sexualität.
Sie brechen in Tränen aus, wenn Sie anderen von Ihrem Leid erzählen.
→ Sepia, Seite 136.

Begeisterungsfähigkeit, rasche Erschöpfung
Große Empfindsamkeit für äußere Eindrücke.
Geselliger, aufgeschlossener Mensch.
Sie wirken zerbrechlich, wenig belastbar, nervös.
→ Phosphorus, Seite 134.

Müde und wie »zerschlagen«
Völlig erschöpft nach Überanstrengung beruflicher, körperlicher oder seelischer Art.
Zerschlagenheitsgefühl am ganzen Körper; jede Berührung schmerzt; selbst das Bett empfinden Sie als zu hart.
Trotz geistiger Leere und Apathie körperlich sehr unruhig.
Beschwerden von Hetze, Ärger und finanziellen Verlusten.
Arnica D6.
Dosierung: → Vorschrift 3, hintere Umschlagklappe.

Nervosität und Reizbarkeit

Das Leben in unserer Zeit ist ausgesprochen hektisch. In allen Bereichen werden vielfältige Anforderungen und Ansprüche an jeden von uns gestellt. Die Belastungen in Beruf, Haushalt und im sozialen Umfeld können uns allen eines Tages zuviel werden. Dann ist es schwer, gelassen zu bleiben, und Reaktionen und Handlungen, die aus dem Streß heraus entstehen, zu vermeiden. Es besteht die Gefahr, daß Sie das innere Gleichgewicht verlieren und in einen »Strudel« von ungewollten Überempfindlichkeiten und Überreaktionen geraten.

Sie werden sich in solchen angespannten Situationen schwer tun, wieder ruhig und gelassen zu reagieren. Grundsätzlich ist in allen Krisensituationen eines immer richtig: Halten Sie inne. Versuchen Sie, sich und die Situation, in der Sie stecken, mit etwas Distanz zu betrachten. Schreiben Sie auf, was Sie »nervt«, denken Sie über sich nach, und fragen Sie sich, was Sie an Ihrer jetzigen Situation ändern können. Überprüfen Sie auch einmal Ihre Wertvorstellungen und Ihre Lebensziele. Bedenken Sie auch Ihre familiäre Situation, und suchen Sie nach Möglichkeiten, Ihren Anspruch und die Wirklichkeit Ihres Lebens einander näherzubringen. Solch eine »Einkehr« ist manchmal schmerzlich, doch Sie verhindern damit, daß Sie sich weiterhin aufreiben, sich selbst »fertigmachen« oder den Menschen, die Ihnen etwas bedeuten, sehr zur Last fallen.

Keine Krise kommt von ungefähr, und immer gilt es, etwas zu lernen. Meist stehen Probleme der Lebensführung an, Probleme also, die Sie in erster Linie durch Nachdenken und ein besser geregeltes Leben bewältigen können. Doch ist es gerade kennzeichnend für jede Krise, daß die Fähigkeit zur geistigen Arbeit geringer ist als sonst. Je schneller Sie deshalb wieder zu Kräften kommen, desto ruhiger können Sie den Problemen wieder ins Auge sehen.

Die Homöopathie kann Ihnen helfen, Souveränität über Ihr Leben, Ihr Handeln, Ihr Fühlen und Ihr Denken wiederzuerlangen. Mit ihrer Hilfe tun Sie den ersten Schritt zur Bewältigung der augenblicklichen Situation.

Nervosität und Reizbarkeit entstehen aber nicht nur aus unerträglichen Lebenssituationen; sie können auch Anzeichen für organische, nervliche oder schlechthin chronische Krankheiten sein.

Sie halten Ihre Beschwerden vielleicht für ein kurzzeitiges Unbehagen, das bald wieder verschwinden wird. In vielen Fällen mag das zutreffen, aber sind Sie sich dessen in Ihrer momentanen Situation wirklich sicher? Könnte nicht ein tiefer sitzendes Leiden hinter Ihrem unbehaglichen Zustand stehen?
Diese Frage dürfen Sie nicht auf die leichte Schulter nehmen.

Nervosität und Reizbarkeit werden von Schulmedizinern meist erst dann behandelt, wenn der Patient außergewöhnlich zu leiden beginnt: Es werden dann Beruhigungsmittel verschrieben. Diese Anwendung chemischer Präparate lehnen viele Patienten ab, da sie ihnen als unnatürliche Beeinflussung mit körperfremden Stoffen erscheinen. Hier bietet sich das ganzheitliche, Körper, Seele und Geist umfassende Heilverfahren der Homöopathie an.

Bevor Sie sich mit viel Hoffnung an Ihre Selbstbehandlung machen, möchte ich Ihnen jedoch folgendes zu bedenken geben:

- Viele Menschen leiden ständig oder immer wieder unter seelischen Beschwerden, zu denen auch Nervosität und Reizbarkeit zählen. Ungeachtet der Schwere ihres Leidens, versuchen sie, sich mit einem oder mit mehreren der mittlerweile zahlreichen, zur Schulmedizin alternativen Heilverfahren selbst zu behandeln. Sicher ist ein solches Verhalten verständlich, denn dahinter steht häufig der Wunsch, besser mit sich selbst und mit dem Leben fertig zu werden, und die Erfahrung, daß andere, ein Arzt oder ein Therapeut, nicht helfen konnten. Hierbei besteht aber die Gefahr, die »Therapie auf eigene Faust« mit einer gewissen Unbekümmertheit zu verfolgen und das Ausmaß des Leidens falsch einzuschätzen. Versuchen Sie nicht, sich immer wieder oder über lange Zeit selbst zu helfen, wenn längst die fachkundige Hilfe eines Therapeuten angemessen wäre.

Wichtig

Zur Selbstbehandlung nicht geeignet sind seelische Störungen, die eine psychotherapeutische oder psychiatrische Behandlung erforderlich machen!

Bedenken Sie bitte, daß gerade bei seelischen Befindlichkeitsstörungen ein eigenes Urteil über die Schwere des Leidens manchmal nicht möglich ist. Vielleicht befinden Sie sich in einer Lebenskrise, die Sie ohne die Hilfe anderer Menschen nicht bewältigen können. Spielen Sie bitte nichts herunter, und beschönigen Sie nicht Ihre jetzige Situation, lassen Sie sich jedoch auch nicht von allzu großer Ängstlichkeit verwirren. Es ist wichtig, daß Sie sich vergewissern, ob Ihre Beschwerden erst vor kurzem aufgetreten sind – vor mehreren Tagen oder allenfalls vor wenigen Wochen. Es sollte sich in keinem Fall um »alte Bekannte« handeln, um Beschwerden also, die Sie bereits von früher kennen oder die schon viele Monate oder Jahre bestehen. Diese chronischen Beschwerden dürfen Sie keinesfalls selbst behandeln.

Bevor Sie mit der Selbstbehandlung beginnen, beachten Sie bitte gewissenhaft die folgenden Hinweise:

<u>Gehen Sie zum Arzt oder zum Heilpraktiker</u>

- Wenn Sie wegen Ihrer Beschwerden noch nicht untersucht wurden. Organleiden oder hormonelle Störungen könnten die Ursache für sie sein und eine gezielte homöopathische Behandlung durch den Arzt oder den Heilpraktiker erforderlich machen.
- Wenn Sie zur Zeit noch an anderen Beschwerden leiden oder Ihr allgemeines Befinden zu wünschen übrig läßt.
- Wenn Sie unter langanhaltender, tiefer Traurigkeit leiden.
- Wenn Sie häufig an Selbstmord denken.
- Wenn Sie von schweren Angstzuständen heimgesucht werden.

- Wenn Sie eine dauernde Angst vor der Zukunft quält.
- Wenn Sie sich in einer hormonellen Umstellungsphase befinden wie der Pubertät, der Schwangerschaft oder den Wechseljahren. In diesen Lebensabschnitten kommt es oft zu Simmungsschwankungen wie Übererregtheit oder Depressionen.
- Wenn Sie ausgesprochen gewalttätig oder aggressiv sind.
- Wenn Sie öfter verwirrt und desorientiert sind.
- Wenn Sie sich immer mehr von den Menschen zurückziehen.
- Wenn Sie von bestimmten Ideen oder Handlungen zwanghaft besessen sind.
- Wenn der Verdacht auf eine Überfunktion der Schilddrüse besteht.
- Wenn Sie arzneimittel- oder drogenabhängig oder auf andere Weise suchtkrank sind.
- Wenn sich trotz Selbstbehandlung heftige Beschwerden nach einem Tag und leichtere Beschwerden nach einer Woche noch nicht gebessert haben.

Die Beschwerden – das passende Mittel

Lesen Sie bitte den folgenden Arzneiüberblick aufmerksam durch. Wählen Sie das Mittel, das zu Ihren Beschwerden paßt. Die angegebene Seitenzahl führt Sie zu der ausführlichen Mittelbeschreibung mit Dosierungshinweis und Arzneipotenz.

Ist keine weiterführende Seitenzahl verzeichnet, können Sie das Mittel in der angegebenen Potenz und Dosierung einnehmen.

Können Sie »Ihr« Arzneimittel auf diesem Weg nicht finden, hilft Ihnen der Abschnitt *So finden Sie zum passenden Mittel* weiter (→ Seite 15).

Arzneiüberblick

Ärgerliche Reizbarkeit, »Arbeitswut«
Streß, Verspannungen.
Sie sind reizbar, aktiv, »arbeitsbesessen«.
Ärgerliche, ungeduldige Reaktionen, wenn sich Ihnen jemand in den Weg stellt (auch eifersüchtig); heftige Wutanfälle.
Sie machen anderen Vorwürfe, tadeln sie.
Sie sind manchmal starrköpfig und eigenwillig.
Äußerste Empfindlichkeit gegen grelles Licht, laute Geräusche, starke Gerüche, Zugluft.
Sie brauchen viel Wärme, fühlen sich in den Morgenstunden am schlechtesten.
Gebrauch von Reizmitteln zur Maximierung der Leistung.
→ Nux vomica, Seite 133.

»Arbeitstier«, Perfektionist, Ängstlichkeit
Übergroße Genauigkeit, hohe Leistungsanforderungen.
Ordnung und Disziplin, Kontrolle.
Ruhelosigkeit, Reizbarkeit, in unerwarteten Situationen, vor neuen Aufgaben, bei Ängsten.
Zähes und ausdauerndes Durchhaltevermögen – plötzlicher Zusammenbruch.
Angst und Unruhe bei rasch zunehmender Erschöpfung, häufig auch in der Nacht auftretend.
→ Arsenicum album, Seite 127.

Unterdrückte Gefühle
Überempfindlich, verletzt schon durch geringe Kleinigkeiten.
Sie reagieren reserviert, wenn Ihnen etwas nicht behagt.
Sie können Ärger nicht »wegstecken«, schlucken Ihre Gefühle hinunter, unterdrücken Ihre Aggressivität, zittern vor innerer Erregung, aber nichts davon lassen Sie nach außen gelangen.
Scheinbar grundlos ärgerlich, »eingeschnappt«.
Heftige Gefühlsausbrüche, Verlust der Selbstkontrolle (Sie werfen Gegenstände an die Wand).

Beschwerden nach Ärger, Auseinandersetzungen und bei Kummer.
→ Staphisagria, Seite 137.

Mürrisch; Bedürfnis nach Ruhe
Ungeduld, Reizbarkeit, Verärgertsein.
Innere Anspannung.
Sie wirken brummig, abweisend, wollen Ihre Ruhe und sind nicht fähig, sich über Ihr Befinden klar zu äußern.
Sie reagieren zornig, wenn Ihr Ruhebedürfnis nicht respektiert wird. Sie werden reizbar in Situationen, in denen Ihnen jedes Wort eine Anstrengung bedeutet.
Bryonia D6.
Dosierung → Vorschrift 3, hintere Umschlagklappe.

Streitsucht, äußerst erregt
Große Empfindlichkeit und Gereiztheit.
Sie wissen manchmal vor Erregung nicht wohin: Sie könnten schreien oder möchten sich irgendwo festhalten.
Nachlassendes Interesse an Arbeit oder lieben Menschen.
Sie ziehen sich innerlich zurück, begraben Gefühlsleben und Sexualität.
Begabung, Schwächen anderer aufzuspüren und sie mit messerscharfen Bemerkungen bloßzulegen; Streitsüchtigkeit, Selbstmitleid.
Sie fühlen sich zunehmend kraftlos, einfach »fix und fertig«.
→ Sepia, Seite 136.

Mißtrauen, Eifersucht, Redseligkeit
Reizbarkeit, Erregung, unterdrückte Gefühle.
Qualvolle innere Unruhe, große Gesprächigkeit (Sie springen dabei von einem Thema zum nächsten), die nach intensiver geistiger Arbeit zunimmt.
Sie haben keine Lust mehr, Ihre Arbeit zu verrichten. Sie wollen weg, weit weg, oder Sie wollen sich ablenken.
Hitzewallungen; Abneigung gegen Enges auf der Haut.
→ Lachesis, Seite 131.

Wut und Herrschsucht
Reizbarkeit bei Unsicherheit und Streß, aber auch gegenüber Schwächeren.
Cholerisches Wesen, ausgelöst durch Angst, Unsicherheit, Minderwertigkeitsgefühl angesichts zu hoher Verantwortung, zu großer Erwartungshaltung. Sie wirken nach außen erfolgreich, angepaßt, nett und umgänglich, doch insgeheim versichern Sie sich ständig der begreifbaren rationalen Welt – aus Angst, Ihren Gefühlen zu begegnen und sie vielleicht nicht ertragen zu können.
Sie sind intellektuell, gebrauchen Ihren scharfen Verstand als Waffe, um die Minderwertigkeitsgefühle im körperlich-emotionalen Bereich zu überspielen: Typ des Bosses, Tyrannen, Hausdrachen – oft wütend, herrschsüchtig.
→ Lycopodium, Seite 132.

Reizbarkeit, Überdrehtheit
Übererregter, überempfindlicher Zustand, Gedankenflut.
Sie sind hellwach und überdreht, finden keine Ruhe mehr und auch keinen Schlaf.
Beschwerden nach Aufregung oder nach übermäßigem Kaffeekonsum.
→ Coffea, Seite 129.

Ärger und Empörung
Leicht reizbares, ärgerliches Gemüt; Ungeduld.
Kummer und Sorgen haben Ihnen schon lange zugesetzt.
Beschwerden nach Wut und Zorn.
Die Wut »schlägt« auf den Bauch: Bauchkrämpfe.
→ Colocynthis, Seite 130.

Impulsiv, gehetzt
Sie sind leicht zu beeinflussen und zu irritieren.
Sie machen einen nervösen, gehetzten Eindruck und reagieren impulsiv.
Mitunter »Anfälle« von innerer Panik, dann furchtsam und ängstlich.
Häufig sind Sie in großer Eile; die Zeit vergeht Ihnen zu langsam.

Zukünftiges, Verabredungen, Prüfungen ängstigen Sie. Alle Vorstellungen und Einfälle halten Sie jetzt für wirklich; Sie leben in einer angsteinflößenden »Realität«.
→ Argentum nitricum, Seite 126.

Überempfindlichkeit, unbeherrschte Gereiztheit
Höchste Gereiztheit. Alles und jeder »nervt« Sie aufs äußerste.
Nichts ist Ihnen jetzt recht, Sie streiten häufig, jede Kleinigkeit bringt Sie »auf die Palme«. Sie werden übellaunig und ungerecht, eigensinnig und schnippisch.
Sie sind gehetzt, finden nirgends Ruhe. Nachts wälzen Sie sich im Bett hin und her und sind voller Hitze.
Empfindlichkeit gegen Sinnesreize (vor allem gegen Schmerzen). Nervenüberreizung nach übermäßigem Kaffeegenuß.
→ Chamomilla, Seite 128.

Überempfindlichkeit, Widersprüchlichkeit, Launen
Kapriziöses Wesen; voll wechselnder Stimmungen.
Sie sind lebhaft, überempfindlich und nervös, begreifen und handeln schnell. Ihre widersprüchlichen Gefühle verwirren Sie. Zurückweisungen werden als sehr verletzend empfunden und verursachen der Situation unangepaßte, übermäßige Wut.
Schauspieltalent. Sie gefallen sich auch darin, Szenen zu machen und andere mit Ihren Launen zu verunsichern oder zu erschrecken.
Ohne Ihre nervösen Ausbrüche sind Sie eher introvertiert, vor allem Kummer wollen Sie mit niemandem teilen.
→ Ignatia, Seite 131.

Überempfindlichkeit, Überforderung, Selbstzweifel
Gefühl geistiger oder auch körperlicher Überforderung führt zu Nervosität und Reizbarkeit: Sie reagieren mürrisch, eigensinnig, rechthaberisch, starrköpfig und sind überempfindlich gegen jede Art von Ablehnung und Enttäuschung.
Schlechte Nerven, schnell erschrocken, schnell in Wut (roter Kopf).
Sie zweifeln zu schnell an sich und den eigenen Fähigkeiten, Sie brauchen die Unterstützung und den Schutz anderer.
Scheu vor jeder Anforderung und geistigen Anstrengung.
Zerstreutheit, Vergeßlichkeit.
→ Silicea, Seite 136.

Unbeständigkeit; sensibel, nörgelig
Unruhig, leicht zu beeindrucken, unbeständiges Wesen.
Mangelnde Beachtung und Zuwendung macht Sie reizbar und nervös, nörgelig und etwas kindisch.
Sie reagieren und leben emotional und eher unbedacht.
Aufmerksamkeit und Zuwendung machen Sie weich und sanftmütig.
Ihr Wankelmut und Ihre Unbeständigkeit, die sprunghaften Entschlüsse und die schnelle Beeinflußbarkeit lassen bei anderen hin und wieder den Eindruck eines oberflächlichen Wesens und einer gewissen Unzuverlässigkeit entstehen.
→ Pulsatilla, Seite 135.

Reizbare Nervosität bei Eifersucht
→ *Lachesis*, *Nux vomica*, *Ignatia* und *Pulsatilla* in dem obigen Arzneiüberblick.

Nervosität bei Lampenfieber
→ *Argentum nitricum*, *Gelsemium*, *Lycopodium* und *Silicea* in dem obigen Arzneiüberblick, bis auf *Gelsemium*, das Sie auf Seite 120 beschrieben finden.
Da bei Lampenfieber auch häufig Angst im Spiel ist, lesen Sie bitte über Angst und Traurigkeit in dem Arzneiüberblick auf Seite 119.

Angst und Traurigkeit

Angst und Traurigkeit sind normale Reaktionen auf Eindrücke und Ereignisse, die einen Menschen erschüttern oder ihn bewegen. Viele von uns haben Angst – vor der Fahrprüfung, vor einem Gerichtstermin, vor einem Besuch beim Zahnarzt oder auch vor weitaus schlimmeren Ereignissen. Wie verständlich ist es doch, wenn die Nachricht von einer schweren Erkrankung oder vom Tod eines Ihnen nahestehenden Menschen Sie traurig macht und bedrückt! Auch eine zerbrochene Freundschaft oder das Ende einer Liebesbeziehung können sehr schmerzlich sein und tiefe Betrübnis auslösen.

Es dauert immer eine Zeitlang, bis man angstvolle oder traurige Erlebnisse verwunden hat – das ist normal. Dabei sind oft Gespräche mit vertrauten Menschen sehr hilfreich um sich über die eigenen Gefühle klar zu werden. Mitunter findet allerdings die ausreichende Klärung der seelischen Probleme nicht statt. Ängste, Furchtsamkeit oder Bedrückung beeinflussen Sie dauerhaft – anfangs vielleicht nur unterschwellig. Sie finden zu Ihrer ehedem guten Verfassung nicht wieder zurück, verlieren Ihre Lebenslust und möglicherweise auch Ihren Lebensmut – oder wirken manchmal sogar etwas überspannt und »seltsam«, da anderen Menschen Ihr zuweilen angstvolles Verhalten unbegründet und unverständlich erscheint. Länger andauernde seelische Beschwerden verursachen nicht selten auch körperliche Beschwerden (psychosomatische Störungen), was eine weitere Verschlechterung Ihres Befindens zur Folge hat. Es muß sich ja gar nicht um außergewöhnlich schlimme, furchtbare Erfahrungen handeln, wodurch Ihnen seelisches Leid zugefügt wurde. Wenn Sie ein empfindsamer, »dünnhäutiger« Mensch sind, oder wenn Sie sich im Moment in einer schlechten Verfassung befinden, genügen oft kleinere Ereignisse oder Eindrücke, um Sie zu überfordern.

Die Schulmedizin hat lange Zeit den seelischen Anteil von körperlichen Symptomen bei der Behandlung unberücksichtigt gelassen. Mancher Patient wurde von seinem Arzt als »eingebildeter Kranker« ohne Befund wieder nach Hause geschickt, oder er bekam als Therapie nur Beruhigungstabletten oder »Muntermacher« auf den Weg. Viele Patienten fühlen sich durch diese Art der Behandlung wie abgefertigt und in ihren persönlichen Problemen weder ernstgenommen noch verstanden. Das Heilverfahren der Homöopathie dagegen geht bei der Behandlung von Beschwerden ganzheitlich vor: Körper und Seele werden als Einheit betrachtet und gleichermaßen in der Therapie berücksichtigt.

Bevor Sie hoffnungsvoll Ihre Selbstbehandlung beginnen, möchte ich Ihnen folgendes zu bedenken geben:

- Viele Menschen leiden heute unter Angst und Depressionen. Ungeachtet der Schwere des Leidens versucht manch einer, sich mit alternativen Heilverfahren selbst zu behandeln. Ein solches Verhalten ist sicherlich verständlich, denn dahinter steht häufig der Wunsch, besser mit sich selbst und mit dem Leben zurechtzukommen. Es birgt aber auch die Gefahr, die »Therapie auf eigene Faust« mit allzu großer Unbekümmertheit zu verfolgen und das Ausmaß des eigenen Leidens falsch einzuschätzen.

Wichtig

Beachten Sie bitte die folgenden Hinweise, bevor Sie mit der Behandlung beginnen. Zur Selbstbehandlung nicht geeignet sind seelische Störungen, die eine psychotherapeutische oder eine psychiatrische Behandlung erforderlich machen.

Bedenken Sie bitte, daß gerade bei seelischen Befindlichkeitsstörungen das richtige Einschätzen des eigenen Leidens manchmal nicht möglich ist. Vielleicht befinden Sie sich in einer Lebenskrise, die Sie ohne die Hilfe anderer Menschen nicht bewältigen können. Spielen Sie bitte nichts herunter, und beschönigen Sie nicht Ihre jetzige Situation, lassen Sie sich jedoch auch nicht von allzu großer Ängstlichkeit verwirren. Es ist wichtig, daß Sie sich vergewissern, ob Ihre Beschwerden erst vor kurzem aufgetreten sind – vor mehreren

Tagen oder allenfalls vor wenigen Wochen. Es sollte sich in keinem Fall um »alte Bekannte« handeln, um Beschwerden also, die Sie bereits von früher kennen oder die schon viele Monate oder Jahre bestehen. Diese chronischen Beschwerden dürfen Sie keinesfalls selbst behandeln.

Gehen Sie zum Arzt oder zum Heilpraktiker

- Wenn Sie wegen Ihrer Beschwerden noch nicht untersucht wurden. Organleiden oder hormonelle Störungen könnten die Ursache für sie sein und eine gezielte homöopathische Behandlung durch den Arzt oder den Heilpraktiker erforderlich machen.
- Wenn Sie zur Zeit noch an anderen Beschwerden leiden oder Ihr allgemeines Befinden zu wünschen übrig läßt.
- Wenn Sie unter langanhaltender, tiefer Traurigkeit leiden.
- Wenn Sie häufig an Selbstmord denken.
- Wenn Sie von schweren Angstzuständen heimgesucht werden.
- Wenn Sie eine dauernde Angst vor der Zukunft quält.
- Wenn Sie sich in einer hormonellen Umstellungsphase befinden wie der Pubertät, der Schwangerschaft oder den Wechseljahren. In diesen Lebensabschnitten kommt es oft zu Stimmungsschwankungen wie Übererregtheit oder Depressionen.
- Wenn Sie ausgesprochen gewalttätig oder aggressiv sind.
- Wenn Sie öfter verwirrt und desorientiert sind.
- Wenn Sie sich immer mehr von den Menschen zurückziehen.
- Wenn Sie von bestimmten Ideen oder Handlungen zwanghaft besessen sind.
- Wenn der Verdacht auf eine Überfunktion der Schilddrüse besteht.
- Wenn Sie arzneimittel- oder drogenabhängig oder auf andere Weise suchtkrank sind.
- Wenn sich trotz Selbstbehandlung heftige Beschwerden nach einem Tag und leichtere Beschwerden nach einer Woche noch nicht gebessert haben.

Die Beschwerden – das passende Mittel

Lesen Sie bitte den folgenden Arzneiüberblick aufmerksam durch. Wählen Sie das Mittel, das zu Ihren Beschwerden paßt. Die angegebene Seitenzahl führt Sie zu der ausführlichen Mittelbeschreibung mit Dosierungshinweis und Arzneipotenz.

Wenn keine weiterführende Seitenzahl verzeichnet ist, können Sie das Mittel in der angegebenen Potenz und Dosierung nehmen.

Können Sie »Ihr« Arzneimittel auf diesem Weg nicht finden, hilft Ihnen der Abschnitt *So finden Sie zum passenden Mittel* weiter (→ Seite 15).

Arzneiüberblick

Ängstliche Unruhe, ungewöhnliche Erschöpfung

Sie sind ein überempfindlicher Mensch, der mit großem Energieaufwand, mit außergewöhnlicher Leistungsbereitschaft und Selbstdisziplin sein Leben ganz allein in Ordnung zu halten versucht, so lange, bis es nicht mehr geht und er zusammenbricht. Unkontrollierbare Ängste (vor Einbrechern, vor dem Alleinsein). Angst um die Gesundheit.
Angst vor jeder neuen Aufgabe.
Sie werden reizbar und mißtrauisch, haben an allem etwas auszusetzen.
→ Arsenicum album, Seite 127.

Angstattacken, Todesangst

Panische Angst von ungeheurer Intensität; Angst, im nächsten Moment sterben zu müssen; Angst mit starkem Herzklopfen, rotem Gesicht, dem Gefühl, daß sich alles zu drehen beginnt, Luftmangel; Angst inmitten von vielen Menschen; Angst in engen Räumen; Angst, außer Haus zu gehen.
Ihre Nerven sind zum Zerreißen angespannt, und Sie könnten vor Angst schreien.
Nachwirkung eines Schocks.
→ Aconitum, Seite 126.

Impulsivität, Überspanntheit
Sie können Einbildungen nicht von der Wirklichkeit unterscheiden.
Furcht und Angst bedrängen Sie an vielen Orten: In der Höhe, in engen Zimmern, unter Menschenmassen, in Warteschlangen.
Angst vor Verabredungen; Angst, zu spät zu kommen; Lampenfieber.
Immer in Eile.
Wärme ist Ihnen unerträglich.
→ Argentum nitricum, Seite 126.

Benommen und zittrig
Angst und Aufregung schwächen Sie: gelähmt vor Angst, benebelt im Kopf, Harn- und Stuhldrang.
Lampenfieber, Prüfungsangst.
→ Gelsemium, Seite 130.

Erlittenes Unrecht; Enttäuschungen
Sie haben Kummer und Enttäuschungen nicht verwinden können.
Sie fühlen sich schwach, sind wortkarg, schnell verletzt, mitunter auch launisch und können keinen Widerspruch ertragen.
An sich haben Sie ein scheues, sanftes Wesen und bräuchten für alles im Leben viel Zeit. Sie werden nervös, wenn Sie überlastet werden.
→ Cocculus, Seite 129.

Mangelndes Selbstvertrauen, Furcht zu versagen
Geringes Durchhaltevermögen.
Sie fühlen sich geistig erschöpft, sind nachgiebig, werden zunehmend verzagt und flüchten sich in empfindsame, selbstmitleidige, weinerliche Stimmungen.
Sie brauchen Schutz und Unterstützung durch andere.
→ Silicea, Seite 136.

Kehrseite einer glänzenden Selbstdarstellung: Versagensängste
Mangelndes Selbstvertrauen, Angst vor Neuem.
Mißtrauen, Resignation, Melancholie.
Sie wollen allein sein, und Sie wollen dennoch jemanden um sich haben.
Geistig sehr aktiv, doch im Moment verwirrt bereits der alltägliche »Kleinkram«.
Tendenz, Schwächen zu überspielen und sich souverän zu geben.
Dominant, reizbar, starrköpfig Schwächeren gegenüber.
→ Lycopodium, Seite 132.

Ängstlich-bedrückt; besorgt um die Gesundheit
Reizbares, launisches Wesen. Manchmal voll feuriger Energie. Ärgerlich, halsstarrig; übergenau, an allem etwas auszusetzen. Ängstlich besorgt um die Gesundheit.
Sie können es nicht ertragen, wenn sich jemand Ihren Plänen in den Weg stellt.
→ Nux vomica, Seite 133.

Launenhaftigkeit
Himmelhoch jauchzend, zu Tode betrübt.
Sehr von Gefühlen bestimmt.
Sie haben eine empfindsame, mitfühlende, gutmütige Art und brauchen viel Zuwendung und Aufmerksamkeit.
Es kann vorkommen, daß Sie plötzlich in Tränen ausbrechen.
Furcht vor dem Alleinsein, vor Dunkelheit und vor Geistern. Angst vor unbekannten Dingen, Zukunftsangst.
→ Pulsatilla, Seite 135.

Beeindruckbar und furchtsam
Viele Einflüsse durchdringen Sie (»dünnhäutig«) und beeinträchtigen sogleich Ihr Empfinden: Sie sind schnell erschöpft, niedergeschlagen, furchtsam oder entscheidungsunfähig.
Sie sind sehr abhängig vom Wohlwollen anderer: Es schützt und beruhigt Sie.
Vielerlei Ängste: bei Sturm, vor Gewitter und vor Dunkelheit; vor dem Alleinsein und vor Krankheiten.
Sie sind sehr besorgt um die Mitmenschen.
→ Phosphorus, Seite 134.

Zurückgezogenheit, Launen
Sie reagieren empfindlich auf Beleidigung, Zurückweisung, Enttäuschung, Unglück.
Häufiges Seufzen.

In einem hysterischen Weinkrampf bricht Ihr Kummer sich Bahn.
Sie sind voll romantischer Vorstellungen.
Häufig verkrampft, abweisend und reizbar.
→ Ignatia, Seite 131.

Lang anhaltender Kummer, Ernsthaftigkeit
Alberne Oberflächlichkeiten sind Ihnen zuwider.
Gesellschaft zu haben strengt Sie an.
Zu haßvollen Gedanken fähig.
Traurig und schwermütig: Sie hängen an Ihrem Kummer, Sie weinen, mögen sich aber nicht trösten lassen.
Angst in engen Räumen.
Furcht, sich lächerlich zu machen.
Unverträglichkeit von Hitze (Sonne).
Schlechtes Gefühl morgens.
→ Natrium muriaticum, Seite 133.

Verschlossenheit gegen die eigenen Gefühle und die anderer Menschen
Sie stehen abseits, sind alleine, bleiben ohne engere Beziehung zu anderen.
Sie arbeiten hart und verantwortungsbewußt. Wenn Ihre Lebensstrategien fehlschlagen, brechen Sie zusammen (ungünstige Geschäftsentwicklungen, Depression nach Geldverlusten).
Sie reagieren überempfindlich auf Kritik, nehmen sich alles sehr zu Herzen.
Sie können sehr gefühllos sein und hart mit Worten um sich schlagen.
Stimmungsbesserung häufig abends.
Aurum metallicum D12.
Dosierung → Vorschrift 3, hintere Umschlagklappe.

Desinteresse, Unbeteiligtsein
Kaum fähig, etwas zu empfinden (innerlich wie tot).
Sie sind lustlos, appetitlos.
Unfähigkeit, die passenden Worte zu finden, zusammenhängend zu denken.
Immer wiederkehrendes Bedürfnis nach erfrischenden Dingen.
Die Beschwerden sind Folge von Kummer Sorgen, Enttäuschung.
→ Acidum phosphoricum, Seite 125.

Traurig, reizbar, abgearbeitet
Abneigung gegen Beruf und Familie.
Sie können für Menschen, die Sie einmal sehr gemocht haben, kaum noch etwas empfinden.
Ängstlich und furchtsam bei dem geringsten Anlaß.
Abgearbeiteter, kraftloser Zustand.
Sie wollen alles liegen und stehenlassen, Gewissenhaftigkeit und Pflichtgefühl hindern Sie daran.
Zuweilen starke Abneigung gegen das andere Geschlecht (gegen Sexualität mit dem Partner).
Streitsüchtig, mit der Fähigkeit, die Schwächen anderer bloßzulegen.
Sie brechen in Tränen aus, wenn Sie von Ihrem Leid erzählen.
→ Sepia, Seite 136.

Mitleidsvoll und furchtsam
Das Leid anderer bewegt Sie zutiefst, Sie erleiden viel Kummer (starkes Mitgefühl).
Starker Gerechtigkeitssinn, Kontaktfreudigkeit, Offenheit.
Sie sind nachdenklich, ernsthaft, werden mit zunehmendem Alter verschlossener, nervöser und ängstlicher.
Voll furchtsamer Vorstellungen und schlimmer Erwartungen.
Sie werden mutlos und hegen melancholische Gefühle.
Furcht vor Hunden und in der Nacht.
Causticum D12.
Dosierung → Vorschrift 3, hintere Umschlagklappe.

Liebeskummer
→ *Ignatia, Acidum phosphoricum, Natrium muriaticum* und *Aurum metallicum* in dem obigen Arzneiüberblick.

Prüfungsangst, Lampenfieber
→ *Argentum nitricum, Gelsemium, Silicea* und *Lycopodium* in dem obigen Arzneiüberblick.

Schlafstörungen

Schlafstörungen äußern sich meist im Unvermögen, zur gewohnten Zeit einzuschlafen oder im zu frühen Erwachen. Auch häufiges Aufwachen während der Nacht, ein leichter »Katzenschlaf« oder das Gefühl, morgens nicht ausgeschlafen zu sein, gehören zu den leichten Schlafstörungen. Wenn Ihr Schlaf durch Alpträume gestört oder unruhig ist, Sie sich im Schlaf heftig bewegen und zuweilen erschrocken und verwirrt hochfahren, haben Sie wahrscheinlich seelische Probleme. Auch organische Krankheiten, die bisher vielleicht noch nicht diagnostiziert wurden, können die Ursache Ihrer Schlafstörungen sein. Häufig handelt es sich jedoch bei akuten Schlafstörungen um die Folgen eines leichten körperlichen oder seelischen Unwohlseins, das durch unterschiedliche Umstände und Situationen ausgelöst sein kann – wie körperliche Erschöpfung, nervliche Überspannung, zu spät eingenommenes Abendessen, übermäßiger Kaffeegenuß, oder berufliche oder familiäre Sorgen.

Schlaf ist für die körperliche und geistig-seelische Regeneration unerläßlich. Während eines erholsamen Schlafs sammeln Sie neue Kraft, verarbeiten die Tageserlebnisse oder ungelöste Probleme früherer Tage. Ein erfrischender, tiefer Schlaf ist wichtig, um den kommenden Tag offen, leistungsfähig und schöpferisch zu erleben. Ungenügender Schlaf läßt Sie »durchhängen«: Sie sind unausgeglichen, mürrisch-gereizt, unzugänglich; Fehler und Fehlentscheidungen häufen sich und Ihre Anfälligkeit für Krankheiten steigt.

Die übliche Behandlung von Schlafstörungen beschränkt sich auf die Einnahme von Schlaftabletten, die ähnlich den Schmerztabletten in immer höherer Dosierung eingenommen werden müssen. Viele Patienten lehnen diese Tabletten als körperfremd ab; sie fühlen sich durch diese Art der Behandlung selten ernstgenommen, denn sie spüren, daß ihre Schlafstörungen nicht nur körperliche sondern auch tiefergehende seelische Ursachen haben. Die Homöopathie als ganzheitliches Heilverfahren kommt dem Bedürfnis vieler Patienten nach einer Körper, Geist und Seele umfassenden Behandlung entgegen. Eine sorgfältig ausgewählte homöopathische Arznei wirkt auf Ihren gesamten Organismus und schließt auch Ihr seelisches Befinden in die Wirkung ein. Die Vielfalt der Ursachen, die zu Schlafstörungen geführt haben können, entspricht der Vielfalt der homöopathischen Arzneien, die zu ihrer Behandlung zur Verfügung stehen.

Die meisten Schlafstörungen, vor allem jene, die chronischer Natur sind, müssen von einem homöopathisch arbeitenden Arzt oder Heilpraktiker behandelt werden. Leichte, kurzzeitig auftretende Schlafstörungen, deren Ursachen Sie genau kennen, können Sie selbst homöopathisch behandeln.

Vielleicht halten Sie Ihre Schlafstörung für eine leichte, vorübergehende Beschwerde; aber sind Sie sich dessen wirklich sicher? Könnte nicht ein tiefsitzendes, seelisches Leiden die Ursache Ihrer Beschwerde sein? Diese Frage dürfen Sie nicht auf die leichte Schulter nehmen.

Wichtig

Bevor Sie mit der Selbstbehandlung beginnen, beachten Sie bitte gewissenhaft folgende Hinweise:

<u>Gehen Sie zum Arzt oder zum Heilpraktiker</u>

- Wenn Ihre Schlafstörungen schon längere Zeit bestehen oder über Monate oder Jahre immer wieder auftreten.
- Wenn Sie gleichzeitig an anderen Beschwerden leiden oder Ihren Beschwerden organische Ursachen zugrunde liegen wie Atembeschwerden, Harndrang, Husten, starke Verschleimung der Bronchien, Heißhunger, Unruhe und Schmerzen in den Beinen, Rheuma, Stoffwechselprobleme, Herz-Kreislaufstörungen, Drüsenerkrankungen.
- Wenn Ihr seelisches Befinden stark beeinträchtigt ist (Depressionen, Neurosen), und Sie unter Alpträumen leiden oder in der Nacht von heftigen Ängsten verfolgt werden.

Die Beschwerden – das passende Mittel

Lesen Sie bitte den folgenden Arzneiüberblick aufmerksam durch. Wählen Sie das Mittel, das zu Ihren Beschwerden paßt. Die angegebene Seitenzahl führt Sie zu Mittelbeschreibung, Dosierungshinweis und Arzneipotenz. Ist keine weiterführende Seitenzahl verzeichnet, können Sie das Mittel in der angegebenen Dosierung und Potenz nehmen.

Können Sie »Ihr« Arzneimittel auf diesem Weg nicht finden, hilft Ihnen der Abschnitt *So finden Sie zum passenden Mittel* weiter (→ Seite 15).

Arzneiüberblick

Ursachen der Schlafstörungen
Vergleichen Sie im Arzneiüberblick die folgenden Empfehlungen zu Schlafstörungen: nach zuviel Kaffee → *Coffea, Nux vomica;* nach zu spätem Essen → *Nux vomica, Pulsatilla;* wenn überarbeitet, erschöpft, müde → *Nux vomica, Cocculus, Gelsemium;* wenn ruhelos und überreizt → *Coffea, Nux vomica, Chamomilla, Ignatia;* wenn ängstlich, sorgenvoll → *Ambra, Arsenicum album, Ignatia, Argentum nitricum, Gelsemium.*

Erregung, Überdrehtheit
Sie können nicht »abschalten«. Tausend Gedanken im Kopf. Sie hören das kleinste Geräusch, auch aus weiter Entfernung.
Beschwerden nach zuviel Kaffee.
→ Coffea, Seite 129.

Überarbeitung
Sie arbeiten bis spät in die Nacht und können auch im Bett nicht »abschalten«.
Sie gehen spät ins Bett, wachen morgens früh auf, können nicht mehr einschlafen; in den Morgenstunden sind Sie unausstehlich.
Müdigkeit und häufiges Gähnen tagsüber.
Beschwerden nach übermäßigem Genuß von Kaffee oder reichlichem Nachtessen.
→ Nux vomica, Seite 133.

Überempfindlichkeit, Gereiztheit
Große Hitze im ganzen Körper.
Verschlimmerung nach viel Ärger oder übermäßigem Genuß von Kaffee.
Müdigkeit, ohne einschlafen zu können.
Schlaflosigkeit durch Schmerzen (oft rheumatischer Art) und Muskelkrämpfe.
Sie sind voller Unruhe, abweisend, wütend, schnippisch und verletzend.
→ Chamomilla, Seite 128.

Sorgen, Angst
Müdigkeit, doch im Bett wieder hellwach.
Sorgen, meist beruflicher Art.
Angst, sich zu blamieren.
Sie sind ein schüchterner, befangener, zaghafter Mensch; bei Unterhaltungen oder geistiger Arbeit nervös, aufgeregt.
Krämpfe und Taubheit in den Gliedern, vor allem nachts.
Ambra D6.
Dosierung → Vorschrift 2, hintere Umschlagklappe.

Befürchtungen, Unruhe
Schlaflosigkeit aufgrund sorgenvoller Gedanken.
Sie werden nachts von Ihren Ängsten aus dem Schlaf gerissen.
Große Erschöpfung und Schwäche.
→ Arsenicum album, Seite 127.

»Hysterie«, aufgeregte Stimmung
Leichter, unruhiger Schlaf.
Angst vor bevorstehenden Ereignissen.
Sie haben ein lebhaftes, empfindsames Wesen, reagieren zuweilen überempfindlich und launisch.
Beschwerden durch Kummer (Liebeskummer, Eifersucht), Ärger und Sorgen.
→ Ignatia, Seite 131.

Empfindsamkeit, Nachgiebigkeit
Beschwerden aufgrund unausgelebter Gefühle (Ärger) bei Auseinandersetzungen.
Sie sind schnell »eingeschnappt«.
Sie sind leicht verletzbar und schnell aufgebracht, dennoch sind Sie nachgiebig.
→ Staphisagria, Seite 137.

Erschöpfung, Überanstrengung
Nachtarbeit (Kranken- oder Kinderpflege).
Schlaflosigkeit aufgrund vieler Gedanken.
Krampfartiges Gähnen.
Unruhiger Schlaf.
Sie werden durch angstvolle Träume aus dem Schlaf gerissen.
→ Cocculus, Seite 129.

Erschöpfung, Reizbarkeit, Nervosität
Nervöse Anspannung, die nachts zunimmt.
Einschlafstörung wegen vieler Ideen und großartiger Pläne.
Morgens werden Sie nur schwer wach.
Nervös und reizbar trotz Erschöpfung nach schweren Belastungen oder während/nach der Menses.
Selbstzweifel, Mutlosigkeit, schlechte Laune.
China D6.
Dosierung → Vorschrift 2, hintere Umschlagklappe.

Innere Unruhe, Lampenfieber
Sie sind ein impulsiver, gehetzter, ängstlich-nervöser Mensch.
Angstvolle Träume.
Beschwerden vor Prüfungen, Verabredungen, belastenden Vorhaben und Verpflichtungen.
→ Argentum nitricum, Seite 126.

Benommenheit, Erschöpfung
Sie finden keinen Schlaf, obwohl Sie erschöpft und abgearbeitet sind, ständig müde und benommen.
Niedriger Blutdruck, langer Schlaf.
Nervöse innere Unruhe, reizbar und schnell aufgeregt.
Beschwerden durch Erwartungsangst und Lampenfieber.
→ Gelsemium, Seite 130.

»Nachtmensch«
Arbeit bis weit nach Mitternacht.
Leichter, unruhiger Schlaf.
Häufiges Aufwachen.
Schlechtes Gefühl nach dem Aufwachen.
Unverträglichkeit von Wärme.
Empfindlichkeit gegenüber Berührungen und enger Kleidung.
→ Lachesis, Seite 131.

»Katzenschlaf«, Hitze, Durchfall
Oberflächer Schlaf, häufiges Erwachen.
Sie strecken die heißen Füße aus dem Bett.
Morgendlicher Durchfall weckt Sie aus dem Schlaf.
Plötzliche, große Müdigkeit, vor allem nachmittags und abends.
Sie gehen spät ins Bett, werden früh wach.
Manchmal brauchen Sie viele Kissen unter dem Kopf, um einschlafen zu können.
Sie sind ein eigenwilliger, sehr egoistisch ausgerichteter Mensch. Entweder sind Sie ausgesprochen faul und liegen den ganzen Tag am liebsten herum, oder Sie sind voller Tatendrang, Schaffenskraft und immer mit neuen Plänen und Theorien beschäftigt.
Sulfur D6.
Dosierung → Vorschrift 2, hintere Umschlagklappe.

Versunkenheit in vergangenem Leid
Beschwerden bei Kummer und Traurigkeit.
Sie beschäftigen sich stark mit der Vergangenheit.
Sie können nicht einschlafen, oder Sie finden keinen Schlaf mehr, wenn Sie erst einmal wach geworden sind. Morgens lösen Sie sich nur schwer von Ihren Träumen.
Sie vertragen keine Hitze und fühlen sich morgens, etwa von 9 bis 11 Uhr, am schlechtesten.
→ Natrium muriaticum, Seite 133.

Überanstrengung, mangelnde Vitalität
Einschlafstörungen oder Aufwachen nach Mitternacht, ohne wieder einschlafen zu können. Sie finden vor lauter Nachdenken keinen Schlaf mehr. Unruhiger Schlaf.
Kopfschweiß, vor allem am Hinterkopf.
Frieren im Bett, häufig eiskalte Füße.
Es fällt Ihnen schwer, sich durchzusetzen.
Neue Aufgaben bereiten Ihnen Furcht und Sorgen.
Lebensangst.
→ Silicea, Seite 136.

Großes Verlangen nach frischer Luft
Häufige Schlaflage: auf dem Rücken mit den Händen über dem Kopf oder Hände auf dem Bauch verschränkt. Mitunter wird auch eine Anzahl Kopfkissen benötigt.
Das Schlafzimmer muß kühl und die ganze Nacht frisch gelüftet sein.
Schlafstörungen nach schwerem, zu fettem Essen, oder nach zu spätem Abendessen.
Sie sind umgänglich, mitfühlend, leicht gerührt.
Ihr sanftes Wesen verlangt nach viel Aufmerksamkeit und Zuwendung; andernfalls werden Sie »schwierig«, nörgelig und weinerlich.
→ Pulsatilla, Seite 135.

Überforderung, Empfindungslosigkeit
Spätes Einschlafen, häufiges Erwachen, unausgeschlafen. Schlaflos am frühen Morgen.
Aufwachen mit dem Gefühl, gerufen worden zu sein.
Sie sind erschöpft und abgearbeitet; eher kühl und reserviert. Zuviel Gefühl halten Sie sich gerne vom Leib.
Kritischer Verstand; zänkisch gereizt.
Empfindungslos geworden für Freunde und Familie.
Sie können mitunter die Tränen nicht mehr zurückhalten.
→ Sepia, Seite 136.

Erregtheit, Beeindruckbarkeit
Einschlafstörungen, weil innerlich aufgewühlt.
Schlaflos vor Mitternacht.
Erwachen bald nach dem Einschlafen.
Unruhiger Schlaf.
Nachts Hunger.
Schlafen auf der linken Seite wird gemieden, oder ist nicht möglich.
Sie brauchen und mögen viele Menschen um sich, sind begeisterungsfähig und sehr mitfühlend.
Schnell haben Sie sich verausgabt; ein kurzer Schlaf während des Tages schenkt Ihnen wieder die notwendige Kraft.
→ Phosphorus, Seite 134.

Mittelbeschreibungen

Acidum phosphoricum D6: Wer keine kräftige Gesundheit besitzt und sich dennoch viel zumutet, wird sich nach jeder Überanstrengung außergewöhnlich schwach fühlen.

Wer so veranlagt ist und in seinem Beruf stets geistig aktiv sein muß oder unter ständiger nervöser Spannung steht, kann bei Überlastung folgende Reaktionen bei sich feststellen: Der Kopf will nicht mehr »arbeiten«, Gedanken reihen sich nur noch träge aneinander und ergeben mitunter keinen Sinn mehr. Es fällt Ihnen schwer, sich auf die Arbeit zu konzentrieren; Sie wirken geistesabwesend. Sie vergessen, was Sie tun wollten – das Gedächtnis scheint zu versagen. Sie kümmern sich nicht mehr um das Leben um sich herum, auch nicht um Dinge, die Sie besonders viel angehen. Sie sind sehr traurig, mögen nicht sprechen, wollen nicht essen und verlangen, allein gelassen zu werden. Hoffnungslosigkeit hat Sie umfangen und verursacht bald auch eine körperliche Erschöpfung mit dem ständigen Bedürfnis, sich hinzulegen. Ihr Rücken scheint müde, die Arm- und Beinmuskeln sind wie gelähmt.

In diese Stimmung kommen Sie vor allem dann, wenn Sie Sorgen haben, bei Heimweh, bei Liebeskummer, oder wenn Sie sich erniedrigt fühlen und tief gekränkt worden sind. Aber auch im Anschluß an eine akute Krankheit oder als Folge von Überarbeitung können diese Beschwerden auftreten.

Weitere Auswirkungen Ihrer nervösen Beschwerden sind: Kopfschmerzen bei geistiger Überlastung und Erregung; Herzklopfen durch Kummer.

Geistige und körperliche Anstrengungen verschlechtern Ihr Befinden. Besser geht es Ihnen, wenn Sie liegen, ungestört und alleine sind, und wenn Sie es warm haben.
Dosierung allgemein → Vorschrift 3, hintere Umschlagklappe.
Dosierung bei heftiger Nervosität, starken Ängsten und bei Schlafstörungen → Vorschrift 2, hintere Umschlagklappe.

Aconitum D6: Ein Schreck hat Ihnen die Kehle zusammengeschnürt und ist Ihnen in die Glieder gefahren. Sie wissen, daß Sie seit jenem schockierenden Erlebnis unter nervösen Beschwerden leiden, die Ihnen manchmal den Atem nehmen. Sie waren vorher ein lebhafter, heiterer Mensch – jetzt sind Sie schnell traurig, unruhig und ängstlich.

Vage Befürchtungen beunruhigen Sie immer wieder: die Furcht, daß Ihnen etwas zustoßen könnte; Angst im Dunkeln oder die aufsteigende Beklemmung, wenn Sie inmitten vieler Menschen sind.

Wenn diese nervlichen Belastungen anhalten, bleibt Ihnen wenig Kraft, mit weiteren Aufregungen und Problemen fertig zu werden: Sie regen sich jetzt über Kleinigkeiten auf, die Sie früher kaum beachtet hätten. Ihre Nerven sind so überreizt, daß Sie schon bei geringem Erschrecken oder Schmerz aufschreien.

Ihre nervöse Erregung hat auch körperliche Folgen, die sich vor allem im Kreislaufsystem bemerkbar machen. Das Blut kann innerhalb von Sekunden in bestimmten Körperbereichen zusammenlaufen, wo es Druck und Spannung erzeugt: Im Kopf entsteht dann ein Gefühl von Überdruck, Hitze und Schmerzen; es kommt zu Herzklopfen, Unruhe, Angst und Todesfurcht, wie sie häufig auch bei Herzkrämpfen (Angina pectoris) erlebt wird.

Nach jedem Schreck kann Ihnen das Herz bis zum Halse schlagen.

Ihre Beschwerden treten nach einem erschreckenden Ereignis auf oder nach Ärger und Zorn.

Die Beschwerden verschlimmern sich nachts, vor allem um Mitternacht; oft werfen Sie sich qualvoll im Bett umher.

Meist sind es die gut genährten, lebhaften und heiteren Menschen mit athletischem Körperbau, die zu diesen nervösen Reaktionen auf einen Schreck neigen. Oft ist das Mittel auch bei Kindern, die sich schnell und heftig aufregen, von Nutzen.

Dosierung allgemein → Vorschrift 3, hintere Umschlagklappe.

Dosierung bei heftiger Nervosität, starken Ängsten und bei Schlafstörungen → Vorschrift 2, hintere Umschlagklappe.

Argentum nitricum D12: Schauspieler nehmen dieses Mittel gegen Lampenfieber; wer an Reisefieber leidet, nimmt es gegen den Durchfall; auch Erwartungsangst und Angst in engen Räumen können mit dieser Arznei beruhigt werden, und wenn eine Prüfung bevorsteht, wird sie hilfreich gegen die Examensangst sein.

Ängste in außergewöhnlichen Situationen sind nichts Ungewöhnliches. Doch manchmal haben sie so unangenehme Folgen, daß man froh ist, wenn man ein sicheres Mittel kennt, mit dem man sich bald wieder »in den Griff bekommt«.

Zu diesen konkreten Ängsten und der ständigen Hast, in der Sie Ihre alltäglichen Aufgaben erfüllen, gesellen sich vielerlei unsinnige Ängste und Befürchtungen, die Vernunft und Willen nicht mehr zugängig sind; unbestimmte Ängste vor Ereignissen, Terminen und Verabredungen. Wenn Sie von einem Berg, einer Brücke, aus einem Fenster in die Tiefe schauen, steigt die Furcht in Ihnen auf, im nächsten Moment hinunterspringen zu können. Während Sie durch die Stadt gehen, kann Sie Angst vor den Menschen ergreifen, oder Sie befürchten, daß die Häuserecken auf Sie zufallen könnten. Der Blick an hohen Häusern hinauf macht Sie schwindlig.

Bei aller Unruhe und Besorgnis, bei aller Furcht, etwas zu unternehmen und zu Verabredungen zu spät zu kommen, gibt es in Ihnen dennoch das Bedürfnis, unter Menschen zu sein, und schon der Gedanke an das Alleinsein kann Sie in Angst versetzen.

Sorgen, Kummer und körperliche wie geistige Anstrengungen belasten Sie sehr. Mitunter reagieren Sie überraschend reizbar und zornig; diese Impulsivität hat schon manchen geärgert.

Je länger sich aber die Nervenschwäche hinzieht, desto gleichgültiger werden Sie. Sie wollen nicht mehr arbeiten; Sie fürchten, daß alles, was Sie beginnen, fehlschlagen wird; Sie leiden unter Benommenheit und Gedächtnisschwäche (die richtigen Worte zu finden, fällt Ihnen schwer). Sie werden traurig und schweigsam, und Sie ziehen sich zurück.

Phasen der Traurigkeit können unvermittelt auch wieder in Phasen der Erregung übergehen. Die unruhigen Gedanken, die Sie nicht beherrschen können, machen Sie hastig und ruhelos.

Mit dem Leiden wird Ihr Gesicht zunehmend blaß und eingefallen. Schwindel, Zittern und Schwäche überkommen Sie. Wenn Sie sich räuspern, haben Sie manchmal das Gefühl, als ziehe sich Ihr Hals krampfhaft zusammen. Sie kennen auch das Gefühl, einen »Kloß im Hals« zu haben. Auf Schreck und Erregung reagiert das Herz mit starkem Klopfen und der Darm mit Durchfall. Sie können unter Atembeklemmung leiden, sind kurzatmig und seufzen oft.

Jede Form von Wärme bereitet Ihnen Unbehagen, sei es ein warmes Zimmer, warmes Wetter oder zu warme Kleidung. Sie haben ein unwiderstehliches Verlangen nach Süßigkeiten, obwohl Sie sie nicht vertragen. Auf der rechten Seite können Sie nicht liegen, ohne heftiges Herzklopfen zu bekommen. Kälte vertragen Sie gut, und Sie wollen den Kopf in die frische, kalte Luft halten.

Wichtig: Wenn in einer solchen Situation auch Wille und Vernunft geschwächt sind, bedürfen Sie der Hilfe eines Fachmanns. Wenden Sie sich in diesem Fall an Ihren Homöopathen.

Dosierung allgemein → Vorschrift 3, hintere Umschlagklappe.

Dosierung bei heftiger Nervosität, starken Ängsten und bei Schlafstörungen → Vorschrift 2, hintere Umschlagklappe.

Arsenicum album D12: Ihre Nervosität ist gekennzeichnet von großer Erregung einerseits und körperlicher Erschöpfung andererseits.

Viele Menschen werden, wenn sie körperlich erschöpft sind, auch geistig müde, träge und benommen. Sie jedoch entwickeln eine innere Unruhe, die Sie ausleben: Unentwegt schmieden Sie Pläne, oder Sie wandern aufgeregt umher und kommen weder in einem bequemen Sessel noch im Bett zur Ruhe.

Sie mögen es nicht, allein zu sein, denn Sie fürchten, Ihnen könnte etwas zustoßen. Aus der anfänglichen Ängstlichkeit entwickelt sich allmählich eine handfeste Angst, wie die vor dem Tod. Vor allem wenn es dunkel wird, mehren sich Ihre Ängste.

Sie ängstigen sich um andere, und Sie haben Angst, wenn Sie vor eine neue Aufgabe gestellt werden und glauben, daß jetzt etwas Besonderes von Ihnen erwartet wird. Diese Furcht kann so überhandnehmen, daß Sie sich überhaupt nichts mehr zutrauen.

Ihr Gewissen meldet sich häufig: Bei allem, was Sie tun und lassen, quält Sie die Frage, ob es richtig oder falsch ist. Gleichzeitig neigen Sie dazu, andere schon wegen kleiner Fehler zu tadeln. Vielleicht sind Sie auch für Ihren Geiz bekannt.

Das Alleinsein macht Sie schwermütig; und Sie werden lebensüberdrüssig, zweifeln, jemals wieder gesund zu werden, und flüchten sich in Ihre Verzweiflung oder vielleicht in eine übertriebene Religiosität.

Wichtig: In diesem Zustand schwerer seelischer Bedrückung bedürfen Sie der psychotherapeutischen Hilfe!

Ihre Nervosität kommt auch auf verschiedene Weise in Ihrem Körper zum Ausdruck: Auffallend sind das ängstliche Gesicht, die Unruhe in Armen und Beinen, das Zittern und der Schweiß, die mit Ihren Angstgefühlen auftreten. Die Angst kann sich auf die Brust legen und die Atmung stören: Sie wird kurz, schwach und unterdrückt. Vielleicht leiden Sie an asthmatischen Atemkrämpfen, die nach Mitternacht auftreten.

Wenn Sie unter akuter Angst leiden, kommt es zu Herzklopfen. Sie können Ihre Angst sogar im Körper lokalisieren: Sie fühlen sie im Magen oder im Bauch; so kann es zu Durchfall kommen. An manchen Tagen sind Sie so erschöpft, daß Sie sich über Ihre Gesundheit ernsthaft Gedanken machen.

Es kann vorkommen, daß Sie gerade nach Mitternacht (1 Uhr bis 3 Uhr) Angst und Unruhe am stärksten wahrnehmen.

Wärme tut Ihnen gut.

Dosierung allgemein → Vorschrift 3, hintere Umschlagklappe.

Dosierung bei heftiger Nervosität, starken Ängsten und bei Schlafstörungen → Vorschrift 2, hintere Umschlagklappe.

Bryonia D 6: Sie haben den Wunsch, in Ruhe gelassen zu werden, und gleichzeitig beherrscht Sie eine tiefe, unbestimmte Unruhe.

Sie sind reizbar; mitunter kommt es zu wütenden, zornigen Ausbrüchen. Die unbedeutendsten Dinge bringen Sie um Ihre Gelassenheit. Über Nichtigkeiten können Sie sich ärgern.

Wenn es darum geht, Ihre eigene Meinung zu vertreten, werden Sie ebenso halsstarrig wie Sie leidenschaftlich sein können.

An Ihrem Arbeitsplatz erlebt man Sie geschäftig, ungestüm, bisweilen auch launenhaft und redselig. Der bloße Widerspruch eines anderen, der Eindruck, von anderen nicht gebührend beachtet zu werden, erregen Ihren Zorn und können Ihre Gesundheit beeinträchtigen.

Es passiert, daß Sie ohne ersichtlichen Grund bedrückt sind. Je empfindsamer Sie werden, desto weniger scheint die Welt greifbar zu sein: Sie möchten irgend etwas haben, wissen aber nicht was. Sie spüren ein Verlangen nach etwas, das Sie momentan nicht bekommen können – seien es große oder nur die kleinen Dinge, die das Leben angenehm machen, wie ein Ausflug, Essengehen, eine besondere Speise oder ein spezielles Getränk. Wenn Ihnen jedoch das, was Sie sich gewünscht haben, endlich angeboten wird, lehnen Sie es ab.

Ihre Traurigkeit macht Sie ganz benommen, Sie werden schweigsam, mürrisch, unruhig und ängstlich und fühlen sich unsicher. Sie empfinden einen Widerwillen, wenn man Sie zufällig berührt; Sie würden am liebsten weit fort von allen Menschen sein. Sie beginnen zu seufzen, zu jammern und haben Befürchtungen für die Zukunft.

Eine außerordentliche tiefe Angst kann sich Ihrer bemächtigen, die Sie in große Unruhe versetzt.

Mehr als andere suchen Sie nach Sicherheit und Ruhe. Sie überdenken ständig Ihre Finanzen und sorgen sich um Berufs- und Haushaltsangelegenheiten. Ihr seelisches Befinden hat auch Auswirkungen auf den Körper. Ihre Gedanken sind wirr, und Ihr Kopf schmerzt; morgens beim Erwachen möchten Sie nicht aufstehen. Sie fühlen sich müde, hinfällig und sehr matt.

Zorn und Ärger können Kopfschmerzen auslösen, und nervöse Erregung kann Ursache für einen »verdorbenen« Magen sein. Wer oft Schmerzen im Rücken, in Armen und Beinen spürt, und wer unter Rheuma leidet, hat einen ganz besonderen Bezug zu Bryonia.

Sie möchten sich nicht bewegen, denn jede Bewegung scheint Ihr Befinden zu verschlechtern. Auch jede äußere Unruhe verschlimmert Ihre Beschwerde. Körperlich wie seelisch geht es Ihnen schlechter in warmen Räumen, in warmer Kleidung und wenn das Bettzeug zu warm ist. Besser geht es ihnen in einem dunklen, ruhigen Zimmer – besonders dann, wenn frische, kühle Luft hereinströmt. Auch ein gemächlicher Spaziergang an frischer Luft kann Ihre innere Unruhe besänftigen.

Dosierung allgemein → Vorschrift 3, hintere Umschlagklappe.

Dosierung bei heftiger Nervosität, starken Ängsten und bei Schlafstörungen → Vorschrift 2, hintere Umschlagklappe.

Chamomilla D12: Nervöse Störungen, die mit diesem Mittel erfolgreich behandelt werden können, haben ihren Ursprung in akuter oder bereits jahrelanger Übersensibilisierung der Empfindungsnerven. So werden die überzogenen Reaktionen und die eigenartige Wesensprägung verständlich: Auf den geringsten Schmerz reagieren Sie unverhältnismäßig stark. Die Überempfindlichkeit wird begleitet von einer mißmutigen Reizbarkeit.

Sie wirken verdrießlich; nichts behagt Ihnen. Sie sind reizbar, mürrisch, zänkisch und nachtragend; Sie sind launenhaft, schimpfen viel und beschimpfen Ihre Mitmenschen – Sie können regelrecht streitsüchtig werden. Sie schreien viel herum und reagieren stets über die Maßen heftig. Mitunter scheint Ihnen alles zu langsam zu gehen, und Sie werden sehr ungeduldig. Es ist Ihnen unerträglich, wenn man Sie anredet, anfaßt oder beim Sprechen unterbricht. Sie kennen Ihre Fehler, sind aber nicht fähig, sie zu korrigieren. So wollen Sie lieber allein sein, als Ihre Zeit mit anderen zu verbringen.

Wenn Sie meinen, nicht gebührend beachtet zu werden, kann dies körperliche Beschwerden auslösen – auch wenn Ärger und Zorn besonders heftig sind, können Sie das körperlich spüren: Nervöse Kopfschmerzen, Atemnot oder Asthma, Übelkeit und Erbrechen, Magenschmerzen, Leberentzündung und Bauchschmerzen können ebenso auftreten wie Durchfall, Gebärmutterkrämpfe, Ohnmachtsanfälle, Frösteln oder Fieber, Zahnschmerzen oder ein krampfhaftes Zusammenziehen im Hals.

Vielerlei Beschwerden treten auf nach Erregung, Ärger, Zorn oder großem Kaffeekonsum. Abends und nachts verschlimmern sich Ihre Beschwerden. Wärme tut Ihnen gut.

Bei Kindern findet sich eine weinerliche Unruhe. Das Kind will dies und jenes, verlangt nach allem, was es sieht, wird zornig, wenn es ihm verweigert wird, und brüllt aus Leibeskräften, bis es seinen Willen bekommt. Doch wenn man ihm das Gewünschte gibt, weist es dies zurück oder stößt es sogar von sich. Kinder, denen Chamomilla hilft, können ihre Eltern zur Weißglut treiben. Ihr durchdringendes, unausstehliches Gebrüll hört nur auf, wenn sie auf den Arm genommen und herumgetragen werden. Kaum setzt man sie ab, brüllen sie wieder und schaffen es so binnen kürzester Zeit, daß jeder sie unausstehlich findet.

Dosierung allgemein → Vorschrift 3, hintere Umschlagklappe.

Dosierung bei heftiger Nervosität, starken Ängsten und bei Schlafstörungen → Vorschrift 2, hintere Umschlagklappe.

Cocculus D6: Sie sind reizbar und höchst empfindlich. Das geringste Geräusch, die kleinste Erschütterung können Sie kaum ertragen. Sie sind leicht zu erschrecken. Sie ärgern sich über alles, und man kann Sie rasch kränken.

Ihre nervöse Schwäche ist Teil einer allgemeinen Schwäche, wie sie nach Schlafmangel oder nach länger andauernder körperlicher wie seelischer Belastung auftreten kann: Vor Schwäche können Sie kaum sprechen, und Sie wollen nicht aus dem Haus gehen.

Sie brauchen nur eine oder zwei Stunden später als sonst zu Bett gegangen zu sein und fühlen sich den ganzen Tag lang müde und erschöpft. Wenn irgend etwas Sie sehr bewegt, zittern Sie oder fallen in Ohnmacht. Es fällt Ihnen immer schwerer, etwas zu begreifen. Ob Sie denken oder ob Sie sich bewegen – alles geschieht sehr langsam. Nach und nach werden Sie unentschlossen und bringen keine Arbeit mehr zu Ende. Dabei entsteht in Ihnen ein Gefühl, als verginge die Zeit zu schnell. Je erschöpfter Sie sind, desto mehr fallen Sie in sich zusammen. Anfangs sind es nur einige Stunden am Tag, doch immer häufiger wirken Sie abwesend und hängen unangenehmen, trüben Gedanken nach. Der Geist ist wie benebelt und das Gedächtnis schwach.

Wenn Sie aufgeregt sind, können Sie Kopfschmerzen bekommen. Beim Autofahren, Bahnfahren oder auf dem Schiff wird Ihnen schnell übel. Arme und Beine empfinden Sie als schwach und lahm.

Dosierung allgemein → Vorschrift 3, hintere Umschlagklappe.

Dosierung bei heftiger Nervosität, starken Ängsten und bei Schlafstörungen → Vorschrift 2, hintere Umschlagklappe.

Coffea D12: Sie haben von Natur aus ein nervöses Temperament und gehören zu den sensiblen, beeindruckbaren Menschen. Meist sind Sie fröhlich und ausgelassen, sind ein heiterer, dem Leben zugewandter Mensch. Sie machen gerne, vielleicht sogar unentwegt Pläne für die Zukunft, und jeder, der Sie kennt, wird bestätigen, daß Sie über viel Phantasie verfügen.

Ein so erregbarer Mensch wie Sie, der wie unter Hochspannung steht, kann durch zu große Begeisterung, eine übergroße Freude nervlich überfordert sein.

Ihre nervöse Erregbarkeit steigert dann alle Sinnesfunktionen: Das Sehvermögen wird schärfer, das Gehör feiner, der Geschmack differenzierter, und Sie nehmen das geringste Geräusch wahr. Die Ideen jagen einander und haben eine fast ekstatische Intensität. Der Geist bleibt bis tief in die Nacht überaktiv.

Ihre Gefühle können völlig durcheinandergeraten. Sie können von Heiterkeit erfüllt sein und auch von Todesfurcht: Die Gefühle stürmen regelrecht auf Sie ein.

Ein so veranlagtes Kind weint genau so schnell, wie es eben noch gelacht hat.

Die nervöse Erregtheit des Nervensystems findet Ausdruck in körperlichen Beschwerden. Charakteristisch ist Ihre Schmerzempfindlichkeit: Es kommt zu Kopfschmerzen, die durch übergroße Freude oder Ärger ausgelöst werden. Gesunde Zähne können zu schmerzen beginnen. Das Herz klopft vor Begeisterung, und plötzliche Freude kann Durchfall auslösen.

Frische Luft oder Kälte, aber auch Reizmittel verschlimmern Ihre Beschwerden. Besser geht es Ihnen in der Wärme und im Liegen.
Dosierung allgemein → Vorschrift 3, hintere Umschlagklappe.
Dosierung bei heftiger Nervosität, starken Ängsten und bei Schlafstörungen → Vorschrift 2, hintere Umschlagklappe.

Colocynthis D6: Sorgen und Kummer belasten Sie schon seit Jahren. Sie können so reizbar werden, daß die kleinste Kleinigkeit Sie erschüttert. Jedes Mißgeschick – eigenes wie fremdes – macht Sie betroffen und niedergeschlagen. Sie sind freudlos; Sie mögen weder sprechen noch antworten und wollen auch keinen Ihrer Freunde sehen.

Andererseits sind Sie außerordentlich reizbar; nichts scheint Ihnen recht, jedes Wort löst heftige Reaktionen aus. Allem und jedem begegnen Sie mit größter Ungeduld. Griesgrämig und übellaunig sehen Sie alles von der schlechtesten Seite. Sie sind leicht beleidigt und fühlen sich schnell herabgesetzt. Heftige Zornesausbrüche sind die Folge Ihrer Reizbarkeit und Ihrer schnellen Entrüstung.

Sie leiden unter einer Fülle von Beschwerden, die auftreten, wenn man Sie gedemütigt hat: Gesichtsschmerzen, Magenschmerzen, Erbrechen, vor allem aber krampfartige, kneifende Bauchschmerzen, die durch Druck oder Nachvorne-Beugen besser werden. Durchfall ist meist die Folge einer Beleidigung oder tritt auf, wenn Sie traurig sind. Heftigste Aufregung und Empörung verschlechtern Ihr Befinden. Wärme lindert Ihre Beschwerden. Druck oder Zusammenkrümmen erleichtert viele Schmerzen.
Dosierung allgemein → Vorschrift 3, hintere Umschlagklappe.
Dosierung bei heftiger Nervosität, starken Ängsten und bei Schlafstörungen → Vorschrift 2, hintere Umschlagklappe.

Gelsemium D12: Sie gehören zu den übernervösen, sehr erregbaren Menschen, die sich schnell schwach fühlen und vor Erregung zu zittern beginnen. In Erwartung dessen, was da kommen mag, werden Sie ganz aufgeregt; auch eine schlechte Nachricht kann Sie in höchste Erregung versetzen. Diese Erwartungsspannung – etwa bevor Sie zum Arzt gehen oder vor einer Prüfung – verursacht bei Ihnen regelrechtes Lampenfieber.

Wenn Sie sich in der Öffentlichkeit bewegen, wirken Sie äußerst zaghaft. Sie können auch eine tiefgehende Abneigung gegen die Gesellschaft anderer entwickeln. Während das Leben um Sie herum laut und hektisch ist, haben Sie ein starkes Bedürfnis nach Stille und Ruhe, denn Sie sind nicht in der Verfassung, sich einem schnellen Lebensrhythmus anzupassen. Sie fühlen sich körperlich und geistig träge und schwerfällig, außerdem haben Sie Schwierigkeiten, sich zu konzentrieren.

In dem Maß, in dem die Schwäche Ihres Körpers zunimmt, werden Ängste wach: Sie fürchten sich plötzlich auf einem Platz, der voller Menschen ist, oder Sie empfinden in manchen Augenblicken anfallsartig Todesfurcht; Sie fürchten sich, wenn Sie alleine sind; Sie sorgen sich um die Zukunft und empfinden Angst, wenn eine berufliche Verabredung auf Sie zukommt; aber auch, wenn Sie sich schon zum Ausgehen oder für einen Theaterbesuch fertiggemacht haben, kann Sie eine Furcht vor dem Bevorstehenden überfallen.

Erregung, Schreck oder ein seelischer Schock führen bei Ihnen auch zu körperlichen Störungen wie Kopfschmerzen, Herzbeschwerden und Durchfall. Allgemein neigen Sie zu Kopfschmerzen und starken, lähmungsartigen Schwächegefühlen.

Ihre Beschwerden verschlimmern sich durch Aufregung und schlechte Nachrichten. Allgemein leidet Ihr Befinden unter feuchtwarmem Wetter und im Frühling.
Dosierung allgemein → Vorschrift 3, hintere Umschlagklappe.
Dosierung bei heftiger Nervosität, starken Ängsten und bei Schlafstörungen → Vorschrift 2, hintere Umschlagklappe.

Ignatia D12: Sie können mild, herzlich und mitfühlend sein. Sie haben ein feinfühliges Gemüt und handeln mit behutsamer Gewissenhaftigkeit. In zärtlichen Stimmungen sind Sie in Harmonie mit sich selbst. Sie sind ein fröhlicher Mensch, handeln rasch und haben eine schnelle Auffassungsgabe. Gefühle bestimmen in vielfältiger Weise Ihr Handeln, immer wieder wird die Vernunft unterliegen. Manchmal denken Sie schneller, als Sie sprechen können. Trotz aller Empfindsamkeit benehmen Sie sich mitunter richtig dreist. Auch wenn Sie eben noch »herumgeschäkert« haben, kann Ihnen im nächsten Augenblick weinerlich zumute sein. Lachen und Weinen liegen nahe beieinander. Einmal bricht Zorn aus Ihnen hervor, ein andermal ziehen Sie sich melancholisch zurück.

So erregbar wie Sie sind, lassen Sie sich schon von Nichtigkeiten erschrecken; schnell werden Sie ungeduldig. Wenn Sie gereizt sind, vertragen Sie keinen Widerspruch und werden auch streitsüchtig.

Ein so veranlagtes Kind kann – nachdem es bestraft wurde – in Krämpfe verfallen. Auch beim Erwachsenen kann es durch seelische Erregung zu Krämpfen oder Muskellähmung kommen, was ein Zeichen dafür ist, wie »dünnhäutig«, wie wenig belastbar er ist.

Zum Schutz vor Überreizung durch die Umwelt ziehen Sie sich in sich selbst zurück. Sie tun dies mürrisch oder in großer Traurigkeit. So maßlos empfindlich wie Sie mitunter sind, kann schon eine Kleinigkeit Sie beleidigen. Sie verschließen Ihre empfindsame Seele dann vor der Außenwelt und erleben still für sich wieder und wieder die kleinen Dramen des Alltags, was nicht ohne Schluchzen und Seufzen »über die Bühne« geht. Wenn jemand das nicht mehr mit ansehen kann und Sie beruhigen möchte, werden Sie noch reizbarer und ziehen sich noch stärker zurück.

Dieses Sich-Zurückziehen hat eine seelische »Verschlackung« oder »Verstopfung« zur Folge, die zu unverständlichen Reaktionen führen kann. So beginnen Sie bei den unpassendsten Gelegenheiten zu lachen – bei einem ernsten Vortrag oder bei einer Beerdigung –, oder Sie attackieren einen anderen wie aus heiterem Himmel mit Zornesausbrüchen. Da Sie nicht viel »wegstecken« können, leiden Sie außergewöhnlich stark unter Demütigungen, Erregung, Kummer, Sorgen und Angst. Deshalb kommt es zu Ohnmachtsanfällen oder zum Nervenzusammenbruch.

Oftmals spiegelt sich schon im Gesicht der innere Aufruhr Ihres nervösen, empfindlichen, leicht reizbaren Naturells wider: Ihr Gesicht ist abwechselnd rot und blaß, und Sie können leidend, verwirrt und verkrampft aussehen.

Häufig haben Ihre nervösen Beschwerden körperliche Folgen wie Kopfschmerzen, Atemnot und Husten. Sie spüren ein krampfhaftes Zusammenschnüren der Brust oder ein krampfhaftes Zusammenziehen im Hals. Sie leiden zudem unter Magenschmerzen, Bauchschmerzen und Durchfall.

Reizmittel wie Kaffee und Nikotin oder nur der Tabakqualm verschlechtern Ihr Befinden. Wärme und leichte Bewegung bessern Ihr Befinden.

Dosierung allgemein → Vorschrift 3, hintere Umschlagklappe.

Dosierung bei heftiger Nervosität, starken Ängsten und bei Schlafstörungen → Vorschrift 2, hintere Umschlagklappe.

Lachesis D12: Sind Sie schon einmal jemandem begegnet, der auf Sie zugestürmt ist, unbedingt erzählen mußte, was ihm grade erst Schreckliches passiert ist, und dann übergangslos beim nächsten und schon beim übernächsten Thema war und Sie innerhalb von fünf Minuten regelrecht durch eine »Wortmühle« gedreht hat? Sind Sie auch so? Fällt es auch Ihnen schwer, eine Sache zu Ende zu erzählen?

Vor lauter Aufregung schweifen Ihre Gedanken ab, Sie denken schneller, als Sie sprechen können. Manches wird nicht mehr zu Ende geführt, Sie brechen Sätze plötzlich ab. Dabei mangelt es Ihnen nicht an schneller Auffassungsgabe – doch Ihr Geist kann so erregt sein, daß Sie hin und wieder in einen ekstatischen Zustand geraten, in dem Sie eine fast prophetische Wahrnehmung haben oder zu haben glauben.

Solche Geisteserregungen können als Folge von Übermüdung auftreten. Mitunter wird

Ihre Redseligkeit auch zu einem Zwang, dem Sie nicht mehr ausweichen können.
Wichtig: Sobald Sie merken, daß Sie zu Verhaltensweisen getrieben werden, über die Sie keine Kontrolle mehr haben, ist es Zeit, den Rat des Homöopathen einzuholen!

Besonders am Abend sind Sie gut aufgelegt, und Ihre Heiterkeit kann andere anstecken, denn sie verbreitet Frohsinn und Lachen. Dennoch spürt man Ihre Unruhe und Ihre Hast.

Aber Sie haben auch eine andere Seite: Argwohn und Mißtrauen lauern hinter manchen Ihrer Gedanken und Äußerungen. Wenn Sie mitansehen, wie Ihre besten Freunde miteinander flüstern, unterstellen Sie ihnen, daß sie schlecht über Sie sprechen. Sie verdächtigen Ihren Mann oder Ihre Frau der Untreue, werden rachsüchtig und beginnen zu hassen. Die Eifersucht kann Sie so weit treiben, daß Sie nicht mehr Sie selbst sind.

Auf Phasen der Erregung folgen Phasen der Depression. Vor allem morgens beim Erwachen bedrücken Sie Traurigkeit und Angst. Sie werden interesselos, können sich nicht mehr an alles erinnern, machen Fehler beim Schreiben und verwechseln die Zeit. Solche Beschwerden können Folgen tiefer seelischer Verletzung wie etwa Liebeskummer sein, oder sie können auf langandauernde seelische Belastungen folgen.

Auch auf der körperlichen Ebene wirkt sich Ihre seelische und geistige Verfassung aus. Sie haben eine auffallende Abneigung gegen beengende Kleidung; besonders groß ist diese Empfindlichkeit am Hals und um den Bauch. Manchmal müssen Sie schlucken, weil Sie das Gefühl haben, ein »Kloß« stecke in Ihrem Hals. Es kommt auch zu ängstlichem Herzklopfen und Beengungsgefühlen in der Herzgegend. Ihre Beschwerden beginnen in den Wechseljahren oder verschlimmern sich in dieser hormonellen Umstellungsphase.

Wenn Sie vom Schlaf erwachen, morgens oder nach einem Mittagsschlaf, fühlen Sie sich auffallend elend.

Ihre Beschwerden verschlimmern sich bei Wärme (z. B. warmen Bädern, starker Sonneneinwirkung, Sommerhitze und Föhn). Besser geht es Ihnen, wenn Sie schwitzen. Zu einer auffallenden Besserung kommt es auch während der Regelblutung.
Dosierung allgemein → Vorschrift 3, hintere Umschlagklappe.
Dosierung bei heftiger Nervosität, starken Ängsten und bei Schlafstörungen → Vorschrift 2, hintere Umschlagklappe.

Lycopodium D12: An Ihren guten Tagen sind Sie ein geistig beweglicher, aktiver Mensch. Diese geistigen Fähigkeiten sind stärker ausgeprägt als die körperliche Gesundheit.

Sie haben kein Vertrauen in die eigene Kraft und die eigenen Möglichkeiten: Deshalb macht sich das Gefühl von Unsicherheit und Unzulänglichkeit breit, sobald sich Ihr Befinden verschlechtert. Sie werden dann sehr erregbar und neigen zu Zornesausbrüchen, dabei leiden Sie insgeheim unter Selbstzweifeln.

Der Gegensatz von sentimentaler Empfindlichkeit einerseits und hartem, rücksichtslosem Auftreten andererseits, von mangelndem Selbstvertrauen und herrischen Manieren, deutet die Spannbreite Ihres Verhaltens an. Nur wer die Chance hat, Sie wirklich kennenzulernen, wird das erleben, was Ihre äußere Härte in Wahrheit schützt: Weichheit, große Feinfühligkeit und starke Gefühle.

Ihre große geistige Aktivität erfährt Einbrüche, sobald Verantwortung auf Sie zukommt. Sie fühlen sich dann wie gelähmt vor Angst. Sie scheuen sich vor neuen Aufgaben, weil Sie befürchten, sie nicht bewältigen zu können. Immer wieder läßt Sie dann auch das Gedächtnis im Stich; das Denken verliert an Klarheit: Beim Schreiben stellen Sie Buchstaben und Silben falsch, beim Sprechen gebrauchen Sie häufig falsche Begriffe. Wenn Sie angesprochen werden, sind Sie einen Moment lang verwirrt und merken, daß Sie schon wieder geistesabwesend waren. Sie mögen es nicht, ständig Menschen um sich zu haben, und ziehen sich häufig zurück. Doch auch die Vorstellung, ganz alleine zu sein, ist Ihnen unbehaglich. Das beste ist, wenn sich jemand in Ihrer Nähe befindet, den Sie nicht sehen und der Sie nicht stört.

Ihre geistigen und körperlichen Kräfte nehmen nicht kontinuierlich ab; auf Zeiten, in denen Sie kummervoll und mürrisch sind, folgen aktive Phasen, in denen Sie sich wichtig tun: Sie können dann nicht den geringsten Widerspruch vertragen; ob Sie Chef eines Konzerns sind oder Hausfrau – wo Sie das Sagen haben, befehlen Sie, schimpfen, maßregeln und gebärden sich überhaupt wie ein Tyrann. In Ihrer Arbeit sind Sie übergewissenhaft mit einem manchmal übertriebenen Verantwortungsgefühl, denn Sie sind sehr sensibel und haben Furcht zu versagen. Gleichzeitig sind Sie schnell verärgert und rechthaberisch.

Mit den Jahren dauern diese Zeiten, in denen Sie sich zurückziehen, in denen Sie nicht angesprochen werden wollen, oder in denen Sie die Anwesenheit fremder Menschen fürchten und Ihre gewohnte Umgebung nicht mehr verlassen wollen, länger an. Vor allem morgens, wenn Sie noch im Bett liegen, haben Sie viele schwermütige Gedanken.

Sie werden sentimental: Ob man Ihnen für eine Freundlichkeit dankt, ob Sie einen Freund begrüßen – stets brechen Sie in Tränen aus.

Jeder geistige Kontakt mit anderen kann Sie verwirren, selbst von der eigenen Familie ziehen Sie sich zurück – nicht aus Abneigung, sondern zum Schutz Ihrer nervösen Empfindlichkeit.

Körperlich leiden Sie hauptsächlich unter Stoffwechselstörungen, haben Probleme mit dem Appetit (zuviel oder zuwenig), mit dem Magen (Entzündungen) und mit der Verdauung (Verstopfung/Durchfall/aufgeblähter Unterleib). Ihr Gesicht kann hager und faltig sein und spiegelt Ihr ganzes Unbehagen wider.

Wärme bekommt Ihnen nicht. Vom Nachmittag bis zum Abend fühlen Sie sich besonders schlecht. Morgens im Bett sind Sie bedrückt. Besser geht es Ihnen, wenn Sie sich an der frischen Luft bewegen.

Dosierung allgemein → Vorschrift 3, hintere Umschlagklappe.

Dosierung bei heftiger Nervosität, starken Ängsten und bei Schlafstörungen → Vorschrift 2, hintere Umschlagklappe.

<u>Natrium muriaticum D12:</u> Ihre Nervosität, Ihre Reizbarkeit und Ihre Schwäche sind sehr oft gepaart mit tiefer, innerer Traurigkeit. Sie werden von Kummer »aufgefressen«, weil es Ihre Angewohnheit ist, schmerzvolle Ereignisse immer wieder zu überdenken, selbst wenn diese schon lange vorüber sind.

Sie sind es gewohnt, sich still zu fügen, Ihre Pflicht zu erfüllen und alles ohne Klagen zu ertragen. Dafür brechen sehr häufig Tränen aus Ihnen hervor, die Sie aber schamhaft vor anderen zu verbergen versuchen. Es gehört zu Ihrer introvertierten Art, mit Ihren Sorgen allein sein zu wollen: Wenn man Ihnen gut zuredet, weinen Sie nämlich noch mehr, was Ihnen dann peinlich ist. Jede Art, Sie zu beruhigen, scheint Ihr Leid zu verschlimmern, mehr noch – Sie können geradezu zornig werden über den Versuch anderer, Sie zu trösten.

Darin offenbart sich ein anderer Zug Ihres Wesens: Sie sind reizbar wegen Nichtigkeiten, können wütend aufbrausen, verlieren sich in Ärger und werden sogar boshaft.

Sie werden zunehmend mürrisch und schweigsam; mit vielem sind Sie insgeheim unzufrieden, und Sie wollen keinen Menschen mehr sehen.

Zu den körperlichen Auswirkungen Ihres seelischen Befindens zählen Kopfschmerzen, Herzklopfen, das Bedürfnis, dauernd zu schlucken, um den »Kloß« im Hals loszuwerden. Aber auch die Angst, frei zu atmen, die Unfähigkeit zu urinieren wenn andere dabei sind, und Ohnmachten, vor allem in Räumen, in denen sich viele Menschen aufhalten, sind für Sie typisch.

Sie mögen keine Hitze, weder die des Sommers noch die im überheizten Zimmer; Sie fühlen sich aber auch in der Kälte nicht wohl, und vor allem morgens gegen 10 Uhr geht es Ihnen häufig besonders schlecht. Besser geht es Ihnen im Freien und bei trockenem, warmem Sommerwetter.

Dosierung allgemein → Vorschrift 3, hintere Umschlagklappe.

Dosierung bei heftiger Nervosität, starken Ängsten und bei Schlafstörungen → Vorschrift 2, hintere Umschlagklappe.

<u>Nux vomica D12:</u> Sie schwanken stets zwischen Überreizung und Erschöpfung, zwischen großer Erregung und wehleidigen, kummervollen, trüben Gedanken.

Im Beruf erlebt man Sie oft als einen sehr lebhaften und leicht zu beeindruckenden Menschen, der voller Tatendrang auf die Herausforderungen des Lebens zugeht – leistungsbetont, ehrgeizig und überaktiv. Sie brauchen diese »starke Dosis« geistiger Arbeit, um sich wohlzufühlen: Sich überstürzende Gedanken geben Ihnen das Gefühl, lebendig zu sein.

Sie denken mehr an sich als an andere. Das Gefühl, es könne sich Ihnen beruflich jemand in den Weg stellen, macht Sie blind vor Zorn.

Erregbarkeit, Ruhelosigkeit und starke Empfänglichkeit für äußere Reize überhaupt charakterisieren Ihr Verhalten: Fenster müssen wegen des Luftzugs geschlossen bleiben; von zu hellem Licht schmerzen Ihre Augen; jedes Geräusch läßt Sie auffahren, und schon der Hauch eines fremden Geruchs kann bei Ihnen Ekel auslösen. Kleinigkeiten kränken Sie, und Enttäuschung und Kummer, die man Ihnen zufügt, empfinden Sie sehr deutlich.

Sie sprechen gerne über sich und machen sich bei jeder Kleinigkeit ungeheure Sorgen um Ihre Gesundheit.

Wenn Sie sich verausgabt haben, brauchen Sie Reizmittel wie Kaffee, Alkohol und gerne auch Sex, um sich neu zu stimulieren. Nicht jeder, dem Nux vomica hilft, muß zu dieser hektischen »Sorte Mensch« gehören, und selbst der dynamischste Zeitgenosse hat schwache Stunden.

Auch ein Mangel an Energie kann für Sie typisch sein: Sie sind dann verzagt, verdrießlich und haben große Schwierigkeiten zu arbeiten. Sie entwickeln eine Abneigung gegen jede geistige Beschäftigung. Sich auf die Arbeit zu konzentrieren, fällt Ihnen schwer; immer wieder stört Sie Ihre Benommenheit. Sie fühlen sich verwirrt, möchten keine Antwort geben und werden mutlos.

Ihre gemütsbedingten, nervösen Beschwerden wirken sich auch im körperlichen Befinden aus: Häufig leiden Sie unter Verdauungsstörungen, Bauchschmerzen und krampfhaften Verspannungen des Körpers.

Ihre Beschwerden sind die Folge von ungesundem, unregelmäßigem Leben. Gegen Kälte sind Sie überempfindlich; morgens sind Sie nicht ansprechbar. Besser geht es Ihnen in Ruhe und in einem warmen Zimmer.

Dosierung allgemein → Vorschrift 3, hintere Umschlagklappe.
Dosierung bei heftiger Nervosität, starken Ängsten und bei Schlafstörungen → Vorschrift 2, hintere Umschlagklappe.

Phosphorus D12: Sie bewegen sich mit sensiblen »Antennen« für die feinsten Schwingungen Ihrer Umwelt durch das Leben: Ein Wetterwechsel beeinflußt Sie genauso stark wie die Atmosphäre in einem Raum.

Schnell werden Sie in Erregung versetzt, und Sie brauchen diese Erregung, denn sie ist für Sie Lebenselixier, Genuß und Selbstbestätigung.

Als begeisterungsfähiger Mensch sind Sie überall gerne gesehen. Sie stürzen sich ins Geschehen, als sei all Ihre Vitalität entfacht. Im Hochgefühl der Ereignisse überschätzen Sie Ihr Durchhaltevermögen, denn Ihre Kraftreserven sind gering.

Manch einer beneidet Sie um Ihre Phantasie, Ihre lebhafte Intelligenz, Ihr aufgewecktes, mitteilsames Wesen. Ihre Freunde aber erleben voller Sorgen, wie Sie Ihre Grenzen nicht erkennen, sich verausgaben, ohne etwas aufzubauen, wie Sie tausend Sachen beginnen, aber kaum eine zu Ende führen. Nur wenige Menschen werden Sie niedergeschlagen, kraftlos in sich zusammengesunken erleben, denn diese Seite Ihres Wesens verbergen Sie vor anderen – schließlich wollen Sie ja wichtig und unentbehrlich erscheinen.

Doch gehören Phasen körperlicher wie seelischer Erschöpfung zu Ihrem Leben, wie der Schatten zum Licht gehört. Sie ziehen sich dann zurück und tun so, als seien Ihnen die Menschen, die Sie lieben, vollkommen gleichgültig.

Ihre Arbeit verrichten Sie immer weniger gut, weil Ihr Geist immer schwächer wird. Sie können sich nicht mehr konzentrieren, bis schließlich jede geistige Betätigung unmöglich geworden ist: Der Alltag beginnt, Sie mit einem schier unüberwindlichen Berg von Widrigkeiten zu bedrängen. Das setzt Ihnen sehr zu, da Sie doch gewohnt sind, schon kleineren Schwierigkeiten aus dem Weg zu gehen. Sie spüren es genau: Ein Schritt weiter und Ihr Nervensystem bricht zusammen.

Glücklicherweise kommen Tage, an denen es Ihnen wieder besser geht, doch Sie bleiben empfindlich, ängstlich und ruhelos. Grelles Licht, Geräusche, sogar Musik stören Sie. Der Argwohn gegen Menschen Ihrer Umgebung wächst. Wenn man jetzt an Ihren Fähigkeiten zweifelt, kann Sie das tief treffen: Sie werden mürrisch, ärgerlich und streitsüchtig.

Von Aufregungen werden Sie ganz schwach und zittrig. Dieses Schwächegefühl kennen Sie auch, wenn Sie sehr hungrig sind. In der Dämmerung befällt Sie Schwermut. Häufiger als sonst reagieren Sie schreckhaft. Furcht und Angst machen sich breit: Furcht vor der Dunkelheit, vor dem Alleinsein, vor drohenden Krankheiten, vor Räubern und Gespenstern und vor etwas, das aus den Ecken Ihres Zimmers kriechen könnte.

Sonderbarerweise bleiben Sie, auch wenn Sie niedergeschlagen sind, noch sehr erregbar; oft jagen Phantasien wild durch Ihren Kopf.

Ihre Nervosität hat auch körperliche Folgen: Sie leiden an Kopfschmerzen, erröten bei jeder Erregung, Sie atmen »ängstlich«. Ein nervöser Husten kann sich einstellen. Sie haben Herzklopfen, empfinden Angst in der Brust, im Magen oder im Bauch, und Sie bekommen Durchfall.

Langes Nachdenken, Lärm, Musik und Alleinsein sind Ihrer seelischen Verfassung abträglich. Besser geht es Ihnen, wenn es warm ist, nach dem Essen, nach dem Schlaf, oder nachdem Sie sich ausgeruht haben.

Dosierung allgemein → Vorschrift 3, hintere Umschlagklappe.

Dosierung bei heftiger Nervosität, starken Ängsten und bei Schlafstörungen → Vorschrift 2, hintere Umschlagklappe.

<u>Pulsatilla D12:</u> Wie so viele Menschen haben auch Sie »zwei Seelen« in Ihrer Brust: Die eine ist mild, sanft und ergeben, einem zaghaften, eher schüchternen Wesen zugehörig, das mitfühlend und hilfsbereit ist; die andere aber ist reizbar, empfindlich, launenhaft. Sie werden geizig, selbstsüchtig und beobachten eifersüchtig und argwöhnisch Ihre Mitmenschen. In Ihrer Erregbarkeit erschöpfen Sie sich schnell. Sie werden immer träger und fauler und entpuppen sich dabei auch als selbstgefällig.

Was auf den ersten Blick so gegensätzlich scheint, hat einen gemeinsamen Kern: Sie sind reich an Gefühlen, die alles Geistige, alles Vernunftmäßige Ihres Wesens weit überwiegen. Ihre Gefühle können sich in liebevoller Fürsorge zeigen, können in sinnlichem Genuß Befriedigung finden, aber auch krank werden an einer Umwelt, die keine natürlichen und spontanen Gefühle zuläßt. Mal weinen Sie, mal lachen Sie, dann wieder hüllen Sie sich in verdrießliches Schweigen. Sie können gänzlich entmutigt werden und fangen wegen jeder Kleinigkeit zu weinen an. Die unterdrückten Gefühle bahnen sich als Tränen ihren Weg nach draußen. Dabei fühlen Sie sich schwach und wollen getröstet werden. Der Kummer kann aber auch in plötzliche Fröhlichkeit und in unmäßiges Gelächter übergehen.

Manchmal sind Sie weinerlich, doch wenn der Sturm des Lebens Sie ordentlich zerzaust, sagen Sie: »Jetzt erst recht.«

Nähe, Geborgenheit und Sicherheit bei Ihren Mitmenschen sind für Sie sehr wichtig. Oft zieht es Sie in die Natur, denn dort fühlen Sie sich von den Zwängen befreit. Häufig finden Sie Ihre Erfüllung in der Familie, um die Sie sich äußerst fürsorglich kümmern.

Ihre seelische Verfassung äußert sich auch körperlich. Nach einem schweren Schock oder nach einem Schreck entstehen oft seelische und körperliche Beschwerden. Sie neigen vor allem in engen Räumen zu Ohnmachten, die aber schnell vorübergehen. Sie spüren eine starke Unruhe in Armen und Beinen, atmen ängstlich unterdrückt, bekommen Asthma-Anfälle, reagieren auf Schreck mit Durchfall oder empfinden ein krampfhaftes »Zusammenschnüren« im Hals, vor allem wenn Sie feste Nahrung schlucken.

In Wärme, in warmen Zimmern, durch zu warme Kleidung und nach übermäßigem Essen verschlimmern sich Ihre Beschwerden auffallend. Zuviel Ruhe schadet Ihnen. Besser geht es Ihnen im Freien, in frischer Luft, in Bewegung und bei Beschäftigung.

Dosierung allgemein → Vorschrift 3, hintere Umschlagklappe.

Dosierung bei heftiger Nervosität, starken Ängsten und bei Schlafstörungen → Vorschrift 2, hintere Umschlagklappe.

Sepia D12: Sepia ist ein Mittel, das sich bevorzugt für Frauen eignet. Sie fühlen sich nach langer Arbeit, nach einer großen Anstrengung oder nach einer von Sorgen erfüllten Zeit entkräftet und erschöpft. Ihre Auffassungsgabe und Ihre Denkfähigkeit sind merklich schwächer geworden. Sich zu konzentrieren, kann für Sie sehr anstrengend sein. Vielleicht werden Sie kurzzeitig von einer ohnmachtsähnlichen Schwäche befallen. Sie bemerken, daß Ihnen eigentlich nichts mehr Freude bereitet. Alles das, was Ihrem Leben einmal einen Sinn gab, interessiert Sie kaum noch. Morgens zwingen Sie sich, Ihre Arbeit zu beginnen, und erledigen schließlich nur das Nötigste. Allein Ihr Pflichtgefühl hindert Sie daran, Ihren Beruf aufzugeben oder Ihre Hausarbeit »hinzuschmeißen«.

Ihre Erschöpfung und Ihr interesseloser Zustand bringen Sie dazu, sich immer mehr in sich selbst zurückzuziehen. Sie verlieren schließlich jedes Empfinden für die Menschen, die Sie gerne mögen, bei denen Sie sich auf ein Wiedersehen immer gefreut haben. Auch Ihr Partner und Ihre Kinder bedeuten Ihnen kaum noch etwas.

Sie zeigen im allgemeinen Ihren Zustand nicht, sondern verbergen ihn hinter einer Maske und verweigern eine ehrliche Antwort. Sie sträuben sich auch dagegen, sich selbst mit Ihrem Gemütszustand zu befassen. Nur manchmal bricht etwas in Ihnen auf, und dann können Sie einen heftigen Tränenausbruch nicht zurückhalten. In diesen Momenten tritt Ihnen Ihre depressive Krise deutlich vor Augen, und Sie vermissen Menschen, deren Nähe und die Gespräche mit ihnen.

Trotz Ihrer Schwäche und Ihres niedergedrückten Zustands, reagieren Sie auf viele alltägliche Dinge gereizt und aggressiv. Ihre Mitmenschen fürchten dann Ihre scharfe Zunge, Ihre Streitbarkeit. Intensive Gerüche können Sie nicht vertragen, von Speisengerüchen wird Ihnen übel.

Ihr empfindsames, sanftes Wesen sucht zwar menschliche Nähe, doch scheuen Sie Gefühle, das »traute Beisammensein« und eine enge menschliche Bindung. So »flüchten« Sie zuweilen auf die intellektuelle Ebene und verfolgen ehrgeizig berufliche Pläne. Vielleicht werden Sie zu einer »Karrierefrau«, um Ihre Gefühle, Ihre Weiblichkeit möglichst unbeachtet lassen zu können.

Typisch für Ihren Zustand ist dessen Verschlechterung vor und während der Menstruation oder in der Schwangerschaft. Häufig leiden Sie an Fehlfunktionen der Geschlechtsorgane wie Ausfluß, Unregelmäßigkeiten der Menstruation, Menstruationsschmerzen, Fehlgeburten oder Sterilität. Einem anfänglichen Interesse an einer sexuellen Begegnung folgen bald Gleichgültigkeit oder Abweisung. Kommt es zu einem Geschlechtsverkehr, sind Sie danach vielleicht reizbar oder sehr erschöpft, Sie klagen über Schmerzen im Bekken oder im Kreuz.

Im allgemeinen ist es Ihnen eher zu kalt als zu warm; wenn es draußen kalt wird, beginnen Sie schnell zu frösteln, und wahrscheinlich benutzen Sie im Bett häufig eine Wärmflasche oder ein Heizkissen. Dennoch fühlen Sie sich wohler, wenn Sie, warm angezogen, an der frischen Luft sind als im warmen Zimmer. Morgens kann es Ihnen zuweilen übel sein; nachmittags und abends verschlechtert sich im allgemeinen Ihr Befinden.

Dosierung allgemein → Vorschrift 3, hintere Umschlagklappe.

Dosierung bei heftiger Nervosität, starken Ängsten und bei Schlafstörungen → Vorschrift 2, hintere Umschlagklappe.

Silicea D12: Sie sind empfindsam und rücksichtsvoll, geduldig und nachgiebig. Denn obwohl Sie mit mancherlei Talenten und geistigen Fähigkeiten begabt sind, fehlt es Ihnen an Schneid, an Selbstvertrauen, an Durchsetzungskraft, um Ihre Fähigkeiten richtig einzusetzen und zur Geltung zu bringen.

Ihre Widerstandskraft gegen die vielfältigen Einflüsse der Außenwelt ist zu gering, so daß Sie immer wieder Ihre Ziele aus den Augen verlieren. Es gelingt Ihnen nicht, Ihre Pläne zu verwirklichen, Neues zu wagen oder schon lange Liegengebliebenes anzupacken und zu erledigen. Sich auf eine Arbeit oder auf ein Vorhaben zu konzentrieren, fällt Ihnen überaus schwer. Es bieten sich Ihnen zwar immer neue Gelegenheiten, in denen Sie Ihre Fähigkeiten beweisen könnten, doch sobald Sie gefordert werden, ziehen Sie sich zurück. Sie fühlen sich unfähig und schwach und scheuen sich davor, Verantwortung zu übernehmen. Da Sie an Ihren Fähigkeiten zweifeln und sich selbst nichts zutrauen, halten Sie sich zurück und machen sich kleiner, als es Ihren Talenten angemessen wäre.

Je schwächer Ihr eigener Wille wird, desto mehr wächst in Ihnen das Bedürfnis nach Schutz, Leitung und äußerem Antrieb. Sie suchen dann Stabilität und Schutz bei Institutionen oder bei Menschen, die eine gewisse Autorität innehaben.

Wenn Sie einmal begonnen haben, ein Vorhaben zu verwirklichen, kann Sie plötzlich eine lähmende Angst überfallen, es nicht zu schaffen. Dann fühlen Sie sich »mutterseelenallein«, werden kleinlaut, weinerlich und verzagt. Oft unterbrechen Sie dann Ihr Vorhaben oder geben es ganz auf. Ihr zentrales Thema ist das Durchhaltevermögen, Ihre Schwäche sowohl in körperlicher als auch in geistiger Hinsicht. Es fällt Ihnen schwer, eine Arbeit zu Ende zu bringen, konzentriert zu denken, zu lernen oder zu lesen – nichts geht mehr in den Kopf hinein. Ihr Gedächtnis versagt bei jeder Gelegenheit, und bald werden Sie wankelmütig; der Gedanke, nichts zu können, zu schwach zu sein und zu versagen, drängt sich Ihnen immer mächtiger auf. Wenn Sie einmal in diesem Zustand sind, verschlechtert sich Ihr Befinden durch jede weitere Belastung, durch jeden Versuch, sich erneut an die Arbeit zu machen.

Auch körperlich sind Sie nur wenig belastbar. Nach jeder kleinen Anstrengung fühlen Sie sich schwach und müde; Sie liegen lieber auf dem Bett, als daß Sie stehen oder sitzen.

Ihr nervlicher Zustand ist meist überempfindlich und gereizt, da Sie schutzlos allen äußeren Einflüssen ausgeliefert sind. Beim geringsten Geräusch fahren Sie erschrocken zusammen; starke Gerüche, blendendes Licht oder atmosphärische Veränderungen (Gewitter, Schnee, Sturm, Wetterwechsel, Wechsel der Mondphasen) machen Sie schnell nervös und ärgerlich. Ihre Aufnahmebereitschaft steigert sich manchmal zu medialen, hellseherischen Fähigkeiten. Bei aller Empfänglichkeit und Nachgiebigkeit können Sie zuweilen auch sehr starrköpfig und eigensinnig sein.

Im allgemeinen ist es Ihnen zu kalt; Sie frösteln häufig, sind oft erkältet und können keinen Luftzug vertragen. Sie brauchen viel Wärme und halten auch gerne den Kopf mit einer Mütze oder einem Hut warm. Doch halten Sie sich ungern in einem stickig warmen Zimmer auf. Häufig sind Ihre Füße kalt und feucht; Ihr Fußschweiß hat manchmal einen starken Geruch. Auch schwitzen Sie leicht am Hinterkopf. Ihre Nägel sind häufig brüchig oder weisen weiße Flecke auf. Sie essen ungern salzig und vertragen kein Fett.
Dosierung allgemein → Vorschrift 3, hintere Umschlagklappe.
Dosierung bei heftiger Nervosität, starken Ängsten und bei Schlafstörungen → Vorschrift 2, hintere Umschlagklappe.

<u>Staphisagria D12:</u> Auffallend sind Ihre große seelische Empfindlichkeit und Ihr Unvermögen, auf äußere Eindrücke angemessen zu reagieren. Deutlich wird Ihre Problematik, wenn es darum geht, sich auseinanderzusetzen, zu diskutieren, Farbe zu bekennen und das, wovon Sie überzeugt sind, durchzusetzen. Sie werden immer wieder klein beigeben und später nachdenken, wie Sie »es das nächste Mal den anderen zeigen« könnten.

Sie erkennen deutlich, daß Ihr Ich zu schwach in der Durchsetzung ist. Sie wollen sich ändern, aber alle guten Vorsätze bleiben nur Theorie. Sie sind ein liebenswerter, netter, feinfühliger Mensch, der einsteckt, was andere austeilen. Diskussionen und Ungerechtigkeiten gehen Ihnen unter die Haut. Sie beherrschen sich, aber die Demütigung nagt an Ihnen. Sie verschließen sich und werden davon krank.

Natürlich können Sie nicht alles in sich hineinfressen, es muß auch Ventile geben: Eines davon ist Ihre Reizbarkeit mit launischem, ungeduldigem Verhalten – vor allem am Morgen sollte man Sie nicht ansprechen. Sie können sich über Ihre eigenen Fehler ebenso aufregen wie über die der anderen, sind manchmal peinlich genau bis in Kleinigkeiten, und schon kleine spitze Bemerkungen beleidigen Sie tief. Je schwächer Ihre Nerven werden, desto häufiger zeigen Sie der Welt ein mürrisches, übellauniges Gesicht; Sie fühlen sich erschöpft, wie zerschlagen, sind zittrig, lust- und energielos. Ihre Konzentration und die Fähigkeit zu geistiger Arbeit lassen nach.

Da Sie vieles verdrängen und unterdrücken, bleibt das Seelenleben in Disharmonie. Die Verärgerung sitzt tief, die Empfindlichkeit können Sie nicht zugeben.

Sexualität spielt eine wichtige Rolle in Ihrem Leben. Wie alles ist auch sie verdrängt und spielt sich mehr in der Phantasie ab als in der Wirklichkeit. Die Scheu vor dem anderen Geschlecht hindert Sie, sich auszuleben und es kann zu einer »Flucht vor dem Sex«, aber auch zur »Flucht in den Sex« kommen.

Sehr häufig verlagert sich der seelische Druck, unter den Sie sich selbst gestellt haben, auf die körperliche Ebene. Auf Empörung reagieren Sie mit Krämpfen im ganzen Körper. Bei der kleinsten Erregung beginnen Sie zu zittern. Oft kommt es als Folge von Ärger zu Kopfschmerzen, zu Husten oder zu Zahnschmerzen. Der Bauch wird ebenfalls in Mitleidenschaft gezogen: Erregung, Ärger und Zorn verursachen Magenschmerzen oder Bauchschmerzen, die krampfartig sind. Durch Ärger, Beleidigung und Zorn kommt es zu Durchfall.

Aufregung – unangenehmer wie angenehmer Art – verschlimmert Ihre Beschwerden. Am Morgen ist Ihr Befinden am schlechtesten. Besser geht es Ihnen im Sitzen oder im Liegen. Aber auch in Ruhe und Wärme sowie nachts fühlen Sie sich wohler.

Dosierung allgemein → Vorschrift 3, hintere Umschlagklappe.

Dosierung bei heftiger Nervosität, starken Ängsten und bei Schlafstörungen → Vorschrift 2, hintere Umschlagklappe.

FRAUEN-
BESCHWERDEN

Frauenbeschwerden und Wechseljahre

Beschwerden vor der Menstruation

Viele Frauen spüren schon Tage, bevor sie einsetzt, die ersten Anzeichen der Monatsblutung. Die dabei auftretenden Beschwerden, auch unter dem Begriff »prämenstruelles Syndrom« bekannt, sind vielfältiger Art. Am auffälligsten macht sich in dieser Zeit jedoch ein Stimmungsumschwung bemerkbar. So können Sie, je nach Veranlagung, überempfindlich reagieren, sehr verletzbar oder äußerst angespannt sein. Vielleicht nehmen Sie sich auch alles viel zu sehr zu Herzen, haben ein ungewohnt großes Bedürfnis nach besonders intensiver Zuwendung und Geborgenheit, oder Sie wollen eher noch häufiger alleine sein als sonst. Aus einer lebenslustigen und tatkräftigen Frau kann so in den Tagen vor der Periode eine richtige »Furie« werden, die die Hausgemeinschaft tyrannisiert und anderen mit ihrer Reizbarkeit auf die Nerven geht. Auf diese oder ähnliche Weise können Beschwerden vor der Menstruation Ihr Selbstwertgefühl, Ihre Arbeitsfähigkeit, und nicht zuletzt auch die Beziehung zu Ihnen nahestehenden Menschen erheblich beeinträchtigen. Auch dann, wenn die Beschwerden Ihnen nicht in dem beschriebenen Ausmaß zusetzen, bleibt zumindest ein Gefühl ständiger innerer Spannung, eine körperliche oder seelische Müdigkeit oder eine unterschwellige Aggressivität.

Doch nicht nur psychische Veränderungen, sondern auch körperliche Beschwerden können die Zeit vor Ihrer Periode kennzeichnen. So kommt es beispielsweise in diesen Tagen oft zu einer Gewichtszunahme durch Wassereinlagerung im Körpergewebe. Viele Frauen klagen auch über berührungsempfindliche oder schmerzhafte Brüste. Weitere häufig beobachtete Beschwerden vor der Periode sind Kopfschmerzen, Eßstörungen und Hautunreinheiten. Als Ursache für das »prämenstruelle Syndrom« nimmt man ein nervös hormonelles Ungleichgewicht an, das wiederum auf Fehlfunktionen im Organismus zurückzuführen ist.

Die Einnahme von Schmerztabletten oder Beruhigungsmitteln, Valium oder Tranquilizern, um sich während der Periode irgendwie »über Wasser zu halten«, ist nicht empfehlenswert. In der medizinischen Forschung hat man im Körper der Frau in der Zeit vor der Periode einen Progesteronmangel (Progesteron = Gelbkörperhormon) festgestellt und hält eine entsprechende Hormonbehandlung für angezeigt. Manche Frauen berichten auch über eine gute Wirkung nach der Einnahme von Vitamin B 6, und sicherlich kann man durch bestimmte Atem- und Entspannungsübungen ebenfalls die zeitweiligen Störungen zu mildern versuchen. Aus homöopathischer Sicht handelt es sich jedoch bei all diesen Maßnahmen nur um die oberflächliche Behandlung von Symptomen, nicht aber um eine grundsätzliche Heilung, wie die Homöopathie sie anstrebt und auch mit ihrer ganzheitlichen Arzneitherapie möglich macht.

Wichtig

Wenn Sie nicht ständig nur unangenehme Beschwerden dämpfen wollen, dann finden Sie also in der Homöopathie die passende Behandlungsform, die mit ihrem ganzheitlichen Therapieansatz in der Lage ist, die Ursache für hormonelle und nervöse Fehlregulation zu beheben. Im Falle des »prämenstruellen Syndroms« können Sie allerdings unter Umständen mit einer Selbstbehandlung überfordert sein. Wenn Sie unsicher sind, dann sollten Sie einen homöopathisch behandelnden Arzt oder Heilpraktiker aufsuchen. Das ist ebenfalls zu empfehlen, wenn die Selbstbehandlung keinen befriedigenden Erfolg gebracht hat, oder wenn Ihre Beschwerden nach einiger Zeit wiederkehren. In vielen leichten Fällen kann man mit einer Selbstbehandlung jedoch verblüffende Erfolge erzielen.

Wählen Sie Ihre Arznei bitte immer nach dem Gesamtbefinden. Dabei ist es wichtig, daß Sie vor allem Ihre Stimmungslage während dieser Zeit beachten, denn die lokalen Beschwerden sind hier von geringerer Bedeutung.

Bevor Sie mit der Selbstbehandlung beginnen, beachten Sie bitte gewissenhaft die folgenden Hinweise:

Gehen Sie möglichst bald zum Arzt

- Wenn Sie auch zu anderen Zeiten an gynäkologischen Beschwerden leiden (unregelmäßige Menses, Zwischenblutungen, zu lange oder zu kurz dauernde Menses, außerordentlich schmerzhafte Menses).
- Wenn Sie noch nie gründlich gynäkologisch untersucht wurden.
- Wenn leichtere Beschwerden Sie zu beunruhigen beginnen.
- Wenn seelische Unstimmigkeiten vor der Menses Ihr Befinden erheblich beeinflussen, zum Beispiel bei einer so starken Veränderung Ihrer Persönlichkeit, daß Ihre nächsten Freunde und Angehörigen Sie kaum wiedererkennen.
- Wenn Sie für sich selbst unberechenbar werden und die Kontrolle über Ihr Handeln verlieren.

Dosierung

Die günstige Beeinflussung körperlicher Regulationsstörungen durch Arzneieinnahme ist nur über einen längeren Zeitraum möglich. Nehmen Sie deshalb Ihre Arznei über vier Wochen nach folgender Dosierungsvorschrift ein:

Bei Arzneien in D6-Potenzen dreimal täglich 5 Globuli; bei Arzneien in D12-Potenzen einmal täglich 5 Globuli.

Es ist nicht zu erwarten, daß sich schon vor der nächsten Regel ein Behandlungserfolg einstellt, jedoch vor der übernächsten Menses sollte sich eine spürbare Besserung zeigen; andernfalls war die Arznei falsch gewählt. (Bitte vereinbaren Sie dann mit Ihrem Homöopathen einen Termin.)

Wenn es zu einer auffallenden Besserung kommt, diese aber dann nicht weiter fortschreitet, können Sie die Arzneieinnahme um weitere vier Wochen verlängern.

Sollten sich dagegen während der Zeit der Einnahme neue Beschwerden einstellen, unterbrechen Sie bitte die Selbstbehandlung und fragen Sie Ihren Homöopathen um Rat.

Die Beschwerden – das passende Mittel

Lesen Sie bitte den folgenden Arzneiüberblick aufmerksam durch. Wählen Sie das Mittel, das zu Ihren Beschwerden paßt. Die angegebene Seitenzahl führt Sie zu der ausführlichen Mittelbeschreibung mit Dosierungshinweis und Arzneipotenz. Können Sie »Ihr« Arzneimittel auf diesem Weg nicht finden, hilft Ihnen der Abschnitt *So finden Sie zum passenden Mittel* weiter (→ Seite 15).

Arzneiüberblick

Kopfschmerzen oder Migräne, manchmal Schwindel oder Nasenbluten.
Kolik- oder wehenartige Bauchschmerzen.
Unmittelbar vor Einsetzen der Blutung heftige Kreuzschmerzen.
Sie mögen keine Wärme (warme Zimmer, Sonne).
Abneigung gegen einengende Kleidungsstücke, vor allem an Hals und Bauch.
Sie sind ruhelos, reizbar, haben den Drang, – pausenlos – zu reden. Mitunter fühlen Sie sich stark unter Druck; es ist zum »aus der Haut fahren«.
→ Lachesis, Seite 146.

Kopfschmerzen; Spannung in den Brüsten; vermehrter Ausfluß; Abneigung gegen Geschlechtsverkehr.
Kolikartige Bauchschmerzen; morgendliche Übelkeit.
Verschlimmerung der Beschwerden während der Periode.
Sie mögen es warm, aber auch Bewegung an frischer Luft tut Ihnen gut.
Unfreiwilliger Urinabgang; beim Sitzen schlagen Sie manchmal die Beine übereinander, um einem Gefühl des Abwärtsdrängens im Unterleib entgegenzuwirken.

Sie fühlen sich ausgelaugt und erschöpft, sind niedergeschlagen und weinen schnell, oder Sie reagieren überempfindlich und sind reizbar.
Manchmal sind Sie vor der Periode geradezu putzsüchtig oder fühlen sich ungerecht behandelt (Märtyrerin).
Oft sind Sie verzeifelt und wissen nicht weiter.
→ Sepia, Seite 149.

Schmerzen im Kopf, in den Brüsten und im Unterleib. Schmerzhafter, brennender Ausfluß; Schmerzen, als würde die Regel kommen; sie setzt spät ein, kann schwach sein.
Wärme ist Ihnen zuwider, Bewegung und Beschäftigung tun Ihnen gut. Verlangen nach frischer Luft.
Sie sind überempfindlich, weinen rasch, fühlen sich häufig mißverstanden oder zurückgesetzt.
Sie haben ein empfindsames Wesen, sind leicht zu leiten und sehr gefühlsbetont.
→ Pulsatilla, Seite 149.

»Berstende« Kopfschmerzen.
Kaum Interesse für oder sogar Abneigung gegen Geschlechtsverkehr.
Leicht erschöpfbar (besonders am Vormittag); Hitze vertragen Sie nicht. Sie mögen Salziges und haben viel Durst; im Freien und in eng anliegender Kleidung fühlen Sie sich wohl.
Sie neigen etwas zur Hysterie, sind aber sonst introvertiert. Mitleid mögen Sie nicht, Sie ziehen sich dann schnell zurück. Häufig fallen Dinge Ihnen aus der Hand.
→ Natrium muriaticum, Seite 147.

Blähbauch; drückendes Unwohlsein; krampfartige Bauchschmerzen; Blähungen, die nicht erleichtern.
Sie vertragen weder enge Kleidung noch viel Wärme; Süßigkeiten, delikate Häppchen, warmes Essen und warme Getränke mögen Sie sehr.
Unsicherheit und Selbstzweifel plagen Sie, Sie sind empfindlich und furchtsam, ziehen sich zurück und wollen niemanden sehen.
Manchmal werden Sie aber auch ärgerlich, halsstarrig und sind ein echter »Hausdrachen«.
→ Lycopodium, Seite 146.

Kopfschmerzen, schmerzhaft geschwollene Brüste, kolikartige Bauchschmerzen.
Anstrengungen erschöpfen Sie rasch; feuchtkalte Hände; Schweißneigung.
Sie sind eher träge und häufig auch übergewichtig und haben ein freundliches Wesen.
Unsicherheit, Selbstzweifel, Niedergeschlagenheit suchen Sie heim und verwirrende, sorgenvolle Gedanken, die zu nichts führen, verfolgen Sie.
→ Calcium carbonicum, Seite 145.

Kopfschmerzen; schneidende, wehenartige Unterleibsschmerzen.
Krampfartige Bauchschmerzen bei beginnender Monatsblutung. Neigung zu krampfartigen Schmerzen.
Neigung zu schmerzhaften Erkrankungen der Eierstöcke, der Gebärmutter oder der äußeren Geschlechtsorgane.
Allgemein starkes sexuelles Verlangen.
Vor der Periode kommen Ihre »negativen« Seiten stark zum Vorschein: Stolz bis zum Hochmut; Ihre Umgebung erscheint Ihnen klein und unbedeutend.
Kränkungen verstärken Ihre Beschwerden.
→ Platinum, Seite 148.

Schmerzen in den Brüsten und im Bauch; Verdauungsstörungen (Schluckauf, Aufstoßen, Sodbrennen, Übelkeit).
Nervöse Überempfindlichkeit; starkes sexuelles Verlangen.
Morgens geht es Ihnen schlecht.
Kälteempfindlicher »Stubenhocker«; Neigung, öfter zu Stimulanzien zu greifen.
Sie beschäftigen sich viel mit Ihrer Gesundheit, sind aber arbeitswütig, sehr ungeduldig und selten mit irgend etwas zufrieden.
Schwierig als Partner.
→ Nux vomica, Seite 147.

Heftige, den Atem hemmende Unterleibskrämpfe, die zur Brust ausstrahlen; heftige Kopfschmerzen, Herzklopfen. Möglicherweise Muskelzuckungen und -krämpfe im ganzen Körper.
→ Cuprum, rechte Spalte.

Mittelbeschreibungen

Calcium carbonicum D12: Sie neigen in den Tagen vor der Periode vor allem zu Kopfschmerzen, kolikartigen Bauchschmerzen, und manchmal durchzieht Sie ein intensives Schaudern. Außerdem schwellen die Brüste an und können sehr schmerzen.

Ihr größtes Problem im allgemeinen ist Ihre Trägheit. Allzu schnell fühlen Sie sich von körperlicher oder auch von geistiger Arbeit erschöpft: Überanstrengung und Streß sind Ihre »natürlichen Feinde«. Bereits leichtes Bergaufgehen oder Treppensteigen treibt Ihnen den Schweiß auf Gesicht oder Nacken. Oft haben Sie auch feuchtkalte Hände und Füße. Sie frieren leicht, und entsprechend häufig sind Sie erkältet. Wahrscheinlich haben Sie auch mit Übergewicht zu kämpfen, denn Sie können einen sehr ausgeprägten Appetit entwickeln. Die Pfunde, die sich so ansammeln, verstärken Ihre Müdigkeit.

Vom Temperament her sind Sie ein recht phlegmatischer Mensch, es sei denn, Sie durchleben gerade eine Ihrer empfindlichen Phasen. Viele fremde Eindrücke können Sie dann bedrängen und ängstigen. In solchen Momenten reagieren Sie verwirrt und befürchten, daß andere diesen Zustand bemerken könnten. Ihre seelischen und geistigen Kräfte nehmen spürbar ab: Sie fühlen sich traurig und niedergeschlagen und werden von Stimmungen beherrscht, in denen Sie mit Selbstzweifeln und Unsicherheit zu kämpfen haben. Viele dieser unnützen Gedanken führen zu nichts und verwirren Sie nur. Manchmal bilden Sie sich sogar ein, nie mehr gesund zu werden, bis es Ihnen zum Glück nach einigen Tagen wieder besser geht.

Vor allem in den Tagen vor der Menstruation kann sich Ihre Stimmung verschlechtern: Sie fühlen sich besonders abgearbeitet und abgehetzt, sind traurig, wortkarg und träge, aber gleichzeitig auch verwirrt, leicht irritierbar oder sogar boshaft. Plötzlich verläßt Sie Ihr Lebensmut, Sie sind schnell verunsichert und furchtsam und machen sich viele unnötige Sorgen.
Dosierung → Vorschrift Seite 143.

Cuprum D12: Die für diese Arznei typischen Beschwerden sind hauptsächlich körperlicher, weniger seelischer Natur. Es sind Muskelzuckungen oder richtige Muskelkrämpfe. Sie können fast überall im Körper auftreten, vor allem in den Zehen und im ganzen Fuß, in den Fingern und der ganzen Hand, in den Waden, im Bauch, vereinzelt auch in anderen Körperteilen. Kennzeichnend für Ihre Form des »prämenstruellen Syndroms« sind auch die manchmal sehr heftigen Unterleibskrämpfe. Sie können bis in die Brust ausstrahlen, die Schmerzen nehmen Ihnen sogar für Momente den Atem. In seltenen Fällen werden die Bauchkrämpfe so stark, daß Sie einfach vor Schmerzen schreien müssen. Außerdem kann es kurzzeitig zu starkem Herzklopfen oder zu heftigen Kopfschmerzen kommen. In dieser Zeit treten ebenfalls die bereits erwähnten Krampfanfälle in allen Körperteilen auf. Sie werden besonders häufig durch belastende Erlebnisse hervorgerufen, aber auch Überarbeitung kann ihre Ursache sein.

Wenn Sie darunter zu leiden haben, werden Sie oft eine große innere Unruhe verspüren, die Sie manchmal sehr heftig mit regelrechten Wutausbrüchen reagieren läßt. Dabei lassen Sie sich so hinreißen, daß Sie hinterher das Gefühl haben, für einen Augenblick nicht ganz Herr Ihrer selbst gewesen zu sein. Sie können manchmal recht boshaft und starrköpfig werden. Wenn Sie sich zusammennehmen, reagieren Sie in der gleichen Situation nur mürrisch. Im Zusammentreffen mit fremden Menschen fühlen Sie sich bisweilen ziemlich unsicher oder beklommen. Das kann so weit führen, daß Sie diese Erlebnisse zu vermeiden suchen, indem Sie allen Kontakten ausweichen. In Zeiten solcher Ängstlichkeit wirken Sie ungeschickt, unsicher oder verlegen, sind gefühlsmäßig durcheinander, und lachen und weinen bisweilen unvermittelt drauflos – zumindest kann Ihnen danach zumute sein.

Vor Ihrer Menstruation werden sich die beschriebenen Stimmungen verstärken.
Dosierung → Vorschrift Seite 143.

Lachesis D12: Auffallende körperliche Symptome vor der Menses sind wehenartig einsetzende Bauchschmerzen, die manchmal nur linksseitig auftreten. Jetzt darf nichts den Bauch einengen – Kleidung und Gürtel werden vorsorglich gelockert. Jede einengende Berührung der Haut empfinden Sie als unerträglich – der empfindlichste Körperteil ist dabei allerdings der Hals.

Ohne erkennbaren Grund können Durchfälle mit kolikartigen Bauchschmerzen auftreten. Auch Kopfschmerzen oder Migräne setzen häufig vor der Menses ein, lassen aber nach, sobald Ihre Periode eingesetzt hat (spätestens am zweiten Tag). Die Kopfschmerzen sind manchmal auch von Schwindelanfällen oder Nasenbluten begleitet. In frischer Luft fühlen Sie sich wohler, in geschlossenen Räumen darf es nicht zu warm sein, Sonnenhitze ist Ihnen unerträglich.

Ihr Allgemeinzustand bessert sich auffallend bei Beginn der Blutungen. Sind diese jedoch ungewöhnlich gering, so bessern sich die Beschwerden kaum oder nehmen sogar an Stärke zu. Mitunter kündigt sich die einsetzende Periode mit heftigen Schmerzen im Kreuzbeinbereich an.

Sie regen sich jetzt schnell auf, sind ruhelos und leicht zu irritieren. Ihr enormes Redebedürfnis kann regelrecht in Geschwätzigkeit ausarten, Sie sind im Gespräch kaum noch zu bremsen und wechseln sprunghaft das Thema. Möglicherweise empfinden Sie in diesen Tagen auch eine nagende Eifersucht auf alles und jeden.

In Ihnen steckt ein großes Maß an Energie, die vor allem abends und nachts ein Betätigungsfeld sucht. Tagsüber hingegen sind Sie zerfahren und unkonzentriert. Sie können auch das Gefühl haben, unter starkem Druck zu stehen, oder als wäre Ihnen zum »Aus-der-Haut-Fahren«.
Dosierung → Vorschrift Seite 143.

Lycopodium D12: Die körperlichen Beschwerden vor der Menses, unter denen Sie zu leiden haben, zeigen sich häufig in einem besonders aufgeblähten Bauch. Sie lockern Ihre Kleidung, haben Blähungen und können dennoch weder das drückende Unwohlsein noch die manchmal krampfartigen Bauchschmerzen loswerden.

Auf den ersten Blick ruft Ihre offene und angenehme Art, die imponierende Vitalität, die Sie ausstrahlen, und das Sie umgebende Flair von Unabhängigkeit und ruhig-reserviertem »Über-den-Dingen-Stehen« bei vielen Ihrer Mitmenschen Bewunderung und Sympathie hervor. Man hält Sie für leistungsfähig und erfolgreich, und Sie selbst werden alles tun, um diesen Eindruck zu vertiefen. Sie genießen die Komplimente, die man Ihnen deswegen macht. So geben Sie sich oftmals als die perfekte und erfolgreiche Frau, die mit viel Selbstdisziplin und unter großem Einsatz von Energie alle Aufgaben ihres Lebens zu bewältigen weiß. Ob das auch wirklich so zutrifft, das möchten Sie weder selbst in Frage stellen, geschweige denn von anderen anzweifeln lassen; dazu sind Sie allzu sehr erfüllt von einem imposanten Selbstbild.

Mit einer inneren Distanz zu allem, was an Sie herantritt, halten Sie sich viele Konflikte vom Leib. Dabei übersehen Sie die Bedürfnisse anderer und bringen wenig Wärme und Feinfühligkeit für sie auf. Ihre große Lebenskrise beginnt dann, wenn Sie erkennen müssen, daß Sie gar nicht so großartig sind, wie Sie das andere und sich selbst immer wieder glauben lassen wollten. Diese schmerzliche Erfahrung machen Sie – so ist es in den meisten Fällen – während einer engen menschlichen Beziehung, denn dort kommen neben Ihren Vorzügen und Stärken dann selbstverständlich auch die »Schattenseiten« Ihrer Persönlichkeit ans Licht, und damit all Ihre Schwächen und Selbsttäuschungen. Doch es ist anzunehmen, daß Sie in den Momenten, in denen man Ihnen zu nahe kommt, Ihren kritischen Verstand einsetzen und mit einer ätzend scharfen und sarkastischen Bemerkung zurückschlagen. Sie können nämlich, ohne daß Ihnen dies bewußt ist, außerordentlich grob und verletzend werden. Da, wo Sie keinen Stärkeren fürchten müssen, führen Sie sich bei Auseinandersetzungen oft auf wie ein »Hausdrachen«. Erst wenn Sie in einem Konflikt oder in einer Beziehung die für Sie lebenswichtige Distanz wieder hergestellt haben, finden Sie auch zu Ihrer gewohnten Umgänglichkeit zurück.

Die Zeit vor der Periode kann all Ihre negativen Wesenszüge verstärken: Sie werden besonders reizbar und zurückhaltend oder aber ausgesprochen furchtsam und melancholisch. Wenn letzteres der Fall ist, verlieren Sie gleich jegliches Selbstvertrauen, glauben, den vor Ihnen liegenden Aufgaben nicht gewachsen zu sein, fürchten sich plötzlich, Freunde und Bekannte zu treffen, und leiden gleichzeitig unter der Angst vor dem Alleinsein. Sie können in dieser Zeit so empfindsam werden, daß Sie wegen jeder Kleinigkeit in Tränen ausbrechen. Mißtrauisch und eifersüchtig stehen Sie Ihrer Umgebung gegenüber.
Dosierung → Vorschrift Seite 143.

Natrium muriaticum D12: Vor, während oder nach der Periode können heftige, berstende Kopfschmerzen Sie quälen. Das sexuelle Interesse kann in dieser Zeit sehr nachlassen, und in den Tagen vor der Menses entwickeln Sie dagegen vielleicht sogar offene Abneigung. Jede Form von Überanstrengung führt zu einer Verschlechterung Ihres Befindens, Hitze oder Sonnenschein vertragen Sie nicht. Wird Ihnen jetzt zuviel Mitgefühl entgegengebracht, verschlimmert sich Ihr Zustand. Sie fühlen sich am wohlsten, wenn Sie sich allein an der frischen Luft bewegen.

Überhaupt finden Sie nichts Ungewöhnliches dabei, allein zu sein, denn Sie sind eher ein zurückgezogen lebender Mensch, der auch schon viele schwierige Situationen und Nöte erlebt hat. Sie sind ernsthaft veranlagt, Ihren Mitmenschen gegenüber immer loyal, hassen es, sich aufzudrängen, und wirken bei allem, was Sie tun, etwas reserviert. Tatsächlich scheinen Sie die dunkleren, traurigen Seiten des Lebens anziehender zu finden als die heiter beschwingten, hinter denen Sie eher Oberflächlichkeit vermuten. Späße oder etwa überschwengliche Anteilnahme sind nicht Ihr Fall; mit Kritik oder gar Spott kommen Sie nur schwer zurecht. In Ihrer tiefsinnigen und ernsten Lebenseinstellung scheinen Sie sogar eine Art Neigung zu Kummer und Sorgen entwickelt zu haben, und die schlechten Erfahrungen, die Sie gemacht oder das Leid, das Sie erlebt haben, werden gehegt und gepflegt und bei jeder Gelegenheit wieder in Erinnerung gerufen.

Es fällt Ihnen nicht leicht, Zuneigung zu zeigen, und Sie gehen sehr schnell auf Distanz, wenn andere sich Ihnen nähern. Deshalb öffnen Sie sich nur sehr wenigen Menschen, deren Verläßlichkeit Sie vorher lange geprüft haben. Durch diese Zurückhaltung bleibt ein tatsächlich vorhandener Kummer oft lange im Verborgenen und staut sich im Innern auf, bis er sich in unkontrolliert heftigem Schluchzen Bahn bricht.

Es kann sein, daß Sie vor der Periode besonders mürrisch oder empfindlich reagieren und sich häufig völlig zurückziehen, um unbemerkt und ungestört die Tränen fließen lassen zu können. Je schwächer und angreifbarer Sie sich fühlen, desto reizbarer werden Sie. In manchen Momenten wirken Sie wie geistesabwesend und lassen zum Beispiel aus Unachtsamkeit Dinge fallen. Das überrascht Sie selbst, weil es so gar nicht Ihrer korrekten Art entspricht. Häufig fühlen Sie sich müde und schwach, gerade morgens, etwa gegen 10 Uhr.
Dosierung → Vorschrift Seite 143.

Nux vomica D12: Erregung, Reizbarkeit und nervöse Überempfindlichkeit sind vor der Menses sehr ausgeprägt. Auch die Brüste können zu schmerzen beginnen. Diese Beschwerden und auch die Menstruation an sich betrachten Sie wahrscheinlich als Willkür der Natur, gegen die Sie sich innerlich auflehnen, wie gegen alles, was sich Ihren Absichten in den Weg stellt.

Sie definieren sich nämlich selbst durch Ihr Arbeitsmaß. Bei einem Vergleich mit anderen ist leicht festzustellen, daß Ihr Arbeitspensum in vielen Fällen größer ist. Haben Sie schon einmal darüber nachgedacht, ob Sie einfach nur fleißig sind oder ob möglicherweise mehr dahintersteckt? Ihr Verhältnis zur Arbeit werden Sie nämlich kaum als locker und entspannt bezeichnen können. Zum einen treibt Sie ein ausgeprägtes Pflichtgefühl an, andererseits kann Sie jedoch einfach auch eine ungeheure Arbeitswut überfallen, die, gepaart mit einer reichlichen Portion Ehrgeiz, Sie schnell »betriebsblind« werden läßt. Sie sehen dann nur noch Ihre Arbeit und arbeiten auf das Ziel hin, das Sie sich als nächstes gesetzt haben. Daß Sie mehr sind als nur ein Arbeitstier, verdrängen Sie. Weder Ihre eigenen Gefühle noch die Ihrer Mitmenschen kommen zu ihrem Recht, und Sie begehen den Fehler, Ihren Körper »ohne Rücksicht auf Verluste« in die Hektik Ihres Arbeitslebens einzuspannen.

Die Folge ist, daß Sie ihn überfordern und zu einseitig belasten. Die ständige Mißachtung Ihrer seelischen Bedürfnisse wirkt sich mit der Zeit in Unausgeglichenheit, Überreiztheit und aggressiven Ausfällen aus, unter denen auch Ihre Umgebung zu leiden hat. Man beklagt sich vielleicht auch über eine gewisse Rücksichtslosigkeit in Ihrem Verhalten, bewundert aber gleichzeitig Ihr Verantwortungsbewußtsein und Ihre Leistungsfähigkeit. Für Sie kann das Leben allzu oft in Konkurrenzkampf ausarten – eine sehr männliche Einstellung, die jedoch inzwischen auch bei Frauen bemerkenswert häufig anzutreffen ist.

Um sich ständig leistungsfähig zu halten, wählen Sie den leichteren, aber ungesunden Weg: Sie greifen zu allen möglichen Stimulanzien, angefangen bei Nikotin und Kaffee, bis hin zu vielerlei Pillen und Tröpfchen.

Ihr Allgemeinbefinden ist frühmorgens besonders schlecht. Sie vertragen keine Kälte, vor allem keinen kalten Luftzug, und brauchen ein besonders warm geheiztes Arbeitszimmer. Stellt sich jemand Ihrem Arbeitsrhythmus oder Ihrer Auffassung von Pflichterfüllung in den Weg, kann Sie das sehr in Rage bringen. Manchmal werden Sie nach solchen Differenzen Magenprobleme bekommen. Überhaupt ist der Magen der schwächste Punkt Ihres Organismus. Was Ihre sexuellen Bedürfnisse angeht, so sind Sie nicht gerade zimperlich! Wenn es darum geht, Ihre Lust zu befriedigen, sind Sie mit dem »Partner für eine Nacht« zufrieden und erwarten keine dauerhafte Beziehung.

Dosierung → Vorschrift Seite 143.

<u>Platinum D12:</u> Vor der Menstruation leiden Sie an Kopfschmerzen und an schneidenden, wehenartigen Schmerzen im Unterleib. Ihnen folgen heftige Krämpfe, wenn die Monatsblutung einsetzt. Im allgemeinen können überall im Körper krampfartige Schmerzen auftreten. Möglicherweise haben Sie manchmal kurzzeitig das Gefühl, als sei ein bestimmter Körperteil fest bandagiert. Heftige Gemütsbewegungen jeder Art, vor allem aber Kummer und sexuelle Erregung, können der Auslöser für diese Beschwerden sein oder sie verstärken. Ihre Berührungsempfindlichkeit steigert sich so sehr, daß Sie schließlich jeder Berührung durch andere Menschen ausweichen. Auch Ihre Sexualorgane sind zuweilen bis zur Schmerzhaftigkeit gegen die leichteste Berührung empfindlich.

Von Ihrer Veranlagung her sind Ihnen Stolz und Hochmut gewiß nicht fremd. Stolz kann Ausdruck eines positiven Selbstgefühls sein – es ist schön, auf sich und die eigene Leistung stolz sein zu können. Mit »stolzgeschwellter Brust« können Sie Bewunderung auf sich ziehen. Doch es stört auf die Dauer das harmonische Verhältnis zu den Mitmenschen, wenn man sich rücksichtslos ichbezogen und immer auf der Suche nach Anerkennung überall in den Mittelpunkt stellt. Auf diese Weise werden die Mitmenschen leicht zu Statisten und Handlangern auf der eigenen Lebensbühne degradiert. Eine arrogante, ichbezogene Haltung trennt Sie von dem Mitgefühl und der Zuwendung anderer und bewirkt Isolation.

Vielleicht danken Sie auch oft in einer pharisäerhaften Anwandlung Gott, daß er Sie nicht so geschaffen hat, wie all die anderen »armen Kreaturen«. Während Sie sich in Ihrem überzogenen Selbstgefühl »aufblasen«, geht Ihnen der Blick für die Realität verloren. Alles um Sie herum scheint kleiner zu werden. So können Ihnen zum Beispiel, wenn Sie von einem Ausflug oder einer Reise zurückkehren, die Wohnung und ihre Einrichtung plötzlich verkleinert vorkommen. Es ist sogar möglich, daß Sie insgeheim Ihre Kinder nicht mehr mögen, weil sie Ihnen mit einem Mal klein und unbedeutend erscheinen.

Doch bei aller vorgeschobener Selbstliebe gehören Sie im Grunde genommen zu den empfindsamen Menschen, und suchen nur – bewußt oder unbewußt – nach einem Schutz für Ihre Verletzbarkeit. Auch die Angst vor einer tiefsitzenden Verletzung, die Sie möglicherweise irgendwann einmal erleben mußten, kann der Grund für dieses Verhalten sein. Vielleicht war es damals der schwer zu überwindende Schmerz, nachdem eine Liebesbeziehung zerbrochen war. Dieses oder ein ähnlich geartetes seelisches Trauma in der Vergangenheit kann Ihr Bedürfnis nach steter Überlegenheit ausgelöst haben. Wenn Sie dazu nach hohen Idealen streben, laufen Sie Gefahr, immer wieder von der Wirklichkeit enttäuscht zu werden und sich als Folge davon in Arroganz und Weltverachtung zu flüchten.

Mit einer starken Sinnlichkeit ausgestattet, haben Sie Probleme damit, in der Liebe Erfüllung zu finden. Ihr sexuelles Verlangen kann sich auf belastende Weise verselbständigen. *Dosierung* → Vorschrift Seite 143.

Pulsatilla D12: Sie können in der Zeit vor der Periode Kopfschmerzen bekommen und im Unterleib, zusammen mit einem ziehenden Gefühl, einen schmerzhaften Druck empfinden, so, als würde die Regel kommen. Sie setzt aber häufig zu spät ein und dann möglicherweise sehr schwach. Wenn Sie an einem leichten, cremeartigen Ausfluß leiden, kann dieser vor, während und nach der Periode eine Art Brennen oder Beißen verursachen. Auch die Brüste schmerzen während dieser Zeit. Warme Räume empfinden Sie als unerträglich, Sie brauchen jetzt viel frische Luft, deshalb öffnen Sie bei jeder Gelegenheit die Fenster. Selbst wenn Ihnen kalt sein mag, tragen Sie dennoch gerne nur leichte Kleidung.

Hervorstechendstes Merkmal Ihres Befindens vor der Periode ist, daß Sie schon beim geringsten Anlaß weinen müssen, häufig bedrückt sind und noch mehr Zuwendung brauchen als sonst. Sie sind nämlich ein empfindsamer Mensch und handeln oft äußerst gefühlsbetont.

Wenn etwas Ihre empfindsame Seele verletzt hat, stehen Ihnen schnell die Tränen in den Augen. Dabei ist Ihre Stimmung ständigen Schwankungen unterworfen: »himmelhochjauchzend – zu Tode betrübt«, dieser bekannte Ausspruch kennzeichnet Ihre Gefühlslage. Jeder braucht die Sympathie seiner Umgebung, aber Sie sind ganz besonders abhängig von einem wohlwollend warmherzigen Umgang mit Ihren Mitmenschen. Wenn Sie wieder eine Ihrer traurigen oder verzagten Stimmungen haben, dann brauchen Sie nur jemanden, dem Sie Ihr Herz ausschütten können, oder der Ihnen liebevoll den Arm um die Schultern legt. Auf diese Weise haben Sie im Nu die kleinen Niederlagen, Verletzungen und Enttäuschungen vergessen und finden leicht zu Ihrem üblichen gutmütigen, nachgiebigen und zuweilen träumerischen Wesen zurück. Auf eine herzliche, unbekümmerte Art entwickeln Sie einen sehr weiblichen Charme. In einer gefühlsfeindlichen oder intellektuell besonders betonten Umgebung kann Ihre Seele jedoch verkümmern. Wenn Sie sich aus irgendeinem Grund entschlossen haben, dort dennoch auszuharren, werden Sie versuchen, sich anzupassen. Sie nehmen zum Beispiel Verhaltensweisen an, die Ihrer empfindsamen »Pulsatilla-Seele« gar nicht entsprechen. Ihr wahres Wesen wird auf diese Weise langsam von Überempfindlichkeit und kapriziösem oder sogar weltfremdem Verhalten überdeckt. Dabei wächst jedoch Ihr Kummer, und eine vage Angst vor der Welt kann sich einstellen. *Dosierung* → Vorschrift Seite 143.

Sepia D12: Ihre häufigsten körperlichen Beschwerden vor der Periode sind Kopfschmerzen, ein Spannungsgefühl in den Brüsten, vermehrter Ausfluß und eine Abneigung gegen den Geschlechtsverkehr. Im Extremfall kann Ihnen schon beim bloßen Gedanken daran übel werden. Oft tritt zudem ein störendes Gefühl von Wundheit an den Schamlippen und am Damm oder zwischen den Oberschenkeln auf. Auch kolikartige Bauchschmerzen können Ihnen zu schaffen machen. Leider wird es Ihnen auch während der Periode nicht unbedingt besser gehen – die Beschwerden nehmen eher zu.

Ihre psychische Verfassung ist im allgemeinen eher schlecht. Als ständig überlastete Hausfrau fühlen Sie sich häufig ausgelaugt und vollkommen erschöpft, Sie leiden an Kopfweh, Verstopfung oder Rückenschmerzen.

Manchmal sind Sie so »fertig«, daß Sie sich nur noch hinlegen und ausruhen möchten. In den Tagen vor der Menses kommt jedoch zu dieser Erschöpfung eine Reizbarkeit hinzu, vor der sich Mann und Kinder fürchten. Ihre aufgestaute Unzufriedenheit kann sich in harter Abweisung und Streitsucht entladen.

Wenn in Ihrer Stimmungslage aber im allgemeinen eher eine depressive Haltung überwiegt, fühlen Sie sich vor der Periode innerlich leer und sind zu keinerlei Empfindung mehr fähig. Statt dessen müssen Sie immer wieder unvermittelt weinen und können diese Tränenausbrüche nicht mehr kontrollieren. Sie erleben Ihre Rolle als Ehefrau und Mutter eher als zu große Verantwortung und als Last, statt darin Freude und Erfüllung zu finden. Nur der Ihnen eigene Fleiß und Ihr ausgeprägtes Pflichtbewußtsein lassen Sie eisern an Ihren Aufgaben festhalten. Sie versuchen, unter allen Umständen Ihren Stolz und Ihr Unabhängigkeitsgefühl zu bewahren, und nehmen sich das Recht, freimütig und zuweilen sehr direkt Ihre Meinung zu sagen. Manchmal jedoch äußert sich Ihr Selbstbehauptungswille nur in ständigen Sticheleien und Querelen.

Möglicherweise haben Sie aber auch bereits früh erkannt, daß Familienglück nicht Ihr Zukunftsziel ist: Zu große emotionale Nähe war Ihnen stets unangenehm. Sie befürchteten nämlich, daß enge menschliche Bindungen Ihren ehrgeizigen beruflichen Plänen im Wege stehen oder die Entfaltung Ihrer Persönlichkeit behindern könnten. Wenn das für Sie zutrifft, haben Sie wahrscheinlich den größten Teil Ihrer Energie in den beruflichen Werdegang investiert. Auch eine typische »Karrierefrau« jedoch kann nicht dem Konflikt entgehen, der in ihr durch verdrängte Gefühle und unausgelebte Weiblichkeit entsteht. Dieser Konflikt kann immer wieder in Fehlfunktionen der weiblichen Geschlechtsorgane zum Ausdruck kommen. Sterilität, Neigung zu Fehlgeburten, Maskulinität, sexuelle Gleichgültigkeit, Reizbarkeit oder Erschöpfung nach dem Geschlechtsverkehr sowie häufig auftretende Schmerzen im Becken und im Bereich des unteren Rückens können die Folge sein.

Anstrengende sportliche Betätigungen regen Sie an; danach fühlen Sie sich außergewöhnlich wohl. Allgemein leiden Sie eher unter Kälte, bevorzugen deshalb warmes Klima. Bei den auftretenden Beschwerden helfen Ihnen als »Hausmittel« Wärmflasche und Heizkissen.

Auffallende Anzeichen vor der Menses sind: gesteigerte Reizbarkeit mit Zornausbrüchen, Überempfindlichkeit und Niedergeschlagenheit mit der Neigung zu häufigen Tränenausbrüchen. Auch eine andere bemerkenswerte Erscheinung kann sich einstellen: Sie fangen möglicherweise immer kurz vor der Menstruation damit an, wie besessen die Wohnung zu putzen.

Dosierung → Vorschrift Seite 143.

Schmerzhafte Menstruation

Sehr viele Frauen haben allmonatlich unter ihrer Menstruation zu leiden. Als unangenehme Begleiterscheinung der Regel sind Unterleibskrämpfe der heftigen Schmerzen wegen besonders gefürchtet. Reflektorisch kann es während der Blutung auch im gesamten Beckenbereich zu Schmerzen kommen, die bis zum Rücken hin ausstrahlen. Viele der Betroffenen klagen über eine Art körperlicher und seelischer Anspannung während der Menstruation. Neben Reizbarkeit, Benommenheit oder Traurigkeit kommen körperliche Beschwerden wie Kopfschmerzen oder Schmerzen in den Brüsten hinzu. Auch Übelkeit und Erbrechen treten während der Periode auf.

Verschiedene Ursachen sind als Auslöser für diese Störungen möglich. Meist handelt es sich um ein Ungleichgewicht im Hormonhaushalt oder in den Funktionen des Nervensystems. Doch können auch emotionale Konflikte, die beispielsweise Ihr Selbstverständnis als Frau oder Ihre Sexualität betreffen, zu Beschwerden im Bereich der Geschlechtsorgane führen. Davon abgesehen besteht natürlich auch immer die Möglichkeit, daß eine krankhafte organische Veränderung (mißgebildete Organe, akute Entzündungen) oder eine bestimmte Veranlagung die beschriebenen Beschwerden hervorruft.

Wichtig

Vorübergehend auftretende, leichtere funktionelle Störungen können Sie mit den hier beschriebenen Arzneien selbst behandeln. Tiefergehende Fehlregulationen hormoneller oder nervlicher Art, die schon seit Monaten oder Jahren bei Ihnen zu Menstruationsstörungen führen, können jedoch nur mit Hilfe einer aufbauenden *Konstitutionsbehandlung* durch einen Homöopathen erfolgreich behandelt werden. Grundsätzlich muß vor einer Selbstbehandlung Ihr Allgemeinzustand vom Arzt abgeklärt werden.

Beachten Sie bitte die folgenden Hinweise, bevor Sie mit einer Selbstbehandlung beginnen:

<u>Gehen Sie möglichst bald zum Arzt</u>

- Wenn Sie noch nie gründlich gynäkologisch untersucht wurden.
- Wenn Sie wegen Ihrer Menstruationsbeschwerden innerhalb des letzten halben Jahres nicht mehr untersucht wurden.
- Wenn Sie auch zu anderen Zeiten an gynäkologischen Beschwerden leiden.
- Wenn Sie an zu starken oder zu schwachen Blutungen, an zu kurz oder zu lang dauernden Blutungen, an Zwischen- oder Schmierblutungen leiden oder wenn die Monatsblutung ausbleibt.
- Wenn seelische Beschwerden Ihr Befinden erheblich beeinflussen.

Die Beschwerden – das passende Mittel

Lesen Sie bitte den folgenden Arzneiüberblick aufmerksam durch. Wählen Sie das Mittel, das zu Ihren Beschwerden paßt. Die angegebene Seitenzahl führt Sie zu der ausführlichen Mittelbeschreibung mit Dosierungshinweis und Arzneipotenz.

Können Sie »Ihr« Arzneimittel auf diesem Weg nicht finden, hilft Ihnen der Abschnitt *So finden Sie zum passenden Mittel* weiter (→ Seite 15).

Arzneiüberblick

Ihre heftigen, kolikartigen Bauchschmerzen treiben Sie zur Verzweiflung.
Unruhe, Hitzewallungen, Schweiß.
Sie sind äußerst reizbar, reagieren jetzt besonders heftig und ungerecht.
→ Chamomilla, Seite 152.

Vor heftigen Bauchkoliken krümmen Sie sich zusammen; Schmerzwellen.
Besserung durch Wärmeanwendungen.
Große innere Unruhe.
→ Colocynthis, Seite 153.

Unterleibskrämpfe, Übelkeit, Erbrechen, Schwindel, Blässe, inneres Schaudern.
Sie brauchen viel frische Luft, haben kaum Durst, sind launisch und fühlen sich unverstanden. Sobald jemand da ist, der Sie tröstet und liebevoll umsorgt, ist alles schon nicht mehr so schlimm.
→ Pulsatilla, Seite 154.

Ihre starke Nervosität und Überempfindlichkeit verschlimmern die überaus heftigen Schmerzen. Sie sind jetzt besonders geruchs- und geräuschempfindlich.
→ Coffea, Seite 153.

Wehenartige Unterleibsschmerzen. Heftige Rückenschmerzen bei verspäteter Menses.
Sie sind nervös, ungeduldig, ermüden rasch und fühlen sich häufig schwach.
Mitunter launisch und verdrießlich.
→ Calcium phosphoricum, Seite 152.

Bauchkrämpfe, die bis in den Brustbereich ausstrahlen (Atemnot); Muskelkrämpfe, Muskelzuckungen.
Verlust der Selbstkontrolle – Wutausbrüche, dann wieder verstört, unsicher, scheu.
→ Cuprum, Seite 153.

Heftige, krampfartige Schmerzen, die besser werden, wenn Sie sich zurückbeugen.
Jede andere Bewegung verschlimmert die Beschwerden.
→ Belladonna, Seite 152.

Unterleibsschmerzen, die durch Wärme auf dem Bauch besser werden.
Gefühl der großen körperlichen Schwäche und der »Zerschundenheit« im Bauch.
→ Magnesium phosphoricum, Seite 153.

Reißende Unterleibsschmerzen; Schmerzen im Lendenwirbelbereich; Schmerzen, die mit dem Blutfluß stärker werden.
Vor dem Einsetzen der Periode kennen Sie sich plötzlich selbst nicht mehr und werden schier »verrückt« vor lauter Unruhe und Gereiztheit; auch Rededrang, Lustlosigkeit und Willensschwäche.
→ Cimicifuga, Seite 153.

Krampfartige Bauchkoliken, Übelkeit, Erbrechen, Frösteln, Durchfall, kalter Schweiß auf der Stirn, Schwäche, ohnmachtsartiges Gefühl.
→ Veratrum album, Seite 154.

Krampfartige Bauchschmerzen, die den ganzen Körper erfassen können.
Morgendliche Übelkeit, Kälteempfindlichkeit, Frösteln, Erschöpfung, Gliederschmerzen.
Sie sind reizbar, ungehalten, ungeduldig.
Ungesunder Lebenswandel, Stimulanzien.
→ Nux vomica, Seite 154.

Mittelbeschreibungen

Belladonna D6: Ihre heftigen, zuweilen krampfartigen Menstruationsschmerzen tauchen unvermittelt auf und verschwinden auch ebenso plötzlich wieder. Sie werden etwas erträglicher, wenn Sie sich leicht nach hinten beugen. Mitunter belästigen Sie auch ein mehr oder weniger heftiger Druck im unteren Bauchbereich oder scharfe krampfartige Schmerzen im Rücken und in den Armen. Wenn Sie sich bewegen oder heftig gerüttelt werden, beispielsweise während einer Busfahrt, verschlimmern sich die Schmerzen.

Möglicherweise trinken Sie während der Menses mehr als sonst.
Dosierung → Vorschrift 2, hintere Umschlagklappe.

Calcium phosphoricum D6: Ihre Menstruationsschmerzen haben im allgemeinen wehenartigen Charakter. Sollte die Periode zu spät eintreten, kann es dabei zu heftigen Rückenschmerzen kommen; das Menstruationsblut ist unter diesen Umständen sehr dunkel. Wenn die Periode dagegen verfrüht auftritt, ist die Blutung meist nur schwach, das Blut hat eine auffallend helle Farbe.

Ihr sexuelles Verlangen kann vor der Menses größer sein als sonst. Während der Periode, aber auch sonst, sind Sie ein wenig nervös und unruhig und halten es daher nicht lange an einer Stelle, bei einer Aufgabe oder einer Betätigung aus: Kaum sind Sie irgendwo mal eine halbe Stunde geblieben, treibt es Sie auch schon wieder weiter. Falls Sie jedoch aus bestimmten Gründen gezwungen sind, auszuharren, werden Sie ziemlich launisch und verdrießlich. Insgesamt fehlt es Ihnen an Durchhaltevermögen. Sie ermüden schnell, und häufig leiden Sie unter einem Schwächegefühl. Das ist auch der Grund, warum die Blutverluste, wie sie bei der Menses auftreten, Ihr Allgemeinbefinden deutlich verschlechtern.
Dosierung → Vorschrift 2, hintere Umschlagklappe.

Chamomilla D12: Heftigste, kolikartige Schmerzen treten bereits Stunden vor der Menstruation auf und können sich während der ganzen Zeit der Monatsblutung immer wieder bemerkbar machen. Die Schmerzen sind vergleichbar jenen, wie sie beim Einsetzen von Wehen auftreten. Während Sie zusammengekrümmt auf dem Bett liegen, spüren Sie, wie sie in Richtung Magen oder Hüften ausstrahlen. Wenn sie endlich nachgelassen haben, sind Sie meist völlig verzweifelt und erschöpft. Beobachten Sie Ihre Stimmungslage: Sie reagieren vermutlich äußerst reizbar, neigen dazu, an allem herumzunörgeln und sind bei der kleinsten Gelegenheit »eingeschnappt«. Auslöser für Ihre heftigen Menstruationsschmerzen kann ein noch nicht lange zurückliegender heftiger Ärger gewesen sein.
Dosierung → Vorschrift 2, hintere Umschlagklappe.

Cimicifuga D12: Sie werden von reißenden Schmerzen im Unterbauch gequält, die auch manchmal von einer Bauchseite zur anderen zu schießen scheinen. Diese Schmerzen im Bauchbereich, aber auch die häufig hinzukommenden Schmerzen im unteren Rückenbereich vermitteln Ihnen möglicherweise das Gefühl, als würden Bauch und Rücken nach unten gepreßt oder gezogen. Arme und Beine können sich gleichzeitig schwer und leblos anfühlen. Je stärker die Blutung ist, desto stärker sind auch die sie begleitenden Schmerzen.

Häufig macht sich bei Ihnen zur Zeit Ihrer Menstruation große Nervosität bemerkbar. Dabei befällt Sie vielleicht ein seltsames Gefühl: Sie kennen sich plötzlich mit sich selbst nicht mehr aus, ohne das Phänomen aber genauer beschreiben zu können. Um Ihre Unruhe zu beschwichtigen, müssen Sie wie unter einem Zwang ständig in Bewegung sein. Die kleinste Kleinigkeit, die anders verläuft als erwartet, kann Sie völlig aus der Ruhe bringen. Mit zunehmender Lustlosigkeit und Willensschwäche verlieren Sie auch jegliches Interesse für die Hausarbeit. In diesen Tagen können Sie außerdem einem auffallenden Rededrang unterworfen sein – in der Unterhaltung mit anderen wirken Sie etwas zügellos und sprunghaft. Ihre Beschwerden (körperliche Erschöpfung, Überempfindlichkeit und vor allem eine tiefe Traurigkeit) können Sie auch außerhalb Ihrer Periode, und dann weitaus schlimmer belasten.
Dosierung → Vorschrift 2, hintere Umschlagklappe.

Coffea D12: Sie wirken äußerst nervös und hektisch, Ihre Nerven scheinen überempfindlich geworden zu sein. Gerüche oder kleinste Geräusche erscheinen Ihnen bereits unerträglich, und leichteste Schmerzen setzen Ihnen ungewöhnlich zu. Es kann sein, daß Ihre Periode früher beginnt und länger dauert als üblich.

Nehmen Sie dieses Mittel bitte auch bei kurzdauernden, aber unerträglichen Schmerzen ein, wenn keines der anderen beschriebenen Mittel angezeigt scheint.
Dosierung → Vorschrift 2, hintere Umschlagklappe.

Colocynthis D6: Wie bei einem Anfall werden Sie von Wellen heftiger, zuweilen schneidender Schmerzen erfaßt. Diese Bauchkoliken zwingen Sie, sich vornüberzubeugen oder die Beine gegen den Oberkörper zu ziehen. In dieser zusammengepreßten Haltung lassen sich die Schmerzen gerade noch ertragen, sie können allerdings so heftig werden, daß Sie glauben, Sie würden es keine Minute länger aushalten. Vielleicht drücken Sie zusätzlich ein Kissen auf den Bauch und nützen die Zeit zwischen den Schmerzanfällen, um eine Wärmeflasche aufzulegen. Wenn Sie sich kurz zuvor sehr heftig geärgert haben, hat das möglicherweise auch zu Ihren starken Schmerzen beigetragen.
Dosierung → Vorschrift 2, hintere Umschlagklappe.

Cuprum D12: Die heftigen Bauchkrämpfe, an denen Sie während der Menses leiden, können sich als ziehende Schmerzen bis in den Brustbereich ausweiten und kurzzeitig ein Gefühl von Atemnot verursachen. In vielen Körperbereichen, vor allem in den Gliedmaßen, treten Muskelkrämpfe oder Muskelzuckungen auf. Diese Beschwerden stellen sich möglicherweise bereits in den Tagen vor der Menses ein. Mehr darüber und über Ihre seelische Verfassung lesen Sie bitte auf Seite 142.
Dosierung → Vorschrift 2, hintere Umschlagklappe.

Magnesium phosphoricum D6: Ihre schneidenden und ziehenden, drückenden oder krampfartigen Schmerzen im Bauchraum werden vor allem durch Wärmebehandlung besser, beispielsweise durch Auflegen einer Wärmflasche. Mitunter ist die ganze rechte Körperseite besonders schlimm betroffen. Die Schmerzen beginnen bereits, bevor die Blutung eingesetzt hat, und können mit der beginnenden Blutung nachlassen. Während der Periode fühlen Sie sich sehr schwach und im ganzen Bauch »wie zerschunden«. Ihr Allgemeinbefinden kann so schlecht sein, daß Sie sich nur noch schwer auf den Beinen halten.
Dosierung → Vorschrift 2, hintere Umschlagklappe.

Nux vomica D12: Ihre krampfartigen Menstruationsschmerzen bleiben nicht nur auf den Bauchraum beschränkt, sondern breiten sich unter Umständen im gesamten Körper aus. Möglicherweise haben Sie gleichzeitig starken Stuhl- oder Harndrang. Vor allem morgens ist Ihnen häufig übel, es kann sogar sein, daß Sie erbrechen müssen. Auch Gliederschmerzen können als Begleiterscheinung auftreten.
Die Menstruation nimmt Sie ausgesprochen mit, häufiger als sonst fühlen Sie sich sehr erschöpft. Über die allgemeinen Symptome und Ihr seelisches Befinden lesen Sie bitte auf Seite 150 nach.
Dosierung → Vorschrift 2, hintere Umschlagklappe.

Pulsatilla D12: Ihre Menstruationen können sehr unregelmäßig sein – wechselweise zu lang oder zu kurz. Häufig setzt die Periode wesentlich später ein als in den üblichen vierwöchigen Abständen. Schon als junges Mädchen hat es möglicherweise bei Ihnen deutlich länger als bei den Freundinnen gedauert, bis Sie zum ersten Mal Ihre »Tage« hatten.

Sie leiden während der Periode an einem richtigen »Beschwerdenpaket«. Alle möglichen unangenehmen Erscheinungen können zusammen oder abwechselnd auftreten. Häufig haben Sie Bauchkoliken mit heftigen Unterleibskrämpfen. Doch kommt es auch zu Magenbeschwerden mit Übelkeit und Erbrechen, zu Schwindel, Blässe, einer Art innerem Schaudern sowie zu Kopf- und Rückenschmerzen. All diese Beschwerden treten möglicherweise auch einige Tage vor oder nach der Periode auf. Auffallend ist Ihr großes Bedürfnis nach frischer Luft: Wann immer möglich, öffnen Sie ein Fenster, auch in der Nacht. Sie haben nur selten Durst. Wenn Sie schlecht gelaunt oder reizbar sind, kann ein wenig Trost Sie rasch wieder besänftigen. Überhaupt wechseln Ihre Launen auch sonst äußerst schnell, während der Monatsblutung sind Sie besonders empfindlich, launisch und weinerlich. Sie verstehen es geschickt, Aufmerksamkeit und Zuwendung einzufordern, klagen leise jammernd, bis eine »gute Seele« Sie endlich in den Arm nimmt und Sie die Beschwerden vergessen macht.
Dosierung → Vorschrift 2, hintere Umschlagklappe.

Veratrum album D6: Ihre Periode beginnt oft mit Übelkeit, Durchfall und einem Kältegefühl, das Sie frösteln läßt. Die bald danach auftretenden heftigen, krampfartigen Bauchkoliken werden häufig von Übelkeit, Erbrechen und Durchfall begleitet. Während dieser Magen-Darm-Unpäßlichkeiten nimmt das Kältegefühl zu, und auf der Stirn fühlen Sie kalten Schweiß. Ihr Gesamtbefinden wird durch eine große Schwäche bestimmt. Manchmal liegen Sie fast bewegungslos im Bett, weil Sie befürchten, daß Ihnen bei jeder größeren Bewegung gleich schwindlig wird, und Sie spüren, daß Sie sogar ohnmächtig werden könnten.

In den Morgenstunden leiden Sie manchmal an Kopfschmerzen, auch Ohrensausen oder Gliederschmerzen können auftreten. Wenn Sie Ihr Gesicht betrachten, werden Sie feststellen, daß es in diesen Tagen auffallend blaß und eingefallen aussieht. Manchmal nimmt Ihr sexuelles Verlangen in den Tagen vor der Periode zu.
Dosierung → Vorschrift 2, hintere Umschlagklappe.

Scheidenentzündung und Ausfluß

Scheide und Gebärmutter sind ausgekleidet mit Schleimhaut, in der sich unzählige Drüsen befinden. Je nach hormoneller Konzentration im Blut (abhängig vom Menstruationszyklus), sondern diese Drüsen mehr oder weniger Schleim ab, so daß normalerweise in der Scheide ein feuchtes Milieu herrscht. Dieser Schleim sorgt auch für die Selbstreinigung der Scheide. Bei sexueller Erregung wird er vermehrt gebildet, ebenso bei einer Entzündung von Scheide oder Gebärmutter.

Leichter Ausfluß kann als normal betrachtet werden, denn er stellt eine natürliche Reaktion des Körpers dar. Ein brennender und übelriechender Ausfluß, oft von Juckreiz und Wundsein begleitet, ist hingegen als Entzündungszeichen zu werten. Häufigste Entzündungserreger sind der Hefepilz »Candida albicans«, Trichomonaden und Bakterien. Diese Erreger entstammen dem Analbereich oder können durch Geschlechtsverkehr übertragen werden.

Häufig entstehen Entzündungen jedoch auch durch ein Ungleichgewicht im Scheidenmilieu, wie es zum Beispiel durch eine Antibiotika-Therapie hervorgerufen werden kann. Während der Wechseljahre und auch danach leiden manche Frauen an einer Scheidenentzündung oder einem ständigen Reizzustand, der durch zu große Trockenheit in der Scheide entsteht. Dieser Zustand ist eine Folge der hormonellen Umstellung, die in den Wechseljahren vor sich geht. Eine weitere Art von Scheidenentzündung kann durch mechanische oder chemische Reize ausgelöst werden, wie etwa durch sehr heftigen Geschlechtsverkehr, durch unverträgliche Hygieneartikel (Lotionen, Intimsprays oder Verhütungscremes) oder durch Tampons und andere Fremdkörper in der Scheide.

Während herkömmlicherweise Medikamente eingesetzt werden, die gezielt einen speziellen Krankheitserreger angreifen sollen (Antibiotika), kann durch die homöopathische Behandlung das gesamte Immunsystem derart angeregt werden, daß der Organismus in der Lage ist, den Erreger aus eigener Kraft zu überwinden. Auch Entzündungen, die nicht durch einen Erreger hervorgerufen werden, sondern hormonelle, anlagebedingte oder seelische Ursachen haben, lassen sich durch das geeignete homöopathische Mittel positiv beeinflussen. In diesen Fällen ist jedoch meistens eine grundlegende Behandlung durch den Homöopathen notwendig, der das speziell für Sie passende Mittel auswählt.

Zur Selbstbehandlung geeignet sind all jene Fälle von Scheidenentzündungen und Ausfluß, die ohne klare Ursache und bei gutem Allgemeinbefinden immer wieder auftreten.

Wichtig

Bevor Sie mit der Selbstbehandlung beginnen, beachten Sie bitte gewissenhaft die folgenden Hinweise:

<u>Gehen Sie bitte möglichst bald zum Arzt</u>
Wenn Sie folgende Anzeichen einer Scheidenentzündung bemerken:

- Ein unangenehm riechender Ausfluß, der Brennen und Juckreiz verursacht.
- Wenn bei Ausfluß Schmerzen im Unterbauch und Fieber auftreten.
- Wenn Sie oder Ihr Partner sexuelle Kontakte zu anderen Menschen eingegangen sind oder wenn Sie sexuelle Beziehungen zu einem Menschen aufgenommen haben, von dem bekannt ist oder vermutet wird, daß er eine Geschlechtskrankheit hat.
- Wenn Sie an den Geschlechtsorganen oder sonst irgendwo am Körper geschwürige, das heißt flache, offene Stellen bemerken, die Sie nicht erklären können.
- Wenn leichtere Beschwerden Sie beunruhigen.

Dosierung

Chronisch auftretende Erkrankungen wie Scheidenentzündungen und Ausfluß können oft nur durch eine Medikation beeinflußt werden, die über einen längeren Zeitraum aufrechterhalten wird. Nehmen Sie deshalb Ihre Arznei vier Wochen lang in folgender Dosierung ein:
Arzneien in D6-Potenzen dreimal täglich 5 Globuli; Arzneien in D12-Potenzen einmal täglich 5 Globuli.
Am Ende dieses Zeitraums sollte sich ein Behandlungserfolg einstellen, andernfalls war die Arznei falsch gewählt (vereinbaren Sie einen Termin bei Ihrem Homöopathen).
Tritt bereits früher Beschwerdefreiheit ein, so sollte die Arznei nicht mehr weiter eingenommen werden. Stellen sich während der Arzneieinnahme jedoch neue Beschwerden ein, dann unterbrechen Sie bitte die Selbstbehandlung und fragen Ihren Homöopathen um Rat.

Vor der Mittelwahl

Mehr noch als Ihre körperlichen Beschwerden führt oftmals eine genaue Deutung Ihres Allgemeinbefindens und Ihrer akuten Stimmungslage zum passenden Mittel. Um Ihnen das Auffinden »Ihres« Mittels zu erleichtern, bin ich deshalb in den Mittelbeschreibungen ausführlich auf die Schilderung des jeweils typischen Gemütszustandes eingegangen. Wo es mir ratsam erschien, einen noch breiteren Informationshintergrund anzubieten, habe ich im Einzelfall auf die sehr ausführlichen Beschreibungen des Kapitels »Beschwerden vor der Menstruation« hingewiesen.

Die Beschwerden – das passende Mittel

Lesen Sie bitte den folgenden Arzneiüberblick aufmerksam durch. Wählen Sie das Mittel, das zu Ihren Beschwerden paßt. Die angegebene Seitenzahl führt Sie zu der ausführlichen Mittelbeschreibung mit Dosierungshinweis und Arzneipotenz. Können Sie »Ihr« Arzneimittel auf diesem Weg nicht finden, hilft Ihnen der Abschnitt *So finden Sie zum passenden Mittel* weiter (→ Seite 15).

Arzneiüberblick

Milchiger oder gelber, übelriechender Ausfluß; Brennen und Stechen in Scheide und Schamlippen.
Ablehnung der sexuellen Wünsche des Partners (eventuell des Partners selbst?).
Sie sind überempfindlich und reizbar, ausgelaugt und erschöpft, überkritisch und voller Ablehnung.
→ Sepia, Seite 158.

Ausfluß mild oder scharf, milchig weiß oder gelb, übler Geruch.
Stiche in der Scheide; Schmerzen beim Koitus.
Erschöpfung, große Unzufriedenheit.
→ Kreosotum, Seite 157.

Ausfluß mit Rückenschmerzen verbunden; überempflindliche Geschlechtsorgane.
Sie sind jetzt reserviert, traurig und fühlen sich müde.
→ Acidum muriaticum, rechte Spalte.

Brennender, stechender Ausfluß; übelriechender Schweiß. Sie sind nervös und empfindlich und fühlen sich nachts schlechter als bei Tag.
→ Mercurius solubilis, Seite 157.

Milder, dickflüssiger Ausfluß; in den Geschlechtsteilen Schmerzen, die sich im Liegen verschlimmern; Rückenschmerzen.
Sie brauchen frische Luft und mögen es kühl.
Sie sind jetzt überempfindlich, weinen oft, reagieren überhaupt sehr emotional und haben das Gefühl, niemand versteht sie.
→ Pulsatilla, Seite 157.

Brauner, fleischfarbener Ausfluß; Wäsche gelb verfärbt; Brennen in den Geschlechtsteilen; Rückenschmerzen.
→ Acidum nitricum, Seite 157.

Klarer, flüssiger oder pastenartiger Ausfluß, Gefühl, als würde warmes Wasser über die äußeren Geschlechtsteile fließen.
Regelmäßig zwischen den Monatsblutungen Ausfluß.
Ängstlich angespannte Stimmung.
→ Borax, Seite 157.

Scharfer milchiger oder gelber Ausfluß; Ausfluß wird beim Wasserlassen stärker.
Schnell erschöpft, Neigung zu Schweiß, vor allem zu feucht-kalten Händen.
Sie sind von eher fülliger Statur, auch etwas träge, aber freundlich und liebenswert.
→ Calcium carbonicum, Seite 157.

Mittelbeschreibungen

Acidum muriaticum D6: Wenn Sie an Ausfluß leiden, treten gleichzeitig Rückenschmerzen auf. In der Scheide spüren Sie manchmal ein Prickeln. Während entzündliche Prozesse ablaufen, können Ihre Genitalien so empfindlich werden, daß auch die leichteste Berührung unerträglich wird.

Ihr Wesen ist von Reserviertheit geprägt. Sie sind traurig und wortkarg, brummig und

leiden still vor sich hin. Manchmal werden Sie wie von einer inneren Unruhe getrieben, doch fühlen Sie sich mitunter auch so müde und kraftlos, daß Sie sich häufig hinlegen müssen.
Dosierung → Vorschrift Seite 155.

Acidum nitricum D12: Die Farbe des Ausflusses ist braun oder fleischfarben, er kann in der Wäsche gelbe Flecken hinterlassen. Auch eine grünliche Färbung kommt vor oder eine Art heller durchsichtiger Schleim. Typisch für diese Beschwerden ist ein übler Geruch und das scharfe Brennen in den Geschlechtsteilen. Auch Rückenschmerzen treten auf. Unabhängig vom Ausfluß leiden Sie auch sonst manchmal an stechend brennenden Schmerzen in den Genitalien, vor allem beim Spazierengehen oder nach dem Geschlechtsverkehr.

Zuweilen sind Sie sehr auf sich selbst bezogen, dabei ängstlich um Ihre Gesundheit besorgt und ziemlich nervös.
Dosierung → Vorschrift Seite 155.

Borax D6: Der Ausfluß ist klar wie flüssiges Eiweiß oder pastenartig dick. Es wird Sie schon gewundert haben, wie warm er sich manchmal anfühlt – er kann nämlich die eigenartige Empfindung hervorrufen, als liefe warmes Wasser über die äußeren Geschlechtsorgane oder sogar über die Beine. Auch ein beißender, die Genitalien reizender Ausfluß kann diese Empfindung verursachen. Ein anderes beachtenswertes Symptom ist, daß er immer wieder für zwei Wochen genau zwischen Ihren Monatsblutungen auftritt. Möglicherweise leiden Sie dann gleichzeitig unter einer ständigen ängstlichen Anspannung, zucken beispielsweise bei jedem plötzlichen Geräusch heftig zusammen. Vielleicht haben Sie auch beim Hinabfahren auf einer Rolltreppe, in einem Aufzug oder überhaupt dann, wenn Sie eine Steigung hinabgehen, schon bemerkt, daß in Ihnen bei jeder nach unten gerichteten Bewegung Angst aufsteigt oder zumindest ein unbehagliches, unsicheres Gefühl.
Dosierung → Vorschrift Seite 155.

Calcium carbonicum D12: Sie neigen zu einem dicklich-milchigen oder gelblichen Ausfluß, der die Genitalien zu einem empfindlichen Stechen oder Brennen reizt. Ein besonderes Merkmal dieser Form ist, daß das Sekret kurzzeitig sehr heftig und auch beim Wasserlassen deutlich vermehrt herausfließt.
Wahrscheinlich fühlen Sie sich insgesamt häufig kraftlos und müde, vertragen keine Anstrengung, leiden unter Übergewicht und schwitzen schnell. Hände und Füße sind oft feucht und kalt. Lesen Sie über die wichtigen allgemeinen Symptome mehr auf Seite 154.
Dosierung → Vorschrift Seite 155.

Kreosotum D6: Ihr Ausfluß kann mild oder ätzend sein und hat ein milchiges oder gelbes Aussehen. Häufig fällt ein besonders übler Geruch auf. Starker Ausfluß ist bei Ihnen auch meist mit zahlreichen anderen Beschwerden verbunden. Am häufigsten leiden Sie unter einer allgemeinen Erschöpfung und Müdigkeit, die Sie vor allem in Form von »schweren Beinen« empfinden. Möglicherweise haben Sie auch immer wieder Schmerzen, die während des Koitus auftreten, oder Stiche in der Scheide, die beim Wasserlassen heftiger werden.

Ihre Lebenseinstellung ist getragen von einer ständig nagenden Unzufriedenheit mit allem und jedem.
Dosierung → Vorschrift Seite 155.

Mercurius solubilis D12: Der Ausfluß tritt bei Ihnen meistens in der Nacht am stärksten auf. Er kann Ihnen durch ein gleichzeitiges Brennen und Stechen sehr unangenehm werden. Der stechende Schmerz nimmt beim Wasserlassen zu, läßt jedoch nach, wenn Sie die Genitalien mit kaltem Wasser waschen.

Ihre innere Unruhe treibt Sie dazu, ständig unterwegs zu sein. Ihnen wird rasch zu kalt oder zu warm, Sie schwitzen leicht und viel – vor allem nachts –, der Schweiß hat einen unangenehm intensiven Geruch.
Dosierung → Vorschrift Seite 155.

Pulsatilla D12: Der dickliche, milchig-weiße Ausfluß, unter dem Sie leiden, ist meist mild, kann aber manchmal auch brennen. Er tritt vor, während oder nach Ihrer Periode auf. Schneidende Schmerzen, die Sie hin und wieder in den Geschlechtsteilen quälen können, verstärken sich im Liegen; gleichzeitig wird auch der Ausfluß intensiver. Vielleicht bemerken Sie auch eine leichte Schwellung der äußeren Geschlechtsteile. Während dieser Zeit fühlen Sie sich vielleicht auch ein wenig erschöpft und leiden unter Rückenschmerzen.

Davon abgesehen vertragen Sie warme Räume schlecht, müssen deshalb immer die Fenster offen haben und bekommen von üppigem, vor allem fettigem Essen Verdauungsbeschwerden. Sie haben kaum Durst. Ihre Gemütsverfassung ist unausgeglichen, Sie weinen schnell und werden manchmal nörgelig. Sobald sich aber jemand um Sie kümmert, sind Sie wieder obenauf. Mehr über das Mittel lesen Sie bitte auf Seite 149.
Dosierung → Vorschrift Seite 155.

Sepia D12: Ein milchig-weißer Ausfluß kann zur Wundheit der Schamlippen führen und ein Stechen und Brennen in der Scheide verursachen. Die Beschaffenheit Ihres Ausflusses wechselt jedoch möglicherweise: Vor der Regel ist er oft gelb oder milchig, nach der Regel fällt er meist durch einen üblen Geruch auf. Er kann auch eine grünliche oder bräunliche Farbe annehmen.

Gehen Sie einmal in Ruhe der Frage nach, ob in der letzten Zeit die Harmonie Ihrer Partnerschaft durch irgendein Ereignis nachhaltig getrübt wurde, und bei Ihnen dadurch vielleicht eine noch verhaltene oder bereits offene Abneigung gegen Partner oder Ehemann entstanden ist. Möglicherweise betrachten Sie den Geschlechtsverkehr ohnehin als notwendiges Übel und lassen ihn nur mit Abneigung über sich ergehen. Auch eine außergewöhnliche Erschöpfung nach dem Geschlechtsverkehr, die tagelang anhalten kann, ist kennzeichnend. Oft tritt auch ein unangenehmer Druck im Unterleib auf, als würden Gewichte ihn nach unten ziehen.

Sie fühlen sich insgesamt erschöpft und ausgelaugt, sind voller Ressentiments Ihrer Umwelt gegenüber und begegnen Ihren Mitmenschen häufig mit unverhohlener Kritik oder mit streitsüchtigen Sticheleien. Mehr darüber lesen Sie bitte auf Seite 149.
Dosierung → Vorschrift Seite 155.

Blasenentzündung

Das erste unangenehme Anzeichen einer Blasenreizung ist meistens ein zunehmender Drang, Wasser zu lassen. Dabei gehen jedoch nur geringe Urinmengen ab. Bald kann ein leichtes, abwärts gerichtetes Druckgefühl im Unterbauch hinzukommen. Schließlich treten beim Wasserlassen brennende Schmerzen auf. Bei einer solchen Entzündung kann es zu starken Schmerzen kommen, die mit großer Empfindlichkeit im Unterbauch einhergehen. Die Schmerzen strahlen manchmal auch in den Rücken aus. Wenn Sie zusätzlich Fieber bekommen, haben Sie ein allgemeines Krankheitsgefühl mit Abgeschlagenheit.

Eine Reizung oder Entzündung der Blase und der ableitenden Harnwege tritt bei Frauen weit häufiger auf als bei Männern. Das liegt zum einen natürlich an der sehr viel kürzeren Harnröhre der Frau, durch die potentielle Erreger (Bakterien) sehr schnell in die Harnblase aufsteigen, und zum anderen am dichten Beieinander von After und Harnröhrenmündung. Die Entzündungserreger (das Bakterium Escherichia Coli) leben üblicherweise im Anal- und Darmbereich und erfüllen dort in der Darmflora eine wichtige Funktion. Normalerweise gelangen sie nicht an Stellen, an denen sie Schaden anrichten, doch können bestimmte Umstände dies begünstigen: Vor allem das falsche Abwischen auf der Toilette von hinten nach vorne statt umgekehrt, aber auch chronische Infektionen der Scheide oder ein Blasenvorfall zur Scheide hin können die Ursache sein.

Daneben gibt es allerdings auch immer wieder Blasenreizungen oder -entzündungen, deren Ursprung nichtinfektiöser Art ist. Das können beispielsweise allergische Reaktionen auf chemische Substanzen sein (Intimsprays, Lotionen) oder Reizungen der Harnröhrenöffnung aufgrund übertriebener Hygiene. Auch an zu enge Strumpfhosen, Jeans oder andere Ursachen, die durch Einengung oder Reibung eine Reizung der Harnröhre bewirken können, ist zu denken.

Reizzustände der Harnwege, unter denen viele Frauen trotz ärztlicher Behandlung immer wieder leiden, können grundsätzlich durch Selbstbehandlung behoben werden. Blasenentzündungen jedoch müssen unbedingt von einem Arzt oder Homöopathen behandelt werden. In der herkömmlichen Therapie werden Antibiotika eingesetzt. Sie bekämpfen gezielt den Erreger, bessern jedoch das Milieu, das die Ansiedlung und Ausbreitung der Erreger erst möglich machte, nicht. Eine Antibiotika-Therapie ist sinnlos, wenn Ihre Blasenentzündung nichtinfektiöser Art ist.

Wichtig

Die Homöopathie ist in der Lage, sowohl die akute Entzündung zu heilen, als auch das krankhaft veränderte Milieu zu verbessern. Mit einer bereits chronisch gewordenen Blasenentzündung wenden Sie sich bitte an einen Homöopathen.

Gefährlich ist die Ausbreitung der Entzündung bis in die Nieren; das kann zu einer schweren Erkrankung führen.

Bevor Sie mit der Selbstbehandlung beginnen, beachten Sie bitte die folgenden Hinweise:

Gehen Sie umgehend zum Arzt

- Bei brennenden Schmerzen im Unterleib oder bei Fieber.
- Bei heftigen Unterleibsschmerzen, die in den Lenden- oder Kreuzbeinbereich ausstrahlen (Nierenentzündung).
- Wenn Sie Blut im Urin entdecken: Sie sehen dann rote Schlieren, heller Urin ist leicht rosa gefärbt, der Urin kann jedoch auch rot oder braun aussehen.
- Bei jedem Verdacht auf Blasenentzündung.
- Wenn Sie wegen Ihrer chronischen Harnwegsreizungen noch nie ärztlich untersucht wurden.

Die Beschwerden – das passende Mittel

Lesen Sie bitte den folgenden Arzneiüberblick aufmerksam durch. Wählen Sie das Mittel, das zu Ihren Beschwerden paßt. Die angegebene Seitenzahl führt Sie zu der ausführlichen Mittelbeschreibung mit Dosierungshinweis und Arzneipotenz.

Können Sie »Ihr« Arzneimittel auf diesem Weg nicht finden, hilft Ihnen der Abschnitt *So finden Sie zum passenden Mittel* weiter (→ Seite 15).

Arzneiüberblick

Häufiger Harndrang, schneidende Schmerzen in der Blase; Brennen und Stechen in der Harnröhre beim Wasserlassen.
Sie sind sehr gereizter Stimmung.
→ Cantharis, Seite 161.

Häufiger Harndrang; Schmerzen gegen Ende des Wasserlassens (manchmal auch ganz schmerzfrei).
Urinieren fällt leichter im Stehen.
→ Sarsaparilla, Seite 161.

Plötzlicher Harndrang, unfreiwillig geht Urin ab.
Innere Unruhe, Hitzewallungen, Schweißausbrüche.
Zu Beginn einer Blasenentzündung:
→ Belladonna, Seite 160.

Druck in der Blase; Harndrang, aber nur wenig abgehender Urin.
Verschlimmerung im Freien, bei Konzentration, nach Kaffeegenuß.
Wärme tut Ihnen gut.
Sie sind jetzt überempfindlich, reizbar und ärgerlich.
→ Nux vomica, Seite 161.

Druck in der Blase, Harndrang; stechende, brennende Schmerzen beim Urinieren.
Wenig Durst.
Sie mögen weder eng anliegende Kleidung noch Wärme.
Ihre Stimmung kann zwischen Reizbarkeit und Apathie schwanken, und manchmal sind Sie ungeschickt.
→ Apis, Seite 160.

Harndrang, der sich nachts verschlimmert; unkontrolliert geht Harn ab (beim Niesen, Lachen, nachts). Nach Geschlechtsverkehr werden die Beschwerden schlimmer.
→ Sepia, Seite 161.

Schmerzhaftes Urinieren, kleine Mengen; mit stärker werdendem Harndrang nehmen innere Unruhe und das Gefühl von Hitze und Durst zu.
Zu Beginn einer Blasenentzündung:
→ Aconitum, unten.

Auch lange nach dem Wasserlassen haben Sie noch Schmerzen in der Harnröhre; häufiger Harndrang – auch nachts.
Bei Blasenentzündung durch Erkältung:
→ Sulfur, Seite 161.

Harndrang; schmerzhaftes Urinieren.
Urin riecht unangenehm.
Kälteempfindlichkeit.
→ Acidum nitricum, rechte Spalte.

Unwiderstehlicher Harndrang; beim Urinieren und danach Schmerzen in der Harnröhre oder an den äußeren Geschlechtsteilen.
Sensibel für Temperaturschwankungen.
Übelriechender Schweiß, Nachtschweiß.
Nachts werden viele Ihrer Beschwerden schlimmer.
→ Mercurius solubilis, Seite 161.

Mittelbeschreibungen

Aconitum D6: Zunächst bemerken Sie, daß Sie nur unter Schwierigkeiten kleine Mengen urinieren können, und auch das Wenige verursacht bereits Schmerzen. Im Laufe der Zeit wird der Druck auf die Blase immer stärker, die Urinmenge größer. Gleichzeitig spüren Sie eine ungewohnte Unruhe in sich, Ihnen wird heiß, und Sie haben ständig Durst. All diese Beschwerden treten meist zu Beginn einer Blasenentzündung auf.
Dosierung → Vorschrift 1, hintere Umschlagklappe.

Acidum nitricum D12: Bei Ihren Beschwerden ist vor allem der unangenehme Geruch des Urins auffallend. Es drängt Sie häufig zur Toilette, und das Urinieren bereitet Ihnen brennende oder nadelstichartige Schmerzen. Eine Zeitlang ist die tägliche Urinmenge vielleicht auch auffallend gering. Es kann passieren, daß der Urin unbemerkt und unfreiwillig abgeht. Auf kalte Witterung, rauhe Luft oder feuchtes Klima reagieren Sie im allgemeinen außergewöhnlich empfindlich.
Dosierung → Vorschrift 1, hintere Umschlagklappe.

Apis D6: Sie fühlen sich durch einen ständigen Druck in der Blase dazu gezwungen, oft auf die Toilette zu gehen, die Urinmenge aber ist nur gering. Allerdings kann auch das Gegenteil eintreten. Beim Wasserlassen spüren Sie brennende, stechende Schmerzen.

Vom Zeitpunkt des Beginns Ihrer Beschwerden an haben Sie keinen Durst mehr. Auffallend ist, wie unwohl Ihnen neuerdings in warmen Zimmern ist. Es darf Ihnen nicht zu heiß werden, und die Kleidung darf nicht zu eng sein. Die üblichen »Hausmittel«, etwa ein Heizkissen oder eine Wärmflasche auf den Unterleib, verschlechtern Ihr Befinden.
Dosierung → Vorschrift 1, hintere Umschlagklappe.

Belladonna D6: Sie verspüren einen heftigen Drang, Wasser zu lassen, dabei kann die Urinmenge beachtlich sein. Unfreiwillig kann schon mal Urin in die Wäsche gehen. Seit kurzer Zeit fühlen Sie sich vielleicht auch auffallend unruhig und haben heftig zu schwitzen begonnen.

Die Beschwerden, die Sie zur Wahl dieses Mittels führen, treten gleich zu Beginn einer Blasenentzündung auf, werden aber häufig übersehen. Wenn die Entzündung dann erst einmal einige Stunden fortgeschritten ist, kann sich Ihr Beschwerdenbild jedoch schon verändert haben, so daß eine andere Arznei gebraucht wird.
Dosierung → Vorschrift 1, hintere Umschlagklappe.

Cantharis D6: Sie müssen ständig zur Toilette laufen, können gar nicht schnell genug dorthin kommen, denn der Druck in der Blase ist ungeheuer groß und bereitet zuweilen schneidende Schmerzen. Die ausgeschiedene Urinmenge ist meist nur gering. Manchmal kommen sogar nur Tropfen, weil Sie schon so oft auf der Toilette waren. Auch das Wasserlassen selbst ist sehr schmerzhaft: Der Urin scheint siedendheiß zu sein und verursacht ein Brennen und Stechen in der Harnröhre. Sie sind zur Zeit recht ruhelos und wirken überreizt.
Dosierung → Vorschrift 1, hintere Umschlagklappe.

Mercurius solubilis D12: Tagsüber und auch nachts überkommt Sie manchmal ein unwiderstehlicher Drang, Wasser zu lassen. Der Vorgang des Wasserlassens verursacht stechende Schmerzen in der Harnröhre oder an den äußeren Geschlechtsteilen; nachdem Sie auf der Toilette waren, kann längere Zeit ein brennender Schmerz zurückbleiben. Alle Beschwerden Ihrer Blasenentzündung verschlimmern sich nachts; außerdem neigen Sie jetzt zu Nachtschweißen, deren Geruch gewöhnlich sehr unangenehm ist. Sie reagieren in dieser Zeit auch ausgesprochen empfindlich auf die geringsten Temperaturunterschiede – auf Wärme nach Kälte ebenso wie umgekehrt.
Dosierung → Vorschrift 1, hintere Umschlagklappe.

Nux vomica D12: Sie fühlen sich gezwungen, ständig (stündlich, halbstündlich oder öfter) Wasser zu lassen, weil sich in der Blase immer wieder ein starker Druck entwickelt, der sehr schmerzhaft werden kann, wenn Sie ihm nicht sofort nachgeben. Manchmal wundern Sie sich, warum bei dem starken Druckgefühl schließlich nur in paar Tropfen Urin abgehen. Sie haben das Gefühl, urinieren zu wollen, können es aber nicht. In kalten Räumen und an frischer Luft verschlimmern sich Ihre Beschwerden auffallend, ebenso nach dem Genuß von Kaffee und bei angestrengter, konzentrierter Kopfarbeit. Im warmen Zimmer oder mit einem Heizkissen fühlen Sie sich wohler. Sie reagieren zur Zeit sehr empfindlich auf störende Geräusche und können vielerlei Gerüche nicht ertragen. Ihre Reizbarkeit hat zugenommen.
Dosierung → Vorschrift 1, hintere Umschlagklappe.

Sarsaparilla D6: Sie müssen plötzlich auffallend oft Wasser lassen. Das kann sehr schmerzhaft sein – die brennenden Schmerzen zu Beginn des Wasserlassens werden dem Ende zu intensiver. Es ist jedoch möglich, daß Sie überhaupt keine Schmerzen dabei empfinden, und einfach nur häufig reichlich hellen Urin lassen müssen. Manchmal scheint es leichter zu sein, den Harn im Stehen zu lassen, als im Sitzen, denn in der normalen Position kommen nur noch wenige Tropfen.

Vielleicht reagieren Sie zur Zeit etwas überempfindlich und sind ziemlich schweigsam. Keinesfalls aber sind Sie so überreizt und ruhelos wie eine Frau, die *Cantharis* (→ linke Spalte) benötigt.
Dosierung → Vorschrift 1, hintere Umschlagklappe.

Sepia D12: Neuerdings müssen Sie sehr häufig Wasser lassen, weil Sie immer wieder einen Druck in der Blase spüren oder das Gefühl haben, als sei der Unterbauch wie zusammengeschnürt. Sogar nachts müssen Sie jetzt häufig zum Wasserlassen aufstehen. Vor allem während der ersten Nachtstunden passiert es dann, daß Sie etwas Urin verlieren. Auch beim Niesen, Husten oder Lachen spritzt unkontrolliert etwas Urin, der einen sehr unangenehmen Geruch haben kann, in die Wäsche. Möglicherweise verschlimmern sich Ihre Beschwerden nach ausgiebigem Geschlechtsverkehr.
Dosierung → Vorschrift 1, hintere Umschlagklappe.

Sulfur D12: Beim Wasserlassen sticht und brennt es in der Harnröhre, und noch lange danach sind diese Schmerzen zu fühlen. Sie gehen ständig zur Toilette und manchmal müssen Sie rennen, um sie noch rechtzeitig zu erreichen. Doch schon bald danach drückt die Blase wieder, als sei sie bereits wieder voll. Auch in der Nacht müssen Sie häufig aufstehen zum Wasserlassen. Wenn aber schließlich gar kein Urin mehr kommt, dann wird jeder neue Versuch, ihn mit Kraft hinauszudrücken, äußerst schmerzhaft.

Bei Ihnen tritt häufig der Fall ein, daß eine normale Erkältung zu einer Blasenentzündung führt.

Dosierung → Vorschrift 1, hintere Umschlagklappe.

Die Wechseljahre

Als Wechseljahre, auch Klimakterium oder Menopause genannt, bezeichnet man jenen Abschnitt im Leben einer Frau, in dem die monatliche Blutung auszubleiben beginnt. Dies ereignet sich meist in der Zeit zwischen dem 48. und 55. Lebensjahr. Bei der Mehrzahl der Frauen vollzieht sich dieser Wechsel in der Weise, daß die Periode in immer größer werdenden Abständen einsetzt, bis sie schließlich ausbleibt. Manchmal wird die Monatsblutung auch einfach nur schwächer und dauert kürzer. In ganz seltenen Fällen kommt es vor, daß sie mit einem Schlag endgültig aussetzt.

In den Wechseljahren findet im Körper der Frau eine hormonelle Umstellung statt. Die Eierstöcke produzieren weniger Östrogen (weibliches Geschlechtshormon). Während Körper und Seele die tiefgreifende Veränderung zu bewältigen versuchen, kann es zu einer ganzen Anzahl von Beschwerden kommen. Am häufigsten werden Hitzewallungen, Schweißausbrüche, Trockenheit der Scheide, Osteoporose (verminderte Knochenfestigkeit), erhöhte Empfindlichkeit und Reizbarkeit sowie Depressionen und seelische Krisen genannt. Die psychischen Unstimmigkeiten haben ihre Ursachen in der jetzt plötzlich notwendig gewordenen Aufgabe der Frau, mit der veränderten Situation fertig zu werden und für sich nach einem neuen weiblichen Selbstverständnis zu suchen.

Wichtig

Bei der Behandlung von Wechseljahrbeschwerden werden üblicherweise Hormonpräparate verordnet, die die vom Körper nicht mehr produzierten Hormone ersetzen sollen. Gegen die seelischen Begleiterscheinungen verschreibt man meistens entsprechende Antidepressiva und Tranquilizer.

Gemäß dem Krankheitsverständnis der Homöopathie ist es nicht sinnvoll, nur an einer Stelle in die komplizierte Gesamtregulation der vielfach miteinander vernetzten Organfunktionen einzugreifen. Eine homöopathische Behandlung dagegen bietet eine ganzheitliche Therapie. Einzelne Beschwerden wie Schweißausbrüche, Hitzewallungen, ein Juckreiz in der Scheide oder Depressionen werden nicht isoliert betrachtet, sondern im Zusammenhang mit Ihrem Allgemeinbefinden und Ihrer derzeitigen Stimmungslage. Darauf ist die Behandlung auszurichten. Bitte berücksichtigen Sie dies immer bei der Wahl des Arzneimittels.

Wenn eine der aufgeführten Arzneien an anderer Stelle umfassend beschrieben wurde, empfehle ich Ihnen, dem Seitenverweis zu folgen, und auch dort noch einmal nachzulesen.

Die Selbstbehandlung ist grundsätzlich nur bei leichteren Beschwerden zu empfehlen, in allen anderen Fällen wenden Sie sich bitte vertrauensvoll an einen Homöopathen. Bei Juckreiz in der Scheide oder Scheidenentzündung schlagen Sie bitte im Kapitel *Scheidenentzündung und Ausfluß*, Seite 154 nach.

Bevor Sie mit der Selbstbehandlung beginnen, beachten Sie bitte die folgenden Hinweise:

Gehen Sie umgehend zum Arzt

- Bei häufigen und heftigen Periodenblutungen während des Klimakteriums.
- Wenn Gerinnsel und Gewebeklumpen bei der Periode abgehen.
- Bei Zwischenblutungen, Blutungen nach dem Geschlechtsverkehr oder Schmerzen während der Periode.
- Bei allen heftigen Beschwerden, gleichgültig, in welchem Körperbereich sie auftreten.

- Wenn seelische Unstimmigkeiten Ihr Befinden erheblich beeinflussen.
- Wenn Sie die Schwere Ihrer Beschwerden nicht recht einschätzen können, oder wenn leichtere Beschwerden, Sie zu beunruhigen beginnen.

Dosierung

Hormonelle Störungen sind nur mit einer Medikation über einen längeren Zeitraum zu beeinflussen. Nehmen Sie daher Ihre Arznei vier Wochen lang in folgender Dosierung ein: Arzneien in D6-Potenzen dreimal täglich 5 Globuli; Arzneien in D12-Potenzen einmal täglich 5 Globuli. Sollten Ihre Beschwerden vor Ablauf von vier Wochen verschwunden sein, muß auch die Arzneieinnahme entsprechend früher beendet werden. Der Behandlungserfolg sollte sich in dem angegebenen Zeitraum einstellen, andernfalls war die Arznei falsch gewählt. In diesem Fall vereinbaren Sie bitte einen Termin bei Ihrem Homöopathen.

Wenn es bald zu einer auffallenden Besserung kommt, aber nicht zum Verschwinden der Beschwerden, können Sie die Arzneieinnahme noch einmal um weitere vier Wochen verlängern.
Sollten sich während der Einnahmezeit jedoch neue Beschwerden einstellen, so unterbrechen Sie bitte die Selbstbehandlung und fragen Ihren Homöopathen um Rat.

Die Beschwerden – das passende Mittel

Lesen Sie bitte den folgenden Arzneiüberblick aufmerksam durch. Wählen Sie das Mittel, das zu Ihren Beschwerden paßt. Die angegebene Seitenzahl führt Sie zur ausführlichen Mittelbeschreibung mit Dosierungshinweis und Arzneipotenz.

Können Sie »Ihr« Arzneimittel auf diesem Weg nicht finden, hilft Ihnen der Abschnitt *So finden Sie zum passenden Mittel* weiter (→ Seite 15).

Arzneiüberblick

Sie leiden unter häufigen Hitzewallungen.
Berührung (enge Kleider) und Hitze (warme Zimmer, Sonne) sind Ihnen unangenehm.
Nach dem Schlafen (auch mittags) fühlen Sie sich besonders schlecht.
Sie sind ruhelos und reizbar, haben den Drang zu reden, sind eifersüchtig und fühlen sich mitunter unter starkem Druck:
Es ist zum »aus der Haut fahren«.
→ Lachesis, Seite 164.

Sie haben Hitzewallungen, bei denen Kopf, Hände und Füße brennend heiß werden.
Sie strecken die heißen Füße aus dem Bett.
Magenschwäche in der Früh, gegen 11 Uhr plötzlicher Hunger; Vorliebe für Süßes.
Sie sind empfindlich gegen Hitze und Überanstrengung; auch langes Stehen erschöpft Sie.
Liegen tut Ihnen gut.
Sie schwanken zwischen Aktivität, Initiative, vielen Plänen und großer Faulheit.
Gefahr der Ich-Bezogenheit, Ungeduld gegen andere.
→ Sulfur, Seite 165.

Hitzewallungen mit Schweißausbrüchen, die Sie schwächen. Ohnmachtsneigung; morgendliche Übelkeit.
Sie können überempfindlich und reizbar sein, fühlen sich ausgelaugt und erschöpft.
Kritiksucht, Zornesausbrüche, Streitsucht, aber auch Gleichgültigkeit gegen Mitmenschen und Beruf sind Ihnen nicht fremd.
Sie sind niedergeschlagen und weinen oft.
→ Sepia, Seite 165.

Sie sind niedergedrückt und ängstlich, überempfindlich und weinen rasch.
Häufig glauben Sie, gerade in Ihrer jetzigen Situation nicht verstanden zu werden, oder fühlen sich zurückgesetzt.
Sie brauchen momentan besonders viel Zuwendung und Mitgefühl.
→ Pulsatilla, Seite 164.

Plötzlich kennen Sie sich selbst nicht mehr und werden schier »verrückt« vor Unruhe und Gereiztheit.
Rededrang, aber auch Lustlosigkeit und Willensschwäche. Sie sind bedrückt – wie inmitten einer schwarzen Wolke.
Schießende rheumatische Schmerzen setzen Ihnen zu, und Sie vertragen naßkaltes Wetter nicht.
→ Cimicifuga, unten.

Sie haben Schmerzen beim Geschlechtsverkehr, leiden an einer trockenen Scheide; Ihre Schamhaare können ausfallen und die Geschlechtsteile jucken.
Sie neigen zu hysterischen Reaktionen, sind aber sonst eher introvertiert.
Mitleid mögen Sie nicht, Sie ziehen sich dann schnell zurück.
In Ihnen ist eine große Traurigkeit, ein tief verborgener Kummer.
→ Natrium muriaticum, rechte Spalte.

Mittelbeschreibungen

Cimicifuga D12: Sie befinden sich gerade in einem ausgesprochen erregt-unruhigen, seelischen Zustand. Am meisten leiden Sie unter Ihrer bedrückten Stimmung, in der Sie zuweilen das Gefühl haben, als seien Sie in dunkle Wolken eingehüllt. Um Sie herum scheint dann nur noch Dunkelheit und Verwirrung zu herrschen. Wenn sich Ihre Stimmung wieder aufhellt, können sich gleichzeitig die Ihnen bereits bekannten rheumatischen und neuralgischen Schmerzen einstellen. Sie scheinen zuweilen in verschiedene Richtungen durch den ganzen Körper zu schießen. Jeder Wetterwechsel verschlimmert möglicherweise Ihr Befinden, und an Tagen mit naßkaltem Wetter fühlen Sie sich besonders schlecht. Lesen Sie bitte mehr über das Mittel auf Seite 153.
Dosierung → Vorschrift Seite 163.

Lachesis D12: Sie leiden unter ständigen Hitzewallungen, die über den ganzen Tag verteilt auftreten können und in der Nacht möglicherweise von Kälteschauern abgelöst werden. Auch Anfälle von heftigem Herzklopfen können auftreten.

Besonderes Merkmal Ihrer Allgemeinbeschwerden ist eine starke Empfindlichkeit der Haut gegen Berührung und gegen Enge, die oft durch zu schwere oder zu eng anliegende Kleidung hervorgerufen wird. Der Hals ist dabei der empfindlichste Körperteil. Morgens, wenn Sie aufwachen, und auch im Laufe der ersten Morgenstunden fühlen Sie sich am schlechtesten. Vom Mittagsschlaf sind Sie wahrscheinlich schon abgekommen, denn danach geht es Ihnen einfach miserabel. Sommerhitze und überheizte Räume machen Sie müde und kraftlos.

Falls Sie Ihr Leben lang kaum über Beschwerden zu klagen hatten, dann ändert sich das bei Beginn der Wechseljahre vollständig: Es geht Ihnen auf der ganzen Linie schlecht. Was die seelische Verfassung betrifft, so fällt vor allem in den Morgenstunden eine bedrückte Stimmung auf. Andere Zeichen Ihrer seelischen Veränderung sind der Drang, unentwegt zu reden, ein argwöhnisch eifersüchtiges Verhalten und eine starke innere Erregung, als stünden Sie unter großem Druck. Lesen Sie bitte mehr über dieses Mittel auf Seite 146.
Dosierung → Vorschrift Seite 163.

Natrium muriaticum D12: Der Geschlechtsverkehr ist schmerzhaft geworden, denn die chronische Trockenheit Ihrer Scheide, verursacht durch die hormonelle Umstellung, erzeugt bei Reibung brennende Schmerzen. Sie stellen außerdem fest, daß die Schamhaare auszufallen beginnen und werden von einem ständigen Juckreiz an den äußeren Genitalien gequält. Häufiger als früher machen Sie jetzt einen in sich gekehrten Eindruck und können plötzlich grundlos tiefe Trauer empfinden. Ihren Kummer tragen Sie jedoch in sich verborgen und lassen Trost und Mitleid Ihrer Umgebung nur ungern an sich heran. Lesen Sie bitte mehr über die Arznei auf Seite 147.
Dosierung → Vorschrift Seite 163.

Pulsatilla D12: Seitdem Sie in die Wechseljahre gekommen sind, hat sich Ihre Stimmung verändert. Sie fühlen sich jetzt sehr niedergedrückt und verschiedene Ängste verunsichern

Sie. Oft sind Sie in ziemlich weinerlicher Stimmung und nur aufzuheitern oder abzulenken, wenn sich jemand eingehend um Sie kümmert. Solange das aber nicht geschieht, jammern Sie möglicherweise jedem etwas vor oder spielen die bedauernswerte, unselbständige Frau. Sie fordern dann mit allen Mitteln beharrlich Zuwendung, ohne das Bedürfnis danach aber jemals direkt auszusprechen. Lesen Sie bitte mehr über diese Arznei auf Seite 149.
Dosierung → Vorschrift Seite 163.

Sepia D12: Sie bekommen während der Wechseljahre Hitzewallungen, die sehr plötzlich auftreten und denen unmittelbar heftige Schweißausbrüche folgen. Kennzeichnend für Ihre Verfassung danach ist ein großes Schwächegefühl, es kommt sogar hin und wieder vor, daß Sie in Ohnmacht fallen.

Ihre seelische Verfassung kann von einer tiefen Traurigkeit geprägt sein, die so übermächtig wird, daß Sie den Menschen gegenüber, die Sie lieben, völlig teilnahmslos werden. Auch für Ihre beruflichen Tätigkeiten oder die Pflichten in Haushalt und Familie bringen Sie kaum noch Interesse auf. Lesen Sie bitte mehr über das Mittel auf Seite 149.
Dosierung → Vorschrift Seite 163.

Sulfur D12: Obwohl die Hitzewallungen bei Ihnen am ganzen Körper auftreten, fühlen sich vor allem Kopf, Hände und Füße besonders heiß an. Diese Hitze in Handtellern und Fußsohlen läßt sich gleichzeitig als Brennen beschreiben. Typisch für Sie ist, daß Sie deshalb nachts die Füße unter der Bettdecke hervorstrecken. Manchmal wird Ihnen auch schwindlig oder flau im Magen. Die Magenschwäche macht sich regelmäßig vormittags gegen 11 Uhr bemerkbar; Sie kommen dann nicht ohne Zwischenmahlzeit aus. Die Hitze und das brennende Gefühl, das Sie am ganzen Körper oder nur in einzelnen Bereichen empfinden, kann auch durch Waschen oder Duschen hervorgerufen werden. Lesen Sie bitte mehr über die Arznei auf Seite 161.
Dosierung → Vorschrift Seite 163.

Schwangerschaft und Stillzeit

Wenn Sie bislang in Ihrem Leben gesund waren, haben Sie sicher auch während der Schwangerschaft kaum Beschwerden. Als verantwortungsvolle Mutter werden Sie für Ihr Kind jedoch bereits mit Beginn der Schwangerschaft Sorge tragen: Sie lassen regelmäßig die notwendigen ärztlichen Untersuchungen vornehmen und führen von diesem Zeitpunkt an ein gesundes Leben. Sie sollten darauf verzichten, synthetisch-chemische Arzneien einzunehmen, denn alle Arzneien, alle Giftstoffe (auch Umweltgifte) und sämtliche Drogen gelangen über das Blut und den Mutterkuchen (Plazenta) in den empfindlichen kindlichen Organismus. Und gerade in den ersten drei Monaten der Schwangerschaft ist Ihr Kind besonders gefährdet. Um also zu vermeiden, daß die Gesundheit des Ungeborenen Schaden nimmt, ist ein umsichtiges und kontrolliertes Verhalten notwendig. Richten Sie sich sorgfältig nach den Empfehlungen und den Anweisungen Ihres Arztes, zu dem Sie während der Schwangerschaft ständigen Kontakt halten sollten.

Für kleinere und größere Beschwerden, die trotz aller Vorsorge während einer Schwangerschaft auftreten können, stellen homöopathische Arzneien eine unschätzbare Hilfe dar. Sie sind frei von den unerwünschten Nebenwirkungen herkömmlicher Arzneien und können mit ihrem verschwindend geringen Anteil an arzneistofflichen Substanzen Ihrem Kind nicht schädlich werden.

Eine sanfte Heilung durch Homöopathika ist bei folgenden Beschwerden möglich: Bei *Übelkeit, Erbrechen und Verdauungsbeschwerden* (Seite 166), bei *Krampfadern* (Seite 169), *Hämorrhoiden* (Seite 105), *Kreuzschmerzen* (Seite 255), bei *Schlaflosigkeit* (Seite 122) und in *seelischen Krisen* (Seite 113).

Auch der Geburtsvorgang selbst kann erleichtert werden, denn Homöopathika sind in der Lage, die Wehentätigkeit zu regulieren, die Beschaffenheit des Muttermundes positiv zu verändern und Ihre Schmerzempfindlichkeit zu beeinflussen. In bestimmten Situationen kann sogar eine geburtserschwerende Lage des Kindes in der Gebärmutter durch homöopathische Medikamente verändert werden. Nach der Geburt sorgen diese Arzneien für eine rasche Erholung der Mutter von der enormen körperlichen und seelischen Anstrengung – sie fördern die Wundheilung nach einem Dammschnitt oder dem Kaiserschnitt. Da nicht alle diese Beschwerden zur Selbstbehandlung geeignet sind, empfehle ich Ihnen, einen homöopatisch behandelnden Arzt oder Heilpraktiker zu Rate zu ziehen.

Während der Stillzeit erweisen sich Homöopathika ebenfalls als hilfreich, zum Beispiel, wenn sich beim Stillen heftige *Brustschmerzen* einstellen (Risse in den Brustwarzen oder Brustentzündung → Seite 172), oder wenn die Milch nicht ausreichend fließt. Beachten Sie bitte, daß einige der hier aufgeführten Beschwerden auch in anderen Kapiteln dieses Buches abgehandelt werden.

Sorgen Sie für die bestmögliche Betreuung während Ihrer Schwangerschaft; begeben Sie sich frühzeitig in die Behandlung eines in klassischer Homöopathie ausgebildeten Arztes oder Heilpraktikers. Nur dann, wenn Sie mit der homöopathischen Selbstbehandlung bereits vertraut sind und Ihnen kein homöopathischer Therapeut zur Verfügung steht, dürfen Sie eigenständig eine Selbstbehandlung durchführen.

Viele Homöopathen haben die Erfahrung gemacht, daß Frauen, die sich bereits einige Zeit vor ihrer Schwangerschaft einer homöopathischen *Konstitutionsbehandlung* (→ Seite 11) unterzogen haben, eine weitgehend beschwerdefreie Schwangerschaft und eine unkomplizierte Entbindung erleben. Aus diesem Grund halte ich es für sinnvoll, eine solche Behandlung schon durchführen zu lassen, bevor Sie Ihre Schwangerschaft planen.

Es ist darauf hinzuweisen, daß während der Schwangerschaft manche der auftretenden Beschwerden nicht auf ein Mittel reagieren, das nur aufgrund der akuten, lokalen Symptome ausgewählt wurde. In diesen Fällen muß von einem Homöopathen das entsprechende Konstitutionsmittel gefunden werden. Das geschieht in Form einer umfassenden Krankenbefragung, die alle wesentlichen Aspekte Ihres Gesamtbefindens berücksichtigt.

Übelkeit, Erbrechen, Verdauungsbeschwerden

Übelkeit, Erbrechen und allgemeine Verdauungsbeschwerden während einer Schwangerschaft sind teilweise hormonell bedingt, entstehen aber in den späteren Schwangerschaftsmonaten auch durch den Druck des wachsenden Kindes auf den Magen; hin und wieder können sie auch seelische Ursachen haben. Leichte Übelkeit (häufig »Morgenübelkeit«) oder eine leichte Form von Erbrechen sind recht häufige Erscheinungen während der ersten Monate der Schwangerschaft. Sie geben erst dann Anlaß zur Beunruhigung, wenn es zu fünf oder mehr Brechanfällen pro Tag kommt, oder wenn sich Ihr Allgemeinzustand stark verschlechtert.

Bei leichteren Beschwerden werden Ihnen üblicherweise vom Arzt keine der herkömmlichen Arzneien verordnet, um Ihren Körper – und den Ihres Kindes – nicht mit Giftstoffen zu belasten. Falls Sie jedoch Ihre Störungen als ausgesprochen unangenehm empfinden und sich selbst behandeln möchten, können Sie dazu guten Gewissens homöopathische Arzneien wählen, da Sie Ihr Kind dabei keiner Gefahr aussetzen.

Wichtig

Bevor Sie mit der Selbstbehandlung beginnen, beachten Sie bitte gewissenhaft die folgenden Hinweise:

Gehen Sie bitte umgehend zum Arzt

- Bei häufigen Brechanfällen (fünf oder mehr pro Tag).
- Bei Fieber, Benommenheit oder einem schlechten Allgemeinbefinden.
- Bei heftigen Schmerzen jeglicher Art. Vor allem aber bei heftigen Bauchschmerzen,

beziehungsweise bei Unterleibskrämpfen, die möglicherweise eine Fehlgeburt ankündigen; legen Sie sich sofort hin und rufen Sie den Arzt!

- Bei ziehenden Schmerzen im Unterleib (möglicher Hinweis auf Fehlgeburt).
- Bei jeder Art von Blutungen aus der Scheide.
- Bei allen »unklaren« Beschwerden, oder wenn leichtere Beschwerden Sie zu beunruhigen beginnen.

Dosierung

Von Arzneien in den Potenzen D6 nehmen Sie bitte dreimal täglich 5 Globuli ein.

Von Arzneien in den Potenzen D12 sollten Sie einmal täglich 5 Globuli einnehmen. In den nächsten drei bis fünf Tagen müßten sich Ihre Beschwerden wesentlich bessern. Wenn keine Besserung eintritt, war die Arznei falsch gewählt; versuchen Sie es mit einem zweiten Mittel. Beenden Sie die Einnahme bei Beschwerdefreiheit – spätestens jedoch nach 14 Tagen.

Sollten Übelkeit oder andere Verdauungsbeschwerden besonders heftig auftreten und den ganzen Tag über anhalten, so richten Sie sich bei der Einnahme nach der Dosierungsvorschrift 1, hintere Umschlagklappe.

Die Beschwerden – das passende Mittel

Lesen Sie bitte den folgenden Arzneiüberblick aufmerksam durch. Wählen Sie das Mittel, das zu Ihren Beschwerden paßt. Die angegebene Seitenzahl führt Sie zu der ausführlichen Mittelbeschreibung mit Dosierungshinweis und Arzneipotenz.

Können Sie »Ihr« Arzneimittel auf diesem Weg nicht finden, hilft Ihnen der Abschnitt *So finden Sie zum passenden Mittel* weiter (→ Seite 15).

Arzneiüberblick

Übelkeit morgens vor dem Frühstück, Leeregefühl im Magen; Speisengeruch verschlimmert das Befinden.
Verlangen nach Essig und Saurem.
Sie sind gleichgültig, fühlen sich ausgelaugt und sind häufig den Tränen nahe.
→ Sepia, Seite 169.

Übelkeit und Erbrechen nach dem Essen; erfolgloser Versuch, zu erbrechen; Magenschmerzen.
Am Morgen in schlechtester Verfassung.
Geruchsempfindlichkeit.
Sie sind aktiv, schnell reizbar und ärgerlich.
→ Nux vomica, Seite 168.

Übelkeit schon beim Anblick oder vom Geruch von Speisen; Brennen oder eisige Kälte im Magen.
Magenschmerzen; aufgeblähter Bauch.
Sie sind ruhelos und erschöpft.
→ Colchicum, Seite 168.

Anhaltende Übelkeit, keine Besserung nach Erbrechen.
Zunge glatt und ohne Beläge; starker Speichelfluß; kaum Durst.
Verschlimmerung nach zu reichlichem Essen, nach Durcheinanderessen und nach dem Bücken.
→ Ipecacuanha, Seite 168.

Übelkeit und Erbrechen mit Schwindelanfällen, dabei eiskalter Körper, schweißbedecktes, blasses Gesicht.
Sie fühlen sich sterbenselend.
Eine Besserung tritt ein nach Lösen der Kleidung und in frischer Luft.
→ Tabacum, Seite 169.

Übelkeit, Sodbrennen, Magenschmerzen.
Ständig wechselnde Beschwerden; Verschlimmerung nach Genuß fettiger, reichhaltiger Speisen.
Sie sind gefühlsbetont, nachgiebig und häufig den Tränen nahe.
→ Pulsatilla, Seite 168.

Saures Aufstoßen und Erbrechen von Magensäure.
Bauchschmerzen.
Verlangen nach kaltem Wasser und kalten Speisen; Ekel vor Gekochtem.
Sie sind empfindlich gegen äußere Eindrücke, entschlußlos.
Es mangelt Ihnen an Selbstvertrauen.
→ Silicea, Seite 169.

Mittelbeschreibungen

Colchicum D6: Ganz plötzlich überkommt Sie das Verlangen, etwas Bestimmtes zu essen. Doch Ihnen wird übel, sobald Ihnen der Geruch dieses Nahrungsmittels in die Nase steigt. Bereits der Anblick von Speisen ekelt Sie. Ihre Übelkeit kann sogar so stark werden, daß Sie davon ohnmächtig werden. Mitunter klagen Sie auch über Magenschmerzen. Sie empfinden dann den Schmerz als ein Brennen oder auch als eisige Kälte. Bei diesen Beschwerden ist häufig der Bauch stark aufgebläht.

Sie sind während der Schwangerschaft insgesamt empfindlicher geworden. Bei jeder Tätigkeit werden Sie von einer derartigen Ruhelosigkeit getrieben, daß Sie häufig hinterher von dieser »Hetze« ganz erschöpft sind. Möglicherweise tritt zusätzlich noch eine ungewöhnliche Neigung zu Ohnmachtsanfällen auf. Wenn sich diese nicht in den ersten drei Tagen der Mitteleinnahme legt, sollten Sie den Arzt aufsuchen.
Dosierung → Vorschrift Seite 167.

Ipecacuanha D6: Sie leiden stark unter anhaltender Übelkeit. Immer wieder müssen Sie zwischendurch erbrechen, ohne daß danach die Übelkeit nachläßt. Ihre Zunge ist dabei ohne Beläge, wie das sonst bei Magenbeschwerden der Fall ist. Sie haben keinen oder kaum Durst, aber jetzt häufig Appetit auf Leckereien und Süßigkeiten. Wenn Sie mancherlei durcheinander gegessen und sich dabei vielleicht übernommen haben, setzen bald Übelkeit und Erbrechen ein. Das passiert auch, wenn Sie schwerverdauliche Speisen zu sich genommen haben. Jede Bewegung, jedes Bücken verschlimmert dann Ihren Zustand. Frische Luft, kalte Getränke und Ruhe bringen Linderung.

Sie haben in dieser Zeit vielerlei Wünsche, können sich aber nicht recht entscheiden und wissen letztlich selbst nicht genau, was Sie eigentlich wirklich wollen. Auffallend ist auch, wie verachtungsvoll oder geringschätzig Sie mitunter auf andere Menschen reagieren. Sie erwarten dann noch, daß andere ähnlich reagieren sollen.
Dosierung → Vorschrift Seite 167.

Nux vomica D12: Während des Essens und danach nehmen Ihre Beschwerden zu. So ist Ihnen meist morgens nach dem Frühstück übel, oder Sie müssen sich sogar übergeben. Überhaupt ist Ihre Verfassung morgens am schlechtesten. Bei Magenbeschwerden klagen Sie häufig über ein Völlegefühl im Bauch, der Bauch ist außerdem sehr druckempfindlich. Obwohl sie Ihnen nicht bekommen, fällt es Ihnen schwer, auf Stimulanzien wie Kaffee, Alkohol und Zigaretten zu verzichten, denn Sie haben sich daran bereits gewöhnt und meinen, ohne sie nicht mehr auskommen zu können. Das ist allerdings ein Irrtum – probieren Sie es bitte aus, Ihrem Kind zuliebe.

Im allgemeinen sind Sie ziemlich aktiv und reagieren überempfindlich und sehr gereizt. Wenn etwas nicht so läuft, wie Sie es sich vorstellen, werden Sie äußerst ungeduldig mit Ihren Mitmenschen. Ihre Zornausbrüche sind gefürchtet. Auch die Sinnesnerven sind ziemlich angespannt. – Sie vertragen weder laute Geräusche und laute Musik noch zu helles Licht. Sie reagieren außerdem empfindlich auf Gerüche.
Dosierung → Vorschrift Seite 167.

Pulsatilla D12: Sie vertragen keine schweren, reichhaltigen Speisen; vor Fett können Sie sich regelrecht ekeln. Aber seltsamerweise essen Sie es wiederum an anderen Tagen mit ausgesprochenem Genuß – zum Beispiel ein Stück Buttercremetorte. Später jedoch stellen sich Übelkeit und vielleicht auch Sodbrennen ein. Einige Zeit nach dem Essen bekommen Sie Magenschmerzen und haben dann das Gefühl, daß Ihnen alles zu schwer im Magen liegt. Das passiert auch, wenn Sie abends noch sehr spät eine vollständige Mahlzeit zu sich genommen haben. Manchmal ziehen Sie kalte Speisen den warmen vor. Häufig stellt sich auch ein unangenehmer, manchmal bitterer Geschmack im Mund ein. Sie trinken auffallend wenig.

Ihr Handeln wird weitgehend von Gefühlen bestimmt. Differenzen mit Menschen, die Ihnen lieb sind, können Sie schwer ertragen, und bei Kümmernissen vergießen Sie oft heiße Tränen. Manchmal wünschen Sie sich, doch weniger »dünnhäutig« veranlagt zu sein, um nicht immer gleich beleidigt oder entmutigt zu sein. So schnell, wie sich Ihre Stimmung ändert, wechselt auch Ihr körperliches Befinden. Eine Vielzahl von Beschwerden plagt Sie, doch meist nur kurzzeitig.

Dosierung → Vorschrift Seite 167.

Sepia D12: Vor allem morgens vor dem Frühstück ist Ihnen übel, allein beim Geruch von Nahrung kann Ihnen bereits schlecht werden. Auch ein Schwäche- oder Hungergefühl im Magen stellt sich ein und verschwindet selbst nach dem Essen nicht. Zur Zeit mögen Sie besonders gerne alles, was mit Essig angemacht ist, was sauer schmeckt (saure Gurken oder Mixed Pickles), aber auch Süßes. Der Hunger kann ganz plötzlich auftauchen, aber ebenso schnell wieder verschwinden.

Im Inneren Ihres Wesens sind Sie seltsam gleichgültig und mit sich unzufrieden. Anfangs entwickelt sich zu Ihrem Kind keine richtige Beziehung. Alle Arbeiten und Anforderungen werden Ihnen schnell zuviel: Sie fühlen sich schwach und ausgelaugt. Ihr »Nervenkostüm« ist augenblicklich nicht in der besten Verfassung: Immer wieder reagieren Sie nervös und gereizt. Manchmal fühlen Sie sich so elend, daß Sie plötzlich in Tränen ausbrechen müssen, vor allem dann, wenn Sie jemandem Ihr Herz ausschütten. Ihr Gesamtbefinden hat sich seit Beginn der Schwangerschaft auffallend verschlechtert.

Dosierung → Vorschrift Seite 167.

Silicea D12: Nach dem Essen leiden Sie unter saurem Aufstoßen, oder Sie müssen Magensäure erbrechen. Die Ursache für das Erbrechen ist möglicherweise ein Getränk, das Sie vorher zu sich genommen haben. Sie haben ein starkes Verlangen nach kalten Speisen und kalten Getränken, vor allem nach Wasser. Vor warmem gekochtem Essen dagegen ekeln Sie sich regelrecht. Wenn Sie Bauchschmerzen bekommen, sorgen Sie dafür, daß die Kleidung nicht zu eng anliegt.

Sie nehmen alle Eindrücke übermäßig stark auf und haben sich wahrscheinlich schon öfter über Ihre Nachgiebigkeit und Unentschlossenheit geärgert. Nachdem Sie sich, wie so oft, über etwas heftig aufgeregt haben, fühlen Sie sich regelrecht geschwächt. Steht Ihnen eine neue Aufgabe bevor, verläßt Sie hin und wieder Ihr Selbstvertrauen. Mit den zahlreichen Spekulationen über mögliche Pannen machen Sie sich unnötig Angst.

Dosierung → Vorschrift Seite 167.

Tabacum D12: Sie leiden an leichter Morgenübelkeit oder mitunter an heftigen Anfällen von Übelkeit mit nachfolgendem Erbrechen. Gleichzeitig wird Ihnen oft schwindlig, und Ihr Körper fühlt sich eiskalt an. Ihr Gesicht wird dann erschreckend blaß, kalter Schweiß steht Ihnen auf der Stirn. Sie müssen sich immer wieder übergeben, wenn Ihnen übel ist. Häufig kommt ein unangenehmes Gefühl im Magen hinzu. Wenn Sie sich von Ihrer Kleidung befreien und viel frische Luft bekommen, geht es Ihnen besser. Die Übelkeit tritt auch während einer Fahrt im Auto, in der Bahn oder während einer Schiffsreise auf.

Dosierung → Vorschrift Seite 167.

Krampfadern

Wenn durch die sich vergrößernde Gebärmutter zunehmend Druck auf die Blutgefäße im Bauchraum ausgeübt wird, kann es zu einem Blutstau in den Beinen kommen. Bei entsprechender Veranlagung halten die Venen dem vermehrten Druck nicht stand, sondern weiten sich und bilden sich zu Krampfadern aus. Die dicht unter der Haut liegenden Krampfadern sind als leicht erhabene, geweitete und geschlängelte bläuliche Blutgefäße sichtbar.

Zum einen stellen Krampfadern ein kosmetisches Problem dar, denn sie bilden sich auch nach der Schwangerschaft kaum zurück. Da sich im Laufe der Jahre dadurch die Blutversorgung der Beine verschlechtert, werden die Krampfadern auch zu einem Gesundheitsproblem. Vor allem im Zusammenhang mit anderen Gefäßleiden bei Rauchern und Diabetikern sowie bei Menschen mit Kreislaufstörungen und Arteriosklerose kann es dann zu einer Unterversorgung der Beine mit Blut (= Sauerstoff) und zu Thrombenbildung kommen (Thromben = Blutpfröpfe, die dann zum Beispiel durch zu langes Liegen entstehen).

Bei Krampfadern ist es empfehlenswert, die Beine beim Sitzen so oft wie möglich hochzulegen und für regelmäßige körperliche Bewegung zu sorgen. Gleichzeitig bestehende *Verdauungsstörungen* müssen ebenfalls behandelt werden (→ Seite 166). In schwereren Fällen werden die Beine gewickelt, oder man verordnet genau angepaßte elastische Gummistrümpfe, die das Bindegewebe stützen sollen. Auch eine chirurgische Behandlung von Krampfadern ist möglich. Eine vorbeugende homöopathische Behandlung kann all diese Maßnahmen überflüssig machen. Bei leichteren Beschwerden ist eine homöopathische Selbstbehandlung möglich. Liegt jedoch eine Veranlagung zu Krampfadern vor, muß eine homöopathische *Konstitutionsbehandlung* (→ Seite 11) beim homöopathisch arbeitenden Arzt oder Heilpraktiker begonnen werden.

Wichtig

Bevor Sie mit einer Selbstbehandlung beginnen, beachten Sie bitte die folgenden Hinweise:

<u>Suchen Sie möglichst bald den Arzt auf</u>

- Bei jeder Art von Schmerzen in den Beinen (meist sind es stechende oder brennende Schmerzen). Wenn der Arzt keine andere Ursache als Krampfadern feststellt, können Sie in Absprache mit ihm eine homöopathische Selbstbehandlung beginnen.

Dosierung

Von Arzneien in D6-Potenzen nehmen Sie bitte dreimal täglich 5 Globuli ein; von Arzneien in D12-Potenzen einmal täglich 5 Globuli.

Bei leichteren Beschwerden sollte nach zwei bis drei Wochen eine spürbare Besserung eintreten. Beenden Sie die Arzneieinnahme bei Beschwerdefreiheit, spätestens jedoch nach 5 Wochen.

Bei heftigen Schmerzen (Behandlung nur in Absprache mit dem Arzt) richten Sie sich bitte nach der Dosierungsvorschrift 1, hintere Umschlagklappe.

Die Beschwerden – das passende Mittel

Lesen Sie bitte den folgenden Arzneiüberblick aufmerksam durch. Wählen Sie das Mittel, das zu Ihren Beschwerden paßt. Die angegebene Seitenzahl führt Sie zu der ausführlichen Mittelbeschreibung mit Dosierungshinweis und Arzneipotenz.

Können Sie »Ihr« Arzneimittel auf diesem Weg nicht finden, hilft Ihnen der Abschnitt *So finden Sie zum passenden Mittel* weiter (→ Seite 15).

Arzneiüberblick

Prickelnde, stechende Schmerzen.
Gefühl in den Beinen wie nach einer Prellung.
Beine schwer und müde.
→ Hamamelis, Seite 171.

Krampfaderentzündung mit stechenden Schmerzen.
Wärme und Berührung unerträglich.
→ Apis, Seite 171.

Krampfaderentzündung mit brennenden Schmerzen.
Sie sind durstig, schnell erschöpft oder sehr schwach; dabei ängstlich und unruhig.
→ Arsenicum album, Seite 171.

Auffallend große Krampfadern; nervöse Unruhe in Füßen, Beinen oder Händen, teilweise Muskelzucken beziehungsweise -zittern, stellenweise Taubheitsgefühle; Wadenkrämpfe.
→ Zincum metallicum, Seite 172.

Stechender, schießender oder spannender Schmerz; schweres, lahmes, kraftloses Gefühl in den Beinen.
Häufig auch Übergewicht und Verstopfung, Bequemlichkeit.
→ Graphites, rechte Spalte.

Gefühl von Schwere, Müdigkeit und Blutfülle in den Beinen.
Verschlimmerung tritt ein, wenn die Beine herunterhängen; Bedürfnis, sie zu strecken und hochzulegen.
Verlangen nach frischer Luft.
Sie sind von nachgiebiger Wesensart.
→ Pulsatilla, Seite 172.

Beine steif, schwer, kalt, wie lahm.
Glieder schlafen ein und prickeln.
Starkes Verlangen nach Luft.
Sehr erschöpft; aufgeblähter Leib.
→ Carbo vegetabilis, rechte Spalte.

Mittelbeschreibungen

Apis D6: Sie leiden unter anhaltenden stechenden Schmerzen in den Beinen, vor allem in den Krampfadern. Während dieser Zeit vertragen Sie weder überheizte Zimmer noch Sonne. Schon die leichteste Berührung der Krampfadern ist unerträglich. Möglicherweise verschlimmern sich Ihre Beschwerden gegen Nachmittag.
Dosierung → Vorschrift Seite 170.

Arsenicum album D12: Ihre brennenden Schmerzen in den Beinen regen Sie ziemlich auf, Sie werden unruhig und ängstlich. Der Arzt stellt eine Entzündung der Krampfadern fest. Allgemein fühlen Sie sich jetzt erschöpft und kraftlos, das merken Sie besonders bei Ihrer Arbeit. Auch das Bedürfnis, ständig etwas Trinkbares zur Hand zu haben, kann sich einstellen.
Dosierung → Vorschrift Seite 170.

Carbo vegetabilis D6: Die Beine fühlen sich steif und schwer an, mitunter wie gelähmt. Häufig sind sie auch von den Knien abwärts ausgesprochen kalt. Nach längerem Sitzen schlafen Ihnen die Beine ein und beginnen dann zu prickeln.

Zur Zeit wirken Sie nicht gerade lebhaft, dafür sind Sie auch viel zu erschöpft. Es ist sogar möglich, daß Sie in letzter Zeit schon mehrere Male ohnmächtig wurden. – Wenn diese Erscheinung nicht innerhalb der ersten drei Tage Ihrer Selbstbehandlung verschwindet, müssen Sie den Arzt aufsuchen! –

Immer wieder überkommt Sie ein regelrechter »Lufthunger«; dann reißen Sie die Fenster auf oder fächeln sich etwas Luft zu. Auch Verdauungsprobleme stellen sich ein: Selbst nach maßvollem Essen ist der Magen voll und schwer, und Sie werden rasch müde. Bereits der Genuß einfachster Nahrungsmittel bewirkt, daß Ihr Bauch aufgebläht ist.
Dosierung → Vorschrift Seite 170.

Graphites D6: Ihre Beine fühlen sich manchmal schwer und kraftlos an. Wenn Sie Ihre Beine ausstrecken, spüren Sie eine Spannung in den Krampfadern und einen drückenden, schießenden oder stechenden Schmerz.

Insgesamt neigen Sie zu einer bequemen Lebensweise: Sie bewegen sich ungern, essen aber sehr gern und leiden häufig an Verstopfung. Meist bringen Sie auch einige Pfunde zuviel auf die Waage. Kaltes Wetter empfinden Sie als sehr unangenehm, da Ihnen gewöhnlich eher zu kalt als zu warm ist. Häufig sind Sie schlechter Laune, und es fehlt Ihnen etwas das Talent, dem Leben die schönen Seiten abzugewinnen und sie zu genießen.
Dosierung → Vorschrift Seite 170.

Hamamelis D6: Prickelnde, stechende Schmerzen in den Beinvenen haben Sie zum Arzt geführt. Sie leiden neben Krampfadern möglicherweise auch an Hämorrhoiden. Die schmerzenden Venen sind angeschwollen; die

Beine fühlen sich an wie nach einer Prellung oder so müde, als hätten Sie sich sehr angestrengt.
Dosierung → Vorschrift Seite 170.

Pulsatilla D12: Sie empfinden Schwere und Müdigkeit in den Beinen und haben immer das Bedürfnis, sie so häufig wie möglich hochzulegen. Die unangenehme Empfindung verschlimmert sich, sobald Sie die Beine einfach herunterhängen lassen. Sie spüren dann die Blutfülle in den Krampfadern und haben Schmerzen. Häufig müssen Sie Ihre Beine kräftig durchstrecken. Nach langem Stehen stellt sich in den Beinen ein Taubheitsgefühl ein. In Verbindung mit den Krampfadern kommt es manchmal auch zu einer Schwellung des Knies.

Sie brauchen jetzt viel frische Luft und gehen gerne spazieren. Selbst wenn es manchmal etwas kühl sein mag, haben Sie in der Wohnung immer gerne ein Fenster geöffnet. Lesen Sie bitte mehr über Ihre Veranlagung auf Seite 169 nach.
Dosierung → Vorschrift Seite 170.

Zincum metallicum D12: Sie sind äußerst nervös und ständig in Unruhe: Sobald Sie sitzen, wippen Sie mit den Füßen hin und her, die Beine können Sie ebenfalls nicht ruhighalten, und auch die Hände sind immerzu in Bewegung. Nach und nach stellt sich ein Schwächegefühl ein, das immer stärker wird; dieser Schwächezustand kann auch periodisch auftreten. Vor allem die Beine sind kraftlos; daneben kann es auch kurzzeitig zu Muskelzuckungen oder zu Muskelzittern kommen. Manchmal fühlen sich Ihre Füße taub an, oder es stellen sich Wadenkrämpfe ein. Sie leiden vielleicht bereits seit einigen Jahren an Krampfadern, die sich inzwischen auffallend vergrößert haben und unter der Belastung durch die Schwangerschaft zu schmerzen beginnen.
Dosierung → Vorschrift Seite 170.

Schmerzen beim Stillen

Oft sind Brust und Brustwarzen von Natur aus sehr empfindlich und schmerzen nun durch die ungewohnte Beanspruchung beim Stillen. In den meisten Fällen handelt es sich jedoch um Risse in den Brustwarzen, mitunter nur um kleinste Hautverletzungen, die das Stillen zeitweise sehr schmerzhaft werden lassen.

Aus solchen Rissen und Verletzungen in den Brustwarzen kann sich eine Brustentzündung entwickeln, für die auch ein verstopfter Milchkanal die Ursache sein kann. In diesem Fall ist neben den Schmerzen auch eine punktuelle oder eine großflächige Rötung der Brust zu beobachten. Oftmals kommen Fieber und Frostschauer hinzu.

Ihre Beschwerden lassen sich natürlich mit Cortison- und Antibiotikapräparaten wirkungsvoll behandeln. Dabei ist aber nicht zu vermeiden, daß Spuren dieser Arzneien auch in den kindlichen Organismus gelangen. Deshalb sollten Sie auf jeden Fall die Alternative der homöopathischen Behandlung wählen – im Fall einer Brustentzündung aber nur in Absprache mit Ihrem Arzt!

Zur Vorbeugung

Wenn Sie befürchten, daß Ihre empfindlichen Brustwarzen vom Stillen wund oder rissig werden, aber auch dann, wenn bereits eine leichte Reizung vorliegt, tupfen Sie die Brustwarzen nach jedem Stillen mit einer Arnica-Tinktur ab (1 Teil Arnica-Tinktur auf 10 Teile Wasser), und lassen Sie danach die Brust unbedeckt, bis die Flüssigkeit abgetrocknet ist.

Sind die Brustwarzen bereits wund, sollten Sie Ihr Baby nicht zu lange daran saugen lassen. Achten Sie auch darauf, daß die Brüste nicht zu voll werden; legen Sie Ihr Kind also häufiger an. Tragen Sie einen Still-Büstenhalter; synthetische Gewebe oder Gummieinlagen schließen luftdicht ab und sind somit sehr ungünstig. Lassen Sie die Brustwarzen nach dem Stillen immer erst trocknen, bevor Sie sich wieder anziehen. Stillen Sie bei einer Reizung der Brustwarzen, bei Wundsein oder Rissen Ihr Baby auf jeden Fall weiter. Im Falle einer Brustdrüsenentzündung verschlimmert sich die Entzündung im Drüsengewebe, wenn Sie jetzt mit dem Stillen aufhören.

Wichtig

Bevor Sie mit einer Selbstbehandlung beginnen, beachten Sie bitte folgende Hinweise:

Gehen Sie bitte umgehend zum Arzt

- Wenn es zu Schmerzen in der Brust mit begleitender Rötung und mit Fieber kommt.
- Wenn sich in der Brust ein Abszeß bildet. Das kann bei nicht rechtzeitiger, unsachgemäßer Behandlung einer Brustentzündung vorkommen.
- Wenn Ihre Beschwerden trotz Selbstbehandlung über die folgenden drei Tage hinaus zunehmen.

Dosierung

Eine Brustentzündung wird nach der Dosierungsvorschrift 1, hintere Umschlagklappe, behandelt.

Risse oder andere Verletzungen der Brustwarzen brauchen mehrere Tage bis Wochen zur Heilung. Das richtig gewählte Mittel sollte jedoch in jedem Fall die Schmerzen innerhalb von drei Tagen lindern. Eine Heilung der Verletzung ist innerhalb von ein bis zwei Wochen zu erwarten. Während dieser Zeit nehmen Sie von Mitteln in den Potenzen D6 bitte dreimal täglich fünf Globuli ein und von Mitteln in der Potenz D12 einmal täglich fünf Globuli.

Wenn nicht innerhalb der angegebenen Zeit Besserung eingetreten ist, können Sie ein zweites Mittel wählen. Die Einnahme ist beendet bei Beschwerdefreiheit; spätestens aber nach 4 Wochen.

Die Beschwerden – das passende Mittel

Lesen Sie bitte den folgenden Arzneiüberblick aufmerksam durch. Wählen Sie das Mittel, das zu Ihren Beschwerden paßt. Die angegebene Seitenzahl führt Sie zu der ausführlichen Mittelbeschreibung mit Dosierungshinweis und Arzneipotenz.

Können Sie »Ihr« Arzneimittel auf diesem Weg nicht finden, hilft Ihnen der Abschnitt *So finden Sie zum passenden Mittel* weiter (→ Seite 15).

Arzneiüberblick

Empfindliche Brustwarzen, Rißbildung.
Die Brüste sind schwer und hart.
In den Körper ausstrahlende Schmerzen.
→ Phytolacca, Seite 175.

Die Brustwarzen sind schon gegen leichtesten Kleiderdruck empfindlich.
Die Brust ist geschwollen und hart.
Bis in den Rücken ausstrahlende Schmerzen.
→ Croton tiglium, Seite 174.

Rissige Brustwarzen, die leicht bluten.
Brennende Schmerzen, erst nach dem Saugen Verschlimmerung.
→ Sulfur, Seite 175.

Die Brustwarzen sind empfindlich und rissig; die Brüste heiß und geschwollen.
Sie sind erschöpft, kälteempfindlich und neigen zu Übergewicht.
→ Calcium carbonicum, Seite 174.

Rissige, blutige Brustwarzen; Milchdrüsen um die Brustwarzen geschwollen.
Auffällig verstärkte Schweißneigung.
→ Mercurius solubilis, Seite 174.

Wunde, ziehende Schmerzen in den Brustwarzen beim Stillen.
Sie sind aktiv, ungeduldig und schnell verärgert.
→ Nux vomica, Seite 175.

Brustwarzen und Brüste schmerzen ständig; Verschlimmerung bei Bewegung, deshalb halten Sie bei starker Bewegung Ihre Brüste fest.
→ Lac caninum, Seite 174.

Empfindliche Brustwarzen, wunde Brüste. Die Schmerzen wechseln häufig den Ort, erstrecken sich auch auf andere Körperteile.
Sie sind traurig und weinen beim Stillen.
→ Pulsatilla, Seite 175.

Brustentzündung mit pulsierenden Schmerzen.
Verschlimmerung bei Bewegung.
Die Brust ist heiß, gerötet, hart.
Fieber.
→ Belladonna, unten.

Brustentzündung mit sehr harten Brüsten.
Scharf stechende Schmerzen.
Verschlimmerung bei Bewegung.
Fieber.
→ Bryonia, unten.

Mittelbeschreibungen

Belladonna D6: Die Schmerzen in den Brüsten können als pulsierend beschrieben werden. Die Brüste sind gerötet, heiß und fühlen sich hart an. Die Anzeichen lassen auf eine Brustentzündung schließen, daher müssen Sie den Arzt aufsuchen. Bei jeder Bewegung, selbst wenn Sie sich hinlegen wollen, nehmen Ihre Schmerzen zu. Dann tritt Fieber auf, das zusätzlich von klopfenden Kopfschmerzen begleitet werden kann.
Dosierung → Vorschrift Seite 173.

Bryonia D6: Eine Brustentzündung hat Sie zum Arzt geführt. Auffälligstes Merkmal der Entzündung sind die beinahe steinharten Brüste, die bei Bewegung stärker schmerzen, zum Beispiel schon, wenn Sie nur den Arm hochheben. Die Schmerzen lassen sich als stechend scharf beschreiben. Auch Fieber kann hinzukommen. Gleichzeitig verspüren Sie heftigen Durst und leiden möglicherweise an Verstopfung.
Dosierung → Vorschrift Seite 173.

Calcium carbonicum D12: Ihre Brustwarzen sind besonders empfindlich, möglicherweise auch eingerissen. Die Brüste können heiß, geschwollen und besonders berührungsempfindlich sein. Häufig kommt es dann auch zu Problemen mit der Milchmenge; Sie haben entweder zu viel oder nicht ausreichend Nahrung für Ihr Kind. Wenn Sie sich anstrengen müssen, sei es körperlich oder geistig, sind Sie rasch erschöpft. Auch vertragen Sie Kälte schlecht. Wenn es draußen warm und trocken ist, fühlen Sie sich wohler. Häufig besteht bei Ihnen auch die Neigung, dick zu werden.
Dosierung → Vorschrift Seite 173.

Croton tiglium D6: Die Brustwarzen sind so empfindlich, daß selbst leichter Kleiderdruck schon unangenehm ist. Während das Kind saugt, zieht sich der Schmerz von der Brustwarze bis in den Rücken. Die Brüste können auch anschwellen und sich verhärten. Vielleicht haben Sie auch das eigenartige Gefühl, als würden die Brustwarzen »nach hinten gezogen«.
Dosierung → Vorschrift Seite 173.

Lac caninum D12: Sie leiden unter anhaltenden Schmerzen in Brustwarzen oder Brüsten. Dabei sind Ihre Brüste außerordentlich empfindlich, so daß die kleinste Bewegung bereits Ihre Schmerzen verstärken kann. Wahrscheinlich haben Sie sich schon angewöhnt, die Brüste bei heftigen Bewegungen festzuhalten, zum Beispiel, wenn Sie die Treppe hinauf- oder hinuntergehen.
Dosierung → Vorschrift Seite 173.

Mercurius solubilis D12: Die Brustwarzen sind eingerissen und können bluten. Die Schmerzen werden beim Stillen wesentlich schlimmer. Die Milchdrüsen um die Brustwarzen herum sind geschwollen. Möglicherweise bricht Ihnen schon bei der geringsten Anstrengung der Schweiß aus. Zur Zeit fühlen Sie sich eigentlich nur besser, wenn Sie sich ausruhen können. Gegen alles reagieren Sie momentan ausgesprochen empfindlich.
Dosierung → Vorschrift Seite 173.

Nux vomica D12: Die Brustwarzen sind wund, beim Stillen empfinden Sie ziehende Schmerzen. Möglicherweise entdecken Sie auch in der Mitte einer Brustwarze einen weißen Fleck. Sie sind an sich ein aktiver Mensch und neigen dazu, schnell ungeduldig zu werden und leicht verärgert zu sein. In den frühen Morgenstunden ist Ihre Tagesverfassung am schlechtesten.
Dosierung → Vorschrift Seite 173.

Phytolacca D6: Ihre Brustwarzen sind sehr empfindlich. Wenn Sie genauer hinschauen, werden Sie vielleicht auch kleine Risse oder kleine Geschwüre entdecken. Sobald Ihr Baby saugt, strahlt der Schmerz von den Brustwarzen in den ganzen Körper aus. Die Brüste fühlen sich sehr schwer an und können außerordentlich hart werden.
Dosierung → Vorschrift Seite 173.

Pulsatilla D12: An den Brüsten besteht ein Wundheitsgefühl, die Brustwarzen selbst sind empfindlich. Dort entstehende Schmerzen können in andere Körperteile ausstrahlen: in Brustkorb, Nacken oder Rücken. Sie wechseln dabei ständig die Stelle. Ein eigentümliches, aber typisches Symptom: Sie können beim Stillen plötzlich sehr traurig werden und dann unvermittelt zu weinen beginnen.
Dosierung → Vorschrift Seite 173.

Sulfur D6: Die Brustwarzen haben Risse, Ihre brennenden Schmerzen verschlimmern sich, wenn das Kind mit dem Saugen aufgehört hat. Der auftretende Schmerz strahlt vielleicht sogar bis zum Rücken aus. Nach dem Waschen und auch nachts im Bett werden die Schmerzen stärker. Eine leichte Blutung aus den eingerissenen Brustwarzen ist möglich.
Dosierung → Vorschrift Seite 173.

KINDER-
KRANKHEITEN

Beschwerden von Säuglingen und Kleinkindern

Zahlreiche Beschwerden im Säuglings- und Kleinkindalter treten meist kurzzeitig auf und stellen im allgemeinen keine schwere Beeinträchtigung der Gesundheit Ihres Babys dar. In diesen Fällen sollten Sie versuchen, eine Anwendung eventuell belastender oder schädlicher Medikamente wegen der Nebenwirkungen zu vermeiden.

Die in diesem Kapitel besprochenen Beschwerden sind zwar einerseits so unangenehm, daß man sie nicht übersehen kann, andererseits aber sind sie noch nicht schwer genug, um eine medikamentöse Behandlung im herkömmlichen Sinn erforderlich zu machen. In allen hier besprochenen Fällen stellen die natürlich wirkenden Arzneien der Homöopathie eine ideale Alternative zu den herkömmlichen Arzneien dar.

Wenn Ihr Kind im Augenblick nicht von einem homöopathisch arbeitenden Kinderarzt oder einer Kinderärztin betreut wird, so sehen Sie bitte in den folgenden Behandlungsvorschlägen eine Ergänzung zur Therapie des behandelnden Arztes, die Sie in Absprache mit ihm anwenden können. Er oder sie wird sicherlich aufgeschlossen sein für »natürliche Alternativen«. Ideal ist es jedoch, wenn Sie mit Ihrem Kind zu einem homöopathischen Arzt/Ärztin gehen, da Sie dort auch fachmännischen Rat erwarten dürfen, wenn Sie mit Ihren Bemühungen, dem Baby bei einfachen Beschwerden selber zu helfen, einmal nicht weiterkommen sollten.

Niemals jedoch dürfen die hier gemachten Behandlungsvorschläge vergessen machen, daß die ärztliche Betreuung Ihres Kindes gerade in den ersten Wochen und Monaten von größter Wichtigkeit ist.

Speien, Erbrechen und Milchunverträglichkeit

Wenn Ihrem Baby nach dem Füttern die Nahrung aus dem Mund läuft, oder wenn es alles heftig ausspuckt, zeigt es mit diesem einfachen, aber drastischen »Überlaufmechanismus«, daß der letzte Schluck zu groß war oder daß sein Hunger im Augenblick gestillt ist. Für manche Babys ist das Spucken in den ersten Monaten auch einfach »das Größte«, und sie hören ganz von selbst wieder damit auf. So besteht meist kein Grund zur Sorge, und der Volksmund weiß: »Speikind – Gedeihkind«.

Anders ist es, wenn das Kind den Mageninhalt nach dem Füttern kraftvoll wieder ausstößt – dann handelt es sich um Erbrechen, und das kann verschiedene Ursachen haben: Vielleicht verträgt Ihr Baby die Nahrung nicht, oder es steckt aus lauter Neugierde alles Mögliche in den Mund (Unverdauliches, Schmutziges oder auch Giftiges); bedenken Sie aber, daß auch ein organisches Leiden hinter dem Erbrechen stehen kann.

Solange Sie Ihr Kind stillen, sollten Sie dabei auf eine ruhige, entspannte Atmosphäre achten und auf eine positive innere Haltung Ihrem Kind gegenüber. Ihre eigene »seelische Unordnung« überträgt sich nämlich auf das Kind und kann sowohl zu Verdauungsproblemen als auch zu Erbrechen führen. Manche Babys müssen auch erbrechen, wenn man sie zu heftig bewegt, etwa beim Autofahren.

Wichtig

Wenn ein Baby oder Kleinkind, das keine weiteren Anzeichen von Unbehagen und Krankheit zeigt, überraschend erbricht, gibt es meist keinen Grund zur Besorgnis. Um sicher zu gehen, daß Sie nichts übersehen, beachten Sie bitte die folgenden Hinweise:

<u>Rufen Sie unverzüglich den Arzt</u>
- Bei jedem Verdacht auf eine Vergiftung (Notfall!).

<u>Bringen Sie Ihr Kind zum Arzt</u>
- Wenn sich außer dem Erbrechen weitere Krankheitszeichen wie Fieber, Durchfall, un-

gewöhnliche Unruhe, schmerzvolles Schreien, blasses Gesicht, *Bauchkrämpfe* (→ Seite 180) einstellen.
• Wenn sich das Erbrechen mehrmals wiederholt oder in Abständen von Tagen immer wieder auftritt (organische Ursache möglich).
• Wenn die Mundschleimhaut und das Zahnfleisch entzündet und gerötet sind und kleine Geschwüre mit weißem Grund sichtbar werden; meist besteht dann auch Fieber (es handelt sich um eine Mundentzündung, → *Mundschwämmchen,* Seite 185).
• Wenn Ihr Kind offensichtlich eine bestimmte Nahrung nicht verträgt. (Die homöopathische *Konstitutionsbehandlung* (→ Seite 11) wirkt so tief, daß eine Speisenintoleranz aufgehoben werden kann und dem Kind auf diese Weise die ganze Vielfalt der Nahrung erhalten bleibt.)
• Wenn das Kind nicht mehr zunimmt, oder wenn es sogar abnimmt, wie es in seltenen Fällen durch heftiges und anhaltendes Speien geschehen kann.

Merke:
• Häufiges Erbrechen führt zu Flüssigkeitsverlust, der für ein Baby lebensgefährlich werden kann! Erbricht Ihr Baby also mehrere Male große Mengen, so fragen Sie bitte Ihren Arzt umgehend um Rat. Ihrem Kind einfach nur viel zu trinken zu geben, kann den durch das Erbrechen entstehenden Verlust von Wasser, Salzen, Elektrolyten und Zucker nicht ausgleichen.
• Achten Sie beim Füttern mit der Flasche auf die richtige Nahrungszusammensetzung (Kinderarzt fragen) und die richtige Größe des Lochs im Schnuller.
• Nehmen Sie das Baby nach dem Füttern hoch, und lassen Sie es ein »Bäuerchen« machen, damit es die Luft, die es mit hinuntergeschluckt hat, aufstoßen kann.

Die Beschwerden – das passende Mittel

Lesen Sie bitte den folgenden Arzneiüberblick aufmerksam durch. Wählen Sie das Mittel, das zu den Beschwerden Ihres Kindes paßt. Die angegebene Seitenzahl führt Sie zu der ausführlichen Mittelbeschreibung mit Dosierungshinweis und Arzneipotenz.

Können Sie »Ihr« Arzneimittel auf diesem Weg nicht finden, hilft Ihnen der Abschnitt *So finden Sie zum passenden Mittel* weiter (→ Seite 15).

Arzneiüberblick

Gieriger Hunger sofort nach dem Erbrechen.
Nach dem Trinken wird ein Schwall Milch erbrochen.
→ Aethusa, unten.

Nach dem Erbrechen will Ihr Kind nichts essen.
Zunge weiß belegt.
Ihr Kind will nicht angeschaut oder berührt werden.
→ Antimonium crudum, Seite 180.

Ständige Übelkeit, auch nach dem Erbrechen.
Zunge nicht belegt.
Ekel vor Nahrung.
Durcheinander gegessen (vor allem Süßes).
→ Ipecacuanha, Seite 180.

Süßigkeiten, Eiscreme, schwere, fette Speisen gegessen.
Ihr Kind ist zart, zuwendungsbedürftig.
→ Pulsatilla, Seite 180.

Zu viel gegessen; Zunge weiß belegt.
Vorliebe für Saures.
Ihr Kind ist etwas widerspenstig.
→ Antimonium crudum, Seite 180.

Reisekrankheit.
→ Cocculus, Seite 180.

Mittelbeschreibungen

Aethusa D6: Unmittelbar nach dem Trinken spuckt Ihr Baby einen Schwall von Milch heraus – es kann geronnene Milch von gelblichem

oder grünlichem Aussehen sein. Nach diesem Erbrechen ist das Kind erschöpft und so müde, daß es manchmal sofort einschläft. Erstaunlich und auffallend ist, wie hungrig Ihr Säugling gleich nach dem Aufwachen wieder ist. Dann wird er gestillt oder gefüttert, und sogleich erbricht er wieder. Manches Baby wird von dem Erbrechen nicht müde, sondern hat sofort wieder gierigen Hunger: Sie stillen oder füttern es, und dann erbricht es wieder. Dieser Vorgang quält Ihr Kind so, daß es schreien muß.
Dosierung: 5 Tropfen des Mittels in eine Mahlzeit mischen oder vor jeder Mahlzeit auf einem Eßlöffel Wasser verabreichen. Die Einnahme ist beendet bei Beschwerdefreiheit, die spätestens nach 3 Tagen eingetreten sein sollte.

<u>Antimonium crudum D6:</u> Nach dem Erbrechen verweigert Ihr Kind weiteres Essen. Das Kind erbricht die Milch in einem Schwall und hat hinterher keinen Appetit mehr. Andere miterbrochene Nahrung ist bereits halb verdaut und riecht säuerlich. Ist die Zunge Ihres Kindes weiß belegt? Dieser Belag kommt nicht von der eben getrunkenen Milch, sondern ist ständig vorhanden. Ist Ihnen schon aufgefallen, daß Ihr Kind sehr erregbar ist und daß es furchtsam sein kann? Vielleicht haben Sie sich auch schon irritiert gefragt: »Was mache ich falsch? Liebt es mich nicht?« Denn manchmal will Ihr Kind nicht, daß Sie es anschauen und berühren. Es scheint rasch verstimmt oder auch widerspenstig zu sein: Es will weder angefaßt noch angeschaut werden. Eine weitere Eigenheit in späteren Jahren ist seine Vorliebe für saure Speisen (Essiggurken, Mixed Pickles).
Dosierung: 5 Tropfen des Mittels unter die Mahlzeit mischen oder vor jeder Mahlzeit auf einem Eßlöffel Wasser verabreichen. Die Einnahme ist beendet bei Beschwerdefreiheit, die spätestens nach 3 Tagen eingetreten sein sollte.

<u>Cocculus D6:</u> Bei Übelkeit und Erbrechen auf Autofahrten, Eisenbahnfahrten oder Schiffsreisen.
Dosierung → Vorschrift 2, hintere Umschlagklappe.

<u>Ipecacuanha D6:</u> Ihrem Kind ist fast ständig übel, und wenn es zuviel von etwas gegessen hat, was es eigentlich nicht verträgt, erbricht es. Das Erbrochene besteht aus Essen und bitterer Galle. Außer bestimmten schweren und unverträglichen Nahrungsmitteln (von Kind zu Kind verschieden) muß es sich vor Kuchen, Eiscreme und anderen Schleckereien in acht nehmen. Im allgemeinen hat Ihr Kind jedoch wenig Appetit, mitunter ekelt es sich sogar vor der Nahrung. Auffallend ist, daß seine Zunge meist nicht belegt ist.
Dosierung → Vorschrift 2, hintere Umschlagklappe.

<u>Pulsatilla D12:</u> Wenn Ihr Kind zuviele Süßigkeiten, Eiscreme und schwere Speisen gegessen hat, kann ihm so übel werden, daß es erbrechen muß. Ihr Kind ist sehr empfindsam und braucht Sie so sehr, daß es Ihnen oft »am Rockzipfel« hängt. Wenn es schnell weint, aber auch schnell wieder lacht, und wenn es wenig Durst hat, ist dieses Mittel angezeigt.
Dosierung → Vorschrift 2, hintere Umschlagklappe.

Bauchkrämpfe und Blähungskoliken

Möchte Ihr Baby auf den Arm genommen werden, weil es sich allein fühlt, ist es schon wieder hungrig oder bekommt es seine ersten Zähne? Dann schreit es, weil es Ihnen ja noch nicht sagen kann, was ihm fehlt, doch Sie sind mit seiner Art zu weinen und zu schreien so vertraut, daß Sie meist heraushören, was Ihr Kind quält. Schreit es, weil es Bauchkrämpfe hat, zieht es die Beine an den Leib oder macht sich ganz steif. Wenn Ihr Kind sonst gesund ist und sich auch jetzt keine weiteren Beschwerden und Anzeichen einer Krankheit zeigen, können Sie davon ausgehen, daß es sich um eine Verdauungsstörung handelt. Häufig sind für diese Krämpfe und Koliken heruntergeschluckte Luft oder Darmgase verantwortlich. Säuglinge neigen sehr häufig – gerade in den ersten Wochen – zu solchen kolikartigen Beschwerden. Sie legen sich meist im Alter von drei bis vier Monaten.

Wichtig

Da Babys und Kleinkinder noch nicht sagen können, was ihnen weh tut, muß man auch an andere Ursachen für die Schmerzen denken. Beobachten Sie Ihr Kind genau!

Achtung: Gehen Sie zum Arzt, sobald Sie den Verdacht haben, daß die Bauchschmerzen Zeichen einer Entzündung eines anderen Organs sind wie Ohren- oder Blinddarmentzündung.

Auch eine Wurmkrankheit oder seelisch-nervöse Ursachen können den Beschwerden zugrunde liegen.

Beachten Sie bitte gewissenhaft die folgenden Hinweise, bevor Sie mit der Behandlung beginnen:

Bringen Sie Ihr Kind zum Arzt
- Wenn das Kind nicht nur an Bauchschmerzen, sondern auch an anderen Beschwerden leidet wie Erbrechen, Durchfall, Fieber, auffallende Unruhe.
- Wenn Sie den Verdacht haben, daß Ihr Kind Unverdauliches oder Giftiges zu sich genommen hat: Forschen Sie nach! Was war in Reichweite des Kindes?
- Wenn sich trotz Ihrer Behandlung die Bauchschmerzen in den nächsten Tagen oder Wochen wiederholen.
- Wenn Sie unsicher sind, was die Ursache und Schwere der Krankheit angeht, und wenn Sie das Schreien und Weinen Ihres Kindes nicht deuten können.

Die Beschwerden – das passende Mittel

Lesen Sie bitte den folgenden Arzneiüberblick aufmerksam durch. Wählen Sie das Mittel, das zu den Beschwerden Ihres Kindes paßt. Die angegebene Seitenzahl führt Sie zu der ausführlichen Mittelbeschreibung mit Dosierungshinweis und Arzneipotenz.

Können Sie »Ihr« Arzneimittel auf diesem Weg nicht finden, hilft Ihnen der Abschnitt *So finden Sie zum passenden Mittel* weiter (→ Seite 15).

Arzneiüberblick

Heftigste Bauchkrämpfe.
Ihr Kind krümmt sich vor Bauchschmerzen.
→ Colocynthis, Seite 182.

Wärme oder sanfter Druck auf den Bauch lindern die Bauchschmerzen.
→ Magnesium phosphoricum, Seite 182.

Heftigste Bauchschmerzen.
Durchdringendes Geschrei.
Umhertragen beruhigt Ihr Kind.
Unduldsames Kind; wird rasch ärgerlich.
→ Chamomilla, unten.

Bauchschmerzen, die schlimmer werden, wenn Sie das Kind herumtragen oder bewegen.
Sanfter Druck oder Liegen auf dem Bauch lindern die Bauchschmerzen.
→ Bryonia, unten.

Mittelbeschreibungen

Bryonia D6: Ihr erster Versuch, Ihr schreiendes Baby zu beruhigen, war, es auf den Arm zu nehmen. Doch Ihr Kind will nicht getragen werden: Es brüllt nur noch mehr – denn jede Bewegung verschlimmert seine Schmerzen! Wenn Sie es jedoch auf den Bauch legen, scheint es ihm besser zu gehen. Die Lippen des Kindes sind trocken, und es hat großen Durst. Wollen Sie ihm aber etwas zu trinken geben, so kann es Ihnen passieren, daß Ihr Kind nichts trinken will oder daß es etwas anderes möchte. Sie finden, daß Ihr Kind reizbar und schlecht gelaunt ist.
Dosierung → Vorschrift 2, hintere Umschlagklappe.

Chamomilla D12: Das zornige, für Sie fast unerträgliche Geschrei Ihres Kindes sagt Ihnen zwar, daß es heftige, kaum erträgliche Schmerzen hat, doch die Art, wie Ihr Kind schreit, weckt bei Ihnen kaum noch Mitleid. Das Geschrei scheucht Sie auf und macht Sie

nervös; es kann so durchdringend sein, daß Sie es bald nicht mehr aushalten. Die einzige Weise, Ihr Kind zu beruhigen, ist, es herumzutragen und zu streicheln.
Dosierung → Vorschrift 2, hintere Umschlagklappe.

Colocynthis D6: Ihr Kind hat so heftige Bauchschmerzen, daß es sich aufbäumt und wieder zusammenkrümmt. Der Druck beim Zusammenkrümmen erleichtert die starken Schmerzen ein wenig. Wenn auch Sie dem Säugling fest (nicht grob) auf den Bauch drükken, wird es ihm besser gehen.
Dosierung → Vorschrift 2, hintere Umschlagklappe.

Magnesium phosphoricum D6: Wenn Ihrem Kind eine Wärmflasche gut tut oder eine andere Haltung beim Tragen, weil sein Bauch dabei leicht gedrückt wird, so helfen Wärme und sanfter Druck auf den Bauch, seine Schmerzen zu lindern. Sie merken häufig, daß der Bauch Ihres Kindes aufgebläht ist. »Verantwortlich« dafür sind die Darmgase – wenn sie abgehen, ist das Kind sehr erleichtert.
Dosierung → Vorschrift 2, hintere Umschlagklappe.

Durchfall

Oft haben Säuglinge und Kleinkinder Durchfall – dünnflüssiger Stuhl, der häufiger kommt als sonst. Die Gründe für die Beschwerden sind zahlreich: Verträgt Ihr Kind seine Nahrung nicht? Bekommt es die falsche Zusammensetzung, oder verträgt es ganz bestimmte Nahrungsmittel wie Milch oder Getreide nicht? Vielleicht sind auch verunreinigte Nahrung oder nicht sorgsam gereinigte Schnuller oder Fläschchen die Ursache. Auch wenn Ihr Kind sich erkältet oder im Sommer zu sehr erhitzt hat, kann das zu Durchfall führen. Bedenken Sie bitte auch, daß Aufregung und Angst Durchfall verursachen – ebenso wie Durcheinanderessen, ein Zuviel an Süßigkeiten oder das Zahnen. Darüber hinaus ist Durchfall Begleiterscheinung jeder Darmentzündung – und vieler anderer Krankheiten.

Wichtig

Wenn Ihr Kind Durchfall hat, sollte es eine entsprechende Diät einhalten. Zur Heilung seiner akuten Beschwerden stehen eine Reihe von homöopathischen Arzneien zur Verfügung, von denen ich hier nur die am häufigsten verschriebenen genannt habe. Da Ursachen und Begleitumstände der Beschwerden, aber auch die Stuhlbeschaffenheit bei Durchfall so vielfältig sind, gibt es eine Fülle von Symptomen, auf die Sie bei der Arzneiwahl achten müssen.

Beachten Sie bitte gewissenhaft folgende Hinweise, bevor Sie mit der Behandlung beginnen:

Rufen Sie unverzüglich den Arzt
- Wenn Ihr Kind einen erschöpften Eindruck macht. Äußere Kennzeichen sind: blasses Gesicht, eingesunkene Augen, eingefallene Fontanellen vorn am Kopf, ausgetrockneter Mund, rissige Lippen.
- Wenn die Stühle blutig oder reiswasserähnlich sind.

Bringen Sie Ihr Kind zum Arzt
- Wenn Ihr Kind, außer an Durchfall, an anderen Beschwerden leidet wie Fieber und Erbrechen.
- Wenn Sie den Verdacht haben, daß vom Arzt verordnete Medikamente den Durchfall ausgelöst haben.
- Wenn es trotz Ihrer Behandlung in den nächsten Tagen und Wochen immer wieder zu Durchfall kommt.

Merke:
- Bei einem Säugling sind 5 bis 6 Darmentleerungen innerhalb von 24 Stunden nichts Außergewöhnliches.
- Halbfester Stuhl ist noch kein Durchfall.
- Nehmen Sie den Durchfall in jedem Fall ernst, denn er führt innerhalb kurzer Zeit zu einem erheblichen Flüssigkeitsverlust und damit – nach und nach – zu einer Austrocknung des Körpers. Der Verlust von Wasser, Salzen, Elektrolyten und Zucker kann nicht einfach durch vermehrtes Trinken ausgeglichen werden. Er wird lebensgefährlich, wenn Sie nicht zum Arzt gehen!

• Ist die Ursache des Durchfalls eine andauernde Unverträglichkeit bestimmter Nahrungsmittel, kann nur der Homöopath mit einem tiefwirkenden Heilmittel helfen: Hier kommt der Laie allein nicht weiter.

Die Beschwerden – das passende Mittel

Lesen Sie bitte den folgenden Arzneiüberblick aufmerksam durch. Wählen Sie das Mittel, das zu den Beschwerden Ihres Kindes paßt. Die angegebene Seitenzahl führt Sie zu der ausführlichen Mittelbeschreibung mit Dosierungshinweis und Arzneipotenz.

Können Sie »Ihr« Arzneimittel auf diesem Weg nicht finden, hilft Ihnen der Abschnitt *So finden Sie zum passenden Mittel* weiter (→ Seite 15).

Arzneiüberblick

Durchfall beim Zahnen.
Eine Wange stärker gerötet und heißer als die andere.
Ihr Kind ist sehr schmerzempfindlich, erregbar, auch zänkisch.
→ Chamomilla, rechte Spalte.

Durchfall beim Zahnen.
Milchunverträglichkeit.
Heftige Bauchkrämpfe.
→ Aethusa, rechte Spalte.

Durchfall beim Zahnen.
Gesicht heiß und rot.
Ihr Kind ist benommen, erregt, unruhig.
→ Belladonna, rechte Spalte.

Wäßriger Stuhl geht mit Druck ab.
Beschwerden morgens am heftigsten.
Auslöser: Zahnen, heißes Wetter, saures Obst.
→ Podophyllum, rechte Spalte.

Auffallend saurer Geruch.
Bauchkrämpfe.
→ Rheum, Seite 184.

Mittelbeschreibungen

Aethusa D6: Wenn Ihr Kind Milch nicht verträgt – vor allem während des Zahnens –, führt das zu Durchfall und zum Erbrechen der Milch in geronnenen Klumpen. Der Durchfall ist von heftigen Krämpfen begleitet. Es wird wäßriger oder schleimiger Stuhl von hellgelber bis grünlicher Farbe entleert. Das Kind kann einen sehr ängstlichen und unruhigen Eindruck machen.
Dosierung → Vorschrift 1, hintere Umschlagklappe.

Belladonna D6: Ihr Kind ist während des Zahnens unruhig und erregt – doch seine Stimmung wird nie so extrem wie unter *Chamomilla* beschrieben (→ unten).

Das Gesicht Ihres Kindes ist heißer als gewöhnlich und leicht oder sogar stark gerötet. Das Weiß in den Augen ist von roten Äderchen durchzogen. Das Kind schläft etwas mehr als sonst, und es fällt Ihnen auf, daß es plötzlich aufwacht – so als sei es sehr erschrokken. Der Stuhl ist grünlich, von geringer Menge und geht sehr häufig ab.
Dosierung → Vorschrift 1, hintere Umschlagklappe.

Chamomilla D12: Ein Durchfall während des Zahnens versetzt Ihr Kind in höchst empfindliche und erregbare Stimmung.

Das Kind jammert, es ist unruhig, und sein Geschrei ist so durchdringend, daß es auch für sehr ausgeglichene und liebevolle Eltern zu einer unerträglichen Belastung werden kann. Manchmal ist zu beobachten, daß eine Backe rot und heiß, die andere blaß und kalt ist. Der wäßrige oder schleimige Stuhl stinkt und ist grün oder gelb.
Dosierung → Vorschrift 1, hintere Umschlagklappe.

Podophyllum D6: Wäßriger Stuhl mit unverdauter Nahrung, der sich so überraschend und heftig ergießt wie das Wasser aus einem Hydranten, tritt während des Zahnens auf, aber auch bei heißem Wetter oder nach dem Genuß sauren Obstes. Gewöhnlich sind die Beschwerden morgens am schlimmsten.

Oft macht das Kind außergewöhnlich große Haufen.
Dosierung → Vorschrift 1, hintere Umschlagklappe.

Rheum D6: Die Stühle und alle Ausscheidungen und Ausdünstungen des Kindes riechen sauer bei diesem Durchfall, der gelegentlich auch während des Zahnens auftritt. Der Durchfall ist schmerzhaft, und das Baby kann an Bauchkrämpfen leiden.
Dosierung → Vorschrift 1, hintere Umschlagklappe.

Beschwerden beim Zahnen

Der erste Zahn bricht meist durch, wenn Ihr Kind etwa sechs Monate alt ist. Dieser und jeder folgende Zahn bereiten Ihrem Kind große Schmerzen.

Nicht nur für den Säugling aber ist das Zahnen eine Zeit voller Leiden – auch die Eltern werden durch das heftige Geschrei des Kindes um ihren Schlaf gebracht.

Dabei verursacht nicht allein das Durchbrechen der Zähne durch das Zahnfleisch Ihrem Kind Schmerzen – während dieser Zeit ändert sich auch die Funktion des Verdauungsapparates. Denn der Säugling, der bisher nur flüssige Nahrung gewohnt war, macht sich nun nach und nach mit fester Nahrung vertraut – was zu einer ganzen Reihe von gesundheitlichen Beschwerden führt wie *Erbrechen* (→ Seite 178), *Durchfall* (→ Seite 182), *Bauchkrämpfen* (→ Seite 180), *erhöhter Temperatur* (→ Seite 188) oder *Schlafstörungen* (→ Seite 221). Das alles macht dem Kind schwer zu schaffen. Es wird quengelig und ist mürrisch, vielleicht wird es sogar »böse« oder halsstarrig. So ist mit manchen Kindern in dieser Zeit »nicht gut Kirschen essen«.

Wichtig

Für leichtere Beschwerden während des Zahnens stehen Ihnen sehr wirkungsvolle Homöopathika zur Verfügung.

Beachten Sie bitte, bevor Sie mit der Behandlung beginnen, gewissenhaft die folgenden Hinweise:

Bringen Sie Ihr Kind zum Arzt
- Wenn heftige Beschwerden das Befinden Ihres Kindes stark beeinträchtigen.
- Wenn ein leichtes Fieber – das während des Zahnens nicht ungewöhnlich ist – nicht innerhalb von 3 Tagen wieder vergeht, oder wenn es sich sogar steigert.
- Wenn Sie sich unsicher sind und die Beschwerden Ihres Kindes nicht zu deuten wissen.

Merke:
- Achten Sie darauf, daß nichts Ungenießbares oder Giftiges in Reichweite Ihres Kindes herumliegt, denn es beginnt jetzt, alles mögliche in den Mund zu stecken.
- Ihr Arzt berät Sie in der Zeit der Nahrungsumstellung.
- Nicht alle Beschwerden, die während des Zahnens auftreten, müssen mit dem Wachstum der Zähne in Verbindung stehen. Beobachten Sie Ihr Kind in dieser Zeit genau!

Die Beschwerden – das passende Mittel

Lesen Sie bitte den folgenden Arzneiüberblick aufmerksam durch. Wählen Sie das Mittel, das zu den Beschwerden Ihres Kindes paßt. Die angegebene Seitenzahl führt Sie zu der ausführlichen Mittelbeschreibung mit Dosierungshinweis und Arzneipotenz.

Können Sie »Ihr« Arzneimittel auf diesem Weg nicht finden, hilft Ihnen der Abschnitt *So finden Sie zum passenden Mittel* weiter (→ Seite 15).

Arzneiüberblick

Zahnfleisch dick geschwollen.
Heißes, gerötetes Gesicht.
Gerötete Augen.
Ihr Kind ist unruhig, erregt, benommen.
→ Belladonna, unten.

Sehr starke Zahnschmerzen.
Nachts ist das Kind erregt und will umhergetragen werden.
Durchdringendes Geschrei.
Eine Wange stärker gerötet als die andere.
→ Chamomilla, unten.

Rotglühende Wangen.
Dunkle Augenringe.
Ihr Kind bohrt in der Nase, ist reizbar und schlechter Laune.
→ Cina, rechte Spalte.

Mittelbeschreibungen

Belladonna D6: Ihr Kind ist unruhig und erregt, sein Gesicht heißer als gewöhnlich und leicht oder sogar stark gerötet. Das Weiß in den Augen ist von vielen roten Äderchen durchzogen, und die Pupillen können weiter geöffnet sein als sonst. Das Zahnfleisch ist dick geschwollen, intensiv gerötet und glänzt. Wenn Ihr Kind plötzlich aus dem Schlaf erwacht, wirkt es sehr erschrocken, so als würde es sich fürchten. Mit ihm zurechtzukommen, ist zur Zeit nicht ganz einfach.
Dosierung → Vorschrift 1, hintere Umschlagklappe.
Wenn *Durchfall* dazukommt → Seite 182.

Chamomilla D12: Ihr Kind hat es jetzt nicht leicht. Es empfindet seine Schmerzen als nahezu unerträglich und ist äußerst empfindlich und quengelig. Sein Geschrei ist durchdringend – für die Eltern gibt es kaum noch eine ruhige Minute. Vor allem in der Nacht ist das Kind sehr aufgeregt, es stößt mit den Beinen um sich, wacht vom leisesten Geräusch auf, hat häufig Durst und gibt solange keine Ruhe, bis es auf den Arm genommen und umhergetragen wird. In schweren Fällen nützt auch das nichts. Ihnen fällt auf, daß eine Gesichtshälfte rot und heiß, die andere aber blaß und kalt ist. Grün-schleimige *Durchfälle* (→ Seite 183) treten häufig während des Zahnens auf.
Dosierung → Vorschrift 1, hintere Umschlagklappe.

Cina D6: Ihr Kind ist schlecht gelaunt, es ist reizbar, dauernd ruhelos und will nur schlafen, wenn es hin- und hergewiegt wird. Häufig reibt es an der Nase und bohrt in ihr herum. Die Wangen glühen wie große rote Flecken, und um die Augen sind dunkle Ringe zu sehen. Wenn Ihr Kind schläft, mahlt es mit den Zähnen. Der Körper kann sich kurzzeitig krampfhaft verspannen; auch Durchfall kommt vor.
Dosierung → Vorschrift 1, hintere Umschlagklappe.

Mundschwämmchen (Soor)

Wenn Sie an irgendeiner Stelle im Mund Ihres Kindes – an der Zungenspitze oder dem Zungenrand, an der Innenseite der Lippen, der Backen oder des Gaumens – kleine bis linsengroße weißliche Pünktchen bemerken und das Kind sonst keine Beschwerden hat, so handelt es sich um »Mundschwämmchen«. Deren Ursache ist ein Pilz namens »Candida albicans«, auch Soor genannt. Während man früher das Auftreten dieser übertragbaren Pilzerkrankung auf ungenügende hygienische Verhältnisse zurückgeführt hat, wird sie heute hauptsächlich als Zeichen für das schlecht entwickelte Abwehrsystem eines Säuglings oder Kleinkindes gewertet.

Soor tritt verstärkt nach einer Behandlung mit Antibiotika auf, in deren Folge es stets auch zu einer Verminderung der natürlichen Mundflora (= ständig vorhandene, vielzählige Mikroorganismen mit natürlicher Schutzfunktion für den Mundraum) kommt. Soor kann sich in den gesamten Mund- und Rachenraum ausdehnen, bildet größere weiße Flecken und tritt schließlich auch am After auf. Bei längerer Dauer und größerer Ausbreitung kann die Nahrungsaufnahme schmerzhaft werden – dann ist das Befinden Ihres Kindes so beeinträchtigt, daß es sich um eine wirkliche Erkrankung handelt.

Wichtig

Wenn Sie die ersten kleinen weißen Pünktchen entdecken, handelt es sich um das gefahrlose Anfangsstadium der manchmal hartnäckigen Erkrankung.

Beachten Sie bitte, bevor Sie mit der Behandlung beginnen, gewissenhaft die folgenden Hinweise:

Bringen Sie Ihr Kind zum Arzt

- Wenn die Mundschleimhaut oder das Zahnfleisch stark gerötet sind: Wenn Sie kleine, weiß belegte Geschwüre im Mund sehen und das Kind Fieber hat, handelt es sich wahrscheinlich um die »Mundfäule«, eine geschwürige Mundentzündung.
- Wenn der Soor bereits größere Flecken bildet und sich im gesamten Mund- und Rachenraum ausgebreitet hat.

Merke: Um die Folgen einer Behandlung mit Antibiotika abzumildern, oder um die Abwehrlage Ihres Kindes zu bessern, ist eine tiefergehende homöopathische Behandlung erforderlich, die *Konstitutionsbehandlung* (→ Seite 11).

Die Beschwerden – das passende Mittel

Lesen Sie bitte den folgenden Arzneiüberblick aufmerksam durch. Wählen Sie das Mittel, das zu den Beschwerden Ihres Kindes paßt. Die angegebene Seitenzahl führt Sie zu der ausführlichen Mittelbeschreibung mit Dosierungshinweis und Arzneipotenz.

Können Sie »Ihr« Arzneimittel auf diesem Weg nicht finden, hilft Ihnen der Abschnitt *So finden Sie zum passenden Mittel* weiter (→ Seite 15).

Arzneiüberblick

Ihr Kind weint, sobald es gefüttert wird.
Mund weißlich belegt.
→ Borax, unten.

Speichelfluß.
Sabbern.
Schlechter Geruch.
Durchfall.
→ Mercurius solubilis, unten.

Mittelbeschreibungen

Borax D6: Ihr Kind weint, wenn es seine Nahrung bekommt, weil sie in seinem Mund »brennt«. Die weißlichen Beläge im Mund sind von einem roten Hof umgeben. Das Kind ist auffallend furchtsam, empfindlich und ärgerlich.
Dosierung: 3mal täglich 5 Globuli in etwas Wasser auflösen und auf einem Löffel verabreichen oder unter die Mahlzeit mischen, bis der Soor ausgeheilt ist. Sollte die Behandlung länger als 3 Wochen notwendig sein, gehen Sie bitte zu einem homöopathisch behandelnden Arzt oder Heilpraktiker.

Mercurius solubilis D 12: Während der Beschwerden kommt es zu starkem Speichelfluß; bei jeder Gelegenheit »sabbert« das Kind aus dem Mund. Der Atem riecht unangenehm, und die Zunge scheint geschwollen zu sein. Zusätzlich tritt Durchfall auf, der den After wund macht.
Dosierung: 1mal täglich 5 Globuli in etwas Wasser auflösen und auf einem Löffel verabreichen oder unter die Mahlzeit mischen, bis der Soor ausgeheilt ist. Sollte die Einnahme länger als 3 Wochen notwendig sein, gehen Sie bitte zu einem homöopathisch behandelnden Arzt oder Heilpraktiker.

Säuglingsschnupfen

Mitunter leiden bereits Säuglinge unter ständigem Schnupfen: Bei dem einen »läuft« die Nase ununterbrochen, beim anderen ist sie ständig verstopft. Dies kann vor allem beim Stillen sehr hinderlich sein, weil das Baby dann keine Luft mehr durch die Nase bekommt. Gleichzeitiges Atmen und Trinken durch den Mund bringen dann vermehrt Luft in den Magen, was wiederum zu Verdauungsstörungen führt.

Wichtig

In der Regel handelt es sich um einfache Beschwerden, die einer Behandlung gut zugänglich sind.

Beachten Sie bitte, bevor Sie mit der Behandlung beginnen, gewissenhaft die folgenden Hinweise:

Bringen Sie Ihr Kind zum Arzt

- Wenn es während des Schnupfens zu Fieber und anderen Beschwerden kommt.
- Wenn die Beschwerden trotz Ihrer Behandlung nach wenigen Tagen nicht vergehen oder in den nächsten Wochen immer wiederkehren.

Die Beschwerden – das passende Mittel

Lesen Sie bitte den folgenden Arzneiüberblick aufmerksam durch. Wählen Sie das Mittel, das zu den Beschwerden Ihres Kindes paßt. Die angegebene Seitenzahl führt Sie zu der ausführlichen Mittelbeschreibung mit Dosierungshinweis und Arzneipotenz.

Können Sie »Ihr« Arzneimittel auf diesem Weg nicht finden, hilft Ihnen der Abschnitt *So finden Sie zum passenden Mittel* weiter (→ Seite 15).

Arzneiüberblick

Nachts Stockschnupfen, morgens Fließschnupfen.
→ Nux vomica, unten.

Atemschwierigkeiten beim Trinken.
→ Sambucus, unten.

Mittelbeschreibungen

Nux vomica D12: Nachts ist die Nase trocken und verstopft; Ihr Kind atmet durch den offenen Mund. Morgens beginnt die Nase zu fließen und ist schnodderig verklebt, so daß Sie ständig bemüht sind, sie abzuwischen.
Dosierung → Vorschrift 1, hintere Umschlagklappe.

Sambucus D6: Der Säugling muß beim Trinken die Brust oder den Schnuller immer wieder loslassen, um Luft zu bekommen. Nachts wacht er auf, weil er durch die verstopfte Nase nicht atmen kann.
Dosierung → Vorschrift 1, hintere Umschlagklappe.

Erkältungskrankheiten

Kinder sind für Erkältungskrankheiten besonders anfällig. Ihr Immunsystem ist noch nicht so ausgereift wie das der Erwachsenen, deshalb kann sich der kindliche Organismus nicht so erfolgreich gegen Krankheitserreger wehren. Zum anderen erkälten sich Kinder leicht, weil sie »im Eifer des Gefechts« nicht daran denken, sich bei Spiel und Sport rechtzeitig abzutrocknen, sich wärmer anzuziehen oder feucht gewordene Kleidung zu wechseln. Und natürlich macht es ihnen auch einfach Spaß, herumzutoben, bis sie völlig durchnäßt sind! Jede Unterkühlung aber setzt den Widerstand gegen die Erreger herab, die ständig in den Schleimhäuten des gesamten Atemtrakts vorhanden sind. Es kommt in den Schleimhäuten zu Hitzeentwicklung, Rötung und Schwellung sowie zur Absonderung eines Sekrets – Ihr Kind ist krank.

Wie die Erkältung anfängt, ist von Kind zu Kind verschieden. Bei manchen beginnt als erstes die Nase zu »laufen«, bei anderen kündigt sie sich mit Halsschmerzen an, wieder andere bekommen Husten. Auch Verlauf und Dauer der Erkrankung sind ganz unterschiedlich und hängen von vielen Faktoren ab. Ich habe hier nur die häufigsten Ausprägungen der typischen Beschwerden beschrieben: *Akute fieberhafte Erkältung* (unten), *Schnupfen, Nasen-Nebenhöhlen-Entzündung* (Seite 192), *Halsschmerzen und Mandelentzündung* (Seite 197), *Husten und Bronchitis* (Seite 200) sowie *akute Ohrentzündung* (Seite 203).

Akute fieberhafte Erkältung

Eine fieberhafte Erkältung kann sich in wenigen Stunden entwickeln. Es kann aber auch sein, daß mehrere Tage vergehen bis zum Ausbruch der Krankheit. Sie merken zunächst nur, daß mit Ihrem Kind etwas nicht in Ordnung ist: Es benimmt sich anders als sonst, wirkt abgeschlagen und lustlos, mag nicht mehr spielen und hat wenig oder gar keinen Appetit.

Der Infekt äußert sich in *Fieber* (→ unten), kann aber auch von anderen Beschwerden begleitet sein wie *Schnupfen* (→ Seite 192), *Halsschmerzen* (→ Seite 197), *Husten* (→ Seite 200) und Kopfschmerzen. Gelegentlich kommt es zu Verstopfung, Durchfall, Erbrechen und Magenschmerzen sowie Hautausschlägen oder Drüsenschwellungen.

Was Sie über Fieber wissen sollten

Körpertemperaturen zwischen 37,5 °C und 38 °C bezeichnet man als leichtes, Temperaturen zwischen 38 °C und 39,5 °C sind mäßiges Fieber – zwischen 39,5 °C und 40,5 °C spricht man von hohem Fieber. Temperaturen über 40,5 °C sind lebensgefährlich, weil Herz und Kreislauf dann überlastet sind! (Diese Temperaturangaben beziehen sich auf Messungen in der Achselhöhle. Bei Messungen im Po ziehen Sie 0,5 °C vom angezeigten Wert ab.)

Fieber ist eine Abwehrreaktion des Körpers, hervorgerufen durch Infektionen aber auch durch körperliche oder seelische Überanstrengung. Die Höhe des Fiebers allein ist nicht bestimmend für die Schwere einer Erkrankung. So kann Ihr Kind auf eine rasche Abkühlung des Körpers an einem heißen Sommertag mit sehr schnell ansteigendem hohen Fieber reagieren – und am nächsten Morgen ist die Temperatur wieder normal. Es kann aber auch sein, daß der Körper sich tagelang mit gleichbleibendem, mäßig hohem Fieber gegen eine Mandelentzündung wehren muß.

Versuchen Sie nicht, diesen Prozeß der natürlichen Selbstheilung des Körpers durch Fieberzäpfchen zu unterdrücken. Wenn jedoch das Fieber über 39,5 °C ansteigt, sollten Sie zu fiebersenkenden Mitteln wie Wadenwickel greifen. Um den Verlauf einer Krankheit beurteilen zu können, ist es wichtig, das Fieber regelmäßig alle 2 Stunden zu messen.

Wichtig

Mit homöopathischen Mitteln können Sie unter Umständen den Ausbruch der Krankheit verhindern, zumindest aber die Dauer verkürzen und die Gefahren einer Komplikation verringern.

Beachten Sie bitte, bevor Sie mit der Behandlung beginnen, gewissenhaft die folgenden Hinweise:

Benachrichtigen Sie unverzüglich den Arzt

- Wenn das Fieber über 39,5 °C steigt.
- Wenn Ihr Kind jünger ist als 6 Monate.
- Wenn Ihr Kind vor Schmerzen schreit: Das gilt vor allem für das erste Lebensjahr!
- Wenn sich Ihr Kind immer wieder ans Ohr faßt oder über Ohrenschmerzen klagt.
- Wenn gleichzeitig mit dem Fieber Durchfall und/oder Erbrechen beziehungsweise Bauchschmerzen auftreten.
- Wenn es plötzlich zu starken Kopfschmerzen, Nackensteifigkeit oder einem ausgeprägten Schwächegefühl kommt.
- Wenn sich Atembeschwerden wie geräuschvoller, schwerer, schneller oder keuchender Atem einstellen.
- Wenn es zu Fieberkrämpfen kommt.
- Wenn Gelenk- und Muskelschmerzen sowie rote heiße Gelenkschwellungen auftreten (rheumatisches Fieber).
- Wenn leichtes oder mäßiges Fieber trotz Ihrer Selbstbehandlung nach 3 Tagen nicht vorüber ist oder innerhalb der ersten 6 Stunden nach Behandlungsbeginn steigt.
- Wenn Sie unsicher sind, was den Verlauf der Erkrankung angeht.

Vor der Mittelwahl

Die folgenden Fragen helfen Ihnen, die wichtigsten Beschwerden Ihres Kindes zu erkennen und zu benennen. Beobachten Sie deshalb Ihr Kind bitte genau, und versuchen Sie, ein möglichst klares *Beschwerdenbild* (→ Seite 13). zu ermitteln, bevor Sie unter den dargestellten Arzneien das passende homöopathische Mittel zu seiner Behandlung wählen.

Selbstbefragung

- Klagt mein Kind über häufiges Niesen oder inneres Frieren?
- Hat sich das Verhalten meines Kindes seit einigen Tagen verändert? (Wenn ja, wie?)
- Hat mein Kind ohne Vorzeichen Fieber bekommen, das in wenigen Stunden angestiegen ist?
- Kann sich mein Kind – wetterbedingt – erkältet haben, zum Beispiel bei trockenem, kaltem Winterwetter, bei feuchtnassem Regen- oder Schneewetter, bei relativ milden Temperaturen im Frühling oder im Sommer?
- Erkältet sich mein Kind bei jedem Luftzug?
- Gibt es eine konkrete Ursache für die Erkältung: war mein Kind länger im kalten Wind? – War es erhitzt, und hat es sich zu plötzlich abgekühlt? – Ist es naß geworden?
- Leidet mein Kind – außer an Fieber – unter einer oder mehreren der folgenden Beschwerden: Benommenheit, Kopfschmerzen, Bauchschmerzen, schwere Glieder-, Rücken- oder Gelenkschmerzen, Schnupfen, Husten, Heiserkeit, Augenentzündung, Hals- und Mandelentzündung, Ohrenschmerzen, Verstopfung, Durchfall, Erbrechen, Übelkeit?
- Wie geht es meinem Kind: Fühlt es sich heiß und trocken an, oder ist es heiß und naßgeschwitzt? Ist es eine schwache oder eine glühende Hitze? – Ist der Kopf meines Kindes heiß, sind seine Füße und Hände aber kalt? – Friert es oder schwitzt es? – Will es gut zugedeckt werden oder lieber fast gar nicht? – Hat es Durst? – Was mag es trinken: Kaltes oder Warmes? – Will es viel frische Luft oder lieber ein warmes Zimmer?
- Was verträgt oder was mag mein Kind jetzt ganz und gar nicht? – Was mag es gern?
- Hat sich die Stimmungslage meines Kindes auffallend verändert seitdem es krank ist? Ist es vielleicht besonders abweisend und unleidlich, empfindlich, aufgebracht, weinerlich, anhänglich, liebebedürftig, unruhig oder ängstlich?
- Wie ist die Krankheit bisher verlaufen? – Mit welchen Beschwerden hat die Erkrankung begonnen, welche Beschwerden sind erst später aufgetreten?

Die Beschwerden – das passende Mittel

Lesen Sie bitte den folgenden Arzneiüberblick aufmerksam durch. Wählen Sie das Mittel, das zu den Beschwerden Ihres Kindes paßt. Die angegebene Seitenzahl führt Sie zu der ausführlichen Mittelbeschreibung mit Dosierungshinweis und Arzneipotenz.

Können Sie »Ihr« Arzneimittel auf diesem Weg nicht finden, hilft Ihnen der Abschnitt *So finden Sie zum passenden Mittel* weiter (→ Seite 15).

Arzneiüberblick

Erste Anzeichen einer Erkältung.
Ihr Kind bibbert vor Kälte.
→ Camphora, Seite 191.

Erste Anzeichen einer Erkältung.
Ihr Kind niest, wird nicht warm.
Ihr Kind ist empfindlich und gereizt.
→ Nux vomica, Seite 192.

Überraschend einsetzendes hohes, heftiges Fieber.
Verschlimmerung der Beschwerden abends und nachts.
Heiße, trockene Haut.
Ihr Kind ist durstig und unruhig.
→ Aconitum, rechte Spalte.

Überraschend einsetzendes hohes Fieber.
Ihr Kind ist am ganzen Körper glühendheiß und naßgeschwitzt.
Ihr Kind hat kaum Durst.
Gerötete Augen; erweiterte Pupillen.
Klopfende Halsschlagadern.
Kopfschmerzen.
Überempfindliche Sinne.
Ihr Kind ist benommen oder erregt.
→ Belladonna, Seite 191.

Leichtes bis mäßiges Fieber.
Geringe Widerstandskraft.
Leichte, unauffällige Beschwerden.
→ Ferrum phosphoricum, Seite 191.

Erkältung beginnt schleichend.
Aufgesprungene Lippen; großer Durst.
Verstopfung.
Ihr Kind ist abweisend, brummig.
→ Bryonia, Seite 191.

Muskeln und Gelenke schmerzen.
Ihr Kind wirft sich ruhelos im Bett umher.
Ihr Kind war durchnäßt oder überhitzt und hat sich zu rasch abgekühlt.
→ Rhus toxicodendron, Seite 192.

Erkältung beginnt schleichend.
Frostschauer (Rücken).
Ihr Kind hat wenig Durst.
Gerötetes Gesicht.
Kopfschmerzen.
Ihr Kind fühlt sich benommen, schwach und wie gelähmt.
→ Gelsemium, Seite 192.

Ihr Kind zittert vor Kälte beim Aufdecken im Bett sowie bei jeder Bewegung.
Heftiger Schüttelfrost; blaue Fingernägel.
Anfangs heftige Niesanfälle, Heiserkeit und Husten folgen.
Ihr Kind ist überempfindlich, gereizt, rasch ärgerlich.
→ Nux vomica, Seite 192.

Mittelbeschreibungen

Aconitum D6: Ihr Kind hat sich erkältet: Wahrscheinlich ist es bei trockener, kalter Witterung zu lange draußen geblieben, oder es hat sich in heftigem, kaltem Wind aufgehalten – vielleicht hatte es sich auch nur beim Herumtollen zu sehr erhitzt, und der Körper ist anschließend zu schnell oder zu stark abgekühlt.

Das Fieber bricht überraschend und heftig aus: Die Haut wird heiß und trocken; das Kind verlangt immer wieder etwas zu trinken. Ihnen fällt auf, daß Ihr Kind unruhiger ist als sonst; es kann ängstlich oder ausgesprochen angstvoll wirken. Die Temperatur steigt, und der Gesamtzustand verschlechtert sich gegen Abend oder in der Nacht. Auf die Arzneiga-

ben folgt dann meist rasch die Heilung: Nach einer unruhigen Nacht ist am nächsten Morgen das Schlimmste vorüber.
Wichtig: Manche Kinder reagieren auf die erste Arzneigabe etwas heftig. Es kann vorübergehend (!) zu einem Fieberanstieg kommen (→ *Erstverschlimmerung,* Seite 16). Doch nach 2 bis 3 Stunden stabilisiert sich die Temperatur, und Ihr Kind schläft ruhig ein. Wenn Ihr Kind zur Ruhe kommt oder einschläft, sind das sichere Zeichen für die erhoffte Arzneiwirkung. Oft sinkt das Fieber, sobald das Kind zu schwitzen anfängt.
Dosierung → Vorschrift 2, hintere Umschlagklappe.
(Bricht das Kind jedoch in Schweiß aus, ohne daß sich sein Befinden bessert, geben Sie beim Auftreten weiterer entsprechender Symptome statt Aconitum *Belladonna,* → unten.)

Belladonna D6: Leichter als bei trocken-kaltem Wetter holt sich Ihr Kind eine Erkältung, wenn es draußen feucht-kalt ist. Das Fieber kann aber auch am Abend nach einem heißen Tag auftreten, nach längerem Aufenthalt in der Sonne oder nach einer anstrengenden Reise. Eben noch war Ihr Kind bei bester Laune – auf einmal wird ihm sehr warm, und innerhalb weniger Stunden entwickelt sich heftiges Fieber. Das Gesicht ist rot erhitzt, und Sie sind möglicherweise erschrocken, wie glühendheiß und wie feucht es sich anfühlt. (Bei trockener Hitze lesen Sie bitte die Beschreibung von *Aconitum,* → Seite 190.) Auch der übrige Körper ist naßgeschwitzt. Durst hat das Kind kaum. Wenn Sie sich Ihr Kind genau ansehen, fällt Ihnen vielleicht auf, daß seine Augen gerötet sind, die Pupillen weit, und daß die Halsschlagadern klopfen. Auch wenn es mittlerweile im Bett liegt, sind seine Füße kalt. Es wirkt wie benommen, kann dabei aber sehr unruhig, sogar aufgeregt sein und heftig reagieren. Obwohl es müde ist, findet es keinen Schlaf. Steigt das Fieber, so wirkt Ihr Kind, als sei es »nicht ganz bei sich«; es phantasiert und wird von Einbildungen geplagt. Im Raum, in dem es liegt, mag es kein grelles Licht und keine lauten Geräusche. Bewegen Sie sich behutsam, denn schon die Erschütterung des Bettes bereitet dem Kind Unbehagen.
Dosierung → Vorschrift 2, hintere Umschlagklappe.

Bryonia D6: Im Bett liegen können und in Ruhe gelassen werden – das ist der größte Wunsch Ihres Kindes. Es dauert einen Tag oder zwei Tage, bis die Erkältung zum Ausbruch kommt. In dieser Zeit, in der das Kind noch keine erhöhte Temperatur hat, denken Sie oft: »Das ist vielleicht ein Brummbär«, denn das Kind wirkt abweisend, ist reizbar, und es sondert sich von Ihnen oder den übrigen Kindern ab. Möglicherweise hat, es sich über irgend etwas sehr aufgeregt. Hat es nun erhöhte Temperatur, werden Ihnen seine trockenen, aufgesprungenen Lippen und der unstillbare Durst auf kaltes Wasser auffallen, das Ihr Kind gierig in großen Schlucken trinkt. Nicht immer sind die Beschwerden so ausgeprägt, daß sie Ihnen sofort ins Auge springen – vielleicht fällt Ihnen einzig die Verstopfung auf, unter der Ihr Kind seit Krankheitsbeginn leidet.
Dosierung → Vorschrift 1, hintere Umschlagklappe.

Camphora D1: Ihr Kind war zu lange in der Kälte, oder es war zu dünn angezogen: nun ist es erkältet. Selbst im warmen Zimmer ist ihm kalt; es geht nahe an die Heizung, und seine Hände und Füße sind auffallend kalt. Vielleicht ist es auch ein wenig bedrückt oder ängstlich.
Dosierung: 1 Stunde lang alle 15 Minuten 3 Tropfen auf ein Stück Zucker. Beenden Sie die Arzneigabe in jedem Fall nach einer Stunde, auch wenn es Ihrem Kind nicht besser gehen sollte. Warten Sie bis zum Auftreten neuer Symptome, und wählen Sie ein anders Mittel.

Ferrum phosphoricum D6: Der fieberhafte Infekt beginnt überraschend und verläuft ohne auffallende Beschwerden. Kinder, die eher nervös, empfindlich und meist auch etwas blaß (blutarm) sind, haben nur eine geringe Widerstandskraft. Sie erkälten sich leicht und neigen zu einem undramatischen Krankheitsverlauf mit Fieber und geringem Durst. Bevor das Fieber ausbricht, hustet Ihr Kind etwas. Später ist sein Gesicht mal blaß, mal rot. Wenn

die Beschwerden nicht heftig sind, will Ihr Kind lesen oder sich mit irgend etwas beschäftigen.
Dosierung → Vorschrift 1, hintere Umschlagklappe.

Gelsemium D12: Träge, benommen und von seiner Krankheit wie gelähmt liegt Ihr Kind im Bett. Alles ist zu anstrengend: Sein Buch läßt es wieder sinken, es mag nicht einmal sprechen, die Augenlider werden ihm schwer. Wenn es aufsteht, merkt es, wie schwach die Beine geworden sind. Es hat auch keinen Durst. Die Beschwerden haben sich langsam entwickelt. Erst nach mehreren Tagen ist Fieber aufgetreten, es steigt selten über 39 °C. Immer wieder aber ziehen Frostschauer über den Rücken herauf und herunter, und das Gesicht fühlt sich heiß an und ist gerötet. Kopfschmerzen sind häufig.
Dosierung → Vorschrift 1, hintere Umschlagklappe.

Nux vomica D12: Ihr Kind niest auffallend häufig. Es fühlt sich nicht wohl, und ihm ist so kalt, daß ihm selbst unter einem »Berg« von Decken nicht warm wird. Wenn Sie fragen, was mit ihm los ist, wird es wahrscheinlich ärgerlich, denn im Augenblick ist Ihr kleiner Liebling heikel, empfindlich und sehr reizbar.
Dosierung → Vorschrift 2, hintere Umschlagklappe.

Rhus toxicodendron D12: Ruhelos liegt das Kind in seinem Bett. Es hat Schmerzen im ganzen Körper (Muskeln und Gelenke), die nachlassen, sobald es sich bewegt. Deshalb reckt und streckt es sich und wechselt immer wieder die Lage. Seine Zunge ist belegt, und an der Spitze finden Sie möglicherweise ein rotes Dreieck. Meist haben Nässe und Kälte die Beschwerden ausgelöst, sei es, daß Ihr Kind im Regen draußen war, oder daß es im kalten Wasser gebadet hat oder nach Spiel und Sport zu rasch ausgekühlt ist.
Dosierung → Vorschrift 1, hintere Umschlagklappe.

Merke: Bei plötzlich einsetzendem Fieber, das sehr schnell ansteigt, entscheiden Sie sich bitte zwischen *Aconitum D6* und *Belladonna D6*. Prägen Sie sich die Namen ein, denn es sind die beiden wichtigsten Entzündungsmittel in der Homöopathie, die gerade zu Beginn entzündlicher Beschwerden häufig gegeben werden.

Schnupfen und Nasen-Nebenhöhlen-Entzündung

Wenn aufgrund einer Virusinfektion die Nasenschleimhäute anschwellen und ein Sekret absondern, hat Ihr Kind einen »Schnupfen«. Die Erkrankung beginnt meist mit einem heißen, trockenen Gefühl in der Nase und dauert etwa eine Woche. Während des Schnupfens niest Ihr Kind häufig, hat leicht erhöhte Temperatur und andere kleine Beschwerden, die in den folgenden Mittelbeschreibungen ausführlich dargestellt sind. Wenn sich die Infektion in die Nasen-Nebenhöhlen ausbreitet, entsteht ein Druckgefühl im Stirn- und Nasenbereich, es treten Kopfschmerzen auf.

Sehr oft wandert die Infektion auch den Atemtrakt hinunter. Dann ist die Stimme belegt, *Halsschmerzen* folgen (→ Seite 197), die Bronchien verschleimen, und es entwickelt sich ein *Husten* (→ Seite 200). Wenn der Virus seinen Weg in die Ohren findet (es besteht nämlich eine innere Verbindung zwischen dem oberen Atemtrakt und den Ohren), können heftige Ohrenschmerzen folgen, die das Zeichen einer beginnenden *Ohrentzündung* sind (→ Seite 203). Während eines Schnupfens können hin und wieder auch Verdauungsbeschwerden auftreten.

Wenn jedesmal die Nebenhöhlen in Mitleidenschaft gezogen werden, sobald Ihr Kind Schnupfen bekommt, sollten Sie einen Homöopathen aufsuchen (→ *Konstitutionsbehandlung,* Seite 11).

Wichtig

Ein einfacher Schnupfen wird bald von alleine ausheilen – er bedarf dann auch kaum einer Behandlung. Leidet Ihr Kind jedoch »ständig«, also auffallend häufig, unter Schnupfen oder anderen Erkältungskrankheiten, so ist es angeraten, dieser grundsätzlichen Krankheitsbereitschaft mit homöopathischen Arzneien zu begegnen.

Suchen Sie bitte bei chronischen Beschwerden den Homöopathen auf (→ *Konstitutionsbehandlung,* Seite 11).

Wenn Sie sich entschließen, einen akuten Schnupfen selber zu behandeln, so beachten Sie bitte gewissenhaft die folgenden Hinweise:

Benachrichtigen Sie unverzüglich den Arzt
- Wenn es zu Anfällen von Atemnot oder zu heftigen Hustenanfällen kommt.
- Wenn das Fieber trotz Ihrer Behandlung steigt.
- Wenn sich das Befinden Ihres Kindes trotz Ihrer Selbstbehandlung verschlechtert.

Bringen Sie Ihr Kind zum Arzt
- Wenn sich ein anfangs leichter Schnupfen zu einer eitrigen *Ohrentzündung* (→ Seite 203), zu *Halsschmerzen* mit Stimmverlust (→ Seite 197) oder zu einer schweren *Bronchitis* (→ Seite 200) entwickelt.
- Wenn sich das Kind von einem Schnupfen lange Zeit nicht erholt.
- Wenn Sie unsicher sind, was die Schwere und den Verlauf der Erkrankung angeht.

Merke: Schnupfen tritt auch bei der echten, mit schweren Krankheitszeichen verlaufenden Virusgrippe auf, die Sie auf keinen Fall selbst behandeln können (deshalb ist sie in diesem Buch nicht beschrieben), sowie bei *Masern* (→ Seite 213).

Achten Sie bitte immer auf die begleitenden Krankheitszeichen, und lesen Sie die betreffenden Abschnitte durch!

Vor der Mittelwahl

Die folgenden Fragen helfen Ihnen, die wichtigsten Beschwerden Ihres Kindes zu erkennen und zu benennen. Beobachten Sie deshalb Ihr Kind bitte genau, und versuchen Sie, ein möglichst klares *Beschwerdenbild* (→ Seite 13) zu ermitteln, bevor Sie unter den dargestellten Arzneien das passende homöopathische Mittel zu seiner Behandlung wählen – bei einer Selbstbehandlung Ihres Kindes sollten Sie unter keinen Umständen ein Risiko eingehen.

Selbstbefragung
- Klagt mein Kind über eine heiße, trockene Nase oder Prickeln in der Nase? – Niest es, oder hat es andere Zeichen eines beginnenden Schnupfens?
- Kann sich mein Kind – wetterbedingt – erkältet haben: bei trockenem, kaltem Winterwetter, bei feucht-kaltem Regen- oder Schneewetter, bei relativ milden Temperaturen im Frühling oder im Sommer?
- Gibt es eine andere Ursache für den Schnupfen: hat sich mein Kind beim Baden in kaltem Wasser erkältet, oder ist es nach Sport und Spiel zu rasch abgekühlt? – Ist es naß geworden?
- Wann und wo verschlimmert sich der Schnupfen: im Zimmer oder in der kalten Luft? – Am Tag, in der Nacht, morgens oder abends?
- Handelt es sich um einen »trockenen« Schnupfen, um einen »fließenden« Schnupfen oder um einen Schnupfen, der abwechselnd trocken ist und fließt?
- Wie ist das Nasensekret beschaffen: wäßrig, zäh, schleimig-eitrig, mild? – Macht es die Nase wund? – Ist es klar, weißlich, gelb oder gelbgrün?
- Leidet mein Kind außer an Schnupfen an weiteren Beschwerden wie *Halsschmerzen* (→ Seite 197), *Bronchitis* (→ Seite 200) oder *Husten* (→ Seite 200)? Wenn ja, so lesen Sie bitte die betreffenden Abschnitte durch.
- Hat sich die Stimmungslage meines Kindes auffallend verändert? – Ist es vielleicht besonders abweisend oder unleidlich, empfindlich, aufgebracht, mürrisch, weinerlich, anhänglich, liebebedürftig, unruhig oder ängstlich?

- Wie ist die Krankheit bisher verlaufen: mit welchen Beschwerden hat die Krankheit begonnen, welche sind erst später aufgetreten?

Die Beschwerden – das passende Mittel

Lesen Sie bitte den folgenden Arzneiüberblick aufmerksam durch. Wählen Sie das Mittel, das zu den Beschwerden Ihres Kindes paßt. Die angegebene Seitenzahl führt Sie zu der ausführlichen Mittelbeschreibung mit Dosierungshinweis und Arzneipotenz.

Können Sie »Ihr« Arzneimittel auf diesem Weg nicht finden, hilft Ihnen der Abschnitt *So finden Sie zum passenden Mittel* weiter (→ Seite 15).

Arzneiüberblick

Erste Anzeichen eines Schnupfens.
Heftiges Frieren. Niesen.
Ihr Kind ist ängstlich, unruhig und hat großen Durst.
→ Aconitum, Seite 195.

Anzeichen eines Schnupfens; heiße, brennende, leicht gerötete Nase.
Kein Durst.
Druck im Kopf, Benommenheit.
→ Belladonna, Seite 195.

Allgemein große Empfindlichkeit gegen feuchte Kälte.
→ Dulcamara, Seite 195.

Ursache: Kälte, Nässe, rasche Abkühlung
→ Rhus toxicodendron, Seite 197.

Heftiges Niesen.
Fließschnupfen am Tag – trockene, verstopfte Nase in der Nacht.
→ Nux vomica, Seite 196.

Große Kälteempfindlichkeit.
Niesen, Kratzen im Hals.
Nasen-Nebenhöhlen-Entzündung.
→ Hepar sulfuris, Seite 196.

Nasenränder und Oberlippe wund, aufgeschorft.
Dünnes, wässriges Nasensekret.
Ihr Kind ist kälteempfindlich, unruhig, ängstlich, erschöpft, und es hat Durst.
→ Arsenicum album, Seite 195.

Starkes Schwitzen – besonders nachts.
Schweiß oft übelriechend. Reichliches Sekret, Nase rot, rauh und »schmutzig«.
Erkältung zieht nach oben: Nebenhöhlen- oder Augenbeschwerden.
Dickgeschwollene rote Wangen.
Speichelfluß.
→ Mercurius solubilis, Seite 196.

Trockener Mund, trockene Lippen, großer Durst.
Verstopfung.
Ihr Kind ist »brummig«, will in Ruhe gelassen werden.
→ Bryonia, Seite 195.

Heftiger Fließschnupfen; wäßriges Sekret.
Nach einigen Tagen Stockschnupfen möglich: tränende Augen beim Niesen.
Fieberbläschen an den Lippen.
Großer Durst.
→ Natrium muriaticum, Seite 196.

Im Liegen ist die Nase verstopft – an der frischen Luft »läuft« sie.
Aufgesprungene Lippen.
Ihr Kind braucht jetzt viel Zuwendung, es ist weinerlich.
→ Pulsatilla, Seite 196.

Verstopfte Nase; starker Druck an der Nasenwurzel.
Dickes gelbes oder grünes, zähes Sekret; übelriechendes Sekret.
Befall der Stirnhöhlen: Druck- und Kopfschmerzen über den Augenbrauen.
Ihr Kind will jetzt niemanden sehen.
→ Kalium bichromicum, Seite 196.

Gerötete, tränende Augen.
Wunde Nasenlöcher.
→ Allium cepa, Seite 195.

Brennende rote, tränende Augen.
Mildes Nasensekret.
→ Euphrasia, Seite 196.

Starker Druck an der Nasenwurzel.
Bei Befall der Nasen-Nebenhöhle:
Druck, Benommenheit, Schmerzen im Kopf.
→ Cinnabaris, rechte Spalte.

Mittelbeschreibungen

Aconitum D6: An einem kalten Tag mit trockener Luft klagt Ihr Kind darüber, daß es friert. Selbst wenn es schon einige Zeit in der geheizten Wohnung ist, wird ihm nicht warm. Seine Stirn fühlt sich fiebrig an; es hat großen Durst und niest häufig. Die Nase ist heiß und innen geschwollen, was die Atmung behindert. In manchen Fällen beginnt die Nase auch gleich zu »laufen«. Das Kind schneuzt dann ein klares, heißes Sekret ins Taschentuch. Manchmal ist es ängstlich und unruhig.
Dosierung → Vorschrift 2, hintere Umschlagklappe.

Allium cepa D6: Die Augen sind gerötet und tränen; aus der Nase läuft wäßriges Sekret, das Nasenlöcher und Oberlippe wund macht. Sobald Ihr Kind an der Luft ist, hört die Nase auf zu »laufen«.
Dosierung → Vorschrift 1, hintere Umschlagklappe.

Arsenicum album D12: Dünner, wäßriger Schnupfen macht Nasenränder und Oberlippe wund. Sie kennen das schon: Bei jedem Wetterwechsel bekommt Ihr Kind wieder »seinen« Schnupfen. Es niest häufig, doch das Gefühl, daß die Nase kitzelt, geht nicht weg, und – die Nase bleibt verstopft. Draußen, an der frischen Luft, fühlt es sich gar nicht wohl, denn meist ist ihm kalt, und es sucht an der Heizung und unter Decken nach Wärme. Allgemein neigt Ihr Kind zu Unruhe und Ängstlichkeit. Auch wenn der Schnupfen sich schnell (sogar innerhalb von 24 Stunden) zu einer Bronchitis entwickelt, sollten Sie dieses Mittel wählen.
Dosierung → Vorschrift 1, hintere Umschlagklappe.

Belladonna D6: Wie aus heiterem Himmel stellt sich binnen weniger Stunden ein Schnupfen mit heißbrennender und leicht geröteter Nase ein. Vielleicht spürt Ihr Kind sogar, wie das Blut in der Nase pocht. Wenn die Nase nicht rasch zu »laufen« anfängt, kommt es zu Druck im Kopf, der zu heftigen Kopfschmerzen führen kann. Ihr Kind hat kaum Durst. Es wirkt benommen und ist dennoch unruhig; außerdem kann es sehr heftig reagieren.
Dosierung → Vorschrift 2, hintere Umschlagklappe.

Bryonia D6: Ihr Kind hat trockene, aufgesprungene Lippen und großen Durst auf Wasser. Der Schnupfen verläuft ohne besondere Merkmale, aber es kann sein, daß zusätzlich Verstopfung auftritt.
Dosierung → Vorschrift 1, hintere Umschlagklappe.

Cinnabaris D6: Heftige Kopfschmerzen sind die Folge einer Nasen-Nebenhöhlen-Entzündung. Wenn das Kind beide Hände gegen den Kopf drückt, lindert das die Schmerzen. Es klagt zudem über einen eigenartigen Druck über den Nasenknochen (wie nach dem Tragen einer Brille), oder es hat das Gefühl, es würde an der Nasenwurzel mit einem kalten metallischen Gegenstand berührt; auch der Nasenrücken ist sehr empfindlich gegen Berührung. Das Kind schneuzt dicke Klumpen schmutziggelben Schleims.
Dosierung → Vorschrift 1, hintere Umschlagklappe.
Bei Nebenhöhlen-Entzündung → auch *Hepar sulfuris, Kalium bichromicum* und *Mercurius*, alle Seite 196.

Dulcamara D6: Ihr Kind reagiert ausgesprochen empfindlich schon auf geringste Kältereize und Feuchtigkeit. Wenn es nur barfuß über eine nasse Wiese läuft, mit nackten

Füßen im feuchten Sand spielt oder zu lange auf einem kalten Stein sitzt, ist es hinterher krank. Auch bei feucht-kalter Witterung (Regen, Meeresluft, Schneeluft) oder bei einem plötzlichen Temperatursturz kann Ihr Kind Schnupfen bekommen. Der Schnupfen ist trocken und besonders draußen an der Luft unangenehm. Drinnen in der Wärme beginnt der Schnupfen zu »fließen«. Manchmal sind zur gleichen Zeit auch die Augen rot entzündet, und es kann zu Halsschmerzen und einem steifen Nacken kommen.
Dosierung → Vorschrift 1, hintere Umschlagklappe.

Euphrasia D6: Die Augen sind gerötet, sie tränen und brennen; das Nasensekret aber ist mild. An der kalten Luft, nachts, oder wenn das Kind sich hinlegt, wird der Schnupfen schlimmer.
Dosierung → Vorschrift 1, hintere Umschlagklappe.

Hepar sulfuris D12: Sobald Ihr Kind – besonders bei trockenem, kaltem Wetter – an die kalte Luft kommt, muß es niesen. Am Anfang ist das Schnupfensekret wäßrig, dann verdickt es sich und wird gelb. Erkältet sich Ihr Kind, hat es meist ein Kratzen im Hals, oder die Erkältung geht auf Ohren, Rachen oder Bronchien über. Geben Sie dieses Mittel, falls sich der Schnupfen Ihres Kindes zu einer *Nebenhöhlen-Entzündung* (→ Seite 192) entwickelt.
Dosierung → Vorschrift 1, hintere Umschlagklappe.

Kalium bichromicum D12: Der Schleim läuft dick und gelb oder sogar gelbgrün aus der Nase, oder er zieht beim Heruntertropfen lange Fäden. Wenn dicke Schleimpfropfen die Nasenlöcher verstopfen, ist die Nasenschleimhaut trocken geworden, und in der Stirn über der Nasenwurzel drückt es unangenehm. (Schnupfen in dieser Ausprägung entwickelt sich häufig zur *Nasen-Nebenhöhlen-Entzündung,* → Seite 192.)
Dosierung → Vorschrift 1, hintere Umschlagklappe.

Mercurius solubilis D12: Nachts tritt heftiger Schweiß auf, der manchmal übel riecht. Die beginnende Erkältung spürt Ihr Kind an der Kälte, die ihm über den Körper kriecht. Der Schnupfen fließt mit reichlichem, grünlich-eitrigem Nasensekret, das die Nasenlöcher wund machen kann und manchmal unangenehm riecht. Ihr Kind reagiert sensibel auf die Temperatur seines Zimmers. Ist ihm zu kalt oder zu warm, so fühlt es sich nicht wohl. Wenn der Schnupfen nach oben zieht und sich in den Nebenhöhlen festsetzt, verursacht er dort Druck und ein Gefühl der Benommenheit.
Dosierung → Vorschrift 1, hintere Umschlagklappe.

Natrium muriaticum D12: Heftig fließender Schnupfen mit wäßrigem Nasensekret wird oft begleitet von Geruchs- und Geschmacksverlust. Ihr Kind salzt das Essen nach (viel Salz auf das Frühstücksei), oder es bevorzugt jetzt Nahrung mit einem hohen Salzgehalt (Schinken, Wurst, Fisch, Salzgebäck). Außerdem ist es auffallend traurig und weinerlich, lehnt Trost und Mitleid jedoch ab und zieht sich zurück.
Dosierung → Vorschrift 1, hintere Umschlagklappe.

Nux vomica D12: Nachts und in kalter Luft ist die Nase verstopft; tagsüber und im warmen Zimmer »fließt« der Schnupfen. Meist beginnt die Erkältung bei trockenem, kaltem Wetter mit heftigem Niesen und einem rauhen, kratzenden Gefühl im Hals. Das Kind fröstelt am ganzen Körper, und selbst wenn es in dicke Decken gehüllt ist, wird ihm nicht warm. Gehen Sie im Augenblick behutsam mit ihm um, denn es ist äußerst empfindlich und reagiert deshalb sehr schnell gereizt.
Dosierung → Vorschrift 1, hintere Umschlagklappe.

Pulsatilla D12: Dick und gelb läuft das Schnupfensekret aus der Nase: Nachts ist die Nase eher verstopft, morgens fängt sie an zu »laufen«. Draußen an der frischen Luft fühlt sich das Kind im allgemeinen wohler als drinnen. Im Zimmer ist die Nase wieder verstopft. Ihr Kind ist weinerlich, es will bei der Mutter

sein, und erst wenn alle lieb zu ihm sind, fühlt es sich wohl.
Dosierung → Vorschrift 1, hintere Umschlagklappe.

Rhus toxicodendron D12: Besonders bei feucht-kaltem oder nebligem Wetter bekommt Ihr Kind leicht einen Schnupfen. Wenn es erhitzt war und danach zu rasch ausgekühlt ist, oder wenn es von einem Regenschauer bis auf die Haut durchnäßt wurde, ist hinterher die Nase verstopft. Nach einiger Zeit wird ein dicker gelblicher Schleim ausgeschneuzt. Wenn die Entzündung in den Rachen wandert, wird Ihr Kind heiser. Möglicherweise ist es jetzt ruheloser und furchtsamer als üblich.
Dosierung → Vorschrift 1, hinter Umschlagklappe.

Halsschmerzen und Mandelentzündung

Halsschmerzen mit *Fieber* (→ Seite 188) und einem trockenem Rachen, in dem es kratzt, sticht oder brennt, entstehen sowohl am Beginn einer Erkältung als auch in deren Verlauf, wenn sich die Virusinfektion der Nase (Schnupfen) zum Hals hin ausbreitet. Das Kind leidet sehr unter diesen Beschwerden, denn Essen und Trinken, ja sogar das Atmen können weh tun.

Ursache für die Halsschmerzen kann neben der Rachenschleimhautentzündung auch eine Mandelentzündung sein, die durch Bakterien ausgelöst wird. Die Mandeln sind Teil unseres Lymphsystems. Als »Abwehrorgane im Hals« stehen sie im körpereigenen Abwehrsystem sozusagen in »vorderster Front«, weil sie helfen, das Eindringen von infektionsauslösenden Viren und Bakterien in den Körper zu verhindern. Sind die Mandeln entzündet, treten Halsschmerzen, Fieber, aber auch ein Gefühl von »Halsenge« sowie Schluckbeschwerden, Kopfschmerzen und Speichelfluß auf.

Wichtig

Ob die Halsschmerzen Ihres Kindes durch eine Rachenschleimhautentzündung oder durch eine Mandelentzündung verursacht werden, ist für die homöopathische Behandlung nicht ausschlaggebend, denn beide Krankheiten werden – bis auf wenige Ausnahmen – mit denselben Arzneien behandelt. Homöopathische Mittel sind hervorragend geeignet, Ihr Kind schnell und sicher von seinen Halsschmerzen zu befreien. Wenn eine Mandelentzündung bereits im Anfangsstadium geheilt wird, oder wenn sie – durch die homöopathische Behandlung – einen harmlosen Verlauf nimmt, kann eine Antibiotika-Therapie umgangen werden. Voraussetzung für eine erfolgreiche homöopathische Behandlung ist jedoch das fachkundige Wissen des Homöopathen. Muten Sie sich also nicht zuviel zu, und behandeln Sie nur die hier beschriebenen einfachen Halsentzündungen selbst.

Bevor Sie mit der Behandlung beginnen, beachten Sie bitte gewissenhaft die folgenden Hinweise:

Rufen Sie sofort den Arzt
- Wenn Ihr Kind an Atemnot leidet, oder wenn es starke Schluckbeschwerden hat.

Benachrichtigen Sie den Arzt
- Wenn Ihr Kind starke Halsschmerzen hat, die mit hohem Fieber (bis 39,5 °C) auftreten.
- Wenn Ihr Kind an chronischen Halsbeschwerden leidet.

Merke: Wird eine Mandelentzündung nicht behandelt, kann sie sich zu einer schweren Erkrankung entwickeln, in deren Verlauf sich weißlich-gelbliche Ablagerungen (Stippchen auf den Mandeloberflächen), Eiterpfröpfe und in seltenen Fällen sogar Mandelabszesse bilden. Die Entzündung kann sich auf die Ohren ausbreiten und zu einer Mittelohrentzündung führen. Eine sogenannte »Streptokokken-Angina« (Mandelentzündung, durch eine besondere Bakterienart hervorgerufen) kann, wenn sie nicht vollständig ausgeheilt wird, eine rheumatische Folgeerkrankung des Herzens, der Nieren und der Gelenke verursachen. Wenn Ihr Kind oft an Mandelentzündungen leidet, kann eine homöopathische Behandlung zur Besserung der Konstitution, also für die gesunde Entwicklung Ihres Kindes von großer Bedeutung sein. Sprechen Sie mit Ihrem Homöopathen darüber (→ *Konstitutionsbehandlung*, Seite 11).

Vor der Mittelwahl

Die folgenden Fragen helfen Ihnen, die wichtigsten Beschwerden Ihres Kindes zu erkennen und zu benennen. Beobachten Sie deshalb Ihr Kind bitte genau, und versuchen Sie, ein möglichst klares *Beschwerdenbild* (→ Seite 13) zu ermitteln, bevor Sie unter den dargestellten Arzneien das passende homöopathische Mittel zur Selbstbehandlung wählen.

Selbstbefragung

- Gibt es eine erkennbare Ursache für die Halsbeschwerden meines Kindes wie feucht-kaltes Wetter, trocken-kalte Witterung, Nordwind, bei dem es sich erkältet haben kann?
- Hat mein Kind Schmerzen beim Schlucken?
- Wie empfindet mein Kind die Schmerzen: klagt es über brennende, stechende oder kratzende Schmerzen, oder hat es das Gefühl, als sei ein Splitter in seinem Hals?
- Lindern warme Getränke die Schmerzen – oder kalte?
- Schmerzt der gesamte Hals innen oder nur die rechte beziehungsweise die linke Seite?
- Hat sich seine Stimmungslage verändert: ist es vielleicht besonders ärgerlich, aufgebracht, unruhig, ängstlich und apathisch?

Die Beschwerden – das passende Mittel

Lesen Sie bitte den folgenden Arzneiüberblick aufmerksam durch. Wählen Sie das Mittel, das zu den Beschwerden Ihres Kindes paßt. Die angegebene Seitenzahl führt Sie zu der ausführlichen Mittelbeschreibung mit Dosierungshinweis und Arzneipotenz.

Können Sie »Ihr« Arzneimittel auf diesem Weg nicht finden, hilft Ihnen der Abschnitt *So finden Sie zum passenden Mittel* weiter (→ Seite 15).

Arzneiüberblick

Rot entzündeter, trockener Hals;
Prickeln und Kratzen im Hals.
Großer Durst; heftige Schmerzen beim Schlucken.
Beginnendes Fieber.
Ängstlichkeit, Unruhe.
→ Aconitum, Seite 199.

Heißer, trockener Hals.
Kein Durst.
Heißer Kopf – kalte Hände und Füße.
Verlangen zu schlucken.
Hals wie zugeschnürt.
Beginnendes Fieber.
→ Belladonna, Seite 199.

Stechende, brennende Schmerzen beim Schlucken.
Kein Durst.
Ihr Kind mag keine Wärme und ist apathisch.
→ Apis, Seite 199.

Schmerzen, Entzündung, Schwellung links oder von links nach rechts wandernd.
Ihr Kind verträgt keine heißen Getränke und nichts Enges am Hals.
Während und nach dem Aufwachen sind die Beschwerden am schlimmsten.
→ Lachesis, Seite 200.

Halsentzündung, verbunden mit dem Gefühl, sehr krank zu sein: am ganzen Körper wie zerschlagen. Rotgeschwollene Mandeln.
Gefühl, einen Klumpen im Hals zu haben, zwingt zu ständigem Schlucken.
Beim Schlucken schießen Schmerzen vom Hals zu den Ohren.
Ihr Kind verträgt keine heißen Getränke.
→ Phytolacca, Seite 200.

Schmerzen wie Spitter oder das Gefühl, einen Klumpen im Hals zu haben; scharfe Schmerzen, die ausstrahlen.
Empfindlich gegen Berührung am Hals, frische Luft und den geringsten Luftzug.

Ihr Kind ist jetzt besonders reizbar, verdrießlich und außerordentlich ängstlich.
→ Hepar sulfuris, rechte Spalte.

Rauher, brennender Hals; auffälliger Speichelfluß, metallischer oder süßlicher Geschmack im Mund.
Schlecht riechender Atem; starke Schweißneigung.
Beschwerden nachts schlimmer.
Erkältungsbeginn oft mit kriechendem Frösteln.
→ Mercurius solubilis, Seite 200.

Jede Erkältung Ihres Kindes geht mit Halsschmerzen einher und entwickelt sich zu einer Mandelentzündung; der Hals wird steif. Manchmal kommt es zu Durchfall. Ihr Kind hat bereits vergrößerte Mandeln. In der Schule kommt es nicht so gut mit. Sie haben den Eindruck, daß es in seiner Entwicklung etwas hinterher hinkt.
→ Barium carbonicum, rechte Spalte.

Mittelbeschreibungen

Aconitum D6: Ihr Kind hat sich bei trockener, kalter Witterung erkältet. Jetzt klagt es über Halsweh, und es hat bereits leichtes Fieber. Wenn Sie in seinen Hals schauen, sehen Sie, daß das Innere rot entzündet ist. Das Kind sagt, daß sein Hals trocken sei, prickele, kitzele, brenne oder sich »zusammengezogen« anfühle. Es hat großen Durst auf kaltes Wasser, doch das Schlucken verursacht ihm heftige Schmerzen. Auch die Mandeln können entzündet und geschwollen sein und dunkelrot aussehen. Ihrem Kind ist unbehaglich, und es wirkt etwas unruhig und verängstigt.
Dosierung → Vorschrift 2, hintere Umschlagklappe.

Apis D6: Stechende, brennende Schmerzen beim Schlucken sind die auffallendsten Beschwerden Ihres Kindes. Sein Hals ist innen und außen geschwollen. Der Hals innen ist heiß, und Ihr Kind verträgt keinerlei Bestrahlung oder warme Umschläge. Auch in einem überheizten Zimmer hält Ihr Kind es jetzt nicht aus. Kühle Luft oder kalte Getränke dagegen tun ihm gut – trotzdem hat es kaum Durst (→ auch *Belladonna*, unten). Ihr Kind wirkt apathisch und abwesend.
Dosierung → Vorschrift 2, hintere Umschlagklappe.

Barium carbonicum D6: Ihr Kind neigt zu Mandelentzündungen. Sie sind sehr vorsichtig, wenn Sie mit ihm an die frische Luft gehen, denn es hat sich immer wieder gezeigt, daß schon ein wenig feuchte oder kalte Luft Ihrem Kind zusetzt. Es dauert dann einige Tage, bis die Beschwerden ausbrechen. Als erstes zeigen sich Halsschmerzen, dann folgt eine Entzündung der Rachenmandeln. Nicht nur diese Empfindlichkeit gegen Kälte macht Ihnen Sorge. Sie beobachten auch, daß Ihr Kind in seiner körperlich-geistigen Entwicklung mit den anderen Kindern nicht ganz Schritt hält.
Dosierung → Vorschrift 1, hintere Umschlagklappe (→ auch *Konstitutionsbehandlung*, Seite 11).

Belladonna D6: Der Hals fühlt sich heiß und trocken an, doch Ihr Kind hat keinen Durst. Die Augen und das Gesicht sind gerötet; der Kopf ist heiß, Hände und Füße dagegen sind kalt. Das Kind hat ein ständiges Verlangen zu schlucken, doch das ist sehr schmerzhaft, denn der Hals ist wie zusammengeschnürt. Dieses Gefühl verstärkt sich beim Essen und Trinken. So kann es passieren, daß das, was Ihr Kind zu schlucken versucht, durch die Nase wieder herauskommt. Allgemein neigt Ihr Kind zu heftigen Reaktionen auf alles, was ihm passiert.
Dosierung → Vorschrift 2, hintere Umschlagklappe.

Hepar sulfuris D12: Das eigenartige Gefühl, eine Fischgräte im Hals zu haben (oder einen Splitter), quält Ihr Kind. Diese Stiche können bis zum Ohr oder zum Unterkiefer ausstrahlen. Die Schmerzen haben Ihr Kind überempfindlich gemacht, und es will auch aus diesem Grund nicht, daß Sie es am Hals berühren oder seinen Hals gar untersuchen. Statt dessen mag es dick eingepackt sein, weil es sonst sehr schnell friert: Schon wenn eine Hand unter der

Decke herausragt, beginnt es zu frösteln. Es ist schnell verärgert und beleidigt.
Dosierung → Vorschrift 1, hintere Umschlagklappe.

Lachesis D12: Heiße Getränke kann Ihr Kind jetzt nicht vertragen, und um den Hals herum darf nichts es einengen! Das haben Sie sicherlich bemerkt, als Sie versuchten, Ihrem Kind einen Schal gegen seine Halsschmerzen umzubinden, oder – besser noch – als Sie ihm ein Glas heiße Milch mit Honig zu trinken gaben. Ihr Kind klagt zudem, daß links im Hals alles schlimmer sei als rechts (die Schmerzen können auch links anfangen und auf die rechte Seite wandern). Ihr Kind hat das Empfinden, als sei der Hals zusammengeschnürt oder etwas geschwollen. Deshalb muß es ständig schlucken. Morgens, beim Aufwachen, oder allgemein nach dem Schlafen geht es Ihrem Kind besonders schlecht.
Dosierung → Vorschrift 2, hintere Umschlagklappe.

Mercurius solubilis D12: Der Atem Ihres Kindes riecht schlecht, und vor allem nachts bricht es häufig in Schweiß aus. Bei jeder Erkältung reagiert Ihr Kind mit Halsschmerzen, die beim Schlucken während der Nacht am schlimmsten sind. Das Kind ist sehr durstig, obwohl ihm ständig Speichel in den Mund läuft – morgens ist sogar das Kopfkissen naß. Die Zunge ist gelb belegt.
Dosierung → Vorschrift 1, hintere Umschlagklappe.

Phytolacca D6: Die Beschwerden haben wahrscheinlich bei feuchtem Wetter begonnen. Jetzt muß Ihr Kind ständig schlucken, denn es hat das Gefühl, als würde sich im Rachen unentwegt Schleim ansammeln. Dazu kommt ein Gefühl, als sei ein Klumpen im Hals; die Mandeln sind geschwollen – vor allem rechts (→ auch *Belladonna*, Seite 199). Beim Schlukken ziehen schießende Schmerzen vom Hals zu den Ohren. Hals und Rachen sind dunkelblaurot verfärbt. Kalte Getränke bessern die Halsschmerzen.
Dosierung → Vorschrift 2, hintere Umschlagklappe.

Husten und Bronchitis

Der »einfache« Erkältungshusten tritt als Folge einer Infektion der Rachen- und Bronchialschleimhäute auf. Er kann von leichtem Fieber und Schmerzen hinter dem Brustbein begleitet werden und 2 bis 3 Wochen dauern. Husten ist aber auch ein Begleitsymptom anderer, wesentlich schwererer Krankheiten. So kann sich hinter dem Husten auch Krupphusten, Keuchhusten oder eine Lungenentzündung verbergen.

Hustenauslösende Reizzustände des Atemtraktes finden sich außerdem bei Empfindlichkeit gegen Staub (Allergie), verschmutzte Luft oder Tabakdunst. Wenn ein Kind etwas verschluckt hat, das noch im Hals steckt, kommt es ebenfalls zu Reizhusten.

Hartnäckiger Reizhusten ist auch das Anzeichen einer akuten Bronchitis – jedoch »fördert« das Kind dabei zusätzlich beträchtliche Mengen von Schleim »zutage«. Dieser Auswurf ist zunächst zäh und glasig, später wird er eitrig.

Wichtig

In diesem Kapitel ist nur die Behandlung eines »einfachen« Erkältungshustens und einer akuten Bronchitis beschrieben – denn nur diese beiden Hustenerkrankungen können Sie selbst behandeln. Chronische, also immer wiederkehrende Reizzustände der Bronchien können zu Herzschwäche oder Lungenblähung führen.

Achtung:
Wenn Sie die Lage oder Ihre eigenen Fähigkeiten falsch einschätzen, gefährden Sie Ihr Kind. Beachten Sie daher bitte gewissenhaft die folgenden Hinweise, bevor Sie mit der Behandlung beginnen:

Rufen Sie unverzüglich den Arzt
- Wenn Ihr Kind unter Atemnot leidet oder bereits einen Erstickungsanfall hat.
- Wenn Ihr Kind ungewöhnlich schnell und geräuschvoll (pfeifend, rasselnd) oder hastig und unregelmäßig atmet.

- Wenn Ihr Kind unter bellendem Husten und heiserer Stimme mit geräuschvoller Atmung leidet (Krupphusten).
- Wenn starke Hustenattacken auftreten, die auf geräuschvolles Einatmen folgen (Keuchhusten).
- Wenn das Fieber über 39 °C steigt und die Atmung schmerzhaft wird (Verdacht auf Lungenentzündung).
- Wenn der Auswurf blutig ist.
- Wenn Heiserkeit und Stimmverlust auftreten.
- Wenn sich das Allgemeinbefinden Ihres Kindes verschlechtert.
- Wenn Sie unsicher sind, was Art oder Verlauf der Erkrankung anbelangt.

Vor der Mittelwahl

Die folgenden Fragen helfen Ihnen, die wichtigsten Beschwerden Ihres Kindes zu erkennen und zu benennen. Beobachten Sie deshalb Ihr Kind bitte genau, und versuchen Sie, ein möglichst klares *Beschwerdenbild* (→ Seite 13) zu ermitteln, bevor Sie unter den dargestellen Arzneien das passende homöopathische Mittel zu seiner Behandlung wählen.

<u>Selbstbefragung</u>

- Kann sich mein Kind wetterbedingt erkältet haben: bei trockenem, kaltem Winterwetter oder bei feucht-nassem Regen- oder Schneewetter?
- Wann hat mein Kind besonders unter Husten zu leiden: morgens oder abends – tagsüber oder nachts?
- Unter welchen Umständen verschlimmert sich der Husten: im warmen Zimmer oder an der kalten Luft im Freien? – Bei Ruhe oder bei Bewegung? – Im Liegen oder im Sitzen? – Beim Sprechen, Essen oder Trinken?
- Haben warme beziehungsweise kalte Getränke Einfluß auf den Hustenreiz?
- Ist der Husten trocken, oder »fördert« mein Kind Schleim »zutage«?
- Wie ist der Schleim beschaffen: glasig, weiß, eitrig, blutig?
- Hat mein Kind Schmerzen, wenn es hustet? Hält es vielleicht beide Arme beim Husten gegen die Brust gepreßt (durch diesen Druck verschafft es sich Erleichterung)?
- Hat sich die Stimmungslage meines Kindes seit Beginn der Beschwerden – oder kurz vorher – auffallend verändert?

Die Beschwerden – das passende Mittel

Lesen Sie bitte den folgenden Arzneiüberblick aufmerksam durch. Wählen Sie das Mittel, das zu den Beschwerden Ihres Kindes paßt. Die angegebene Seitenzahl führt Sie zu der ausführlichen Mittelbeschreibung mit Dosierungshinweis und Arzneipotenz.

Können Sie »Ihr« Arzneimittel auf diesem Weg nicht finden, hilft Ihnen der Abschnitt *So finden Sie zum passenden Mittel* weiter (→ Seite 15).

Arzneiüberblick

Trockener, kurzer Husten im Anfangsstadium.
Hals »brennt« vor Trockenheit, ist wie zusammengeschnürt.
Durst.
Kopfschmerzen.
Ängstlichkeit, Unruhe.
→ Aconitum, Seite 202.

Krampfartiger, trockener Husten im Anfangsstadium.
Kurzes, bellendes Husten.
Rotes heißes Gesicht.
Berstende Kopfschmerzen.
→ Belladonna, Seite 202.

Harter, trockener Husten.
Stechende Schmerzen im Brustkorb.
Jede Bewegung verstärkt den Husten.
Druck auf den Brustkorb lindert.
Großer Durst.
Berstende Kopfschmerzen.
Ihr Kind ist jetzt brummig und abweisend.
→ Bryonia, Seite 202.

Kälteempfindlichkeit.
Heiserkeit.
Kalte Luft verstärkt den Reizhusten.
Schleimrasseln.
Ihr Kind ist zu schwach, den Schleim auszuhusten.
→ Hepar sulfuris, Seite 203.

Lockerer Husten morgens – trockener Husten abends und nachts.
Im Liegen stärkere Beschwerden.
Kein Durst.
Verlangen nach frischer Luft.
Ihr Kind ist jetzt weinerlich und zuwendungsbedürftig.
→ Pulsatilla, Seite 203.

Krampfartige Hustenanfälle.
Gesicht läuft blaurot an.
Heisere, hohl klingende bis tonlose Stimme.
Erbrechen.
Nachts stärkere Beschwerden.
→ Drosera, rechte Spalte.

Einatmen von kalter Luft verursacht Hustenreiz, deshalb zieht sich Ihr Kind die Bettdecke über den Kopf.
Schmerzen unter dem Brustbein.
→ Rumex, Seite 203.

Tiefsitzender Husten.
Erschöpfung.
Übelkeit, Erbrechen.
Ihr Kind kann den Schleim nicht aushusten.
→ Ipecacuanha, Seite 203.

Mittelbeschreibungen

Aconitum D6: Ihr Kind hat sich draußen in der kalten, trockenen Luft oder im kalten Wind erkältet. Jetzt quält es ein ständiger, kurzer, trockener Husten, der mit jedem Atemzug schlimmer zu werden scheint. Der Hals »brennt« vor Trockenheit und fühlt sich innen an, als sei er zusammengeschnürt. Möglicherweise faßt sich Ihr Kind beim Husten jedesmal an den Hals. Abends und nachts verschlimmert sich der Zustand. Ihr Kind hat Durst, kann an Kopfschmerzen leiden und macht auf Sie einen eher unruhigen, ängstlichen Eindruck.
Dosierung → Vorschrift 2, hintere Umschlagklappe.

Belladonna D6: Der Hals ist stark entzündet, »brennt« und reizt zu einem krampfartigen, trockenen Husten, der kratzt und weh tut. Bei heftigen Hustenanfällen kann das Kind unter berstenden Kopfschmerzen leiden. Der Hals schmerzt, als sei er innen »roh«. Ihr Kind hustet bellend und kurz, sein Gesicht ist rot und heiß. Dieser Husten tritt vor allem bei feucht-kalter Witterung auf. Das Kind ist etwas erregt und kann unerwartet heftig reagieren.
Dosierung → Vorschrift 2, hintere Umschlagklappe.

Bryonia D6: Beim Husten hält sich Ihr Kind mit beiden Händen den Brustkorb, denn dieser Druck lindert seine Schmerzen, wenn es vom harten, trockenen Husten so richtig geschüttelt wird. Den Brustkorb empfindet es innen als ganz rauh, und es spürt dort immer wieder Stiche. Es seufzt häufig und versucht ständig, tief zu atmen, was ihm jedoch Schmerzen bereitet. Beim Husten hat es Kopfschmerzen, die so stark sind, als »würde es den Kopf in Stücke zerreißen«. Beim Essen und Trinken verschlimmert sich sein Zustand. Auch bei Bewegung werden die Beschwerden schlimmer; ganz allgemein geht es Ihrem Kind nachts besser als bei Tag. Sein Durst auf kaltes Wasser kann gewaltig sein. Es macht einen sehr reizbaren und »brummigen« Eindruck und möchte am liebsten in Ruhe gelassen werden.
Dosierung → Vorschrift 1, hintere Umschlagklappe.

Drosera D6: Ihr Kind hat krampfartige Hustenanfälle, bei denen sein Gesicht blaurot anläuft; diese folgen so dicht aufeinander, daß ihm kaum Zeit bleibt, dazwischen zu atmen. Um das Aushusten zu unterstützen, drückt es dabei gegen den Brustkorb. Nachts, besonders nach Mitternacht, ist der Husten am

schlimmsten. Während es hustet, kommt dem Kind manchmal der Mageninhalt hoch.
Dosierung → Vorschrift 2, hintere Umschlagklappe.

Hepar sulfuris D6: Ihr Kind ist am Hals sehr empfindlich gegen Kälte, vor allem bei trokken-kaltem Wetter wird es rasch heiser, zudem entwickelt es einen leichten Reizhusten, der sich verschlimmert, sobald es an die frische Luft kommt. Manchmal stellen sich nach Mitternacht oder gegen Morgen besonders heftige Hustenanfälle ein, bei denen auch ein Schleimrasseln zu hören ist.
Dosierung → Vorschrift 1, hintere Umschlagklappe.

Ipecacuanha D6: Der Husten sitzt tief, und es hat sich viel Schleim angesammelt, von dem das Kind jedoch nur wenig aushustet; bei jedem Atemzug des Kindes hören Sie ein feuchtes Rasseln in seiner Brust. Von seinen vergeblichen Versuchen, den Schleim herauszuhusten, ist das Kind sehr erschöpft: Es kann blaß sein und kalten Schweiß auf der Stirn haben. Wenn es zudem über Atemnot, Übelkeit oder Erbrechen klagt, müssen Sie den Arzt verständigen.
Dosierung → Vorschrift 2, hintere Umschlagklappe.

Pulsatilla D12: Abends und nachts leidet Ihr Kind unter trockenem Husten – morgens löst sich der Schleim. Ihr Kind mag ein kühles Zimmer und viel frische Luft, denn im Warmen wird der Husten schlimmer. Es trinkt kaum. Je flacher das Kind liegt, desto stärker wird sein Husten, doch einige Kissen im Rükken sorgen für Erleichterung. Wenn Sie nicht ständig in der Nähe Ihres Kindes sind, wird es empfindlich und weinerlich.
Dosierung → Vorschrift 1, hintere Umschlagklappe.

Rumex D6: Ausgelöst von einem Kitzeln in der Halsgrube kommt es zu krampfartigem, trockenem Husten, der durch jede noch so kleine Berührung am Hals verschlimmert wird. Das Kind reagiert jetzt hochempfindlich auf kalte Luft: Es steckt den Kopf unter die Bettdecke, weil die warme Luft den Hustenreiz mildert; es versucht, Nase und Mund ständig bedeckt zu halten, weil es beim Einatmen von kalter Luft das Gefühl hat, der Hals würde brennen oder wund sein.
Dosierung → Vorschrift 2, hintere Umschlagklappe.

Akute Ohrentzündung

Im Anschluß an einen Aufenthalt in kaltem Wind oder in kaltem Wasser kann es bei Ihrem Kind zu einer leichten Entzündung und zu Schmerzen im Ohr kommen.

Solche leichten Ohrenschmerzen ohne Fieber und ohne beeinträchtigtes Allgemeinbefinden können Sie selbst behandeln. Sollte Ihr Kind aber während einer Infektion des Nasen-Rachenraums (Husten, Schnupfen, Mandelentzündung) Ohrenschmerzen bekommen, ist die Wahrscheinlichkeit groß, daß es sich um eine Mittelohrentzündung handelt. Diese Entzündung verursacht heftige, stechende Schmerzen mit Klopfen im Ohr; Fieber, Kopfschmerzen, sogar Schwerhörigkeit können auftreten. Vom zweiten oder dritten Tag der Entzündung an entsteht im Trommelfell ein kleines Loch, das später verheilt. Aus ihm läuft anfangs weiße, dann eitrige Flüssigkeit. Die Krankheit dauert etwa 2 bis 3 Wochen; selten kommt es zu Komplikationen oder zu Folgeerkrankungen wie Infekten des Knochenbereichs hinter dem Ohr, Hirnhautentzündung, Hörschäden oder chronische Mittelohrentzündung.

Wichtig

Achtung: Die eben beschriebene Mittelohrentzündung muß in jedem Fall vom Arzt untersucht werden. Dennoch können Sie, bis zum Eintreffen beim Arzt, die Schmerzen mit einem Mittel zu lindern versuchen.

Gehen Sie mit Ihrem Kind zum Arzt

- Wenn Ihr Kind starke Ohrenschmerzen hat, Fieber und Ausfluß aus den Ohren auftritt.
- Wenn sich während der Behandlung das

Befinden Ihres Kindes verschlechtert und sich Schwäche, Benommenheit, schwere Kopfschmerzen oder ein steifer Nacken einstellen.
- Wenn leichte Ohrenschmerzen stärker werden.
- Wenn Ihr Baby sich häufig an die Ohren faßt, am Ohr zieht oder reibt.
- Wenn die Haut über den Knochen hinter dem Ohr gerötet und die Stelle berührungsempfindlich ist.
- Wenn sich das Hörvermögen plötzlich deutlich verschlechtert.
- Wenn trotz Ihrer Behandlung nach 24 Stunden keine klare Besserung eintritt.

Merke: Wenn Ihr Kind immer wieder an Mittelohrentzündung erkrankt, handelt es sich um eine anlagebedingte Schwäche, und die Erkrankung stellt sich – trotz der Behandlung mit Schmerzmitteln, Antibiotika oder Homöopathika oft mehrmals im Jahr ein. Diese Anlage können Sie nicht selbst behandeln, suchen Sie daher bitte den Homöopathen auf, und erkundigen Sie sich nach einer *Konstitutionsbehandlung* (→ Seite 11).

Vor der Mittelwahl

Die folgenden Fragen helfen Ihnen, die wichtigsten Beschwerden Ihres Kindes zu erkennen und zu benennen. Beobachten Sie deshalb Ihr Kind bitte genau, und versuchen Sie, ein möglichst klares *Beschwerdenbild* (→ Seite 13) zu ermitteln, bevor Sie unter den dargestellten Arzneien das passende homöopathische Mittel zur Behandlung wählen.

Selbstbefragung
- Gibt es eine klar erkennbare Ursache für die Ohrenschmerzen meines Kindes? – Ist zum Beispiel eine Erkältungskrankheit vorausgegangen, oder hat es sich bei kühlem Wind, einem Windzug, im Fahrtwind, bei feucht-kaltem oder bei trocken-kaltem Wetter erkältet?
- Wie beschreibt das Kind seine Schmerzen?
- Womit kann ich mein Kind beruhigen? – Was lindert die Schmerzen?
- Unter welchen Umständen und wann fühlt es sich besser oder schlechter?
- Leidet mein Kind, außer an Ohrenschmerzen, unter anderen Beschwerden? – Wenn ja, an welchen?
- Hat sich die Stimmung meines Kindes verändert, seitdem es krank ist?

Die Beschwerden – das passende Mittel

Lesen Sie bitte den folgenden Arzneiüberblick aufmerksam durch. Wählen Sie das Mittel, das zu den Beschwerden Ihres Kindes paßt. Die angegebene Seitenzahl führt Sie zu der ausführlichen Mittelbeschreibung mit Dosierungshinweis und Arzneipotenz.

Können Sie »Ihr« Arzneimittel auf diesem Weg nicht finden, hilft Ihnen der Abschnitt *So finden Sie zum passenden Mittel* weiter (→ Seite 15).

Arzneiüberblick

Rotes heißes Ohr.
Pochende, stechende Ohrenschmerzen.
Beschwerden nach Aufenthalt in kaltem Wind.
→ Aconitum, Seite 205.

Heißes rotes, berührungsempfindliches Ohr.
Bohrende, klopfende Ohrenschmerzen.
Fieber, heißer Körper.
Ihr Kind ist innerlich erregt, und es reagiert empfindlich.
→ Belladonna, Seite 205.

Pochende, stechende Ohrenschmerzen.
Bei Kindern mit geringer Widerstandskraft sind die Beschwerden schwächer.
→ Ferrum phosphoricum, Seite 205.

Heftigste Schmerzen.
Ihr Kind ist aufs äußerste gereizt und überempfindlich.
Kleinkinder schreien wütend – Umhertragen beruhigt sie.
→ Chamomilla, Seite 205.

Langsamer Krankheitsverlauf.
Nachts Verschlimmerung der Beschwerden.
Ohr rot und geschwollen.
Ihr Kind ist jetzt weinerlich und zuwendungsbedürftig.
→ Pulsatilla, rechte Spalte.

Äußerst berührungsempfindlich.
Ohrenschmerzen, die sich in kaltem Luftzug verschlimmern.
Ihr Kind ist reizbar, hat Wutanfälle.
→ Hepar sulfuris, rechte Spalte.

Mittelbeschreibungen

Aconitum D6: Nachdem sich Ihr Kind im kalten Wind – vor allem im Zug oder im Fahrtwind – aufgehalten hatte, leidet es jetzt unter Ohrenschmerzen, die stechen oder pochen und in der Nacht am heftigsten sind. Das entzündete Ohr kann rot heiß und geschwollen sein.
Dosierung → Vorschrift 2, hintere Umschlagklappe.

Belladonna D6: Ganz plötzlich haben bei Ihrem Kind bohrende, grabende oder klopfende Ohrenschmerzen eingesetzt. Möglicherweise »schießen« diese Schmerzen sogar in den Hals hinunter; die Schmerzen kommen und gehen wie Wellen. Das betroffene Ohr fühlt sich heiß an, es ist gerötet und sehr berührungsempfindlich. Wenn Fieber auftritt, bekommt Ihr Kind einen roten Kopf, und seine Haut fühlt sich feucht und heiß an. Das Kind reagiert jetzt empfindlich auf Berührungen. Auch Geräusche, besonders laute, kann es nicht ertragen.
Dosierung → Vorschrift 2, hintere Umschlagklappe.

Chamomilla D12: Ihr Kind ist durch die heftigen Schmerzen aufs äußerste gereizt und reagiert jetzt sehr ungebärdig. Es duldet keine Berührung. Es schimpft und weint wütend. Wenn Ihr Kind noch klein ist, beruhigt es sich erst, wenn es herumgetragen wird. Achten Sie einmal darauf, ob nicht eine Wange gerötet, die andere aber blaß ist.
Dosierung → Vorschrift 2, hintere Umschlagklappe.

Ferrum phosphoricum D6: Kinder, die eher blaß sind und bei einer Entzündung nicht so heftig reagieren, wie bei *Belladonna* (→ linke Spalte) beschrieben, leiden zwar auch an pochenden, scharf stechenden Ohrenschmerzen, doch im Anfangsstadium einer Ohrentzündung empfiehlt sich bei ihnen das Mittel Ferrum phosphoricum.
Dosierung → Vorschrift 2, hintere Umschlagklappe.

Hepar sulfuris D12: Schon der geringste kalte Luftzug kann die Ohrenschmerzen Ihres Kindes verschlimmern, und es geht ihm nur besser, wenn es schön warm eingepackt ist. Das Ohr ist jetzt außerordentlich empfindlich – selbst Sie dürfen es nicht mehr berühren. Ihr Kind kann im Augenblick sehr reizbar sein und zeigt Ihnen seine Wut.
Dosierung → Vorschrift 1, hintere Umschlagklappe.

Pulsatilla D12: Das Kind reagiert jetzt schnell reizbar und weinerlich, beruhigt sich aber, sobald Sie lieb zu ihm sind, denn es hat einen sanften Charakter und ist anhänglich. Deshalb möchte es auch jetzt am liebsten, daß Sie die ganze Zeit bei ihm bleiben. Die Ohrentzündung entwickelt sich langsam. Wahrscheinlich war Ihr Kind schon einige Tage erkältet, vielleicht hat es auch an einem Hautausschlag gelitten. Nachts sind die Schmerzen am stärksten, zudem hat Ihr Kind dicken gelbgrünen Ausfluß aus dem Ohr.
Dosierung → Vorschrift 1, hintere Umschlagklappe.

Bauchschmerzen und Verdauungsstörungen

Akute Beschwerden im Magen-Darm-Bereich haben oft ihre Ursache in falschen Eßgewohnheiten: Entweder ißt das Kind alles mögliche wahllos durcheinander, oder es schlingt einfach Mengen an Süßigkeiten, Plätzchen oder Eis in sich hinein. Gerade in der warmen Jahreszeit verkühlen sich Kinder auch oft den Magen an eisgekühlten Getränken oder durch zu langes Baden in kaltem Wasser. Davon abgesehen, ist der Bauchraum ein empfindlicher Anzeiger für unverarbeitete Gefühle: Angst kann ebenso auf den Magen schlagen wie Ärger oder Aufregung.

Wenn ein Kind häufig über Beschwerden klagt, die den Bauchraum betreffen – ob es nun an Durchfall oder Verstopfung leidet, sich immer wieder erbrechen muß oder über Völlegefühl, Spannungen und Schmerzen im Bauchraum klagt –, so liegt der Verdacht nahe, daß es sich hierbei um anlagenbedingte Schwächen und Störungen handelt. Wenden Sie sich bitte in diesem Fall an einen Homöopathen, denn die Suche nach dem richtigen Mittel übersteigt die Möglichkeiten des Laien. Akute leichtere Beschwerden können jedoch in der Regel auch von den Eltern mit einer homöopathischen Arznei behoben werden.

Akute Bauchschmerzen

»Bauchweh« gehört zu den häufigsten Beschwerden, an denen Kinder leiden. Oft hat ein grummelnder und schmerzender Bauch ganz einfache Ursachen: Ihr Kind hat etwas gegessen, das es nicht vertragen hat, vielleicht hat es auch verschiedene Speisen durcheinander gegessen, oder es hat sich schlicht mit seiner Lieblingsspeise so vollgestopft, daß sein Bauch rebelliert.

Auch kaltes Essen (eiskalte Getränke, Eiscreme) oder Baden in kaltem Wasser kann zu einem »erkälteten Magen« führen. Daß Kummer oder Zorn, den ein Kind herunterschlucken mußte, Bauchschmerzen verursachen kann, weiß der Volksmund: »Das ist ihr/ihm auf den Magen geschlagen« – häufiger, als man meint, ist dies wirklich die Ursache von quälenden, organischen Schmerzen.

Während in all diesen Fällen eine Selbstbehandlung mit Homöopathika zu guten Erfolgen führen kann, ist bei jeder ernsthaften Erkrankung im Bauchbereich äußerste Vorsicht geboten. Lesen Sie daher bitte den folgenden Abschnitt »Wichtig« vor jeder Behandlung aufmerksam durch.

Wichtig

Da leichte ebenso wie schwere Erkrankungen im Bauchbereich sich mit akut auftretenden Schmerzen und Beschwerden bemerkbar machen, ist es für Sie kaum möglich, eine Erkrankung richtig einzuordnen: Heftige Schmerzen allein sind kein Zeichen einer schweren Krankheit, und gerade eine Blinddarmreizung oder eine Blinddarmentzündung im Anfangsstadium verursachen manchmal nur leichte Beschwerden oder Schmerzen.

Beachten Sie deshalb, bevor Sie mit der Behandlung beginnen, gewissenhaft die folgenden Warnhinweise:

Rufen Sie unverzüglich den Arzt

- Wenn Ihr Kind möglicherweise giftige Stoffe zu sich genommen hat, oder wenn Verdacht auf eine Nahrungsmittelvergiftung besteht (Notfall).
- Wenn plötzlich sehr heftige Schmerzen auftreten.
- Wenn Ihr Kind sich zusätzlich zu den Bauchschmerzen erbrechen muß oder Fieber bekommt.
- Wenn Ihr Kind an Schwellungen oder Schmerzen in der Leistengegend oder im Unterbauch leidet.
- Wenn Sie sich über die Schwere der Erkrankung nicht im klaren sind.
- Wenn es im Laufe der Behandlung zu weiteren Beschwerden kommt.
- Wenn die akuten Beschwerden trotz Ihrer Selbstbehandlung nicht innerhalb von drei Tagen verschwunden sind.

- Wenn die Beschwerden in der nächsten Zeit immer wieder in leichter Form auftreten.

Achtung:
Auch bei »normalen« Schmerzen kann eine sofortige ärztliche Untersuchung notwendig werden. Beobachten Sie, wie sich die Gesundheitssituation Ihres Kindes in den nächsten zwei Stunden entwickelt. Tritt trotz Ihrer Behandlung keine Besserung ein oder verschlimmern sich die Beschwerden sogar, müssen Sie sofort einen Arzt hinzuziehen.

Beschwerden, die vor allem Säuglinge und Kleinkinder betreffen, sind im ersten Kapitel »Kinderkrankheiten« unter folgenden Themen beschrieben: *Speien, Erbrechen und Milchunverträglichkeit* (Seite 178), *Bauchkrämpfe und Blähungskoliken* (Seite 180), sowie *Durchfall* (Seite 182).

Die Behandlung mit einem homöopathischen Mittel kann akut auftretende Störungen innerhalb kurzer Zeit lindern, in manchen Fällen auch im Verlauf einiger Stunden oder nach ein bis zwei Tagen beheben.

Vor der Mittelwahl

Die folgenden Fragen helfen Ihnen, die wichtigsten Beschwerden Ihres Kindes zu erkennen und zu benennen. Beobachten Sie deshalb Ihr Kind bitte genau, und versuchen Sie, ein möglichst klares *Beschwerdenbild* (→ Seite 13) zu ermitteln, bevor Sie unter den dargestellten Arzneien das passende homöopathische Mittel zu seiner Behandlung wählen.

Selbstbefragung
- Was ist die Ursache der aufgetretenen Beschwerden?
- In welcher Weise äußert mein Kind sein Unbehagen?
- Was lindert seine Beschwerden und was verschlimmert sie?
- Welche anderen Probleme sind möglicherweise in Verbindung mit den Bauchschmerzen beziehungsweise Verdauungsstörungen aufgetreten?
- Wie hat sich die Stimmung meines Kindes seit Beginn seiner Beschwerden verändert?

Die Beschwerden – das passende Mittel

Lesen Sie bitte den folgenden Arzneiüberblick aufmerksam durch. Wählen Sie das Mittel, das zu den Beschwerden Ihres Kindes paßt. Die angegebene Seitenzahl führt Sie zu der ausführlichen Mittelbeschreibung mit Dosierungshinweis und Arzneipotenz.

Können Sie »Ihr« Arzneimittel auf diesem Weg nicht finden, hilft Ihnen der Abschnitt *So finden Sie zum passenden Mittel* weiter (→ Seite 15).

Arzneiüberblick

Überempfindliches Kind; unerträgliche Schmerzen; nur zu beruhigen, wenn es auf den Arm genommen wird.
Zornig; abweisendes Verhalten.
→ Chamomilla, unten.

Verdorbener oder »überladener« Magen
→ Nux vomica, Seite 208.

Kolikartige Schmerzanfälle; Ihr Kind krümmt sich vor Schmerzen.
→ Colocynthis, Seite 208.

Plötzliche, leichte Bauchkrämpfe. Besserung durch Wärme und leichten Druck.
→ Magnesium phosphoricum, Seite 208.

Mittelbeschreibungen

Chamomilla D12: Ihr Kind hat unerträgliche Schmerzen und ist nicht zu beruhigen. Während eines kolikartigen Schmerzanfalls bekommt es schnell heiße Backen und ein rotes Gesicht. Typisch für dieses Krankheitsbild ist jedoch, daß nur die eine Wange rot und heiß, die andere dagegen blaß ist und sich kalt anfühlt. Manchmal hat das Kind auch bläuliche Ringe unter den Augen. Sein anhaltendes, durchdringendes Schreien kann einen »auf die Palme bringen« und das ganze Haus rebellisch machen. Ihr Kind reagiert heftig, ungeduldig, ja sogar boshaft. Ständig fordert es etwas an-

anderes und ist dann doch nicht damit zufrieden; mit seiner Nörgelei und Quengelei raubt es den besorgten Eltern den letzten Nerv. Handelt es sich um ein noch kleines Kind, so ist es meistens nur zu beruhigen, wenn man es auf den Arm nimmt und im Zimmer umherträgt. In schlimmen Fällen hilft selbst das nicht.
Dosierung → Vorschrift 2, hintere Umschlagklappe.

Colocynthis D6: Die kolikartigen Schmerzanfälle sind so heftig, daß Ihr Kind sich zusammenkrümmt, die Beine an den Leib zieht, ein Kissen in den Bauch drückt oder sich vor Schmerzen auf dem Boden oder im Bett wälzt. Diese Krämpfe treten meist schubweise und in Intervallen auf. Eine Wärmflasche auf dem Bauch hilft dann am besten.
Dosierung → Vorschrift 2, hintere Umschlagklappe.

Magnesium phosphoricum D6: Bei leichteren Bauchkrämpfen helfen Wärme und leichter Druck auf den Bauch. Bei kleineren Kindern werden die Schmerzen häufig durch Darmgase, die nicht entweichen können, verursacht. Die Schmerzen zwingen das Kind dazu, sich zusammenzukrümmen; es empfindet es aber als angenehm, wenn Sie seinen Bauch leicht massieren oder mit warmem Olivenöl einreiben. Auch ein warmes Getränk bekommt ihm gut. So plötzlich, wie die Schmerzen aufgetreten sind, vergehen sie auch wieder.
Dosierung → Vorschrift 2, hintere Umschlagklappe.

Nux vomica D12: Die Magenverstimmung kann aufgrund eines nur leicht verdorbenen Magens (irgend etwas ist dem Kind nicht bekommen) oder aufgrund eines überladenen Magens auftreten. Manchmal »stopfen« Kinder viel zu viel in sich hinein oder müssen auf den Rat wohlmeinender Erwachsener viel mehr essen, als sie eigentlich können. Die Folge sind krampfartige Schmerzen. Der Leib kann dabei aufgebläht und straff gespannt sein. Die Schmerzen sind wenige Stunden nach dem Essen und typischerweise auch in den Morgenstunden am stärksten.
Dosierung → Vorschrift 2, hintere Umschlagklappe.

Akute Verdauungsstörungen

Ähnlich wie bei akut auftretenden Bauchschmerzen sind auch bei Verdauungsstörungen falsche Eßgewohnheiten Ursache Nummer 1 für auftretende Beschwerden: Hat Ihr Kind etwas nicht vertragen, hat es von einer Speise zuviel oder hat es mehrere Speisen durcheinander gegessen, reagiert das Magen-Darm-System Ihres Kindes ebenso empfindlich wie auf eine »Magenerkältung« (eiskalte Speisen, Eiscreme). Bedenken Sie aber bitte auch, daß ein seelischer Kummer die Beschwerden verursacht haben kann: Gerade empfindsame Kinder leiden unter verletzten Gefühlen so sehr, daß sie regelrecht krank werden können.

Hat ein Kind Verdauungsstörungen, wird es nicht nur über Bauchschmerzen klagen – auch Appetitlosigkeit, ein aufgetriebener Bauch, Völlegühl, Aufstoßen, Sodbrennen, Übelkeit und Erbrechen, Verstopfung oder ein Durchfall können sich einstellen.

Wichtig

Wenn Ihr Kind immer wieder an Verdauungsstörungen leidet, liegt wahrscheinlich eine anlagebedingte Schwäche oder Störung des Verdauungssystems vor. In diesen Fällen übersteigt die Suche nach dem richtigen homöopathischen Mittel die Möglichkeiten des Laien.

Wenden Sie sich in diesen Fällen an einen homöopathisch behandelnden Arzt oder Heilpraktiker (→ *Konstitutionsbehandlung*, Seite 11).

Beschwerden, die vor allem Säuglinge und Kleinkinder betreffen, sind im ersten Kapitel »Kinderkrankheiten« unter folgenden Themen beschrieben: *Speien, Erbrechen und Milchunverträglichkeit* (Seite 178), *Bauchkrämpfe und Blähungskoliken* (Seite 180) sowie *Durchfall* (Seite 182).

Die Behandlung mit einem homöopathischen Mittel kann akut auftretende Störungen innerhalb kurzer Zeit lindern, in manchen Fällen auch im Verlauf einiger Stunden oder nach ein bis zwei Tagen beheben.

Bevor Sie mit der Behandlung beginnen, beachten Sie bitte die folgenden Hinweise:

Rufen Sie unverzüglich den Arzt
- Wenn Ihr Kind möglicherweise giftige Stoffe zu sich genommen hat oder Verdacht auf eine Nahrungsmittelvergiftung besteht (Notfall).
- Wenn sehr plötzlich heftige Schmerzen auftreten.
- Wenn Ihr Kind sich zusätzlich zu den Bauchschmerzen auch erbrechen muß oder Fieber bekommt.
- Wenn Ihr Kind an Schwellungen oder Schmerzen in der Leistengegend oder im Unterbauch leidet.
- Wenn Sie sich über die Schwere der Erkrankung nicht im klaren sind.
- Wenn es im Laufe der Behandlung zu weiteren Beschwerden kommt.
- Wenn die akuten Beschwerden trotz Ihrer Selbstbehandlung nicht innerhalb von drei Tagen verschwunden sind.
- Wenn die Beschwerden nach einer Behandlung in der nächsten Zeit immer wieder in leichter Form auftreten.

Achtung: Auch bei »normalen« Schmerzen kann eine sofortige ärztliche Untersuchung notwendig werden. Beobachten Sie, wie sich das Befinden Ihres Kindes in den nächsten zwei Stunden entwickelt. Tritt trotz Ihrer Behandlung keine Besserung ein oder verschlimmern sich die Beschwerden sogar, müssen Sie sofort einen Arzt hinzuziehen.

Vor der Mittelwahl

Die folgenden Fragen helfen Ihnen, die wichtigsten Beschwerden Ihres Kindes zu erkennen und zu benennen. Beobachten Sie deshalb Ihr Kind bitte genau, und versuchen Sie, ein möglichst klares *Beschwerdenbild* (→ Seite 13) zu ermitteln, bevor Sie unter den dargestellten Arzneien das passende homöopathische Mittel zu seiner Behandlung wählen.

Selbstbefragung
- Was ist die Ursache der aufgetretenen Beschwerden?
- In welcher Weise äußert mein Kind sein Unbehagen?
- Was lindert seine Beschwerden und was verschlimmert sie?
- Welche anderen Probleme sind möglicherweise in Verbindung mit den Bauchschmerzen beziehungsweise Verdauungsstörungen aufgetreten?
- Wie hat sich die Stimmung meines Kindes seit Beginn seiner Beschwerden verändert?

Die Beschwerden – das passende Mittel

Lesen Sie bitte den folgenden Arzneiüberblick aufmerksam durch. Wählen Sie das Mittel, das zu den Beschwerden Ihres Kindes paßt. Die angegebene Seitenzahl führt Sie zu der ausführlichen Mittelbeschreibung mit Dosierungshinweis und Arzneipotenz.

Können Sie »Ihr« Arzneimittel auf diesem Weg nicht finden, hilft Ihnen der Abschnitt *So finden Sie zum passenden Mittel* weiter (→ Seite 15).

Arzneiüberblick

Falls Sie das passende Mittel an dieser Stelle nicht finden, schauen Sie bitte auch unter der Überschrift *Akute Bauchschmerzen* (Seite 206) nach.

Überladener Magen; Magenschmerzen nach Ärger und Zorn.
Übelkeit, Erbrechen, Sodbrennen, Verstopfung.
Ihr Kind ist ungehalten, ärgerlich und reizbar.
→ Nux vomica, Seite 212.

Stechende Magen-/Bauchschmerzen; schlimmer bei der geringsten Bewegung.
Durchfall.
Trockener Mund, großer Durst.
Folgen von Ärger und eiskalten Getränken.
Stimmung mürrisch und abweisend.
→ Bryonia, Seite 211.

Beschwerden infolge großen Appetits, kalten Badens, kalter Getränke; dick-weißbelegte Zunge.
Ihr Kind ist »faul« und übergewichtig, will nicht angefaßt und auch nicht angesehen werden.
→ Antimonium crudum, rechte Spalte.

Beschwerden von kalten Getränken, von Eiscreme, Sahnetorte, Fettgebackenem, fettem Fleisch, üppigem Essen oder vom Essen zu spät am Abend.
Ihr Kind ist nörgelig, weinerlich, zuwendungsbedürftig.
→ Pulsatilla, Seite 212.

Beschwerden von fetten Speisen und von verdorbener Nahrung.
Aufgeblähter Bauch.
Ihr Kind ist blaß, kaltschweißig, erschöpft; hat großes Verlangen nach frischer Luft.
→ Carbo vegetabilis, Seite 211.

Beschwerden von verdorbenen Nahrungsmitteln (wichtigste Arznei dafür), Eiscreme, von zu vielem oder unreifem Obst; Folgen von Angst und Furcht.
Übelkeit, Erbrechen und Durchfall mit Kältegefühl.
Erschöpfung, Blässe, mit ängstlicher Unruhe und Durst.
→ Arsenicum album, rechte Spalte.

Beschwerden von Aufregung, Kummer.
Ihr Kind ist zart besaitet, schnell verletzt und zurückgezogen, verhält sich widersprüchlich.
→ Ignatia, Seite 211.

Beschwerden von unverträglicher Nahrung und von Durcheinanderessen.
Ständige Übelkeit mit Speichelfluß.
Glatte, nicht belegte Zunge.
Nach Erbrechen besteht Übelkeit fort.
→ Ipecacuanha, Seite 211.

Übelkeit und Erbrechen auf der Reise (→ auch Seite 178).
→ Cocculus, Seite 211.

Mittelbeschreibungen

Arsenicum album D12: Beschwerden wie Übelkeit und Erbrechen, die oft auch noch von Durchfall begleitet werden, treten dann auf, wenn das Kind sich den Magen verdorben hat. Charakteristisch ist die Erschöpfung des Kindes. Es fühlt sich schwach, ist dabei aber gleichzeitig auch ausgesprochen unruhig. Sein Gesicht ist blaß; es friert und hat Durst. Obwohl es immer wieder trinkt, nimmt es doch meistens nur kleine Schlucke zu sich. Sobald aber die Flüssigkeit im Magen angelangt ist, wird sie unter Umständen sofort wieder erbrochen. Die Magenbeschwerden verursachen ein Brennen und Krämpfe im Bauch. Diese Störungen treten oft überhaupt erst nachts auf, oder sie verschlimmern sich in der Nacht. Vor allem große Mengen an kalten Speisen und Eis können diese Unverträglichkeiten bewirken. Äußerlich angewandte Wärme und auch warme Getränke verschaffen eine Linderung der Schmerzen.
Dosierung → Vorschrift 1, hintere Umschlagklappe.

Antimonium crudum D6: Ein auffallendes Symptom bei Verdauungsstörungen ist die dickweiß belegte Zunge. Das Kind leidet sehr schnell an Magenbeschwerden, zum Beispiel sobald es etwas Unverträgliches gegessen hat, oder wenn sein Appetit einmal zu groß gewesen ist. Ihm wird dann so übel, daß es erbrechen muß. Hat es sonst eigentlich einen guten Appetit, dann ekelt es sich jetzt vor allen Speisen. Je wärmer das Wetter wird, desto schwächer fühlt sich das Kind. Am liebsten liegt es dann irgendwo herum – vor allem, wenn es auch einige Pfunde zuviel auf die Waage bringt. Übermäßige Sonnenhitze oder ein kaltes Bad zur Abkühlung können zu einem Magenkatarrh mit Begleiterscheinungen wie Fieber, Übelkeit und Erbrechen führen. Auch sonst handelt es sich um ein recht empfindliches Kind, das häufig gereizt und verdrießlich ist. Dann will es weder angesehen, noch angefaßt werden.
Dosierung → Vorschrift 1, hintere Umschlagklappe.

Bryonia D6: Häufig hat das Kind einen trockenen Mund, dann trinkt es ein großes Glas möglichst kalter Flüssigkeit in großen Zügen leer. Wenn stechende Magen- oder Bauchschmerzen auftreten, fällt auf, daß es jede Bewegung vermeidet, weil sie ihm große Schmerzen verursacht. Es reagiert außerdem äußerst empfindlich auf eine rasche Abkühlung an heißen Tagen: Sein Organismus kommt mit dem schnellen Temperaturwechsel von Warm zu Kalt nicht zurecht. So bekommt es zum Beispiel Magenschmerzen, wenn es bei heißem Wetter eiskalte Getränke zu sich nimmt. Das Kind legt sich dann gerne auf den Bauch, weil der dadurch entstehende Druck seine Schmerzen lindert. Heißes Wetter oder kalte Getränke können auch Durchfall hervorrufen; das gleiche bewirkt ein kaltes Bad an einem heißen Sommertag. Jede Bewegung verschlimmert dann die Beschwerden. Ihr Kind ist reizbar und mürrisch und ein richtiger »Brummbär«. Manche seiner körperlichen Beschwerden können die Folge eines Ärgers sein. Sobald es ihm schlecht geht, zieht es sich zurück und möchte mit niemandem sprechen.
Dosierung → Vorschrift 1, hintere Umschlagklappe.

Carbo vegetabilis D6: Nach den Mahlzeiten ist der Bauch stark gebläht. Das kann krampfartige oder ziehende Schmerzen verursachen, die ein bißchen nachlassen, wenn das Kind aufgestoßen hat. Es ist etwas blaß und wirkt nach beendeter Mahlzeit meist erschöpft. An der frischen Luft geht es ihm bald besser. Wegen dieser Verdauungsprobleme verträgt es keine fetten Speisen, auch allzu üppiges Essen verursacht ein Völlegefühl und Spannungen im Leib. Milch lehnt es ab, liebt aber stark gesalzene Speisen sowie Saures und Süßes und trinkt gerne Kaffee.
Dosierung → Vorschrift 1, hintere Umschlagklappe.

Cocculus D6: Beim Autofahren wird dem Kind in den meisten Fällen schlecht. Manchmal ist das Gefühl von Übelkeit so stark, daß es sich auch erbrechen muß. Wenn es sich hinlegen kann, bessert sich sein Befinden. Sobald es sich jedoch wieder hinsetzt, nehmen die Beschwerden wieder zu. Lassen Sie Ihr Kind vor einer Autofahrt nicht allzu viel essen und geben Sie ihm dieses Mittel ein.
Dosierung → Vorschrift 2, hintere Umschlagklappe.

Ignatia D12: Bei diesem Krankheitsbild sind Bauchschmerzen infolge von Aufregung das hervorstechendste Merkmal. Ihr Kind klagt nämlich dann über Bauchschmerzen, wenn es sich, wie so häufig, übermäßig erregt oder geärgert hat. Es kann dabei auch an Aufstoßen, Schluckauf, Übelkeit und Erbrechen leiden. Eigenartigerweise verträgt es trotz dieser Magenbeschwerden jedoch schwer verdauliche Speisen, die man einem Magenkranken nie zumuten würde. Leicht Verdauliches hingegen kann ihm Beschwerden machen. Wenn es ums Essen geht, ist es sowieso nicht einfach, es diesem Kind recht zu machen, denn sein Appetit ist sehr »launisch«. Oft hat es Hunger, kann aber nicht angeben, worauf eigentlich. Wahrscheinlich wundern Sie sich immer wieder über Ihr Kind, weil Sie einfach nicht wissen, woran Sie mit ihm sind – so widersprüchlich sind seine Gefühle und sein Verhalten. Mal ist es fröhlich und zu jedem Spaß aufgelegt, ein andermal zieht es sich in eine stille Ecke zurück und läßt niemanden an seinen Sorgen teilhaben. Empfindlich, zart besaitet und schnell von Begriff, versteht es, energisch und zielgerichtet seine Absichten durchzusetzen. In einer anderen Situation kann es aber auch schreckhaft die Fassung verlieren und sich beim kleinsten Anlaß verletzt fühlen. Im Grunde leidet es selbst am meisten an seiner unausgeglichenen Veranlagung, die häufig bewirkt, daß ihm etwas auf den Magen schlägt.
Dosierung → Vorschrift 1, hintere Umschlagklappe.

Ipecacuanha D6: Das Kind leidet unter anhaltender, starker Übelkeit, obwohl es sich bereits übergeben hat. Die Übelkeit verstärkt sich manchmal, wenn es Küchengerüche oder auch das Essen auf dem Tisch riecht. Hinzu kommt ein vermehrter Speichelfluß. Trotz dieser Verdauungsbeschwerden ist seine Zunge nicht belegt, sondern bleibt auffallend rein.

Auch Kindern, die unverträgliche Nahrung oder ein Übermaß an Süßigkeiten, Kuchen oder ähnlichem zu sich genommen haben und sich anschließend übergeben müssen, den Appetit verlieren, oder die der Anblick von Essen ekelt, sollte diese Arznei verabreicht werden.
Dosierung → Vorschrift 1, hintere Umschlagklappe.

Nux vomica D12: Für ein Kind mit einem nervösen überforderten Magen ist der Morgen die schlechteste Tageszeit. Es hat einen schlechten Geschmack im Mund, ihm ist vielleicht sogar übel oder es muß schon in aller Frühe erbrechen. Obwohl Ihr Kind Hunger hat, fehlt ihm jedoch der rechte Appetit aufs Essen. Wenn überhaupt, dann ißt es am liebsten alles, was besonders pikant schmeckt und stark gewürzt ist. Seine seelische Empfindlichkeit äußert sich in einem ebenso empfindlichen Magen: Wenn es sich aufgeregt hat, bekommt es Magenschmerzen. Hat es eine Mahlzeit einmal nicht vertragen, dann setzen die Schmerzen nicht unmittelbar danach, sondern erst zwei bis drei Stunden später ein. Bei Verstopfung wie bei verdorbenem Magen erlebt es immer wieder die gleiche Situation – es kann sich keine Erleichterung verschaffen. Ist ihm übel, so hat es häufig das Gefühl, alles würde besser, wenn es doch nur erbrechen könnte. Oft hat es den starken Drang, auf die Toilette zu gehen, doch es kann keinen Stuhl lassen. Ihr Kind ist empfindlich veranlagt und reagiert auf Fragen oder wenn ihm etwas in die Quere kommt, oft gereizt. Es fällt ihm schwer, seinen Ärger zu beherrschen. Deshalb reagiert es jetzt auf seine Beschwerden ungehalten und ärgerlich.
Dosierung → Vorschrift 1, hintere Umschlagklappe.

Pulsatilla D12: Auffallend bei diesem Kind ist seine große Empfindlichkeit gegen zu fette Speisen: Gegen fettes Fleisch, besonders Schweinefleisch, Fettgebackenes und allgemein sehr fett zubereitete Speisen entwickelt es einen ausgesprochenen Widerwillen. Hat es sich daran den Magen verdorben, so wird ihm übel, und es muß sich übergeben. Auch Durchfall kann auftreten. Insgesamt hat das Kind eher eine Vorliebe für Kaltes und liebt erfrischende Dinge. Manchmal ißt es aber auch wahllos alles mögliche durcheinander oder nascht große Portionen Eis – eine Lieblingsspeise. Dann bekommt es in der Folge bald Bauchschmerzen. Dagegen ist es selten durstig, hat jedoch oft eine besondere Vorliebe für offene Fenster und viel frische Luft. Im allgemeinen kann das Kind sehr nörgelig und weinerlich werden, wenn es ihm schlecht geht. Es findet jedoch rasch wieder zu seiner alten Fröhlichkeit zurück, sobald Sie es in den Arm nehmen und trösten. Hinterher dürfen Sie es aber nicht etwa wieder wegschicken, sondern sollten es in Ihrer Nähe lassen und ihm immer wieder Ihre Aufmerksamkeit schenken. Es hängt nun einmal gerne an »Mutters Rockzipfel«.
Dosierung → Vorschrift 1, hintere Umschlagklappe.

Klassische Kinderkrankheiten

Infektionskrankheiten wie Masern, Röteln oder Windpocken treten vor allem in der Kindheit auf und verlaufen dann auch leichter und unkomplizierter als später im Erwachsenenalter.

Obwohl es begrüßenswert ist, daß Häufigkeit und Schwere der Kinderkrankheiten aufgrund der allgemein durchgeführten oder empfohlenen Schutzimpfungen gesunken sind, gibt man von Seiten der Homöopathie einen anderen Aspekt zu bedenken: Kinderkrankheiten können auch als notwendige Phasen in der körperlichen und seelischen Entwicklung des Kindes betrachtet werden. Nach einem überstandenen Infekt zeigt sich nicht nur das Abwehrsystem gestärkt, sondern oft ist auch zu beobachten, daß das Kind in der Zeit seiner Krankheit auch seelisch gereift ist.

Daher unterstützt eine homöopathische Therapie »nur« die Selbstheilungskräfte des Körpers. Sie vermindert die Gefahr von Störungen im seelisch-geistigen Gesundungs- und Wachstumsprozeß.

Masern

Masern sind eine ansteckende, von Viren ausgelöste Infektionskrankheit, die durch Tröpfcheninfektion (Niesen, Sprechen, Spucken) über die Luft von Mensch zu Mensch übertragen wird. Die Inkubationszeit ist beträchtlich – von der Ansteckung bis zu den ersten Krankheitszeichen können 9 bis 11 Tage vergehen. Die ersten Beschwerden, die sich dann einstellen, sind Müdigkeit, Abgeschlagenheit und Appetitlosigkeit. Es folgen Beschwerden wie bei einer heftigen Erkältung: mäßiges bis hohes *Fieber* (→ Seite 188), trockener Husten, laufende Nase und gerötete, tränende Augen, die auf Licht empfindlich reagieren; außerdem können Kopfschmerzen auftreten. Kleine weißliche Flecken, die auf der Wangenschleimhaut entstehen, sind die ersten deutlichen Zeichen der Masern. Wenn Sie seit dem Beginn des Fiebers täglich die Temperatur gemessen haben, stellen Sie fest, daß sie am zweiten oder dritten Tag etwas abgefallen ist – am vierten oder fünften Tag steigt sie wieder. Mit diesem zweiten Fieberanstieg bildet sich auch der für Masern so typische Hautausschlag: Kleine hellrote Flecken erscheinen zunächst im Gesicht und hinter den Ohren; dann breiten sie sich langsam über den ganzen Körper aus. Dieser Ausschlag wird innerhalb eines Tages braunrot und fließt flächenhaft zusammen. Vier bis fünf Tage nach Beginn des Ausschlages normalisiert sich die Temperatur, und der Ausschlag verblaßt.

Die Ansteckungsgefahr beginnt mit den ersten Krankheitszeichen (Erkältung, Fieber) und endet, wenn sich der Ausschlag bildet. In der Regel erkrankt man nur einmal im Leben an Masern.

Seltene Beschwerden, die infolge einer Masernerkrankung auftreten können, sind *Bronchitis* (→ Seite 200), *Akute Ohrentzündung* (→ Seite 203), Lungenentzündung und Gehirnentzündung (Enzephalitis).

Wichtig

Die Gefahr von Komplikationen bei Masern besteht oft dann, wenn sich der Ausschlag sehr langsam oder ungenügend entwickelt (»nach innen geschlagene Masern«), oder wenn die Krankheit nicht richtig erkannt wird.

Auch bei *Röteln* beginnt der Ausschlag mit rosaroten Flecken im Gesicht und hinter den Ohren und breitet sich über den ganzen Körper aus. Im Unterschied zum Masernausschlag verfärbt er sich aber nicht rotbraun, und im allgemeinen sind die Beschwerden geringer: Es kommt nur zu mäßig hohem Fieber (etwa 38 °C) und geringem Schnupfen. Der heute nur noch selten auftretende *Scharlach* hingegen geht mit hohem Fieber und dunkelrot geschwollenem Gaumen und Rachen einher. Da alle drei Infektionskrankheiten manchmal abgeschwächt und »untypisch« verlaufen, kann eine Unterscheidung nur durch den Arzt getroffen werden: Fragen Sie ihn um Rat.

Rufen Sie unverzüglich den Arzt

- Wenn Sie sich nicht sicher sind, was die Art und die Schwere der Erkrankung angeht.
- Wenn Ihr Kind jünger ist als 1 Jahr und an Hautausschlag mit Fieber leidet.
- Wenn die Krankheit nicht komplikationslos verläuft, das heißt, wenn außer den oben beschriebenen Krankheitszeichen weitere Beschwerden auftreten wie auffällig starker Husten, auffallende Atemgeräusche oder Ohrenschmerzen.
- Wenn Ihr Kind über schwere Kopfschmerzen klagt, wenn es benommen oder wie abwesend wirkt, oder wenn es erbricht.
- Wenn sich der Ausschlag nur sehr langsam, oder wenn er sich ungenügend entwickelt.
- Wenn Husten und Fieber nicht 5 Tage, nachdem der Ausschlag ausgebrochen ist, zurückgehen.

Vor der Mittelwahl

Die folgenden Fragen helfen Ihnen, die wichtigsten Beschwerden Ihres Kindes zu erkennen und zu benennen. Beobachten Sie deshalb Ihr Kind bitte sehr genau, und versuchen Sie, ein möglichst klares *Beschwerdenbild* (→ Seite 13) zu ermitteln, bevor Sie unter den dargestellten Arzneien das passende homöopathische Mittel zu seiner Behandlung wählen – bei einer Selbstbehandlung Ihres Kindes sollten Sie unter keinen Umständen ein Risiko eingehen.

Selbstbefragung

- Handelt es sich bei den Beschwerden meines Kindes um das Anfangsstadium von Masern mit den oben beschriebenen Symptomen (Fieber, laufende Nase, rote Augen, Lichtempfindlichkeit)?
- Wie verläuft die Krankheit: nach überraschendem Beginn heftig – oder eher verhalten?
- Welche Beschwerden sind bei meinem Kind besonders ausgeprägt: Schnupfen, Husten, Heiserkeit, Brustschmerzen, Kopfschmerzen oder Muskelschmerzen?
- Ist mein Kind jetzt gegen irgend etwas besonders empfindlich? – Was mag es jetzt besonders gern, was bessert sein Befinden?
- Hat sich seine Stimmungslage seit Beginn der Krankheit verändert? – Und wenn ja, wie?

Die Beschwerden – das passende Mittel

Lesen Sie bitte den folgenden Arzneiüberblick aufmerksam durch. Wählen Sie das Mittel, das zu den Beschwerden Ihres Kindes paßt. Die angegebene Seitenzahl führt Sie zu der ausführlichen Mittelbeschreibung mit Dosierungshinweis und Arzneipotenz.

Können Sie »Ihr« Arzneimittel auf diesem Weg nicht finden, hilft Ihnen der Abschnitt *So finden Sie zum passenden Mittel* weiter (→ Seite 15).

Arzneiüberblick

Symptome einer heftigen Erkältung.
Abends und nachts schnell ansteigendes Fieber.
Heiße, trockene Haut.
Rote, lichtempfindliche Augen.
Durst.
Furchtsamkeit und Unruhe.
→ Aconitum, Seite 215.

Intensiv erhitzter Körper.
Heißes Gesicht – kalte Hände und Füße.
Trockener Hals, Durst.
Krampfhafter Husten.
Klopfende Kopfschmerzen.
Benommen erregter Zustand im Fieber.
→ Belladonna, Seite 215.

Langsamer Krankheitsbeginn.
Ihr Kind ist müde, benommen, wie gelähmt.
Kälteschauer.
Aufgedunsenes, bläulich-rotes Gesicht.
Kein Durst.
Husten.
Kopfschmerzen.
→ Gelsemium, Seite 215.

Typischer Krankheitsverlauf der Masern: entzündete Augen, verweintes Gesicht.
Lichtempfindlichkeit.
Ständig »laufende Nase«.
»Brennende« Tränen – mildes Nasensekret.
Trockener Husten.
Pochende Kopfschmerzen.
→ Euphrasia, rechte Spalte.

Schleppender Krankheitsverlauf.
Ihr Kind ist von Anfang an brummig und abweisend.
Trockener Mund. Starker Durst.
Stechende Brustschmerzen, die durch Bewegung schlimmer werden.
Verstopfung.
Kopfschmerzen.
→ Bryonia, rechte Spalte.

Erkältungsbeschwerden überwiegen.
Mildes Sekret aus Augen und Nase, verklebte Lider, trockene Lippen.
Aufrichten bessert die Beschwerden von Husten und Schnupfen.
Wenig Durst.
Braucht frische Luft.
Ohrenschmerzen.
Ihr Kind ist jetzt weinerlich und zuwendungsbedürftig.
→ Pulsatilla, Seite 216.

Mittelbeschreibungen

Aconitum D6: Die Erkrankung beginnt überraschend mit heftigsten Beschwerden: Schnell steigt das Fieber – meist nachmittags oder abends – hoch an (39 bis 40 °C, → Seite 188). Die Haut fühlt sich trocken und heiß an und kann brennen oder stechen. Heißes Sekret läuft aus der Nase. Die Augäpfel sind gerötet, die Augen sind sehr lichtempfindlich. Ein trockener Husten stellt sich ein. Ihr Kind ist durstig und verlangt oft nach Wasser. Es wirkt ängstlich und furchtsam. Nachts wirft es sich unruhig hin und her.
Dosierung → Vorschrift 2, hintere Umschlagklappe.

Belladonna D6: Dramatisch sieht die Erkrankung Ihres Kindes aus: Intensive Hitze am ganzen Körper – heißes, gerötetes Gesicht, gerötete Augen und kräftig pulsierende Halsschlagadern. Das Fieber hat plötzlich eingesetzt und kann sehr hoch (bis 39,5 °C) ansteigen. Das Kind klagt über einen trockenen Hals – das Schlucken macht ihm Schwierigkeiten, doch Durst hat es kaum. Wenn es trinkt, verkrampft sich der Hals, und die Flüssigkeit dringt in die Nase. Trockener, krampfhafter Husten kann einsetzen, und häufig treten auch klopfende Kopfschmerzen auf. Das Kind ist benommen, kann aber dennoch nicht schlafen und kommt, je höher das Fieber steigt, in einen eigenartig erregten Zustand.
Dosierung → Vorschrift 2, hintere Umschlagklappe.

Bryonia D6: Die Krankheit entwickelt sich langsam, aber mit einem trockenen, hartnäckigen, schmerzhaften Husten. Das Kind hat sich einige Tage lang unwohl gefühlt und wollte lieber alleine sein. Vielleicht ist Ihnen seine etwas abweisende, mürrische Stimmung aufgefallen. Erstes Krankheitszeichen sind die trokkenen Lippen. Ihr Kind entwickelt starken Durst, den es zwar nicht häufig, dafür aber immer mit ganz besonders großen Schlucken stillt. Sobald die Krankheit zum Ausbruch kommt, liegt das Kind ruhig in seinem Bett und vermeidet jede Bewegung, weil sich dadurch die stechenden Schmerzen in der Brust verstärken würden. Beim Husten drückt es jetzt beide Arme gegen den Brustkorb, um so die Schmerzen etwas zu lindern.

Auch der übrige Körper kann schmerzen. Anfangs zeigt sich kein Ausschlag, oder er entwickelt sich nur langsam. Verstopfung und Kopfschmerzen können die Masern begleiten.
Dosierung → Vorschrift 1, hintere Umschlagklappe.

Euphrasia D6: Ausgeprägter Tränenfluß und Entzündung der Augen sind besonders deutlich ausgeprägt. Die Tränen laufen übers Gesicht, und das Kind sieht »verheult« aus (gerötete Augäpfel, geschwollene Umgebung der Augen). Ihr Kind kann jetzt kein helles Licht ertragen. Die Nase »läuft« ständig, doch

das Nasensekret ist mild. Es stellt sich ein trockener Husten ein, der mit pochenden Kopfschmerzen einhergehen kann.
Dosierung → Vorschrift 1, hintere Umschlagklappe.

Gelsemium D12: Schon seit einigen Tagen fühlt sich Ihr Kind müde, schlapp und benommen. Die Erkrankung entwickelt sich langsam. Wenn die Nase zu »laufen« anfängt, macht das Sekret Nasenlöcher und Oberlippe wund. Das Fieber fängt mit Kälteschauern an, die über den Rücken hinauf und hinunter laufen. Das Gesicht wirkt mitunter wie aufgedunsen und kann sich blaurot verfärben. Das Kind kann jetzt manchmal den Kopf kaum heben oder die Augen offen halten – es liegt bewegungslos im Bett. Hin und wieder hustet es heiser und trocken und mit einem wunden Gefühl in der Brust. Manchmal kommen heftige Kopfschmerzen hinzu, die das Leiden vergrößern. Während der ganzen Zeit der Erkrankung verlangt das Kind kaum einmal etwas zu trinken.
Dosierung → Vorschrift 1, hintere Umschlagklappe.

Pulsatilla D12: Wenn die Erkältungsbeschwerden überwiegen, läuft aus der Nase ein milder, dicker Schleim, der gelb oder gelblich-grün sein kann; auch aus den Augen läuft ein mildes Sekret, und morgens wacht Ihr Kind mit dick verklebten Lidern auf. Es hat trockene Lippen und versucht ständig, sie mit der Zunge anzufeuchten. Auch seine Mundschleimhäute sind trocken – trotzdem hat es kaum Durst.

Nachts leidet Ihr Kind unter trockenem Husten, der sich allerdings morgens oder tagsüber lockert. Auffallend ist, daß Ihr Kind sich stets aufrichtet, um zu husten. Das Zimmer sollte eher kühl sein, und es fühlt sich wohl, wenn häufig gelüftet wird. Der Masernausschlag entwickelt sich nur langsam, und es kann zu Ohrenschmerzen kommen. Ihr Kind ist etwas weinerlich, und Sie merken, daß es sich besser fühlt, sobald es von Ihnen liebevoll umsorgt wird.
Dosierung → Vorschrift 1, hintere Umschlagklappe.

Röteln

Diese leichte, von einem Virus verursachte Erkrankung verläuft meist ohne Komplikationen mit einem masernähnlichen Ausschlag sowie einem Anschwellen der Lymphknoten am Hinterkopf und hinter den Ohren. Zwei Tage, nachdem die Krankheit mit leichtem Fieber und Schnupfen begonnen hat, kommt der Ausschlag heraus: Kleine rosa Flecken erscheinen hinter den Ohren und im Gesicht; von dort breiten sie sich über den ganzen Körper aus. Wenn der Ausschlag die Beine erreicht hat, klingt er im Gesicht bereits wieder ab. Die Beschwerden, die bei dieser Erkrankung auftreten, sind meist gering. Nur gelegentlich kommt es zu Mittelohrentzündung (→ *Akute Ohrentzündung*, Seite 203) und *Halsschmerzen* (→ Seite 197). In seltenen Fällen können auf Röteln Krankheiten wie Gelenkentzündung oder Hirnhautentzündung folgen.

Wichtig

- Beachten Sie auch die Warnhinweise unter *Masern* (→ Seite 213).
- Schwangere Frauen, die noch nicht an Röteln erkrankt waren, dürfen mit dieser Infektionskrankheit nicht in Berührung kommen, da sie eine Gefahr für das Kind im Mutterleib darstellt (Mißbildungen).

Merke: Wer einmal an Röteln erkrankt war, ist für immer dagegen immun.

Die Beschwerden – das passende Mittel

Wenn Sie Ihr Kind während der Erkrankung behandeln möchten, obwohl die Beschwerden nur gering sind: bei plötzlichem Fieberbeginn für *Aconitum* D6 (→ Seite 215), bei leichtem Fieber mit unauffälligem Verlauf für *Ferrum phosphoricum* D6 (→ Seite 205). Auch *Belladonna* D6 (→ Seite 215) und *Pulsatilla* D12 (→ linke Spalte) kommen in Frage. Lesen Sie bitte die jeweiligen Mittelbeschreibungen (einschließlich der Dosierungshinweise) auf der angegebenen Seite nach.

Windpocken

Die Windpocken sind eine Virusinfektion, die ausgesprochen ansteckend ist, also leicht übertragen werden kann – daher auch der Name. Von der Ansteckung bis zum Beginn der ersten Krankheitszeichen vergehen etwa 14 Tage (Inkubationszeit).

Die Krankheit beginnt mit leichtem Fieber. Am nächsten Tag entwickelt sich am ganzen Körper – im Gesicht und auf dem Kopf beginnend – ein Ausschlag von einzelnen, etwa linsengroßen roten Flecken. Nach wenigen Stunden entstehen daraus Knötchen und später Bläschen, die stark jucken und schließlich verkrusten. Dieser Ausschlag breitet sich vom Kopf über den ganzen Körper aus. Neben dem entstellenden Ausschlag macht der ausgeprägte Juckreiz den kleinen Patienten sehr zu schaffen (→ *Rhus toxicodendron*, Seite 218). Die Krankheit verläuft unterschiedlich schwer, nur in ganz seltenen Fällen kommt es als Folge von Windpocken zu Mittelohr- (→ *Akute Ohrentzündung*, Seite 203), Hirnhaut- oder Nierenentzündung.

Wichtig

Obwohl Windpocken meist unproblematisch verlaufen, beachten Sie bitte gewissenhaft die folgenden Hinweise, bevor Sie mit der Behandlung beginnen – bei der Selbstbehandlung Ihres Kindes sollten Sie auf keinen Fall ein Risiko eingehen.

<u>Rufen Sie unverzüglich den Arzt</u>

- Wenn im Verlauf der Erkrankung Kopfschmerzen, Krämpfe oder ein steifer Nacken auftreten.
- Wenn die Windpockenbläschen zu eitern beginnen (Infektion).
- Wenn der einfache Krankheitsverlauf durch zusätzliche Beschwerden erschwert wird.

<u>Merke:</u> Ein starker Juckreiz verleitet das Kind immer wieder, sich zu kratzen. Dabei besteht die Gefahr, daß sich die Bläschen entzünden und nach deren Abheilen kleine Narben zurückbleiben (→ *Rhus toxicodendron*, Seite 218).

Die Beschwerden – das passende Mittel

Lesen Sie bitte den folgenden Arzneiüberblick aufmerksam durch. Wählen Sie das Mittel, das zu den Beschwerden Ihres Kindes paßt. Die angegebene Seitenzahl führt Sie zu der ausführlichen Mittelbeschreibung mit Dosierungshinweis und Arzneipotenz.

Können Sie »Ihr« Arzneimittel auf diesem Weg nicht finden, hilft Ihnen der Abschnitt *So finden Sie zum passenden Mittel* weiter (→ Seite 15).

Arzneiüberblick

Beginnendes Fieber.
Trockener, heißer Körper.
Großer Durst.
Ängstlichkeit, Unruhe.
→ Aconitum, Seite 218.

Beginnendes Fieber.
Glühendheißer, »dampfender« Körper.
Gerötete Augen, pochendes Blut.
Ihr Kind ist benommen, erregt, überempfindlich und hat Kopfschmerzen.
→ Belladonna, Seite 218.

Kein Durst.
Ihr Kind ist jetzt weinerlich, zuwendungsbedürftig und mag frische Luft.
Beschwerden sind nachts am schlimmsten.
→ Pulsatilla, Seite 218.

Haut juckt und brennt stark.
Ihr Kind ist unruhig und schläft schlecht.
→ Rhus toxicodendron, Seite 218.

Heftiger Juckreiz.
Geschwollene Augen.
Kein Durst.
Ihr Kind mag keine Wärme.
→ Apis, Seite 218.

Trocken-heiße, brennende Haut.
Wenn Sie Ihr Kind waschen, verstärkt sich der Juckreiz.
→ Sulfur, Seite 218.

Dick weißbelegte Zunge.
Ihr Kind ist verdrießlich und will nicht angesehen werden.
→ Antimonium crudum, unten.

Zögernde Entwicklung des Ausschlags.
Allgemeine Schwäche, Blässe, Durst.
Ihr Kind verlangt nach saurem Obst.
→ Antimonium tartaricum, unten.

Mittelbeschreibungen

Aconitum D6: Das Fieber beginnt zu steigen. Ihr Kind ist auffallend unruhig, ja ängstlich. Die Haut am ganzen Körper ist heiß, und Ihr Kind hat großen Durst.
Dosierung → Vorschrift 2, hintere Umschlagklappe.

Antimonium crudum D6: Ihr Kind ist reizbar und recht verdrießlich; es mag nicht, daß Sie es ansehen – es will auch nicht berührt werden. Wenn es Fieber hat, kann ihm so übel werden, daß es erbrechen muß. Die Zunge ist dick weißbelegt. Auch wenn nach dem Abklingen der Krankheit *Husten* und *Bronchitis* (→ Seite 200) zurückbleiben sollten, geben Sie dieses Mittel.
Dosierung → Vorschrift 1, hintere Umschlagklappe.

Antimonium tartaricum D6: Der Ausschlag entwickelt sich nur zögernd. Ihr Kind ist benommen und schwach – sein Gesicht ist blaß und fühlt sich schweißnaß an. Ihr Kind verlangt nach einem Schluck kalten Wassers; es hat Appetit auf saures Obst. Möglicherweise leidet es auch an einem rasselnden Husten.
Dosierung → Vorschrift 1, hintere Umschlagklappe.

Apis D6: Die Augenlider Ihres Kindes sind geschwollen. Die geringste Wärme verschlimmert die Beschwerden, und die Haut juckt heftig. Das Kind hat auffallend wenig Durst, und es wirkt apathisch.
Dosierung → Vorschrift 1, hintere Umschlagklappe.

Belladonna D6: Der Körper Ihres Kindes fiebert glühendheiß, er scheint zu dampfen; das Gesicht ist gerötet und die Augen sind entzündet. Das Blut »pocht« im Kopf, und es können Kopfschmerzen auftreten. Das Kind macht einen leicht benommenen Eindruck, ist dabei aber dennoch eigenartig erregt und sehr empfindlich gegen Lärm, Licht und Erschütterungen (zum Beispiel des Bettes). Nachts kann es nicht schlafen.
Dosierung → Vorschrift 2, hintere Umschlagklappe.

Pulsatilla D12: Seit Ihr Kind Fieber hat, ist es weinerlich. Es hat keinen Durst. Solange es nicht im Bett liegt, hängt es Ihnen buchstäblich »am Rockzipfel«, und es ist quengelig, wenn es sich nicht genügend umsorgt und getröstet fühlt. Ist es im Bett, mag es frische Luft im Krankenzimmer. Nachts fühlt es sich schlecht.
Dosierung → Vorschrift 1, hintere Umschlagklappe.

Rhus toxicodendron D12: Weil seine Haut so juckt und brennt, will Ihr Kind sich immer wieder kratzen (→ *Apis*, linke Spalte, und *Sulfur*, unten). Ruhelos dreht und wendet es sich im Bett. Auch das Einschlafen fällt ihm schwer; nachts wacht es häufig auf. Wenn die Beschwerden so klar ausgeprägt sind, sollten Sie dieses Mittel geben, sobald deutlich ist, daß Ihr Kind an Windpocken erkrankt ist – es kann helfen, die unangenehmsten Beschwerden zu mildern. Vor allem wird der Juckreiz stark gelindert.
Dosierung → Vorschrift 1, hintere Umschlagklappe.

Sulfur D 6: Sie haben Ihr Kind gewaschen, doch davon hat sich der Juckreiz, unter dem es leidet, verstärkt – obwohl Sie so vorsichtig waren. Die Haut ist trocken, heiß und »brennt«. Immer wieder leidet Ihr Kind an Hitzeschüben. Versuchen Sie dieses Mittel auch dann, wenn bisher nichts das Jucken lindern konnte.
Dosierung → Vorschrift 1, hintere Umschlagklappe.

Mumps

Mumps ist eine ansteckende Viruserkrankung, die über direkten Kontakt – meist durch erkrankte oder infizierte Freunde oder Mitschüler – übertragen wird. Zwei bis drei Wochen nach der Ansteckung entzünden sich die Ohrspeicheldrüsen im Kieferwinkel unterhalb der Ohrläppchen: Sie werden berührungsempfindlich und schwellen so an, daß das Ohrläppchen absteht. Fieber setzt ein, das Kauen bereitet Schmerzen. Die Kiefer lassen sich nicht mehr wie gewohnt bewegen – es ist, als seien sie steif. Nach vier bis fünf Tagen schwellen die Drüsen wieder ab.

Wichtig

Bei Mumps kann die homöopathische Behandlung Schmerzen lindern, den Krankheitsverlauf vereinfachen und helfen, Folgekrankheiten zu verhindern.

Achtung: Es besteht die Gefahr, daß es zu Komplikationen (mit Spätschäden) kommt wie Gehirnhaut-, Bauchspeicheldrüsen- oder Hodenentzündung (Zeugungsunfähigkeit). Beachten Sie bitte die folgenden Hinweise, bevor Sie mit der Behandlung beginnen:

Rufen Sie unverzüglich den Arzt
- Wenn Ihr Kind sehr erschöpft ist, wenn es von schweren Kopfschmerzen geplagt wird und über einen steifen Nacken oder Krämpfe klagt.
- Wenn Ihr Kind anfängt, schlecht zu hören.
- Wenn Komplikationen auftreten: Bei Mädchen Schmerzen und Schwellungen im Bereich der Eierstöcke sowie in der Brust, bei Jungen Schmerzen und Schwellungen der Hoden.
- Wenn es zu heftigen Schmerzen im Unterleib oder zu Erbrechen kommt.
- Wenn die Ohrspeicheldrüsen bei Ihrem Kind immer wieder anschwellen.
- Wenn Sie unsicher sind, was die Schwere der Erkrankung und die Begleiterscheinungen angeht.

Die Beschwerden – das passende Mittel

Lesen Sie bitte den folgenden Arzneiüberblick aufmerksam durch. Wählen Sie das Mittel, das zu den Beschwerden Ihres Kindes paßt. Die angegebene Seitenzahl führt Sie zu der ausführlichen Mittelbeschreibung mit Dosierungshinweis und Arzneipotenz.

Können Sie »Ihr« Arzneimittel auf diesem Weg nicht finden, hilft der Abschnitt *So finden Sie zum passenden Mittel* weiter (→ Seite 15).

Arzneiüberblick

Intensiver Speichelfluß.
→ Yaborandi, Seite 220.

Hohes, heftiges Fieber.
Durst.
Ängstlichkeit, Unruhe.
→ Aconitum, Seite 220.

Schießende Schmerzen in den entzündeten Ohrspeicheldrüsen.
Rechte Seite erkrankt.
Rotes Gesicht.
Entzündete Augen.
→ Belladonna, Seite 220.

Schlecht riechender Atem.
Starker Speichelfluß.
Nächtliche Schweißausbrüche.
→ Mercurius solubilis, Seite 220.

Links besonders stark geschwollene Ohrspeicheldrüsen.
Knackende Geräusche beim Kauen.
Fieberbläschen an den Lippen.
Verschlimmerung der Beschwerden bei feucht-kaltem Wetter.
→ Rhus toxicodendron, Seite 220.

Beim Schlucken schießen Schmerzen in die Ohren.
Steinharte Ohrspeicheldrüsen.
Wärme tut Ihrem Kind gut.
→ Phytolacca, Seite 220.

Jede Berührung und Einengung, besonders am Hals, sind Ihrem Kind unangenehm. Beschwerden sind links stärker. Heiße Getränke verschlimmern die Beschwerden.
→ Lachesis, unten.

Kein Durst. Verlangen nach frischer Luft. Ihr Kind ist jetzt nörgelig, weinerlich und zuwendungsbedürftig.
→ Pulsatilla, rechte Spalte.

Mittelbeschreibungen

Aconitum D6: Mit innerer Unruhe und hohem Fieber beginnt die Erkrankung, die nach einer Erkältung in kalter Luft oder kaltem Wind eingesetzt haben kann. Ihr Kind hat großen Durst.
Dosierung → Vorschrift 2, hintere Umschlagklappe.

Belladonna D6: Gleich zu Beginn der Erkrankung sind die Ohrspeicheldrüsen entzündet, und heftige Schmerzen schießen in sie hinein. Häufig ist nur die rechte Ohrspeicheldrüse betroffen. Der Hals ist trocken, und beim Schlucken oder Trinken treten leichte Krämpfe auf; dabei wird die Flüssigkeit in die Nase gepreßt. Das Gesicht ist glühendrot, die Augen entzündet. Das Kind wirkt geistesabwesend, phantasiert manchmal im Fieber.
Dosierung → Vorschrift 2, hintere Umschlagklappe.

Lachesis D12: Die linke Seite ist stark geschwollen, Ihr Kind ist gegen die kleinste Berührung empfindlich und kann nichts am Hals vertragen. Die Schmerzen sind so stark, daß es kaum etwas schlucken kann. Das Gesicht ist gerötet und etwas geschwollen. Warme Getränke bekommen ihm nicht.
Dosierung → Vorschrift 1, hintere Umschlagklappe.

Mercurius solubilis D12: Heftiger Speichelfluß und schlechter Atem sind die herausragenden Beschwerden: Das Kind hat einen faulen Geschmack auf der Zunge. Vor allem nachts schwitzt es intensiv – und auch der Schweiß riecht unangenehm. Die rechte Seite ist besonders geschwollen.
Dosierung → Vorschrift 1, hintere Umschlagklappe.

Phytolocca D6: Die Ohrspeicheldrüsen sind steinhart – das auffälligste Merkmal der Beschwerden Ihres Kindes. Das Schlucken bereitet Schwierigkeiten; selbst wenn Ihr Kind nur Wasser trinkt, schießen ihm Schmerzen in die Ohren. Der Hals fühlt sich innen rauh und trocken an. Das Kind wirkt unruhig und entkräftet; es hat immer wieder das Bedürfnis, die Zähne fest aufeinanderzubeißen. Kälte und Feuchtigkeit bekommen ihm nicht. Wärme dagegen tut ihm gut.
Dosierung → Vorschrift 1, hintere Umschlagklappe.

Pulsatilla D12: Empfindlich, weinerlich und nörgelig ist Ihr Kind. Es sucht Ihre Nähe. Obwohl sein Mund trocken ist, hat es wenig Durst. Es verlangt nach frischer Luft und fühlt sich tagsüber besser als abends oder nachts.
Dosierung → Vorschrift 1, hintere Umschlagklappe.

Rhus toxicodendron D12: Die Ohrspeicheldrüsen sind stark geschwollen – besonders die linke Seite ist betroffen. Dem Kind fällt es schwer, den Mund zu öffnen; beim Kauen entstehen knackende Geräusche. Die Zunge ist weiß belegt – bis auf die rote Zungenspitze. Meistens werden die Beschwerden von Fieberbläschen begleitet. Bei feucht-kaltem Wetter verschlimmert sich die Erkrankung.
Dosierung → Vorschrift 1, hintere Umschlagklappe.

Yaborandi D6: Fast unaufhörlich fließen Ihrem Kind auffallend große Mengen von Speichel im Mund zusammen, und außerdem schwitzt es heftig.
Dosierung → Vorschrift 1, hintere Umschlagklappe.

Das seelische Gleichgewicht erhalten

Aus dem Abstand des Erwachsenseins oder im Licht romantischer Verklärung erscheinen die Kinderjahre oft als glückliche, sorgenlose Zeit. Doch Kinder leben ebensowenig wie Erwachsene in einem Paradies. Sie erfahren, was es heißt, verlassen zu werden oder eifersüchtig zu sein, gekränkt zu werden und allein zu sein. Das Erleben von panischer Angst, Furcht und Einsamkeit kann sich der Seele für immer einprägen, es kann zu kurzzeitigen, aber auch zu dauernden seelischen Störungen führen.

Kein Kind reagiert wie das andere, und niemand kann sein Kind vor dem Leben schützen – aber Eltern können helfen.

Ein Kind, das sich auch in seinen Schwächen und Nöten angenommen fühlt, wird mit Enttäuschungen, Verletzungen und Niederlagen eher fertig werden, als ein Kind, das man mit seinen Problemen allein läßt: Suchen Sie daher das Gespräch mit Ihrem Kind.

Versuchen Sie, ein Gespür dafür zu entwikkeln, ob Ihr Kind »nur« in einer bestimmten Entwicklungsphase steckt oder ob es bedrückt ist, aggressiv reagiert; ob es übernervös ist und sich nicht mehr konzentrieren kann, und ob es sich von seinen Freunden zurückzieht.

Gehen Sie behutsam und konsequent auf dieses Verhalten ein, und lassen Sie sich weder durch »Boshaftigkeit« oder Ablehnung noch durch eine Mauer von Schweigen abschrekken, denn Ihr Kind ist verunsichert und braucht Ihre Hilfe: Forschen Sie nach den Ursachen, und überlegen Sie auch, ob das Kind nicht Ihr eigenes Verhalten widerspiegelt.

Scheuen Sie sich bitte nicht, fachkundige Hilfe in Anspruch zu nehmen – Kindererziehung ist schwierig. Fragen Sie auch einen Homöopathen um Rat, denn er kann mit seiner ganzheitlichen Arzneitherapie auch die seelische Entwicklung des Kindes unterstützen. Homöopathische Arzneien sind keine Psychopharmaka. Sie machen das Kind nicht künstlich müde oder glücklich. Sie können die körperlichen, seelischen und geistigen Funktionen jedoch harmonisieren. Der Heilerfolg kann sich allerdings nur bei jenen Ursachen einstellen, die im Kind begründet liegen – gegen äußere Umstände, an denen Kinder leiden, gibt es kein »Wundermittel«.

Nachtangst und Schlafstörungen

Wenn Kinder nicht nur Schwierigkeiten haben einzuschlafen, sondern aus dem Schlaf hochschrecken, schreien und sich ängstlich an irgend etwas oder irgend jemanden anklammern, wenn sie nicht wissen, wo sie sind, oder wenn sie nicht mehr richtig wach werden – sind das Zeichen seelischer Unausgeglichenheit und nervlicher Übererregung oder seelischer Verletzungen. Ursachen können unbewältigte Erlebnisse sein, aber auch organische Fehlentwicklungen.

Wichtig

Wenn Ihr Kind an den eben beschriebenen Zuständen leidet, ist sein inneres Gleichgewicht »aus den Fugen«, und Sie als Eltern, als geliebte Bezugspersonen, sind aufgerufen, die Welt wieder ins Lot zu rücken.

Gehen sie mit Ihrem Kind zum Arzt

- Wenn es wegen seiner Schlafstörungen noch nie vom Arzt untersucht worden ist.
- Wenn außer Schlafstörungen auch Fieber, Muskelkrämpfe (Nacken/ganzer Körper) oder Übelkeit beziehungsweise Erbrechen auftreten.

Merke: Die Behandlung von Schlafstörungen können Sie nur in den hier beschriebenen leichten Fällen selbst vornehmen. Ich empfehle Ihnen, sich in allen anderen Fällen zunächst an einen homöopathisch arbeitenden Arzt oder Heilpraktiker zu wenden, der in der Lage ist, die Beschwerden Ihres Kindes eventuell mit den nebenwirkungsfreien schonenden Arzneien der Homöopathie zu heilen.

Die Beschwerden – das passende Mittel

Lesen Sie bitte den folgenden Arzneiüberblick aufmerksam durch. Wählen Sie das Mittel, das zu den Beschwerden Ihres Kindes paßt. Die angegebene Seitenzahl führt Sie zu der ausführlichen Mittelbeschreibung mit Dosierungshinweis und Arzneipotenz. Können Sie »Ihr« Arzneimittel auf diesem Weg nicht finden, hilft Ihnen der Abschnitt *So finden Sie zum passenden Mittel* weiter (→ Seite 15).

Arzneiüberblick

Ihr Kind ist sehr aufgeregt; Gedankenflut. Innerlich kommt es nicht zur Ruhe.
→ Coffea, Seite 223.

Vor jedem Ereignis ist Ihr Kind aufgeregt. Junge Mädchen sind nervös, aufgeregt, wirken zerbrechlich, sind scheu und werden leicht rot.
Bei Sorgen (Liebe, Schule): Schlaflosigkeit.
Abneigung gegen Wärme; Ihr Kind ist gern allein, will seine Ruhe haben.
→ Ambra, rechte Spalte.

Ihr Kind hat Angst, allein zu sein und will, daß nachts ein Licht brennt.
Es ist leicht überdreht, begeisterungsfähig, leidenschaftlich, aber auch zerbrechlich. »Zappelphilipp«.
Streicheln und Massieren beruhigt.
→ Phosphorus, Seite 223.

Plötzlich auftretende panische Angst; große Unruhe; Folge eines heftigen Schrecks oder Schocks.
→ Aconitum, rechte Spalte.

Nächtliche Angstzustände (kann nicht allein sein; irrt durch die Wohnung), beruhigt sich erst im Bett der Eltern.
Tagsüber ist Ihr Kind sehr erschöpft, schwach, unkonzentriert.
Kälteempfindlichkeit; Durst.
→ Arsenicum album, Seite 223.

Ihr Kind ist verdrießlich, reizbar, unleidlich; es schreit durchdringend und nervenaufreibend; beruhigt sich nur, wenn es umher getragen wird.
Eine Wange rot.
→ Chamomilla, Seite 223.

Große Unruhe im Schlaf.
Ihr Kind stöhnt, schreit, zerwühlt das Bett.
Halluzinationen; gesteigerte Empfindlichkeit; Einschlafschwierigkeiten.
→ Belladonna, Seite 223.

Angst vor der Dunkelheit; kann ohne Licht nicht einschlafen.
Alpträume mit stark erregtem Aufwachen; voller Furcht.
→ Stramonium, Seite 223.

Mittelbeschreibungen

Aconitum D6 (Anti-Furcht- und Schreckmittel): Erfüllt von schrecklicher Angst wacht Ihr Kind aus dem Schlaf auf und ist lange Zeit nicht mehr zu beruhigen. Voller Unruhe wirft es sich im Bett hin und her. Dieses Verhalten kann klare Ursachen wie einen vorhergegangenen Schreck haben – es kann auch sein, daß Ihr Kind von unbestimmten Ängsten geplagt wird.
Dosierung → Vorschrift 2, hintere Umschlagklappe.

Ambra D6: Häufig sind es die körperlich eher zarten, fast zerbrechlich wirkenden Kinder, die ein so empfindliches »Nervenkostüm« haben, daß sie bereits in der Jugend nicht zu viele Eindrücke auf einmal verkraften können. Vielleicht ist Ihr Kind ein scheues kleines Mädchen, das leicht errötet und das nicht gerne mit mehreren Menschen zusammen ist. Solche sensiblen Kinder machen sich allzuviele Sorgen, und oft haben sie mit der Schule Probleme: Vielleicht stehen Ihrem Kind in den kommenden Tagen Prüfungen bevor – vielleicht wurde eine schlechte Note noch nicht gebeichtet und raubt Ihrem Kind zur Zeit den Schlaf. Ihnen fällt auf, daß Ihr Kind nichts

Warmes mag (warmes Essen, geheizte Zimmer), doch alles, was kühl ist, bereitet ihm Behagen.
Dosierung → Vorschrift 2, hintere Umschlagklappe.

Arsenicum album D12: Sie sind mitten in der Nacht wach geworden, weil Ihr Kind wieder einmal in Ihr Bett wollte. Wenn es so verängstigt, aufgeregt oder unruhig vor Ihnen steht, nützt es nichts, mit ihm zu schimpfen und es – von Erziehungseifer beseelt – wieder in sein Zimmer zu verbannen. Denn dort fühlt sich Ihr Kind alleine und schutzlos, und es hat Angst, sehr große Angst sogar. Wenn Sie es allein lassen, wird es vielleicht in der Wohnung angstvoll hin und her laufen. Sobald es bei Ihnen Geborgenheit spüren darf, schläft es wieder ein. Vielleicht ist Ihr Kind nicht besonders kräftig, sondern eher hager, und möglicherweise ist es kälteempfindlich und hat häufig großen Durst. Von seinem Wesen her ist es sorgfältig, gewissenhaft und fast in allem übergenau.
Dosierung → Vorschrift 2, hintere Umschlagklappe.

Belladonna D6: Ihr Kind ist seit einiger Zeit auffallend empfindlich, schreckhaft und widerspenstig. Im Schlaf spricht es, schreit auf und schlägt um sich, es stöhnt und zerwühlt sein Bett. Manchmal fährt es auch aus dem Schlaf hoch und scheint Halluzinationen zu haben. Abends kann es nicht einschlafen, obwohl es müde ist.
Dosierung → Vorschrift 2, hintere Umschlagklappe.

Chamomilla D12: Obwohl es müde ist, findet Ihr Kind abends keinen Schlaf. Es ist verdrießlicher Stimmung, quengelt herum, ist reizbar und kann sogar ausgesprochen unleidlich werden; es ist nicht im Bett zu halten.
Dosierung → Vorschrift 2, hintere Umschlagklappe.

Coffea D12: Ihr Kind ist selbst jetzt am Abend noch ganz aufgedreht von allem, was es erlebt und erfahren hat. Es ist überhaupt ein sehr lebhaftes, aufgewecktes Kind, und manchmal ist es etwas zu nervös. Dann stellt es noch im Bett viele Fragen oder erzählt von allem möglichen.

Nicht jedes Kind ist so temperamentvoll. Auch »stillen« Kindern schwirren viele Gedanken im Kopf herum: Sie denken über Bücher nach, über Probleme mit Freunden oder über die bevorstehenden Ferien.
Dosierung → Vorschrift 2, hintere Umschlagklappe.

Phosphorus D12: Sie haben ein aufgewecktes Kind, das Ihnen viel Freude macht, denn es spielt und tollt gerne herum, und es hat eine natürliche Begeisterungsfähigkeit, die Sie leicht entfachen können. Doch so, wie es fähig ist, für etwas mit großer Hingabe und Leidenschaft Feuer und Flamme zu sein, ist es andererseits auch schnell erschöpft und greift (nicht nur dann) gerne nach der schützenden Hand der Mutter. Manch einer mag die Lebendigkeit Ihres Kindes schon als unbändig empfunden haben, und vielleicht hat man sich auch schon über Ihren wilden und nicht zur Ruhe kommenden »Zappelphilipp« beklagt. Auch für Sie ist die Erziehung nicht ganz einfach: Wenn das Kind ins Bett soll, kann es völlig überdreht sein und nicht schlafen wollen, und so manches Kind hat seine Eltern auch schon so weit gebracht, daß sie die ganze Nacht ein Licht brennen lassen, weil ihr Kind sonst Angst bekommt und nicht einschlafen kann. Dennoch ist Ihr Kind leicht zu führen, wenn Sie es beruhigen, indem Sie es streicheln oder liebevoll massieren. Häufig sind solche Kinder schlank oder haben feines blondes, manchmal auch rötliches Haar.
Dosierung → Vorschrift 2, hintere Umschlagklappe.

Stramonium D12: Ihr Kind hat große Angst vor der Dunkelheit, es kann ohne Licht im Zimmer nicht einschlafen (→ auch *Phosphorus*, oben). Sein Schlaf ist unruhig, es wälzt sich hin und her und schreit im Traum plötzlich auf, ohne wach zu werden.
Dosierung → Vorschrift 2, hintere Umschlagklappe.

Heimweh

Etwas zurücklassen zu müssen, das einem liebgeworden ist, kann kummervoll sein. Wenn Kinder die Ferien im Kinder- oder Landschulheim verbringen, wenn sie einige Tage bei den Verwandten untergebracht sind, ja selbst wenn sie es nur einige Stunden mit einem Babysitter aushalten sollen, plagt sie oft schon das Heimweh: Die Sehnsucht nach den Eltern, den Geschwistern, den Spielkameraden oder einfach nach der vertrauten und liebgewordenen Umgebung ihres Zuhauses.

Wichtig

Wenn Kinder ununterbrochen oder immer wieder (vor allem abends und nachts) unter Heimweh leiden, helfen Schimpfen und Drohungen nicht. Wenn das Kind auch Ihre liebevolle Zuwendung nicht annehmen zu können scheint, da es zu sehr von seinem Schmerz gefangengehalten wird, geben Sie ihm also, bevor Sie der Situation nicht mehr gewachsen sind, die passende Arznei. Schon nach etwa einer Stunde wird das Kind wesentlich ruhiger sein. Lassen Sie dennoch nicht nach in der Sorge um das Ihnen anvertraute Kind.

Die Beschwerden – das passende Mittel

Lesen Sie bitte den folgenden Arzneiüberblick aufmerksam durch. Wählen Sie das Mittel, das zu den Beschwerden Ihres Kindes paßt. Die angegebene Seitenzahl führt Sie zu der ausführlichen Mittelbeschreibung mit Dosierungshinweis und Arzneipotenz.

Können Sie »Ihr« Arzneimittel auf diesem Weg nicht finden, hilft Ihnen der Abschnitt *So finden Sie zum passenden Mittel* weiter (→ Seite 15).

Arzneiüberblick

Zur Vorbeugung
Wenn Sie bereits aus Erfahrung wissen, daß Ihr Kind unter Heimweh leiden wird, können Sie möglicherweise im voraus seine Arznei bestimmen. Geben Sie ihm diese Arznei bei längeren Trennungen von Ihnen oder von seinem Zuhause jeweils bereits 3 Tage vorher. D6-Potenzen 3mal täglich, D12-Potenzen 1mal täglich 5 Globuli.
Die Einnahme ist dann beendet, wenn sich das Kind an seine neue Umgebung gewöhnt hat.

Akute Fälle:

Panische Angst.
→ Aconitum, Seite 225.

Rote Wangen.
Schlaflosigkeit.
Ihr Kind ist reizbar, halsstarrig.
Es will alleine gelassen werden (»Laß mich!«).
Anregung und Unterhaltung bessern dennoch die Beschwerden.
→ Capsicum, Seite 225.

Ihr Kind ist traurig, enttäuscht oder teilnahmslos. Es mag nicht sprechen und weigert sich zu essen.
→ Acidum phosphoricum, Seite 225.

Ihr Kind reagiert empfindlich auf alle äußeren Eindrücke.
Es wirkt still und unglücklich.
Launenhaftigkeit.
Unwillkürliches Seufzen.
Gezwungenes Lachen, das Traurigkeit verbirgt.
→ Ignatia, Seite 225.

Heimweh nachts stärker als am Tag.
Ihr Kind wirkt unruhig, aufgeregt und ängstlich.
Nachtschweiß; klebriger Schweiß.
→ Mercurius solubilis, Seite 225.

Mittelbeschreibungen

Acidum phosphoricum D6: Tief sind Kummer und Enttäuschung in die Seele des Kindes eingedrungen. Es lehnt sich nicht auf, es wehrt sich gegen nichts. Auf resignierende Art und Weise gibt es nach, wirkt eher verlegen und scheu und zieht sich bedrückt von allen Aktivitäten zurück. Es mag auch nicht sprechen. In einer größeren Gruppe kann man es leicht übersehen, weil es so still und in sich gekehrt ist. Doch jedesmal, wenn Sie in sein trauriges, fast ausdrucksloses Gesicht sehen, wird Ihnen selbst das Herz schwer. In seinem Kummer verliert es jeglichen Appetit und weigert sich sogar zu essen.
Dosierung → Vorschrift 1, hintere Umschlagklappe.

Aconitum D6: Empfindsame, leicht erregbare Kinder können, wenn sie von zu Hause fort sind, plötzlich regelrecht in Panik geraten. So ein Kind hat dann nicht einfach Heimweh; es ist vielmehr in Angst und Schrecken und kaum zu beruhigen.
Dosierung → Vorschrift 2, hintere Umschlagklappe.

Capsicum D6: »Ach, laß mich doch in Ruhe!« – Solche wütenden und trotzigen Antworten sind typisch für Ihr Kind, denn es neigt dazu, ziemlich unbeweglich und halsstarrig an einem Kummer festzuhalten. Auf Ihre gutgemeinten Versuche, dem Kind aus seinem offensichtlichen Heimweh herauszuhelfen, kommen nur mürrisch abweisende Reaktionen als Antwort. Es wäre aber falsch, das Kind in seinem Kummer allein zu lassen, denn trotz seines Widerwillens (gar seiner Furcht) vor jeder körperlichen, geistigen oder seelischen Anstrengung geht es dem Kind besser, wenn Sie sich ihm durch beharrliche, einfühlsame Bemühung widersetzen: Es will zwar nicht mit Ihnen reden, aber nach einiger Zeit tut ihm die Unterhaltung mit Ihnen sichtbar gut; es will auch nicht spielen oder etwas unternehmen, und doch geht es ihm bald besser, wenn Sie es ruhig und geduldig zu einer Aktivität überreden. Wenn das Kind nachts vor Heimweh so weint, daß Sie immer wieder in Sorge nach ihm sehen, fallen Ihnen vielleicht die roten Wangen in seinem verweinten Gesicht auf. Sorgen Sie dennoch dafür, daß das Kind es schön warm hat, denn das mag es gerne.
Dosierung → Vorschrift 1, hintere Umschlagklappe.

Ignatia D12: Das Kind ist schwierig, wirkt kapriziös, und nur selten weiß man, »was gerade wieder mit ihm los ist«. Es hat wechselhafte Stimmungen, ist mal ausgelassen und fröhlich, dann wieder scheint es beleidigt zu sein, oder es zieht sich, wie von stillem Kummer geplagt, in sein Zimmer zurück. Wenn es Heimweh hat, trägt es das still mit sich herum, aber an seiner Launenhaftigkeit oder Zurückgezogenheit merken Sie, daß es Probleme hat.
Dosierung → Vorschrift 1, hintere Umschlagklappe.

Mercurius solubilis D12: Nachts ist das Heimweh am schlimmsten. Das Kind ist unruhig, aufgeregt und ängstlich, es kann nicht schlafen, und sein Körper wie auch das Bettzeug sind richtig durchgeschwitzt. Der Schweiß ist unangenehm klebrig, kann stark riechen und in der Wäsche gelbe Ränder hinterlassen. Das Kind will nichts essen und zeigt auch für seine Umgebung wenig Interesse. Dabei ist es ruhelos und manchmal beinahe etwas gehetzt. Der Sinn seiner, dann zuweilen impulsiven Äußerungen und Handlungen ist für Sie nicht immer leicht zu verstehen, und Sie wissen oft nicht so recht, woran Sie mit ihm sind. Vielleicht finden Sie einen Zugang zu seinem sprunghaften Wesen, wenn Sie wissen, daß das Kind wenig Ausdauer hat und sehr empfindlich auf jeden Impuls von außen oder von innen reagiert: Eine plötzlich aufsteigende Erinnerung kann ihm genauso zusetzen, wie ein konkretes Erlebnis.
Dosierung → Vorschrift 1, hintere Umschlagklappe.

Eifersucht

Auch Kinder können eifersüchtig sein. Und es gibt tatsächlich genügend andere Menschen, denen sich die Eltern ebenfalls zuwenden. Wenn ein Kind sich dann nicht mehr genug geliebt fühlt, kann es sich in unerträgliche Launen hineinsteigern oder sich gekränkt zurückziehen, so daß Sie nicht mehr mit ihm auskommen.

Merke: Besteht die Eifersucht des Kindes zu Recht, sollten Sie sich fragen, warum Sie Ihrem Kind die nötige Zuwendung vorenthalten. Manchmal reichen Zuwendung und gute Worte nicht mehr aus, das verschreckte oder schon verhärtete Herz des Kindes wieder zu öffnen – dann können Sie versuchen, dem Kind mit einer homöopathischen Arznei zu helfen. Sie wird seinem Wesen wohltun und es wieder empfänglich machen für neue Eindrücke: So kann es seinen Zorn, seinen Haß und seine Eifersucht vergessen.

Wenn Sie nicht weiterwissen, suchen Sie bitte das Gespräch mit einem Homöopathen oder mit Fachleuten, die Ihnen Rat geben können: Pädagogen und Psychologen sowie Mitarbeiter öffentlicher Erziehungsberatungsstellen.

Die Beschwerden – das passende Mittel

Lesen Sie bitte den folgenden Arzneiüberblick aufmerksam durch. Wählen Sie das Mittel, das zu den Beschwerden Ihres Kindes paßt. Die angegebene Seitenzahl führt Sie zu der ausführlichen Mittelbeschreibung mit Dosierungshinweis und Arzneipotenz.

Können Sie »Ihr« Arzneimittel auf diesem Weg nicht finden, hilft Ihnen der Abschnitt *So finden Sie zum passenden Mittel* weiter (→ Seite 15).

Arzneiüberblick

Meist grundlose Eifersucht; das Kind kann beleidigend und böse werden. Redet pausenlos und erfindet Geschichten.
Reagiert überempfindlich auf alles, was einengt; verträgt keine Wärme.
→ Lachesis, Seite 227.

Häufige Streitsucht, Wut.
Es fühlt sich alleine gelassen, mißachtet.
Ihr Kind macht wieder in die Hose.
Krampfneigung.
Anfälle von trockenem Husten.
→ Hyoscyamus, Seite 227.

Aus Eifersucht wird es gehässig, jähzornig.
Ihr Kind ist überaktiv, nervös, reizbar.
Überempfindlichkeit aller Sinne.
Verstopfung, Magenprobleme.
→ Nux vomica, Seite 227.

Ist weinerlich, nörgelig und furchtsam.
Kann störrisch und zickig werden und Ihnen bockig hinterherlaufen. Weint wegen jeder Kleinigkeit; ist sehr launisch.
→ Pulsatilla, Seite 227.

Ihr Kind ist ungeschickt, tollpatschig, übertrieben emsig oder auch apathisch, lustlos.
Rosaroter Nesselausschlag möglich.
Warmes oder Heißes lehnt Ihr Kind ab.
→ Apis, unten.

Mittelbeschreibungen

Apis D6: Ihr Kind ist in seiner Eifersucht apathisch geworden. Es hat zu nichts mehr Lust; es läßt Sie nicht mehr an sich heran, macht »dicht«. Wenn jemand es ärgert, wird es wütend. Seine Stimmung schwankt aber, und es kann auch weinerlich sein. Hitze (warmer Raum, warme Kleidung) verträgt es nur schlecht – sie verschlimmert sein Unbehagen und seine Laune. Manchmal ist Ihr Kind auffallend unruhig und so ungeschickt, daß es immer wieder Sachen fallen läßt.

Dosierung → Vorschrift 3, hintere Umschlagklappe.

Hyoscyamus D12: Hilflos vor Eifersucht wird das Kind »rasend« vor Wut: Es schlägt, beißt, spuckt um sich und ist ausgesprochen streitsüchtig. Ständig beklagt es sich bei Ihnen, daß die Person, auf die es eifersüchtig ist, ihm unrecht getan und es schlecht behandelt hat.
Dosierung → Vorschrift 3, hintere Umschlagklappe.

Lachesis D12: Ihr Kind hat sich völlig grundlos in eine Eifersucht hineingesteigert. In seiner seelischen Erregung kann es sein Verhalten so ändern, daß Sie sich fragen: »Wieso ist das Kind plötzlich so böse?«

Der ständige Druck, unter dem es innerlich steht, findet ein Ventil in der Sprache: Ihr Kind spricht fast pausenlos, erfindet aus dem Nichts neue Geschichten und Begebenheiten, und manchmal wird es dabei verletzend. Es kann sein, daß es so wirr durcheinanderredet, daß Sie ihm kaum noch folgen können.

Die Hautnerven sind überempfindlich geworden und reagieren auf jede einengende Berührung durch enge Kleidung, Gürtel oder Schals. Auch Wärme verträgt Ihr Kind jetzt nicht, es kann zur Zeit auch an heftigen Kopfschmerzen leiden.
Dosierung → Vorschrift 3, hintere Umschlagklappe.

Nux vomica D12: Ihr Kind ist ehrgeizig, temperamentvoll und unternehmungslustig. Was es sich einmal in den Kopf gesetzt hat, will es auch erreichen. Dabei ist Ihr Kind sensibel, ja überempfindlich, und wenn seine Nerven überstrapaziert sind, kann es so heftig reagieren, daß Sie sich wundern, wie es sich jetzt wieder einmal aufführt: Überreizt und angespannt sucht es Streit, wird jähzornig und kann auch um sich schlagen. Die Wut macht es blind, und es wird nicht immer leicht für Sie sein, bei allem einen kühlen Kopf zu behalten. Doch bedenken Sie, daß Sie mit Überreaktionen Ihr Kind nur noch mehr reizen, denn seine seelische Situation hat es, zumindest zeitweise, völlig aus dem Gleis geworfen.

Die innere Verfassung schlägt ihm vor allem auf den Magen. Es hat Magenschmerzen, ihm wird übel, es muß erbrechen, leidet an Verstopfung oder an erfolglosem Harn- und Stuhldrang. Innerlich wie äußerlich ist Ihr Kind sehr verkrampft und gezwungen.
Dosierung → Vorschrift 3, hintere Umschlagklappe.

Pulsatilla D12: Ihr Kind ist im Grunde seines Wesens weichherzig und deshalb auch nachgiebig. Mal ist es heiter, mal traurig, und so schnell wie seine Gefühle wechseln auch seine Meinung und Stimmung. Sie verzeihen ihm seine Launenhaftigkeit gerne, weil es offenherzig, mitfühlend und anhänglich ist. Mit dieser anschmiegsamen Art weckt es besonders schnell Beschützerinstinkte. Aber täuschen Sie sich nicht: Es kann auch wild und ungebunden stundenlang durch die Natur streunen. Draußen in der frischen Luft zu spielen, ist ihm überhaupt das Liebste, da kann es sich nämlich an die aufregenden Herrlichkeiten verlieren. Sich rational mit seiner Umwelt auseinanderzusetzen, fällt dagegen schwer. Es hat viel Phantasie und wird viel zu schnell von Furcht und irrationalen Ängsten ergriffen. Deshalb ist ein intaktes Zuhause sehr wichtig. Hier kann es sich ausruhen. Wenn es spürt, daß dieses Zuhause durch Veränderungen oder Menschen in Gefahr ist, reagiert es sofort. Es kann sehr störrisch und »zickig« werden, kann wütend auffahren, den ganzen Tag herumnörgeln und Ihnen damit sehr auf die Nerven fallen. Ändert sich die Situation nicht, wird das Kind hilflos: Es wird zunehmend launisch und kann wegen der kleinsten Kleinigkeit weinen. Schließlich zieht es sich furchtsam zurück, oder es rennt beständig, aber bockig hinter Ihnen her.
Dosierung → Vorschrift 3, hintere Umschlagklappe.

Schulschwierigkeiten

Die Forderungen der Schule an die Kinder sind in unserer Zeit sehr hoch – da kann es geschehen, daß ein Kind teilweise überfordert ist. Nicht jedes Kind reagiert auf diese Situation sofort mit offener Rebellion. Die meisten Kinder sind davon überzeugt, daß sie versagt haben. Sie versuchen, die schlechten Noten vor den Eltern zu verbergen, um sie nicht zu enttäuschen, und sie beginnen, stumm zu leiden. Zeichen einer solchen uneingestandenen Überforderung in der Schule können Konzentrationsschwäche, Müdigkeit, Kopfschmerzen, Verständnisschwäche, Schulangst oder Prüfungsangst sein.

Wenn sich eine solche Entwicklung vollzieht, ist gerade von seiten der Eltern viel Verständnis nötig. Folgenschwer wäre es, wenn Sie Ihrer Enttäuschung freien Lauf ließen. Vermeiden Sie es, den Leistungsdruck zu erhöhen, und werfen Sie Ihrem Kind keine Charakterschwäche vor. Damit wird ein Kind in seinem Selbstwertgefühl weiter verunsichert, und überdies stärkt solch ein Verhalten bei Ihrem Kind das Gefühl, der Welt der Erwachsenen ganz allein ausgeliefert zu sein. Meist versucht das Kind, sich gegen diese »Übermacht« durch Flucht in eine »Anti-Haltung« zu schützen:

Vergessen Sie bitte auch nicht, daß tiefliegende körperliche oder seelische Probleme Ursachen für die Schulschwierigkeiten sein können.

Wichtig

Lassen Sie Ihr Kind von einem Arzt untersuchen! Scheuen Sie sich auch nicht, eine psychologische Beratung (Schulpsychologe) in Anspruch zu nehmen. Sich auf jede erdenkliche Weise um sein Kind zu kümmern, ist eine Stärke – keine Schwäche.

Die Beschwerden – das passende Mittel

Lesen Sie bitte den folgenden Arzneiüberblick aufmerksam durch. Wählen Sie das Mittel, das zu den Beschwerden Ihres Kindes paßt. Die angegebene Seitenzahl führt Sie zu der ausführlichen Mittelbeschreibung mit Dosierungshinweis und Arzneipotenz.

Können Sie »Ihr« Arzneimittel auf diesem Weg nicht finden, hilft Ihnen der Abschnitt *So finden Sie zum passenden Mittel* weiter (→ Seite 15).

Arzneiüberblick

Schulangst, Prüfungsangst, Lampenfieber:

Ihr Kind ist aufgeregt und voll ängstlicher Unruhe. Panische Angst vor der Schule. Heißes Gesicht.
→ Acontium, Seite 229.

Ihr Kind ist beherrscht von Ängsten, unzugänglich für Argumente.
Lampenfieber.
Ständiger Harndrang, Durchfall, Blähungen, häufiges Rülpsen. Ihr Kind will Süßes, das ihm aber nicht bekommt.
Schlaflosigkeit.
→ Argentum nitricum, Seite 229.

Ihr Kind hält sich für unfähig, ist tief entmutigt, scheu und kleinlaut.
→ Lycopodium, Seite 229.

Lampenfieber.
Ihr Kind ist wie benommen.
Müde, erschöpft, weiche, zitternde Knie.
Häufiger Harndrang, Durchfall.
→ Gelsemium, Seite 229.

Schulkopfschmerzen, Schulmüdigkeit:

Ruhelos, unkonzentriert.
Widerwille zu lernen.
→ Calcium phosphoricum, Seite 229.

Ihr Kind wirkt unglücklich, kummervoll, mag nicht sprechen.
Lustlos, erschöpft, benommen.
Vergeßlichkeit, Kopfschmerzen, Appetitlosigkeit.
→ Acidum phosphoricum, Seite 229.

Schwache Nerven.
Trauriger, sorgenvoller Blick.
Ihr Kind reagiert gereizt, wenn es zu etwas gezwungen wird.
Schlechtes Gedächtnis, unkonzentriert, macht viele Fehler.
Schlaflosigkeit als Folge von Aufregung.
→ Kalium phosphoricum, Seite 229.

Mittelbeschreibungen

Acidum phosphoricum D6: Schon morgens beim Aufstehen fühlt sich Ihr Kind schwach. Je mehr »Kopfarbeit« es in der Schule leisten soll, desto schlimmer werden seine Kopfschmerzen. Der Geist Ihres Kindes arbeitet langsam und bedächtig. So hat es keine besondere Vorliebe fürs Nachdenken oder fürs Reden, und es kann sich auch nicht besonders gut konzentrieren. Nach dem Lernen fühlt es sich jedesmal erschöpft, und es ist wie benommen im Kopf.
Dosierung → Vorschrift 3, hintere Umschlagklappe.

Aconitum D6: Ihr Kind weigert sich, in die Schule zu gehen. Seine Furcht vor dem, was es erwartet, ist so groß, daß es die Wohnung nicht verlassen will. Sie spüren, wie aufgeregt Ihr Kind ist und wie groß seine Angst. Auch vor jedem Prüfungstermin ist Ihr Kind so aufgeregt: Hitze steigt ihm ins Gesicht; es wird von Angst und Furcht gequält und findet keine Ruhe. In solchen akuten Fällen können Sie Ihrem Kind mit diesem Mittel helfen.
Dosierung → Vorschrift 2, hintere Umschlagklappe.

Argentum nitricum D12: Dem Kind fehlt es an Selbstvertrauen und an Wirklichkeitssinn. Bei allem erwartet es immer das Schlimmste. Es idealisiert andere Kinder, und es ist der Ansicht, daß »alle anderen« immer alles können, daß »alle anderen« besser sind. Sobald sich ihm die Aufmerksamkeit der anderen zuwendet (beim Vorlesen, beim Referat halten), wallen Wut und Verdruß in ihm hoch. Vor einer wichtigen Verabredung oder vor einer Prüfung kann es sich in seine qualvolle Angst so sehr hineinsteigern, daß es Durchfall oder Blähungen bekommt.
Dosierung → Vorschrift 1, hintere Umschlagklappe.

Calcium phosphoricum D6: Die geistige Anstrengung verursacht Ihrem Schulkind Kopfschmerzen. Nach dem Lernen ist es erschöpft, und so entwickelt sich bei ihm nach und nach ein ausgeprägter Widerwille gegen das Lernen. Ihr Kind ist eher ruhelos und immer unterwegs.
Dosierung → Vorschrift 3, hintere Umschlagklappe.

Gelsemium D12: Ihr Kind ist so aufgeregt, daß es ganz müde und erschöpft ist. Sein Kopf ist wie benommen und es fürchtet, seine Gedanken nicht mehr zusammenzubringen. Je mehr die Aufregung steigt, desto weicher werden ihm die Knie – schließlich beginnt es innerlich zu zittern. Vor Aufregung läuft es häufig zum Wasserlassen auf die Toilette.
Dosierung → Vorschrift 1, hintere Umschlagklappe.

Kalium phosphoricum D6: Ihr Kind hat kein gutes Gedächtnis. Es macht auffallend viele Fehler beim Schreiben. Jedes Geräusch stört es in der Konzentration. Wenn die Schularbeiten zu anstrengend waren, findet es am Abend keinen Schlaf. Auch körperlich ist es eher schwach, und es schwitzt schnell, sobald es sich anstrengen muß:
Dosierung → Vorschrift 3, hintere Umschlagklappe.

Lycopodium D12: Allen Aufgaben und Unternehmungen fiebert Ihr Kind angstvoll entgegen, denn immerzu erwartet es, daß ihm alles mißlingt. So glaubt es, unfähig zu sein, das kommende Referat zu halten, oder es befürchtet jedesmal, durch eine Prüfung zu fallen. Dabei besitzt es gute, manchmal sogar sehr gute geistige Fähigkeiten. Doch empfindet es ein Gefühl der inneren Schwäche, und tief in ihm sitzt die Angst, den Anforderungen nicht zu genügen.

Ermutigen Sie Ihr Kind, seine Erfolge realistisch als Früchte seines Könnens zu sehen. Das Kind ist manchmal überraschend scheu – dann zieht es sich zurück. Ganz allgemein braucht es Menschen, die es ermutigen, und die ihm einen Schubs geben.
Dosierung → Vorschrift 1, hintere Umschlagklappe.

KLEINE NOTFALL-HOMÖOPATHIE

Im Notfall: Schrittweise handeln

Gehen Sie bei der Selbstversorgung der kleinen Alltags-Notfälle schrittweise vor:

Ihre Beschwerden
Lesen Sie den einleitenden Kurztext, um sicher zu sein, daß Sie die Beschwerden richtig identifiziert haben.

Notarzt, Arzt oder Selbstbehandlung
Verschaffen Sie sich Gewißheit, ob Ihre Beschwerden zur Selbstbehandlung geeignet sind. Lesen Sie daher die Hinweise unter »Wichtig«.

Anleitungen zur Behandlung lebensbedrohlicher Notfälle finden Sie in diesem Kapitel nicht!

Wer einem Mitmenschen in einer für diesen lebensgefährlichen Situation helfen will, muß in jedem Fall zumindest die Erste-Hilfe-Maßnahmen für die Wundversorgung, die Lagerung von Verletzten oder Ohnmächtigen sowie bei Schock als Unfallfolge beherrschen (Kurse des Roten Kreuzes, des Maltheser Hilfsdienstes, Volkshochschulveranstaltungen für Gesundheitsbildung).

Im Rahmen dieses Buches sind diese Erste-Hilfe-Maßnahmen nicht dargestellt!

Erste Hilfsmaßnahmen
Oft ist zu allererst praktische Hilfe zu leisten, um die akute Gesundheitsgefährdung zu bannen und um weitere Gefährdungen abzuwenden. Wie Sie vorgehen, lesen Sie unter »Erste Hilfsmaßnahmen«.

Die Arzneiwahl
Unter der Überschrift »Arzneiüberblick« finden Sie stichwortartig die zur Wahl stehenden Arzneien beschrieben. Sie wählen das Mittel, das Ihren Beschwerden oder den Beschwerden des von Ihnen zu behandelnden Menschen am ähnlichsten ist.

Erstversorgung kleinerer Wunden und Verletzungen

Wenn Sie sich irgendwo am Körper verletzt und dabei die Haut geschürft oder eingeritzt, gestochen oder geschnitten haben, aber auch bei Prellungen kommt es zu einer Blutung. Es können die Kapillargefäße, eine Vene oder eine Arterie verletzt worden sein.

Viele leichtere Wunden, die man sich bei Spiel oder Sport, im Haushalt oder bei der Arbeit zuzieht, sind glücklicherweise nur oberflächliche Hautverletzungen, die keine lebensgefährlichen Blutungen verursachen, sondern nur leichte Blutungen aus den Kapillargefäßen, den kleinsten unserer Blutgefäße. Bei einer verletzten Vene dagegen ist die Blutung stärker, das herausfließende Blut ist dunkel. Schießt helles Blut in heftig pulsierenden Stößen aus der Wunde, ist eine Arterie verletzt. (→ *Starke Blutungen*, Seite 235).

Bei jeder offenen Wunde, die Sie selbst an sich oder an jemand anderem behandeln können, sollten Sie grundsätzlich folgendermaßen vorgehen:

1. Die Blutung stillen

Eine leichte Blutung kommt, ohne daß irgendwelche Maßnahmen ergriffen werden müssen, nach etwa drei Minuten zum Stillstand. Sie können diesen Vorgang unterstützen, indem Sie eine mit verdünnter Calendula-Tinktur (1 Teil Calendula-Tinktur auf 10 Teile möglichst lauwarmes Wasser) getränkte Mullkompresse auf die Wunde legen; bei etwas stärkeren Blutungen wird die Mullkompresse mehrmals erneuert. Eine Faustregel: Je stärker die Blutung ist, desto weniger sollte die Tinktur verdünnt werden.

Sollte ein Druckverband notwendig werden, kann auch dieser mit der verdünnten Tinktur getränkt werden.

2. Die Wunde säubern

Wenn eine leichte Blutung zum Stillstand kommt, reinigen Sie die Wunde bitte nicht völlig von Blut; ein wenig Blut ist notwendig zur Krustenbildung. Mit Hilfe der Kruste kommt die Blutung endgültig zum Stillstand. Reinigen Sie die Umgebung der Wunde mit Wasser und Seife, anschließend mit verdünnter *Calendula-Tinktur* (→ Seite 233). Verwenden Sie für die Reinigung eine Mullkompresse oder ein sauberes Baumwolltuch, die Sie mit der verdünnten Tinktur getränkt haben.

Verschmutzte Wunden, meist sind es Schürfwunden, säubern Sie, indem Sie eine Mullkompresse mit der verdünnten Calendula-Tinktur tränken und damit die Wunde von innen nach außen vorsichtig ausstreichen.

3. Die Wunde verbinden

Wenn Art, Schwere und Ort der Wunde es irgend zulassen, sollten Sie keinen Verband anlegen, denn in Licht, Luft und Sonne heilt jede Wunde am besten.

Ein Verband hat den Sinn, die Wunde vor Verschmutzung und vor erneutem Aufbrechen zu schützen und das Wundsekret aufzunehmen. Benutzen Sie zum Verbinden das übliche Verbandsmaterial, das Sie in jeder Apotheke und Drogerie bekommen; auch im Verbandskasten, der in einem Auto mitgeführt werden muß, finden Sie ausreichend Material. Der Verband muß – abhängig davon, wie stark die Wunde näßt – mehrmals täglich, später einmal täglich gewechselt werden. Um die Wundheilung zu unterstützen, können Sie den jeweils frischen Wundverband mit verdünnter *Calendula-Tinktur* (→ Seite 233) anfeuchten.

4. Schmerz- und Heilmittel geben

Die Blutstillung wird beschleunigt und die Schmerzen werden verringert: Arnica D6.
Dosierung: 1 Stunde lang viertelstündlich 5 Globuli.

Welche Arzneien bei sehr heftigen Schmerzen helfen können, ist auf Seite 236 erläutert.

Wichtig

Gehen Sie unverzüglich zum Arzt

- Wenn die Wunde stark blutet.
- Wenn es sich um tiefe Stichwunden handelt (den Gegenstand, der die Verletzung verursacht, nicht entfernen!).
- Wenn es sich um Bißwunden von Tier oder Mensch handelt.
- Wenn sich Splitter aus der Wunde nicht entfernen lassen.
- Wenn Sie sich bei der Wundversorgung unsicher fühlen.
- Wenn es für Sie schwierig oder unmöglich ist, die Wunde zu reinigen.
- Wenn die von Ihnen versorgte Wunde nicht zuheilt, sondern sich entzündet – Symptome: Schmerzen, ein roter Strich, der von der Wunde aus in Richtung Herz zieht.
- Wenn es sich um Wunden im Gesicht oder an Körperstellen handelt, an denen aus kosmetischen Gründen eine Narbenbildung auf jeden Fall vermieden werden soll.

Entzündete Wunden

Eine Entzündung entsteht meist durch Verunreinigung der Wunde. Die Anzeichen: Die Wunde schwillt heiß an, pocht oder klopft und beginnt zu eitern. Von der Wunde kann sich ein roter Strich in Richtung Herz ziehen.

Wichtig

Jede entzündete Wunde muß vom Arzt behandelt werden.

Die angeratene Selbstbehandlung kann bis zum Eintreffen des Arztes erfolgen, danach in Absprache mit ihm fortgesetzt werden.

Arzneiüberblick

Bei heißen, roten Wunden mit klopfenden Schmerzen, ein Zeichen, daß sich die Wunde entzündet:

Belladonna D6. Dosierung: Halbstündlich 5 Globuli, bis die Beschwerden nachlassen. Danach ist die Dosis Schritt für Schritt auf 3mal täglich 5 Globuli zu vermindern, bis Beschwerdefreiheit eintritt.

Wenn die Wundinfektion sich auszubreiten beginnt, oder wenn die Umgebung der Wunde bläulich-rot aussieht:
Lachesis D12. Dosierung: 4 Stunden lang stündlich 5 Globuli. Danach ist die Dosis Schritt für Schritt auf 2mal täglich 5 Globuli zu vermindern.

Starke Blutungen

Bei einer starken Blutung ist entweder eine Vene verletzt (dunkles, gleichmäßig fließendes Blut) oder eine Arterie (helles Blut, das aus der Wunde spritzt).

Nach einem schweren Stoß oder heftigen Schlag gegen Bauch, Brust oder Kopf, bei Knochenbrüchen, Stich- und Schußverletzungen besteht die Gefahr der inneren Blutung; ist ein großes Blutgefäß verletzt, entsteht eine lebensbedrohliche Situation.

Wichtig

Wegen des großen Blutverlustes ist eine Arterienverletzung (helles Blut, das aus der Wunde spritzt) sehr gefährlich; für einen Erwachsenen besteht Lebensgefahr, wenn er innerhalb kurzer Zeit mehr als einen Liter Blut verliert.

Starke Blutungen müssen stets vom Arzt versorgt werden:
Rufen Sie unverzüglich den Notarzt

- Wenn es sich um tiefe Stichwunden handelt (der Gegenstand, mit dem die Verletzung hervorgerufen wurde, sollte nicht aus dem Körper entfernt werden).
- Wenn es sich um eine große Wunde handelt oder aber eine Wunde mit gezackten oder ausgerissenen Rändern – Wunden dieser Art müssen genäht werden.
- Wenn die Blutung trotz aller sachgerechten Versuche (Erste Hilfsmaßnahmen, → unten) nicht schnell gestillt werden kann.
- Wenn der Verletzte mit seelischem Schock reagiert und sich nach einer Viertelstunde noch nicht beruhigt hat – Symptome: Zittern, Fassungslosigkeit, schreckenstarr geöffnete Augen, große Unruhe oder heftiges, andauerndes Schreien.

Erste Hilfsmaßnahmen

Bis zum Eintreffen des Rettungswagens sollten Sie versuchen, den Blutfluß zu stoppen: durch Druck auf die Wunde (legen Sie einen Druckverband an), durch Hochlagern des verletzten Körperteils über die Herzebene, was bei Wunden an Armen oder Beinen einfacher ist als bei Verletzungen am Körper.

Bei schweren Blutungen, die nicht mit Hilfe dieser Maßnahmen gestillt werden können, müssen Sie die Arterie, die den verletzten Körperteil mit Blut versorgt, zum Herzen hin fest abdrücken, schließlich den verletzten Körperteil abbinden.

Arzneiüberblick

Geben Sie: Arnica D6.
Die Versorgung mit Arnica ist in jedem Fall notwendig, ob es sich um eine starke oder um eine schwache Blutung handelt, ob die Verletzung äußerlich oder innerlich ist.
Dosierung: 5 Globuli, die ersten drei Gaben alle 5 Minuten. Danach 1 Stunde lang viertelstündlich 5 Globuli.

Schmerzen bei Verletzungen und Wunden

Schmerzen sind häufig zunächst die größte Belastung für den Verletzten; es können so starke Schmerzen auftreten, daß es zu einer Ohnmacht kommt.

Wichtig

- Wenn der Verletzte ohnmächtig geworden ist und diese Ohnmacht länger als 5 Minuten andauert, müssen Sie sofort den Notarzt rufen! Bis zu seinem Eintreffen führen Sie die Erste-Hilfe-Maßnahmen durch.
- Beachten Sie die allgemeinen Warnhinweise auf der hinteren Umschlaginnenseite.
- Normalerweise lindern homöopathische Arzneien, die Sie – der Verletzungsart entsprechend – anwenden können, die Schmerzen. Wenn die Schmerzen dennoch anhalten oder sogar stärker werden, können Sie sich – zusätzlich zu der verletzungsbedingten Behandlung – mit weiteren homöopathischen Mitteln helfen.

Arzneiüberblick

Bei starken Schmerzen, die von dem verletzten Bereich zur Körpermitte ziehen; bei Schmerzen, die, von der Verletzung ausgehend, den gesamten Körper erfassen, und bei Schmerzen, die, von der Verletzung ausgehend, sich an Nerven entlang ziehen: Hypericum D12. Dosierung → Vorschrift 2, hintere Umschlagklappe. Anfangs alle 10 Minuten eine Gabe.

Bei Schmerzen, die als unerträglich empfunden werden.
Der Verletzte reagiert sehr aufgeregt und nervös. Die Umgebung der Verletzung ist überempfindlich. Der Verletzte könnte bei der leisesten Berührung »an die Decke gehen«; er kann kein Geräusch und keine Bewegung ertragen, auch nicht, wenn er angeredet wird.

Er möchte am liebsten an der schmerzenden Stelle reiben:
Coffea D12. Dosierung → Vorschrift 2, hintere Umschlagklappe. Anfangs alle 10 Minuten eine Gabe.

Bei unerträglichen Schmerzen, die »zur Verzweiflung treiben«. Der Verletzte reagiert ärgerlich, zornig, ungehalten; er beschimpft seine Helfer. Er ist aufgeregt und überempfindlich.
Bei pulsierenden Schmerzen. Der Verletzte schwitzt, hat ein rotes Gesicht und ist durstig. Er möchte keine frische Luft und verträgt keinen Wind:
Chamomilla D12. Dosierung → Vorschrift 2, hintere Umschlagklappe. Anfangs alle 10 Minuten eine Gabe.

Behandlung anderer Verletzungen

Beim Sport, beispielsweise Fußballspielen oder Turnen, bei Freizeitbeschäftigungen aller Art, aber auch im Haushalt, bei der Arbeit oder im Straßenverkehr kommt es häufig zu Verletzungen – zu Prellungen oder Quetschungen durch Stoß oder Schlag, oder durch einen Sturz.

Wichtig

Nur leichte Verletzungen können Sie selbst behandeln. Schwerere Verletzungen müssen vom Arzt untersucht und behandelt werden. Beachten Sie bitte sorgfältig die Warnhinweise in den jeweiligen Abschnitten! Bis zum Beginn der ärztlichen Behandlung und nachdem die notwendigen Erste-Hilfe-Maßnahmen sachgerecht durchgeführt worden sind, können Sie sich mit homöopathischen Mitteln selbst helfen. Diese Behandlung kann, in Absprache mit dem Arzt, unterstützend zu den ärztlichen Maßnahmen fortgesetzt werden.

Ich möchte Sie noch einmal ausdrücklich darauf aufmerksam machen, daß die Kenntnis der Erste-Hilfe-Maßnahmen unabdingbar ist, um sicher und gezielt einem Verletzten helfen zu können. Gerade bei Kopf-, Hals- und Wirbelsäulenverletzungen, aber auch bei Knochenbrüchen sind Erste-Hilfe-Maßnahmen vor jeder homöopathischen Behandlung durchzuführen. Wenn Sie keine Kenntnisse in Erste-Hilfe haben, rufen Sie bitte sofort den Arzt.

Schürfwunden

Durch Abschürfungen der Haut, häufig an Knien oder Ellenbogen, oder durch Kratzen entstehen leichte Wunden, die zwar meist eine größere Fläche bedecken, jedoch nicht tief sind.

Erste Hilfsmaßnahmen

Versorgen Sie die Wunde wie unter *Erstversorgung kleinerer Wunden und Verletzungen* (→ Seite 233) beschrieben.

Arzneiüberblick

Unterstützung der Heilung und der Neubildung der Haut:
Calendula D12. Dosierung → Vorschrift 3, hintere Umschlagklappe.

Wenn die Wunde heftig schmerzt, informieren Sie sich bitte auf Seite 236 unter *Schmerzen bei Verletzungen und Wunden*.

Platzwunden

Platzwunden entstehen nach einer Verletzung durch Stoß, Schlag oder Fall. Die Haut ist aufgeplatzt, die Wundränder sind unregelmäßig, manchmal sogar zerfetzt.

Wichtig

Beachten Sie die allgemeinen Warnhinweise auf der hinteren Umschlaginnenseite.
Nur sehr leichte Platzwunden können Sie selbst behandeln; Platzwunden schwerer Art müssen vom Arzt genäht werden. Durch die ärztliche Behandlung ist in der Regel sichergestellt, daß die Wunde glatt verheilt.

Gehen Sie zum Arzt
Bei Platzwunden am Kopf. Da durch einen heftigen Stoß oder Schlag auch innere Organe, Knochen oder Gelenke in Mitleidenschaft gezogen werden können (Gehirnerschütterung, Rippenbruch, Kniegelenksverletzungen), sollten Sie auch beim geringsten Verdacht auf eine innere Verletzung zum Arzt gehen.

Erste Hilfsmaßnahmen

Versorgen Sie die Wunde wie unter *Erstversorgung kleinerer Wunden und Verletzungen* (→ Seite 233) beschrieben. Danach können Sie sich mit dem im nachfolgenden Arzneiüberblick beschriebenen homöopathischen Mittel weiter behandeln.

Arzneiüberblick

Eine mögliche Schwellung geht zurück, ein Bluterguß infolge geplatzter Kapillargefäße vermindert sich:
Arnica D6. Dosierung: 1 Stunde lang viertelstündlich 5 Globuli. Dann weiter nach Vorschrift 1, hintere Umschlagklappe.

Schnitt- und Rißwunden

Bei einem Schnitt oder Riß können tiefere Hautschichten und das darunter liegende Bindegewebe einschließlich der dort verlaufenden Nerven verletzt werden. Schnitt- und Rißwunden bluten meist stark und können sehr schmerzhaft sein.

Wichtig:

- Beachten Sie die allgemeine Warnhinweise auf der hinteren Umschlaginnenseite.
- Gehen Sie zum Arzt bei einer großen oder einer tiefen Wunde, wenn die Blutung außerordentlich stark ist, oder dann, wenn die Blutung nicht innerhalb von 15 Minuten zum Stehen gekommen ist.

Erste Hilfsmaßnahmen

Versorgen Sie die Wunde wie unter *Erstversorgung kleinerer Wunden und Verletzungen*, Seite 233, beschrieben. Nachdem Sie die Schnitt- oder Rißwunde sorgfältig gereinigt haben, sollten Sie die Wundränder etwa 15 Minuten lang zusammendrücken, um das Blut zu stillen. Erst danach verbinden Sie die Wunde.

Arzneiüberblick

Zur Linderung Ihrer Schmerzen:
Staphisagria D12. Dosierung → Vorschrift 2, hintere Umschlagklappe.
Anfangs alle 15 Minuten eine Gabe.

Stichwunden

Es ist die Unachtsamkeit, die häufig zu einer Stichwunde führt. Plötzlich haben Sie eine Nadel oder eine Heftzwecke im Finger oder sich einen rostigen Nagel in die Fußsohle getreten. Auch Dornen, Stacheldraht oder andere spitze Gegenstände verursachen Stichwunden. Meist handelt es sich um punktförmige Verletzungen, die nur wenig bluten, was bedeutet, daß die Gefahr einer Wundinfektion sehr groß ist. Bei tiefen Stichverletzungen können auch innere Organe, Sehnen, Knochenhaut, Gelenke, die Brust- oder die Bauchhöhle verletzt sein.

Wichtig

Beachten Sie die allgemeinen Warnhinweise auf der hinteren Umschlaginnenseite.
Bevor Sie mit der Selbstbehandlung beginnen, beachten Sie bitte die folgenden Hinweise:

Gehen Sie zum Arzt
- Wenn es sich um eine schwere Verletzung handelt.
- Wenn der Gegenstand, der die Verletzung verursacht hat, noch ganz oder teilweise in der Wunde steckt. Festsitzende Gegenstände niemals selbst entfernen! Selbst ein Messer muß in der Wunde steckenbleiben.
- Wenn zu befürchten ist, daß die Wunde infiziert ist.
- Wenn der Verletzte während der letzten fünf bis sieben Jahre nicht gegen Tetanus geimpft wurde.

Benachrichtigen Sie sofort den Notarzt
- Wenn es zu einem Verletzungsschock kommt (Symptome → Seite 235).

Erste Hilfsmaßnahmen

Versorgen Sie die Wunde wie unter *Erstversorgung kleinerer Wunden und Verletzungen*, Seite 233, beschrieben. Danach können Sie sich weiterbehandeln mit einem der im Folgenden beschriebenen homöopathischen Mittel.

Arzneiüberblick

Zur Anregung der Heilung. Falls die Wunde ärztlich versorgt werden muß, können Sie die Arznei, in Absprache mit dem Arzt, als begleitende Maßnahme weitergeben:
Ledum D12. Dosierung → Vorschrift 2, hintere Umschlagklappe. Anfangs alle 15 Minuten eine Gabe.

Wenn die Schmerzen innerhalb einer halben Stunde nicht nachlassen, den ganzen Körper erfassen, oder, an einem Nerv entlang, in Richtung Körpermitte ziehen:
Hypericum D12. Dosierung → Vorschrift 2, hintere Umschlagklappe.
Die Arzneien *Ledum* und *Hypericum* können Sie auch, anfangs alle 15 Minuten ein Mittel, abwechselnd einnehmen.

Wenn die Wunde heiß wird und zu stechen beginnt, sich also infiziert, und bevor Sie den Arzt aufgesucht haben:
Apis D6. Dosierung → Vorschrift 2, hintere Umschlagklappe.
Ledum und *Hypericum* brauchen Sie dann nicht mehr einzunehmen.

Muskelprellungen, blaue Flecke

Bei Muskelprellungen handelt es sich um sehr leichte Verletzungen, die jedoch anfangs beträchtlich schmerzen können. Durch Verletzung kleinster Blutgefäße (Kapillargefäße) kommt es zu einem Bluterguß in das umgebende Gewebe und zur Schwellung.

Wichtig

Gehen Sie zum Arzt
- Wenn die Gefahr besteht, daß Organe oder Knochen verletzt sind. Besonders gefährdet ist der Kopf, sind Brüste, Nieren und Geschlechtsteile. Häufig stellen sich Beschwerden an betroffenen oder mitbetroffenen Organen erst einige Zeit nach der Prellung ein.

Bei starken, tiefliegenden Schmerzen ist eine Verletzung des Knochens nicht auszuschließen (Röntgenuntersuchung).
- Wenn ein Gelenk beteiligt sein könnte (vor allem Knie- oder Ellenbogengelenk).

Arzneiüberblick

Gegen Schwellung, Schmerzen und Bluterguß bei Prellung des Binde- und Muskelgewebes:
Arnica D6. Dosierung → Vorschrift 2, hintere Umschlagklappe. Äußerlich angewandt: Tropfen oder Globuli in Wasser auflösen; mit dieser Flüssigkeit mehrmals hintereinander das verletzte Gewebe benetzen.

Wenn Arnica die Beschwerden nicht innerhalb von 2 Stunden wesentlich gemildert hat:
Bellis perennis D6. Dosierung → Vorschrift 2, hintere Umschlagklappe. Äußerlich angewandt: Tropfen oder Globuli in Wasser auflösen; das verletzte Gewebe mehrmals am Tag damit benetzen.

Wenn sehr nervenreiches Gewebe, beispielsweise Finger oder Zehen, geprellt oder gequetscht sind, nehmen Sie dieses Mittel zusätzlich zu *Arnica* ein:
Hypericum D12. Dosierung → Vorschrift 2, hintere Umschlagklappe. Im Wechsel mit Arnica D6; anfangs alle 10 Minuten eine Gabe.

Liegt die Prellung nahe am Knochen, beispielsweise am Schienbein, und sind die Schmerzen nach zweistündiger Behandlung mit *Arnica* noch ebenso stark spürbar oder schlimmer, nehmen Sie bitte dieses Mittel, weil möglicherweise eine Verletzung der Knochenhaut vorliegt:
Ruta D6. Dosierung → Vorschrift 2, hintere Umschlagklappe.

Mehr über Gelenk-Beschwerden finden Sie auf Seite 240 unter *Verstauchung und Verrenkung*.

Verstauchung und Verrenkung

Verstauchung und Verrenkung sind Verletzungen des Gelenks, zum Beispiel des Ellenbogen- oder des Schultergelenks, eines Zehen-, Finger- oder Fußgelenks. Ein Gelenk ist die bewegliche Verbindung zwischen zwei Knochen; es wird von einer Gelenkkapsel umschlossen, die von Gelenkkapselbändern gehalten wird. Wenn Sie auf irgendeine Weise verkantet auftreten, zum Beispiel in ein Loch treten oder stolpern, wenn Sie gestoßen werden und fallen, kann es bei einer ungünstigen Stellung des Gelenks zu einer Zerrung der Gelenkkapselbänder, einer Verstauchung (Distorsion) oder sogar zu einem Bänderriß kommen.

Auch eine Verschiebung der beiden durch das Gelenk miteinander verbundenen Knochen ist möglich; die Gelenkkapselbänder werden dabei überdehnt, es kommt zu einer Verrenkung (Luxation). Auch die Gelenkkapsel und ihre Bänder können reißen. Es ist schwierig, diese beiden Verletzungen (Distorsion und Luxation) voneinander zu unterscheiden. In beiden Fällen kommt es zu starken Schmerzen, zu einer Schwellung mit Bluterguß und zur Bewegungseinschränkung. Bei einer Verrenkung kann man möglicherweise eine Fehlhaltung des verletzten Gelenks feststellen.

Wichtig

Nur leichte Beschwerden können Sie selbst behandeln; beginnen Sie jedoch unverzüglich mit der Einnahme des passenden Homöopathikums.

<u>Gehen Sie bitte zum Arzt (Orthopäden)</u>

- Wenn Sie eine Fehlstellung des verletzten Gelenks bemerken, oder wenn Ihre Schmerzen sehr stark sind.
- Wenn die Schmerzen am zweiten Behandlungstag noch nicht nachgelassen haben und die Schwellung nicht zurückgegangen ist.
- Bei heftigen Schmerzen (Knochenbruch).
- Bei Verdacht auf einen Knochenbruch.

Erste Hilfsmaßnahmen

Mit der Einnahme des homöopathischen Mittels Ihrer Wahl einhergehen muß stets eine allgemeine Behandlung: Legen Sie einen elastischen Verband an und bewegen Sie das verletzte Gelenk nach Möglichkeit nicht mehr. Sind Ellenbogen oder Schultergelenk verrenkt, muß der betroffene Arm eng an den Körper gelegt und in dieser Position mit einer Binde fixiert werden.

Arzneiüberblick

Ihr erstes Mittel gegen Schmerzen, Schwellung und Bluterguß:
<u>Arnica D6</u>. Dosierung → Vorschrift 1, hintere Umschlagklappe. In der ersten Stunde der Einnahme 4mal eine Gabe.

Wenn das betroffene Gelenk sehr schnell heiß und rot wird:
<u>Aconitum D6</u>. Dosierung → Vorschrift 2, hintere Umschlagklappe.

Beschwerden an Gelenkkapsel, Bändern und Muskeln. Sie haben das Gefühl, als seien Muskeln und Sehnen wie verrenkt, oder als schabe ein Messer am Knochen. Die Schmerzen werden bei Bewegung nach einiger Zeit besser. Dieses ist das wichtigste Mittel bei Verstauchung und Verrenkung:
<u>Rhus toxicodendron D12</u>. Dosierung → Vorschrift 1, hintere Umschlagklappe.

Wenn möglicherweise die Knochenhaut verletzt ist, es Ihnen in den ersten Stunden nach der Verletzung sehr heiß wird, und es zu einer Gelenk- oder Knochenhautentzündung kommt (Denken Sie daran: sofort zum Arzt!):
<u>Ruta D6</u>. Dosierung → Vorschrift 1, hintere Umschlagklappe.

Wenn ein Gelenk sehr geschwollen ist, sich jedoch kein Bluterguß bildet. Wenn Ihnen eine feste Bandage um das Gelenk gut tut, wenn Sie dann sogar darauf herumdrücken

können, ohne Schmerzen zu haben, obwohl die geringste Bewegung des Gelenks Ihnen große Schmerzen bereitet:
Bryonia D6. Dosierung → Vorschrift 1, hintere Umschlagklappe.

Jeder Knochenbruch muß sofort vom Arzt behandelt werden. Homöopathische Arzneien können die ärztlichen Maßnahmen unterstützen. Bitte nehmen Sie das homöopathische Mittel Ihrer Wahl nur mit Einverständnis Ihres Arztes ein.

Knochenbruch

Häufig kommt es durch einen schweren oder unglücklichen Sturz zu einem Knochenbruch. In vielen Fällen ist es schwierig zu erkennen, ob eine Verstauchung vorliegt, oder ob tatsächlich ein Knochen gebrochen ist. Wenn bei einer Verletzung ein Knacken zu hören ist, wenn sich ein Körperteil durch die Haut bohrt, ist es eindeutig, daß es sich um einen Knochenbruch handelt. Auch wenn das verletzte Bein oder der verletzte Arm nicht mehr bewegt werden kann, wenn beispielsweise das rechte und das linke Bein ein unterschiedliches Aussehen haben, oder eines davon Deformierungen aufweist, läßt dies auf einen Knochenbruch schließen. Schmerzen, Schwellung und bläuliche Verfärbung des betroffenen Körperbereichs sind Beschwerden, die sowohl in Verbindung mit einem Knochenbruch auftreten, als auch bei Prellung, Quetschung, Verstauchung und Verrenkung. Gehen Sie zum Arzt, wenn Sie nicht sicher sind, worum es sich handelt. Nur ein Röntgenbild bringt Klarheit.

Wichtig

Bei einem schweren Unfall müssen sofort Erste-Hilfe-Maßnahmen eingeleitet werden. In diesen Fällen kann nur jemand helfen, der vertraut ist mit diesen Maßnahmen und sie sicher beherrscht (→ auch Seite 233).

Erste Hilfsmaßnahmen

Bei leichten Knochenbrüchen oder bei Verdacht auf einen Knochenbruch muß auf jeden Fall als erstes das verletzte Körperglied ruhiggestellt werden, am besten, indem es geschient wird. Brüche niemals einzurenken versuchen!

Arzneiüberblick

Manchmal kommt es nach dem Unfall zu einem heftigen Schreck oder einem leichten Schock. Der Verletzte wirkt wie vor Schreck erstarrt, ist schwach und beinahe ohnmächtig, oder er ist so erregt, daß er nicht zu beruhigen ist.
Legen Sie den Verletzten flach auf den Boden, lagern Sie die Beine – sofern sie nicht verletzt sind und deshalb nicht bewegt werden dürfen – etwas höher als den Kopf. Geben Sie ihm danach dieses Mittel:
Aconitum D6. Dosierung: Alle 5 Minuten 5 Globuli. Zu einer Besserung sollte es spätestens nach 15 Minuten gekommen sein.

Zur Schmerzbehandlung, zur Blutstillung und um die Schwellung zum Abklingen zu bringen:
Arnica D6. Dosierung: 5 Globuli alle 15 Minuten, 1 Stunde lang. Sollte es nicht zur Linderung der Schmerzen kommen, informieren Sie sich bitte auf Seite 236 unter *Schmerzen bei Verletzungen und Wunden*.

Zur Beschleunigung der Knochenheilung, nachdem der Knochen eingerichtet worden ist:
Symphytum D6. Dosierung: 3mal täglich 1 Tablette, bis der Knochen zusammengewachsen ist.

Wenn sich das Zusammenwachsen des gebrochenen Knochens trotz einer Behandlung mit Symphytum verzögert:
Calcium phosphoricum D6. Dosierung → Vorschrift 3, hintere Umschlagklappe.

Verletzungen an Kopf, Hals und Wirbelsäule

Verletzungen am Gehirn und an den zum Gehirn hinführenden und den fortleitenden Nervenbahnen, die im Rückenmark verlaufen, gehören zu den gefährlichsten Verletzungen überhaupt. Schwere Verletzungen dieser Art oder der Verdacht, daß eine solche Verletzung vorliegt, verlangen sofortige Erste-Hilfe-Maßnahmen und die Behandlung durch den Notarzt. Das gilt für schwere Gehirnerschütterung und Schädelbruch, Schleudertrauma und andere Wirbelsäulenverletzungen gleichermaßen.

Wichtig

Notfälle verlangen den sofortigen Einsatz der Erste-Hilfe-Maßnahmen (→ Seite 233); dabei ist unbedingt darauf zu achten, daß der Verletzte nicht bewegt wird!

Rufen Sie sofort den Notarzt

- Wenn die Beschwerden eine schwere Kopfverletzung signalisieren – Symptome: Kopfschmerzen, Benommenheit, Schwindel oder Bewußtlosigkeit, Übelkeit und Erbrechen; Seh-Beschwerden bis zum Verlust des Sehvermögens, Blutungen aus Ohr, Nase und Mund; Krämpfe am ganzen Körper sowie Bewegungseinschränkung und Bewegungsunfähigkeit; Sprachstörungen, unterschiedliche Pupillengrößen sowie die äußeren Verletzungszeichen wie Wunden, Beulen oder Dellen.
- Wenn die Beschwerden eine Hals- und Wirbelsäulenverletzung signalisieren – Symptome: Schmerzen in der Wirbelsäule oder beim Bewegen der Gliedmaßen, Kribbeln oder Taubheit in Armen oder Beinen, Verlust der Kontrolle über Blase und Darm; Atembeschwerden.

Gehen Sie mit dem Betroffenen sofort zum Arzt

- Wenn diese Symptome erst Stunden oder Tage nach einem Unfall auftreten.
- Wenn Sie sich nicht sicher sind, ob die Verletzung schwer oder leicht ist.

Arzneiüberblick

Bei einer Kopfverletzung oder bei Verdacht auf eine Kopfverletzung. Behandeln Sie auch eine leichte Beule am Kopf, wie sie sich nach einem Schlag, einem Stoß oder einem Sturz bilden kann, mit diesem Mittel:
Arnica D6. Dosierung → Vorschrift 2, anfangs alle 10 Minuten eine Gabe.

Bei Wirbelsäulenverletzung, zum Beispiel Schleudertrauma oder Steißbeinverletzung, auch bei Verdacht auf diese Verletzungen: Arnica D6 und Hypericum D12. Dosierung: → Vorschrift 1, hintere Umschlagklappe. 1 Stunde lang beide Arzneien in 10minütigem Wechsel; danach nur Hypericum D12.

Verletzungen der Augen

Durch Stoß oder Schlag auf das Auge oder seine Umgebung, durch grelles Licht, eingedrungene Fremdkörper und Chemikalien kann es zu Augenverletzungen kommen.

Wichtig

Gehen Sie sofort zum Arzt
Jede Augenverletzung muß vom Arzt behandelt werden!

Wenn allerdings nach einem leichten Stoß oder Schlag auf die Umgebung des Auges nur ein »Veilchen« auftritt, ohne daß weitere Verletzungen vorliegen, oder wenn ein Fremdkörper, ohne daß Schäden entstehen, leicht aus dem Auge zu entfernen ist, können Sie sich mit homöopathischen Mitteln selbst helfen.

Erste Hilfsmaßnahmen

Niemals im Auge reiben; eingedrungene Chemikalien sofort unter fließendem Wasser auswaschen.

Arzneiüberblick

Nach Schlag und Stoß auf die Umgebung des Auges, ohne daß der Augapfel getroffen wurde:
Arnica D6. Dosierung → Vorschrift 2, hintere Umschlagklappe.

Wenn sich die Beschwerden innerhalb von 2 Stunden nach Behandlungsbeginn mit *Arnica* (→ oben) nicht bessern, oder wenn die Umgebung des Auges bereits angeschwollen ist: Ledum D6. Dosierung → Vorschrift 2, hintere Umschlagklappe. Anfangs alle 5 Minuten eine Gabe.

Wenn bei einem Schlag oder Stoß der Augapfel getroffen wurde, und das Auge deshalb stark schmerzt:
Symphytum D6. Dosierung → Vorschrift 2, hintere Umschlagklappe. Anfangs alle 15 Minuten eine Gabe.

Wenn bei einem Schlag oder Stoß Augapfel und Augenumgebung getroffen wurden oder das Ausmaß der Verletzung nicht abzuschätzen ist:
Arnica D6 und Symphytum D6. Dosierung → Vorschrift 2, hintere Umschlagklappe. Beide Arzneien abwechselnd einnehmen, anfangs alle 15 Minuten eine Gabe.

Nasenbluten

Nasenbluten kann sehr plötzlich auftreten. In den meisten Fällen hat es allerdings konkrete Ursachen, zum Beispiel einen Schlag auf die Nase, heftiges Nasenschneuzen, Niesen oder eine Verletzung der Nasenschleimhäute (in der Nase bohren; kleine Gegenstände hineinstecken, was Kinder recht oft tun).

Wichtig

Rufen Sie unverzüglich den Notarzt:
- Bei Auftreten von Nasenbluten nach schweren Kopf- oder Nackenverletzungen.

Benachrichtigen Sie den Arzt
- Bei starkem Nasenbluten.
- Wenn leichtes Nasenbluten nach 20 Minuten nicht zum Stillstand gekommen ist.

Merke:
Die Neigung zu häufigem Nasenbluten sollte unbedingt von einem homöopathisch therapierenden Arzt oder Heilpraktiker behandelt werden.

Erste Hilfsmaßnahmen

- Erstmaßnahmen: Beide Nasenlöcher etwa 10 Minuten lang zusammendrücken (durch den Mund atmen). Eine kalte Kompresse (nasser Waschlappen, nasses Handtuch) in den Nacken legen.
Versuchen Sie, das Blut nicht zu schlucken.

Arzneiüberblick

Nasenbluten nach großer körperlicher Anstrengung:
Arnica D6. Dosierung → Vorschrift 2, hintere Umschlagklappe. Anfangs alle 10 Minuten einnehmen.

Nasenbluten nach einem Schlag auf die Nase oder nach Verletzung der Nasenschleimhäute:
Arnica D6. Dosierung → Vorschrift 2, hintere Umschlagklappe. Anfangs alle 10 Minuten einnehmen.

Nasenbluten nach oder bei heftiger Erregung (Furcht, Angst, Schreck, Aufregung). Sie sind aufgewühlt, aufgebracht und von Angst gepackt.
Alles Blut scheint zum Kopf zu strömen. Der Kopf ist heiß und rot, Sie leiden unter einem Druckgefühl und Benommenheit:
Aconitum D6. Dosierung → Vorschrift 2, hintere Umschlagklappe. Anfangs alle 10 Minuten einnehmen.

Dieses ist das wichtigste Mittel bei Neigung zu Nasenbluten.
Nasenbluten bei vielen Gelegenheiten, häufig beim Naseputzen.
Hellrotes Blut, das nur langsam gerinnt. Sie haben im allgemeinen schnell blaue Flecke. Sie sind ein empfindsamer, phantasievoller und begeisterungsfähiger Mensch:
Phosphorus D12. Dosierung → Vorschrift 2, hintere Umschlagklappe. Anfangs alle 10 Minuten einnehmen.

Nasenbluten bei Kindern, hellrotes Blut. Das Kind ist nervös, empfindlich und schnell erschöpft:
Ferrum phosphoricum D6. Dosierung → Vorschrift 2, hintere Umschlagklappe. Anfangs alle 10 Minuten einnehmen.

Nasenbluten bei Kindern, das auftritt, nachdem sie einen kräftigen Wachstumsschub getan haben.
Hitze im Gesicht wechselt ab mit Gesichtsblässe.
Das Kind fühlt sich häufig schwach, so daß es sich hinlegen muß. Es besteht Blutarmut (Anämie):
Ferrum metallicum D12. Dosierung → Vorschrift 2, hintere Umschlagkappe. Anfangs alle 10 Minuten einnehmen.

Auffallend blasses Gesicht. Das Blut ist sehr dunkel. Sie fühlen sich schwach. Sie verlangen immer wieder nach frischer Luft, Sie fächeln sich häufig Luft zu.
Dieses Mittel ist besonders geeignet für ältere Menschen, die zu häufigen Nasenbluten neigen:
Carbo vegetabilis D12. Dosierung → Vorschrift 2, hintere Umschlagklappe. Anfangs alle 10 Minuten einnehmen.

Langsame Blutung, dunkles Blut.
Sie haben ein Gefühl der Enge in der Nase und einen Druck zwischen den Augen:
Hamamelis D6. Dosierung → Vorschrift 2, hintere Umschlagklappe. Anfangs alle 10 Minuten einnehmen.

Verletzungen der Zähne

Bei einer Verletzung des inneren oder äußeren Mundbereichs oder der Zähne durch Schlag, Stoß oder Fall kann es zu Blutungen und einem Kieferbruch kommen, Zähne können ausgeschlagen oder abgebrochen werden.

Wichtig

Gehen Sie sofort zum Zahnarzt
- Bei heftigen Schmerzen oder starken Blutungen im Mund- und Kieferbereich.
- Wenn leichte Blutungen innerhalb von 15 Minuten nicht zum Stehen gekommen sind.

Erste Hilfsmaßnahmen

- Ein ausgeschlagener Zahn kann unter Umständen wieder eingesetzt werden. Um ihn gesichert und konserviert zum Arzt bringen zu können, wickeln Sie den Zahn in ein feuchtes Tuch, das Sie am besten in einem mit Milch gefüllten (Schraubdeckel-)Glas transportieren.

Arzneiüberblick

Zur Blutstillung, zum Abschwellen und zur Schmerzlinderung:
Arnica D6. Dosierung → Vorschrift 2, hintere Umschlagklappe. Anfangs alle 15 Minuten eine Gabe.

Wenn die Zahnschmerzen eine Stunde nach Behandlungsbeginn mit Arnica nicht nachgelassen haben:
Nux vomica D12. Dosierung → Vorschrift 2, hintere Umschlagklappe. Anfangs alle 15 Minuten eine Gabe.

Verletzungen der Finger und Zehen

An Fingern und Zehen können Prellung und Quetschung äußerst schmerzhaft sein; Haut, Bindegewebe, Nerven, Sehnen, Muskeln und Nägel werden in Mitleidenschaft gezogen. Prellung und Quetschung entstehen häufig durch Schlagen mit Werkzeug, Einquetschen in Türen oder wenn etwas Schweres auf Finger oder Zehen gefallen ist, ein Koffer, eine Kiste oder ähnliches.

Wichtig

Gehen Sie sofort zum Arzt:
- Wenn eine schwere Verletzung vorliegt mit klaffender Wunde oder abgelöstem Nagel, oder wenn der Verdacht auf Knochenbruch besteht.

Arzneiüberblick

Bei Schwellung, Schmerzen und Bluterguß, auch unter dem Fingernagel:
Arnica D6 und Hypericum D12. Dosierung → Vorschrift 2, hintere Umschlagklappe. Nehmen Sie die Mittel abwechselnd ein, anfangs alle 15 Minuten eine Gabe. Äußerlich angewandt: Tropfen oder Globuli in Wasser geben, mit dieser Flüssigkeit die schmerzende Stelle mehrmals hintereinander benetzen.

Verletzungen durch Tiere

Bißverletzungen

Meist fügen Haustiere (Hunde, Katzen oder größere Vögel) dem Menschen Bißwunden zu, in selteneren Fällen Wildtiere wie Ratten, Mäuse, Eichhörnchen, Füchse. Bei dem Biß eines Tieres besteht immer Tollwutgefahr.

Wichtig

Bisse können starke Blutungen und Gewebeverletzungen (herausgerissenes Fleisch) mit Entzündungen verursachen. Besonders gefährlich sind Verletzungen am Kopf, im Gesicht und am Hals.

Rufen Sie unverzüglich den Notarzt
- Bei schweren Verletzungen. Bis zum Eintreffen des Arztes sind Erste-Hilfe-Maßnahmen durchzuführen wie Blutstillung, sachgerechte Lagerung, Schockbehandlung.

Gehen Sie unverzüglich zum Arzt
- Jeder Tierbiß muß vom Arzt behandelt werden. Bei leichteren Verletzungen sollte zumindest ärztlicher Rat eingeholt werden.
- Nach Tierbissen besteht Tollwutgefahr; der Arzt führt eine Tollwutimpfung durch.

Erste Hilfsmaßnahmen

Erläuterungen zur Wundversorgung finden Sie unter *Erstversorgung kleinerer Wunden und Verletzungen*, Seite 233, *Starke Blutungen*, Seite 235, *Schmerzen bei Wunden und Verletzungen*, Seite 236.

Arzneiüberblick

Bei Tierbissen (vor ärztlicher Hilfe):
Ledum D6. Dosierung: 5 Globuli, alle 5 Minuten, eine Viertelstunde lang; danach innerhalb von 12 Stunden 3mal 5 Globuli.

Insektenstiche

Nicht jeder Insektenstich muß gleich behandelt werden. Eine Behandlung wird allerdings notwendig, wenn der Körper allergisch reagiert oder wenn es viele Stiche sind.

Wichtig

Rufen Sie sofort den Notarzt:
- Wenn Sie viele Bienen- oder Wespenstiche am Körper haben.
- Wenn ein Bienen- oder Wespenstich in der Nähe der Atemwege liegt, also an oder in der Nase, am oder im Mund, auf der Zunge.
- Wenn es zu allergischen Reaktionen (anaphylaktischer Schock) kommt mit Anschwellen des Gewebes, mit Unruhe, Atemnot, Kreislaufstörungen bis hin zu Bewußtlosigkeit.

Gehen Sie sofort zum Arzt:
- Bei allergischen Reaktionen, die gefährlich schnell an Intensität zunehmen.
- Bei leichteren allergischen Reaktionen, die 2 Stunden nach Beginn der homöopathischen Behandlung stärker werden.
- Bei leichteren allergischen Reaktionen, die 6 Stunden nach Beginn der homöopathischen Behandlung noch nicht zurückgegangen sind.

Wer allergisch reagiert, sollte sich von einem homöopathisch arbeitenden Arzt oder Heilpraktiker konstitutionell behandeln lassen; auf diese Weise ist die Allergie heilbar.

Arzneiüberblick

Mücken- und Bremsenstiche
Bei Jucken, Brennen und Schwellung:
Ledum D6. Dosierung → Vorschrift 2, hintere Umschlagklappe. Anfangs alle 15 Minuten eine Gabe. Äußerlich angewandt: Tropfen oder Globuli in Wasser geben, mit dieser Flüssigkeit die Stiche mehrmals am Tag benetzen oder eine mit dieser Flüssigkeit getränkte Mullkompresse auflegen.

Wenn die Schwellung eine halbe Stunde nach Beginn der Behandlung merklich zunimmt:
Apis D6. Dosierung → Vorschrift 2, hintere Umschlagklappe. Anfangs alle 15 Minuten eine Gabe.
Äußere Anwendung → Apis, unten.

Bienen- und Wespenstiche
Bei Schwellung, Schmerz und den ersten Anzeichen einer allergischen Reaktion:
Apis D6. Dosierung → Vorschrift 2, hintere Umschlagklappe. Anfangs alle 15 Minuten eine Gabe. Bei allergischen Reaktionen kann bis zum Eintreffen des Notarztes die Arznei alle 5 Minuten gegeben werden.
Äußerlich angewandt: Tropfen oder Globuli in Wasser geben, mit dieser Flüssigkeit den Stich benetzen oder eine mit dieser Flüssigkeit getränkte Mullkompresse auflegen.

Zeckenbiß

Wichtig

Zecken können Gehirnhautentzündung und in seltenen Fällen auch Gelenkerkrankungen übertragen. Sollten Sie nicht geimpft sein und innerhalb von 6 Wochen nach einem Zeckenbiß Beschwerden feststellen, gehen Sie bitte zum Arzt!

Erste Hilfsmaßnahmen

Wenn eine Zecke sich in Ihre Haut verbissen hat, lassen Sie das Tier am besten vom Arzt entfernen. Ist dies nicht gleich möglich, können Sie selbst versuchen, die Zecke mit einer desinfizierten Stecknadel oder einer Zeckenzange (Apotheke) aus der Haut zu heben. Die Zecke darf dabei nicht zerquetscht werden, weil dadurch die Krankheitserreger regelrecht in die Haut gedrückt werden.

Arzneiüberblick

Wenn Sie nach einem Zeckenbiß Schmerzen bekommen und die Bißstelle anschwillt:
Ledum D6. Dosierung → Vorschrift 2, hintere Umschlagklappe.

Verbrennungen und Verbrühungen

Sie haben mit der Hand die heiße Herdplatte berührt, sich mit heißem Wasserdampf am Unterarm verbrüht, sich an der Flamme des Gasherdes oder dem Bügeleisen oder dem heißen Kochtopf verbrannt. Diese und ähnliche Fälle, die wohl am häufigsten zu Verbrennungen führen, kennt jeder.

Schlimmer sieht es aus, wenn das Kind einen Topf mit kochendem Wasser vom Herd zieht und sich mit dem Wasser den ganzen Körper verbrüht, oder wenn sich ähnliches mit Suppe, Kaffee oder Tee ereignet. Sehr gefährliche Verbrennungen entstehen, wenn die Kleider Feuer fangen, durch Kontakt mit Chemikalien oder Strom. Auch eine zu intensive und/oder zu lange Sonnenbestrahlung verursacht Hautverbrennungen (→ Seite 248, *Sonnenbrand*).

So erkennen Sie eine schwere Verbrennung

- Wie groß ist die Fläche der verbrannten Haut?

Verbrennungen, deren Ausdehnung größer ist als zweimal die Handfläche des Verletzten, sind schwere Verbrennungen.

- Wie intensiv ist die Verbrennung?

Schwere Verbrennung erkennen Sie an: Verkohlung der Haut oder des darunter liegenden Gewebes. Manchmal weiße Haut und Schwellung. Manchmal nur geringe oder gar keine Schmerzen. Diese Symptome treten hauptsächlich auf bei Verbrennungen durch Feuer oder nach einem Stromschlag. Es handelt sich dabei um Verbrennungen dritten Grades.

Wichtig

Rufen Sie sofort den Notarzt

- Bei schweren Verbrennungen (siehe oben).
- Bei Verbrennungen mit Chemikalien, bei Verletzungsschock.

Gehen Sie unverzüglich zum Arzt

- Bei Verbrennungen im Gesicht (um der Gefahr einer entstellenden Narbenbildung zu entgehen) sowie an Händen und Füßen (Gefahr einer Infektion an diesen ständig beanspruchten Körperteilen).
- Wenn die Haut Brandblasen wirft, gerötet ist, anschwillt und Flüssigkeit absondert.
- Wenn ein Säugling Verbrennungen erlitten hat.
- Wenn Sie Schwere und Ausmaß der Verbrennung nicht abschätzen können

Erste Hilfsmaßnahmen

Essigauflagen: Bei der Behandlung von Verbrennungen ersten und zweiten Grades hat sich diese Auflage bewährt. Tränken Sie Tücher mit unverdünntem Essig (Achtung: nicht mit Essigessenz!), legen Sie die Tücher auf die verbrannte Hautpartie.

Die Auflagen vermindern die Entzündung und lindern den Schmerz. Sobald der Schmerz wieder stärker wird, muß die Essig-Auflage erneuert werden.

Essigspülungen: Bei Verbrennungen im Mund durch zu heißes Essen oder zu heiße Getränke. Spülen Sie mehrmals hintereinander den Mund mit unverdünntem Essig aus – bitte nehmen Sie auf keinen Fall Essigessenz!

Alkoholspülungen: Bei Verbrennungen im Mund; spülen Sie den Mund mehrmals hintereinander mit 40prozentigem reinem Alkohol (Apotheke) aus.

Arzneiüberblick

Wenn die brennenden Schmerzen innerhalb von einer halben Stunde, heftigste Schmerzen innerhalb von einer Viertelstunde nach der Anwendung der Essigauflagen oder der Essigspülungen nicht nachlassen:
Cantharis D6. Dosierung → Vorschrift 2, hintere Umschlagklappe. Anfangs alle 10 Minuten eine Gabe. Äußerlich angewandt: Tropfen oder Globuli in Wasser geben, mit dieser Flüssigkeit die verbrannte Haut mehrmals benetzen.

Wenn Ihnen Cantharis bei Ihren Schmerzen nicht ausreichend geholfen hat, oder wenn die Brandwunden in den kommenden Tagen nur schwer verheilen:
Causticum D6. Dosierung → Vorschrift 2, hintere Umschlagklappe.

Sonnenbrand und Sonnenstich

Intensive, zu lange Sonnenbestrahlung kann gefährlich werden – eigentlich weiß das jeder. Aber Unachtsamkeit und Leichtsinn, der Wunsch, schnell braun zu werden, tragen dazu bei, daß Sonnenbrand sehr häufig auftritt, mitunter sogar ein Sonnenstich.

Beim Sonnenbrand ist die obere Hautschicht entzündet, sie rötet sich, schwillt an und schmerzt. Ein Sonnenstich entsteht nach zu langer Einwirkung großer Hitze auf Kopf und Halspartien. Die Temperatur führt zu einer Überreizung: glühendroter Kopf mit Kopf- und Nackenschmerzen; bald darauf treten Übelkeit, Erbrechen und Benommenheit auf.

Wer die Intensität der Sonne, wer seine Empfindlichkeit den gefährlichen UV-Strahlen gegenüber richtig einschätzt, wer beim Sonnenbad oder beim Sport, vor allem beim Wandern und Bergsteigen, das passende Sonnenschutzmittel mit ausreichend hohem Lichtschutzfaktor verwendet, wer Kopf und Nacken bedeckt, sie auf keinen Fall länger als eine halbe Stunde der prallen Sonne aussetzt, wer sich im Frühjahr Zeit läßt, den sonnenentwöhnten Körper wieder an die intensiver werdenden UV-Strahlen der Sonne zu gewöhnen, wird weder unter Sonnenbrand noch unter einem Sonnenstich zu leiden haben.

Sonnenbrand

Wichtig

Gehen Sie sofort zum Arzt:
- Wenn leichtes Fieber zu steigen beginnt.
- Wenn Sie sich verwirrt fühlen.
- Wenn heftige Beschwerden sich trotz Selbstbehandlung nach 1 Stunde nicht gebessert haben.

Erste Hilfsmaßnahmen

Rötung der Haut, Juckreiz und stechende Schmerzen der verbrannten Hautpartien werden gelindert durch eine Essig-Auflage (mit normalem Haushaltsessig, auf keinen Fall mit Essigessenz!).
Essig-Auflage: Geben Sie den unverdünnten Speise-Essig auf ein Tuch und befeuchten Sie damit mehrmals die betroffenen Hautpartien. Bei sehr starken Beschwerden können Sie das Tuch oder die Kompresse auch auf den betroffenen Hautpartien liegenlassen. Im ersten Moment wird der Essig vielleicht brennen, doch schon bald spüren Sie Erleichterung. Wiederholen Sie diese Anwendung bis zum Nachlassen der Beschwerden.

Arzneiüberblick

Wenn zum Beispiel nach langen Berg- und Skiwanderungen Ihr Gesicht rot glüht und vor heftig strahlender Hitze zu pulsieren scheint:
Belladonna D6. Dosierung → Vorschrift 2, hintere Umschlagklappe. Anfangs alle

10 Minuten eine Gabe. Äußerlich angewandt: Tropfen unverdünnt auf die Haut geben oder 5 bis 10 Globuli in Wasser auflösen, mit dieser Flüssigkeit die Haut benetzen. Die Anwendung kann mehrmals hintereinander wiederholt werden.

Dies ist das Hauptmittel bei Sonnenbrand, wenn Ihre Haut brennt und sticht. Dieses Homöopathikum sollten Sie nach den Essig-Auflagen einnehmen, wenn diese nach 30 Minuten keine wesentliche Erleichterung gebracht haben. Sie können es auch anstelle der Essig-Auflagen anwenden: Cantharis D6. Dosierung → Vorschrift 2, hintere Umschlagklappe. Anfangs alle 10 Minuten eine Gabe. Äußerlich angewandt: Tropfen unverdünnt auf die Haut geben oder 5 bis 10 Globuli in Wasser auflösen und mit dieser Flüssigkeit die Haut benetzen. Die Anwendung kann mehrmals hintereinander wiederholt werden.

Wenn die Haut rosig-glänzend angeschwollen ist, und Sie brennende und stechende Schmerzen haben: Apis D6. Dosierung → Vorschrift 2, hintere Umschlagklappe. Anfangs alle 10 Minuten eine Gabe. Äußerlich angewandt: Tropfen unverdünnt auf die Haut geben oder 5 bis 10 Globuli in Wasser auflösen und mit dieser Flüssigkeit die Haut benetzen. Die Anwendung kann mehrmals täglich wiederholt werden.

Sonnenstich

Wichtig

Sie können nur sehr leichte Beschwerden selbst behandeln, Voraussetzung ist, daß Sie keine Schmerzen haben, und daß weder Übelkeit noch Erbrechen aufgetreten sind. Bei heftigen Beschwerden können Sie bis zum Eintreffen des Arztes das angezeigte Mittel einnehmen oder verabreichen.

Erste Hilfsmaßnahmen

Wenn die Sonne Sie benommen macht, begeben Sie sich sofort in den Schatten. Sollten weitere Beschwerden auf einen Sonnenstich hinweisen – rotglühender Kopf mit Kopf- und Nackenschmerzen, Übelkeit, Erbrechen, Benommenheit –, legen Sie sich flach auf den Boden und lagern Sie Ihren Kopf etwas erhöht. Kühlen Sie den Kopf mit feuchten Tüchern und rufen Sie den Notarzt. Bis zu seinem Eintreffen können Sie das für Ihre Behandlung passende homöopathische Mittel einnehmen. Nach Absprache mit dem Arzt können Sie die Behandlung fortsetzen.

Arzneiüberblick

Wenn Sie zu lange in der Sonne geschlafen haben, kann Ihr Gesicht ausgesprochen blaß werden, sobald Sie aufstehen. Wenn Ihnen dann auch schwindlig ist und wenn Sie sich schwach fühlen: Aconitum D6. Dosierung → Vorschrift 2, hintere Umschlagklappe.

Feuerrotes, glühendheißes Gesicht. Sie fühlen sich leicht benommen, können aber dennoch etwas nervös, aufgeregt und ängstlich sein. Der pulsierende, hämmernde Kopfschmerz wird erträglicher, wenn Sie den Kopf leicht nach hinten beugen, oder die Hand auf den Kopf legen. Vielleicht haben Sie auch den Wunsch, den Kopf irgendwo anzulehnen. Die Augen können gerötet sein und die Halsschlagadern sichtbar pulsieren: Belladonna D6. Dosierung → Vorschrift 2, hintere Umschlagklappe. Anfangs alle 10 Minuten eine Gabe.

Berstender Kopfschmerz; er ist so stark, daß Sie glauben, jeden Moment könne der Schädel platzen. Sie vermeiden jede Bewegung, können den Kopf auch nicht nach hinten beugen, ohne daß sich dabei die Schmerzen verstärken. Es kann auch zu Bewußtlosigkeit kommen (in diesem Fall

dem Bewußtlosen die Arznei zwischen Unterlippe und Zähne geben oder Tropfen verwenden, mit denen Sie die Lippen benetzen):
Glonoinum D6. Dosierung → Vorschrift 2, hintere Umschlagklappe. Anfangs alle 15 Minuten eine Gabe; bei Bewußtlosigkeit alle 5 Minuten eine Gabe oder 10 Tropfen.

Ihnen wird übel, Sie müssen sich erbrechen:
Veratrum viride D6. Dosierung → Vorschrift 2, hintere Umschlagklappe.

Leichte Erfrierungen und Frostbeulen

Starke oder lange Kälteeinwirkung schädigt die Haut und das darunter liegende Bindegewebe; vor allem Ohren, Nase, Finger und Zehen sind häufig davon betroffen. Die in Mitleidenschaft gezogenen Körperteile werden weiß und gefühllos. Es können sich rotblaue Schwellungen und Knötchen an Fingern und Zehen bilden, die Frostbeulen.

Wichtig

Gehen Sie bei starken Erfrierungen unverzüglich zum Arzt!

Erste Hilfsmaßnahmen

- Wenn Sie noch draußen bemerken, daß Sie leichte Erfrierungen haben, können Sie die Stellen vorsichtig mit Schnee einreiben.
- Wenn Sie in die Wärme zurückkehren und erst dort spüren, daß bestimmte Körperstellen vor Kälte »taub« geworden sind, befeuchten Sie die betroffenen Stellen mit verdünnter Kampfer-Lösung (5 Tropfen Kampfer auf 1 Glas kaltes Wasser).
- Erwärmen Sie »erfrorene« Körperteile langsam und behutsam ohne künstliche Wärme.

Arzneiüberblick

Wenn Wellen eisiger Kälte durch Ihren Körper laufen, nachdem Sie zu lange in der Kälte waren, oder wenn Sie starke, brennende Schmerzen in den »erfrorenen« Körperteilen haben, sobald Sie sich erwärmen:
Arsenicum album D12. Dosierung → Vorschrift 2, hintere Umschlagklappe.

Wenn Ihre Frostbeulen, vor allem nachts oder im Warmen, zu jucken beginnen, aber auch vorbeugend gegen mögliche Folgen von Erfrierungen:
Agaricus D12. Dosierung → Vorschrift 2, hintere Umschlagklappe.

Ohnmachtsanfälle

Während eines Ohnmachtsanfalls kommt es für kurze Zeit zu Bewußtlosigkeit. Die Ursache dafür liegt in einer Unterversorgung des Gehirns mit Blut, die viele Gründe haben kann. Sie werden ohnmächtig vor Schreck oder Schmerz, vielleicht sogar vor Hunger. Auch beim Anblick von Blut, bei bestimmten Gerüchen, beim Kirchenbesuch, in heißen, stickigen Räumen, auf menschenüberfüllten Plätzen, oder wenn sie von ihren Gefühlen überwältigt werden, können Menschen ohnmächtig werden. Ohnmacht kommt auch vor nach Blutverlust, nach Durchfall, in Schockzuständen oder bei einer schweren, vielleicht noch nicht erkannten Krankheit.

So erkennen Sie einen Ohnmachtsanfall

Ein Ohnmachtsanfall ereignet sich zwar plötzlich, aber es gibt einige Symptome, an denen Sie sein Nahen erkennen können:
- Sie beginnen am ganzen Körper zu schwitzen; die Haut fühlt sich feucht und klamm an; kalter Schweiß tritt auf die Stirn.

- Ihr Gesicht wird zunehmend blasser, in manchen Fällen allerdings rötet es sich.
- Ihnen wird schwindelig und flau im Magen; in den Ohren »saust und rauscht« es; es wird Ihnen schwarz vor den Augen, Sie verlieren das Bewußtsein und sacken in sich zusammen.
- Ein Ohnmachtsanfall dauert in der Regel nur wenige Minuten, kaum jemals länger als eine Viertelstunde.

So können Sie einem Ohnmachtsanfall vorbeugen

Wenn Sie eines der ersten Anzeichen bemerken, spätestens aber dann, wenn Ihnen schwindlig wird, sollten Sie sich hinsetzen, notfalls auf den Boden, und den Kopf, falls er nicht heiß und rot ist, der besseren Durchblutung wegen auf die Knie legen. Besser noch ist es, wenn Sie sich sofort hinlegen.

So helfen Sie einem Ohnmächtigen

Wenn Sie ihn fallen sehen, versuchen Sie, ihn aufzufangen, damit er sich beim Fallen nicht verletzt. Legen Sie ihn auf den Rücken und lagern Sie seine Beine etwas höher als den Kopf; ist der Kopf aber gerötet, muß er höher liegen als der Körper. Drehen Sie sein Gesicht seitwärts, damit eventuell Erbrochenes aus dem Mund herauslaufen kann und die Atemwege nicht behindert. Lockern Sie enge Kleidung an Hals und Taille, sorgen Sie für frische Luft im Zimmer. Besprengen Sie sein Gesicht vorsichtig mit kaltem Wasser und wischen Sie ihm mit einem feuchtkalten Tuch über Schläfen und Stirn. Helfen Sie dem Ohnmächtigen sofort mit Camphora-Tinktur (→ Seite 252).

Wichtig

Rufen Sie den Notarzt

- Wenn der Ohnmächtige nicht innerhalb von 2 bis 3 Minuten wieder zu sich kommt.
- Hinter jeder Ohnmacht kann eine ernste Krankheit stecken: Gehen Sie deshalb bitte noch am selben Tag zum Arzt.

So wenden Sie einen Ohnmachtsanfall ab

Greifen Sie bei den ersten Anzeichen einer Ohnmacht zur homöopathischen Arznei; so besteht die Möglichkeit, den Ohnmachtsanfall abzuwenden.

Arzneiüberblick

Nach körperlichen Symptomen:

Ohnmacht aus Schwäche. Es ist das wichtigste Mittel bei allen Kollaps-Zuständen und bei vielen Ohnmachtsanfällen. Blasses Gesicht. Kalter Körper mit kaltem Schweiß, dennoch Verlangen nach frischer, kalter Luft; regelrechter Lufthunger. Die Ohnmacht ereignet sich beispielsweise morgens, beim Aufstehen oder kurz danach. Dies ist das Mittel der Wahl für die Ohnmacht von Menschen, die durch Krankheit oder hohes Alter geschwächt sind:
Carbo vegetabilis D6. Dosierung → Vorschrift 2, hintere Umschlagklappe. Anfangs die Gabe im Abstand weniger Minuten wiederholen.

Ohnmacht mit auffallend viel kaltem Schweiß auf der Stirn. Das Gefühl eisiger Kälte am ganzen Körper. Der Ohnmächtige verlangt nach Wärme und möchte zugedeckt sein. Dieses Mittel hilft bei Ohnmacht mit Erbrechen und bei Ohnmacht nach heftigem Durchfall:
Veratrum album D6. Dosierung → Vorschrift 2, hintere Umschlagklappe. Anfangs die Gabe im Abstand weniger Minuten wiederholen.

Intensive Kälte am ganzen Körper. Der Betroffene will aber auf keinen Fall zugedeckt sein. Blasses Gesicht, kalter Schweiß; Übelkeit und Erbrechen. Dies ist das erste Mittel, um einem Ohnmächtigen zu helfen, wenn über die Hintergründe seiner Ohnmacht nichts bekannt ist:

Camphora-Tinktur. Dosierung: Halten Sie dem Ohnmächtigen das Fläschchen mit der Tinktur oder ein Taschentuch, das mit der Tinktur getränkt ist, dicht unter die Nase.

Wenn er innerhalb der nächsten Minute nicht zu sich kommt, geben Sie ihm:
Carbo vegetabilis D6. Dosierung → Vorschrift 2, hintere Umschlagklappe. Anfangs die Gabe im Abstand weniger Minuten wiederholen.

Nach Ursachen:

Sie werden ohnmächtig in überfüllten Zimmern oder in Räumen, deren Enge und Geschlossenheit Sie nicht ertragen:
Pulsatilla D12. Dosierung → Vorschrift 2, hintere Umschlagklappe. Anfangs die Gabe im Abstand von wenigen Minuten wiederholen.

Wenn *Pulsatilla* nicht geholfen hat:
Sepia D12. Dosierung → Vorschrift 2, hintere Umschlagklappe. Anfangs die Gabe im Abstand von wenigen Minuten wiederholen.

Sie werden ohnmächtig, wenn Sie zum Beispiel Kummer haben oder zunehmend innerlich erregt sind. Ihre Ohnmacht kann auch hysterischer Natur sein. Bezeichnend ist häufiges Seufzen vor dem Anfall:
Ignatia D12. Dosierung → Vorschrift 2, hintere Umschlagklappe. Anfangs die Gabe im Abstand von wenigen Minuten wiederholen.

Ohnmacht vor oder während der Menses oder beim Knien in der Kirche:
Sepia D12. Dosierung → Vorschrift 2, hintere Umschlagklappe. Anfangs die Gabe im Abstand von wenigen Minuten wiederholen.

Überbeanspruchung und Verletzungsfolgen

Sehnenscheidenentzündung

Wenn Sie die Sehne eines Gelenks durch ungewohnte Bewegung oder durch Überanstrengung gedehnt oder in anderer Weise übermäßig beansprucht haben, kann sich die Sehnenscheide, die die Sehne umschließt, entzünden.

In den meisten Fällen ist das Handgelenk von dieser »Tendovaginitis« betroffen.

Wichtig

Gehen Sie zum Arzt
- Wenn Sie noch nie wegen Ihrer Beschwerden den Arzt aufgesucht haben.
- Wenn sich die Beschwerden trotz Ihrer Selbstbehandlung nicht innerhalb von 2 Tagen bessern, oder wenn die Beschwerden während der Behandlung zunehmen.

Arzneiüberblick

Die betroffene Sehne schmerzt brennend und stechend, die Haut ist an der Stelle heiß und gerötet.
Jede Art von Wärme, mit der die entzündete Sehnenscheide in Berührung kommt, gleichgültig ob Sonne, Bestrahlung oder heiße Umschläge, verschlimmert Ihre Beschwerden:
Apis D6. Dosierung → Vorschrift 1, hintere Umschlagklappe.

Sie haben eine Sehne überanstrengt oder überbeansprucht.
Das über die Sehne bewegte Gelenk fühlt sich an, als sei es lahm oder steif. Die erste Bewegung des Gelenks nach einer Ruhepause ist die schlimmste. Wenn Sie das

Gelenk trotz Ihrer anfänglichen Beschwerden bewegen, wird der Schmerz erträglicher:
Rhus toxicodendron D12. Dosierung → Vorschrift 1, hintere Umschlagklappe.

Die Knochenhaut ist angegriffen. Sehnenscheidenentzündungen, bei denen *Rhus toxicodendron* (→ oben), nicht innerhalb eines Tages wirkt:
Ruta D6. Dosierung → Vorschrift 1, hintere Umschlagklappe.

Tennisellenbogen

Die ständige Belastung der Armmuskulatur – wie sie etwa bei Tennis oder anderen Sportarten unabdingbar ist – führt häufig zu einer Überreizung der Sehnenansätze am Knochen, die sich mit starken Schmerzen an der Ellenbogenspitze bemerkbar macht.

Wichtig

Gehen Sie zum Arzt
- Wenn Ihre Beschwerden stark sind oder immer wiederkehren.
- Wenn trotz Selbstbehandlung nach 3 Tagen keine wesentliche Besserung eingetreten ist.

Arzneiüberblick

Der betroffene Arm scheint steif zu sein; gleichzeitig fühlt er sich an, als sei er verrenkt oder gequetscht worden:
Arnica D6. Dosierung → Vorschrift 1, hintere Umschlagklappe.

Bei jeder Bewegung des betroffenen Ellenbogens spüren Sie stechende Schmerzen. Manchmal ist der ganze Arm wie gelähmt. Wärmeanwendungen führen zur Verschlimmerung Ihrer Schmerzen:
Bryonia D6. Dosierung → Vorschrift 1, hintere Umschlagklappe.

Wenn Sie den Ellenbogen länger ruhiggestellt hatten, etwa nachts, schmerzt jede Bewegung. Erst wenn Sie das Gelenk einige Zeit bewegt haben, lassen die Beschwerden nach. Wärmebehandlungen tun Ihnen gut:
Rhus toxicodendron D12. Dosierung → Vorschrift 1, hintere Umschlagklappe.

Die Knochenhaut ist angegriffen. Hartnäckige Beschwerden, die sich durch die Einnahme von *Arnica* innerhalb von 2 Tagen nicht deutlich gebessert haben:
Ruta D6. Dosierung → Vorschrift 1, hintere Umschlagklappe.

Muskelzerrungen und Muskelprellungen

Eine Muskelprellung entsteht, wenn der Muskel einen schmerzhaften Schlag oder Stoß erhalten hat, zum Beispiel bei einem Sturz.

Im Unterschied dazu wird bei einer Muskelzerrung das Gewebe des Muskels durch eine ungewohnt starke Belastung überdehnt und gezerrt.

In beiden Fällen beginnt der verletzte Muskel so stark zu schmerzen, daß Sie ihn kaum noch bewegen können. Auch ein Bluterguß kann sich bilden.

Wichtig

Bei einer Muskelzerrung wird ein elastischer Verband angelegt, denn Sie dürfen den betroffenen Muskel eine Zeitlang nicht bewegen.

Arzneiüberblick

Sie haben heftige Schmerzen und das Gefühl, als sei der Muskel gequetscht worden:
Arnica D 6. Dosierung: 3mal täglich 5 Globuli.

Auch nach 2 Tagen sind die Schmerzen noch fast so stark wie am Anfang. Vermutlich sind außer den Muskeln auch die Sehnen und Bänder oder die Knochenhaut verletzt worden:
Ruta D6. Dosierung: 3mal täglich 5 Globuli.

Die Schmerzen sind besser geworden, doch noch immer ist der Muskel ein wenig steif. Die Beschwerden verringern sich aber spürbar, wenn Sie den Muskel eine Zeitlang bewegt haben:
Rhus toxicodendron D12. Dosierung: 1mal täglich 5 Globuli.

Muskelkrämpfe

Bei Überanstrengungen können Muskeln sich krampfartig zusammenziehen. Sie schmerzen und lassen sich nicht mehr wie gewohnt bewegen. Auch wenn Muskeln kalt werden, ziehen sie sich zusammen. Nachts treten Muskelkrämpfe in den Waden und in den Füßen auf; sie sind schmerzhaft, dauern aber meist nur kurze Zeit an.

Da Muskelkrämpfe meist rasch vorübergehen, sind sie im akuten Stadium durch keine Arznei zu beeinflussen. Wählen Sie unter den Mitteln dieses Kapitels bitte dasjenige aus, dessen Beschreibung Ihren Beschwerden am ähnlichsten ist, und nehmen Sie es vorsorglich über einen Zeitraum von 2 bis 3 Wochen. Sollte keine der angegebenen Mittelbeschreibungen Ähnlichkeit mit Ihren Beschwerden haben, so beginnen Sie trotzdem eine Behandlung mit *Magnesium phosphoricum D6,* das sich bei Muskelkrämpfen sehr bewährt hat.

Wichtig

Gehen Sie zum Arzt:

- Wenn Ihre Beschwerden öfter auftreten, und Sie noch nicht in ärztlicher Behandlung waren: In manchen Fällen sind Kreislaufstörungen oder Gefäßverengungen Ursachen des Beschwerden.
- Wenn Muskelkrämpfe in den Waden, begleitet von starkem Durst und allgemeiner Abgeschlagenheit, gehäuft auftreten (Verdacht auf Diabetes).

Erste Hilfsmaßnahmen

Wenn Sie spüren, daß ein Krampf sich ankündigt, pressen Sie die Füße flach gegen die Wand oder das Bettende. Durch diesen Gegendruck können Sie den Krampf meist abfangen.

Arzneiüberblick

Die Krämpfe treten meist nachts auf, beginnen in den Zehen und bleiben in der Hauptsache auf die Fußsohlen beschränkt:
Cuprum D12. Dosierung: 1mal täglich 5 Globuli.

Sie haben Wadenkrämpfe, die beim Sport überraschend auftreten, und die ebenso rasch wieder vergehen, wie sie gekommen sind. Die Schmerzen lassen sich am besten durch Druck oder Wärme lindern:
Magnesium phosphoricum D6. Dosierung: 3mal täglich 5 Globuli.

Sie leiden unter nächtlichen Muskelkrämpfen. Oft stehen Sie bis in den späten Abend unter Streß. Sie rauchen und trinken viel:
Nux vomica D12. Dosierung: 1mal täglich 5 Globuli.

Wenn nach ungewohnten Anstrengungen, aber auch beim Gehen, Laufen oder nach Verrenkungen Muskelkrämpfe auftreten:
Rhus toxicodendron D12. Dosierung: 1mal täglich 5 Globuli.

Bei nächtlichen Krämpfen, die überall im Bein auftreten können. Charakteristisch ist, daß Ihre Füße »brennen«. Sie möchten dieses Gefühl dadurch vertreiben, daß Sie die Beine aus dem Bett strecken:
Sulfur D6. Dosierung: 3mal täglich 5 Globuli.

Muskelkater

Muskeln, die lange Zeit nicht – oder nur wenig – beansprucht werden, beginnen nach Überanstrengung oder als Folge von Ermüdung zu »ziehen« und zu schmerzen.

Solch ein »Muskelkater« dauert oft nur wenige Stunden, manchmal können die Schmerzen aber auch 2 oder 3 Tage unvermindert heftig anhalten.

Arzneiüberblick

Sie haben Ihre Muskeln beim Sport oder bei einer körperlichen Arbeit angestrengt oder übermüdet. Jetzt fühlen Sie sich am ganzen Körper wie zerschlagen:
Arnica D6. Dosierung → Vorschrift 2, hintere Umschlagklappe.

Sie hatten einen anstrengenden Tag. Ihre Glieder und Gelenke fühlen sich jetzt schwer und steif an. Das Gefühl der Müdigkeit in den Muskeln vergeht jedoch, wenn Sie sich eine Weile bewegen:
Rhus toxicodendron D12. Dosierung → Vorschrift 2, hintere Umschlagklappe.

Kreuzschmerzen und Hexenschuß

An Muskelschmerzen im Rücken leiden nicht nur Rheumatiker, sondern alle, die ein »schwaches« Kreuz haben, das heißt, alle, die unter mehr oder weniger schweren Wirbelsäulen- oder Bandscheibenschäden leiden.

Außer chronischen Kreuzschmerzen, die sich je nach Wetterlage oder nach allgemeinem Gesundheitszustand wechselnd stark zeigen, gibt es den akuten, heftig reißenden Schmerz, der fast augenblicklich zu Bewegungseinschränkungen führt: den »Hexenschuß«. Er entsteht meist als Folge eines Aufenthalts in Zugluft oder durch das Tragen schwerer Lasten. Auch abrupte Bewegungen, beispielsweise schnelles Umdrehen oder ruckartiges Aufstehen, können zu Hexenschuß führen.

Wichtig

Gehen Sie zum Arzt
- Wenn Sie Schmerzen in den Lenden haben, die zusammen mit Fieber und Harnwegsbeschwerden auftreten.
- Wenn Ihre Kreuzschmerzen Folgen eines Unfalls (auch eines Unfalls bei Spiel und Sport) sein können.
- Wenn Ihre Kreuzschmerzen mit Unterleibsbeschwerden auftreten.
- Wenn Ihre Beschwerden mit dem Gefühl von Taubheit, Lahmheit oder »Ameisenlaufen« auftreten.
- Wenn Sie häufig an Rückenschmerzen oder Kreuzschmerzen leiden (Bandscheibenschäden).
- Wenn Sie noch nie wegen Ihrer Kreuzschmerzen beim Arzt waren, oder wenn sich Ihre Schmerzen verändern, obwohl Sie deswegen in ärztlicher Behandlung sind.
- Wenn die Schmerzen trotz Ihrer Selbstbehandlung nicht innerhalb von 2 Tagen abgeklungen sind.

Merke:
Kreuzschmerzen, die ins Bein ausstrahlen, können von einer Entzündung des Ischiasnervs verursacht werden → Behandlung von *Ischias-Schmerzen*, Seite 256.

Arzneiüberblick

Ihr Rücken fühlt sich an wie zerschlagen. Diese Beschwerden treten auf, wenn Sie sich überanstrengt haben (nicht nur körperlich), oder aber als Folge von feuchtkalter Witterung.
Wärme lindert die Schmerzen:
Rhus toxicodendron D12. Dosierung → Vorschrift 2, hintere Umschlagsklappe.

Sie verhalten sich so ruhig wie möglich, denn schon die geringste Bewegung bereitet Ihnen starke Schmerzen. Ihr Rücken ist steif; wenn Sie sich auf den Rücken legen, fühlt er sich an, als sei er gequetscht. Sie haben stechende Muskelschmerzen, die mit

einem leichten Frösteln auftreten können, oder Ihre Muskeln »tun« einfach nur »weh«:
Bryonia D6. Dosierung → Vorschrift 2, hintere Umschlagklappe.

Ihre Kreuzschmerzen peinigen Sie vor allem nachts im Bett: Plötzliche Stiche im Rücken machen es Ihnen unmöglich, sich ungehindert im Bett zu bewegen. Wenn Sie sich auf die andere Seite legen wollen, müssen Sie sich zunächst aufrichten und hinsetzen, dann erst können Sie sich hinlegen:
Nux vomica D12. Dosierung → Vorschrift 2, hintere Umschlagklappe.

Sie leiden unter Kreuzschmerzen, weil Sie sich erkältet haben oder naß geworden sind:
Dulcamara D6. Dosierung → Vorschrift 2, hintere Umschlagklappe.

Nach einer heftigen Anstrengung fühlen Sie sich wie zerschlagen und haben Schmerzen im Rücken:
Arnica D6. Dosierung → Vorschrift 2, hintere Umschlagklappe.
Auch wenn Sie infolge eines Unfalls Rükkenschmerzen bekommen, lindert Arnica die akuten Beschwerden.
Wichtig: Gehen Sie baldmöglichst um Arzt!

Ihr Rücken fühlt sich an, als sei er gequetscht worden. Bei jeder Bewegung haben Sie das Gefühl, Sie seien gelähmt und steif. Am heftigsten sind die Schmerzen im Kreuz, die sich noch verstärken, wenn Sie versuchen aufzustehen – was Ihnen machmal vor Schmerzen nicht gelingt. Im allgemeinen verschlimmern sich Ihre Rückenschmerzen jedesmal, wenn Sie sitzen oder liegen. Häufig strahlen die Schmerzen dabei weit in die umliegenden Körperbereiche aus:
Berberis D6. Dosierung → Vorschrift 2, hintere Umschlagklappe.
Mittelvergleich: Bei starken Schmerzen beim Aufstehen: auch *Rhus toxicodendron* (→ Seite 255).

Ischias-Schmerzen

Bei der »Ischialgie« handelt es sich um eine Reizung des Ischiasnervs, die im unteren Lendenwirbelbereich entstehen kann – dort, wo der Ischiasnerv aus dem Wirbelkanal der Wirbelsäule austritt. Diese Nervenschmerzen strahlen in Gesäß und Oberschenkel, selbst bis in die Füße aus und setzen plötzlich nach einer Anstrengung ein. Es kann sein, daß Kreuzschmerzen (zum Beispiel Hexenschuß) langsam nach unten »wandern«. Häufige Ursache von Ischias-Schmerzen ist ein Bandscheibenschaden. Doch auch entzündliche Veränderungen an den Wirbelkörpern, Nervenentzündungen oder Rückenmarktumore können akute Beschwerden auslösen.

Wichtig

Gehen Sie zum Arzt
- Wenn das betroffene Bein sich taub anfühlt, und wenn Sie sich nicht mehr auf die Zehen oder auf die Fersen stellen können (Bandscheibenvorfall).
- Wenn Sie wegen Ihrer Beschwerden noch nicht vom Arzt untersucht worden sind.
- Wenn die Beschwerden trotz Ihrer Selbstbehandlung nach 3 bis 4 Tagen nicht abgeklungen sind.

Arzneiüberblick

Krampfartig und heftig schießen reißende Schmerzen durch Ihr Bein, schon die leiseste Berührung steigert diese Schmerzen. Unwillkürlich ziehen Sie das betroffene Bein näher an den Körper heran, oder Sie legen sich sogar auf die schmerzende Seite, um Ihre Beschwerden zu lindern.
Achten Sie einmal darauf, ob nicht Ärger, Unmut und Zorn Auslöser Ihrer Muskelverspannungen gewesen sein könnten, die ihrerseits das Auftreten eines Ischias-Schmerzes begünstigen:
Colocynthis D6. Dosierung → Vorschrift 2, hintere Umschlagklappe.

Sie reagieren ausgesprochen empfindlich auf Kälte: Kaltes Wetter, Baden in kaltem Wasser, schon das Entblößen eines Beines rufen bei Ihnen die gefürchteten Schmerzen hervor.
Sie wissen bereits, daß die Schmerzen ebenso rasch, wie sie gekommen sind, wieder vergehen, und daß Wärme oder Druck auf den schmerzenden Nerv Ihnen gut tut:
Magnesium phosphoricum D6. Dosierung → Vorschrift 2, hintere Umschlagklappe.

Im Sitzen sind Ihre Schmerzen unerträglich, doch sobald Sie gehen oder liegen, geht es Ihnen besser:
Ammonium muriaticum D6. Dosierung → Vorschrift 2, hintere Umschlagklappe.

Feucht-kaltes Wetter, Nässe und Überanstrengung (Sport, Wandern) können die unmittelbaren Auslöser Ihrer Beschwerden ebenso sein, wie wenn Sie sich verheben. Stets müssen Sie ein wenig in Bewegung sein, damit Sie die Beschwerden nicht so deutlich wahrnehmen. So ist es auch zu verstehen, daß Sie nachts schlecht schlafen können – denn in der Ruhe machen sich Ihre Beschwerden verstärkt bemerkbar. »Ameisenlaufen« und ein Gefühl von Taubheit können auftreten.
Versuchen Sie, sich möglichst warm zu halten – das bringt Ihnen die größte Erleichterung:
Rhus toxicodendron D12. Dosierung → Vorschrift 2, hintere Umschlagklappe.

Ihre Beschwerden melden sich häufig erst nach Mitternacht: Schmerzen reißen Sie aus dem Schlaf. Ihnen ist kalt, vor allem am betroffenen Bein.
Wenn Sie aufstehen, um sich zusätzliches Bettzeug zu holen, merken Sie, daß Kälte die Beschwerden verschlimmert. Solange die Schmerzen anhalten, sind Sie unruhig und ängstlich:
Arsenicum album D12. Dosierung → Vorschrift 2, hintere Umschlagklappe.

Sie haben reißende, scharf-stechende Schmerzen in den Gliedern. Auch Ihr Kreuz ist in Mitleidenschaft gezogen: Es fühlt sich an – vor allem, wenn Sie längere Zeit in gekrümmter Haltung gesessen sind –, als sei es gequetscht worden. Auffallend an Ihren Beschwerden ist, daß sie nachts besonders heftig sind oder sich verschlimmern, wenn Sie auf der schmerzenden Seite liegen. Oft können Sie es vor Schmerzen nicht mehr im Bett aushalten. Wenn Sie aufstehen und sich ein wenig bewegen, geht es Ihnen schon bald besser:
Kalium jodatum D6. Dosierung → Vorschrift 2, hintere Umschlagklappe.

In den Beinen haben Sie heftige, stechende Schmerzen, so, als hätte man Sie wundgeschlagen. Die geringste Bewegung der Beine steigert die Schmerzen ins Unerträgliche. Spürbar lindern lassen sich Ihre Beschwerden nur, wenn Sie sich hinlegen (am besten sogar auf die schmerzende Körperseite).
Ihre Ischias-Schmerzen treten vor allem bei kaltem Wetter auf, und wenn Sie nach anstrengender körperlicher Arbeit ausgekühlt sind. Wenn Sie sich über irgend etwas besonders stark geärgert haben, kann sich dies auch in Ischias-Schmerzen äußern:
Bryonia D6. Dosierung → Vorschrift 2, hintere Umschlagklappe.

HAUS-, REISE- UND SPORT-APOTHEKE

Die Hausapotheke

Zur Grundausstattung Ihrer Hausapotheke empfehle ich Ihnen die folgenden 52 Mittel. Damit werden Sie in die Lage versetzt, einen großen Teil alltäglicher Beschwerden umgehend behandeln zu können. Welche Arznei bei Ihren Beschwerden zur Anwendung kommt und wie sie den Beschwerden entsprechend dosiert wird, lesen Sie in diesem Buch (→ *Inhaltsübersicht*, Seite 1, *Beschwerdenregister*, Seite 262).

Acidum phosphoricum D6 (Phosphorsäure) bei Traurigkeit und nervöser Schwäche.
Aconitum D6 (Sturmhut) bei Entzündungen, Fieber, Erkältungskrankheiten, Sonnenstich, panischer Angst, Neuralgien.
Allium Cepa D6 (Küchenzwiebel) bei Schnupfen, Erkältungskrankheiten, Bindehautreizung.
Antimonium crudum D6 (Schwarzer Spießglanz) bei Magen-/Darmbeschwerden, besonders bei Magenüberladung.
Apis D6 (Honigbiene) bei Halsschmerzen, Bienen- und Wespenstich.
Argentum nitricum D12 (Silbernitrat) bei Nervosität, Angst, Aufregung, nervösen Magenbeschwerden.
Arnica D6 (Bergwohlverlei, Fallkraut) bei Wunden und Verletzungen, Muskelkater, Prellungen, Kreuzschmerzen.
Arsenicum album D12 (Weißes Arsenik) bei Schwäche, Ohnmacht, Unruhezuständen, Angst, Übelkeit, Erbrechen, Durchfall, Lebensmittelvergiftung, Erkältungskrankheiten, Ischias, brennenden Schmerzen.
Belladonna D6 (Tollkirsche) bei Entzündungen Fieber, Unruhezuständen, Erkältungskrankheiten, Kopfschmerzen.
Bryonia D6 (Zaunrübe) bei Erkältungskrankheiten, Magen-/Darmbeschwerden, Kreuzschmerzen, Kopfschmerzen.
Calcium phosphoricum D12 (Calciumhydrogenphosphat) bei Kopfschmerzen, Nervenschwäche, Erschöpfung.
Calendula-Tinktur (Ringelblume) bei Wunden und Wundheit – blut- und schmerzstillend, zur Wundheilung.
Calendula D12 (Ringelblume) bei Hautabschürfungen, zur Wundheilung.
Camphora D1 (Kampfer) bei Ohnmacht, Kollapszuständen, Erfrierungen, zur Erkältungsvorbeugung.
Cantharis D6 (Spanische Fliege) bei Sonnenbrand, Verbrennung, Harnwegsreizung.
Carbo vegetabilis D6 (Holzkohle) bei Schwächezuständen, Kollapsneigung, Magen-/Darmbeschwerden.
Causticum D6 (Ätzstoff) bei Husten, Blasenschwäche.
Chamomilla D12 (Echte Kamille) bei nervöser Gereiztheit, Schmerzen, Zahnungsbeschwerden.
China D6 (Chinarinde) bei Erschöpfung, Kopfschmerzen, Neuralgien, Magen-/Darmbeschwerden.
Cocculus D6 (Kockelskörner) bei Erschöpfung, Schlafstörungen, Übelkeit/Erbrechen, Reisekrankheit.
Coffea D12 (Kaffee) bei nervöser Übererregtheit, Kopfschmerzen, Schlaflosigkeit.
Colocynthis D6 (Koloquinte) bei Bauchschmerzen, Koliken, Nervenschmerzen, Ischias.
Drosera D6 (Sonnentau) bei Husten.
Dulcamara D6 (Bittersüß) bei Erkältungsfolgen, Blasenkatarrh, Durchfall.
Eupatorium perfoliatum D6 (Wasserhanf) bei Erkältungskrankheiten, grippalem Infekt.
Euphrasia D6 (Augentrost) bei Augenbeschwerden, Erkältungskrankheiten.
Ferrum phosphoricum D6 (Phosphorsaures Eisen) bei Fieber- und Entzündungszuständen.
Gelsemium D12 (Falscher Jasmin) bei Benommenheit, Kopfschmerzen, Erkältungskrankheiten, Lampenfieber.
Hepar sulfuris D12 (Kalkschwefelleber) bei Schnupfen, Halsschmerzen, Husten, Kälteempfindlichkeit.
Hypericum D12 (Johanniskraut) bei Nervenverletzungen, Wirbelsäulenverletzungen, Stichwunden.
Ignatia D12 (Ignatiusbohne) bei nervösen, hysterischen Beschwerden, Traurigkeit, Kummer, Magen-/Darmbeschwerden.
Ipecacuanha D6 (Brechwurzel) bei Übelkeit, Erbrechen, Husten.
Kalium bichromicum D6 (Kaliumbichromat) bei Nasennebenhöhlenentzündung, Rachenbeschwerden, Kopfschmerzen, Schnupfen.
Lachesis D12 (Buschmeister) bei Halsschmerzen, Erregungszuständen, Kopfschmerzen, im Klimakterium.
Ledum D6 (Sumpfporst) bei Bißwunden, Stichwunden, Augenverletzungen, Zeckenbiß.
Lycopodium D12 (Bärlapp) bei Magen-/Darmbeschwerden, nervösen Beschwerden.
Magnesium phosphoricum D6 (Phosphorsaure Magnesia) bei Bauchschmerzen, Wadenkrämpfen, Ischias.
Mercurius solubilis D12 (Quecksilber nach Hahnemann) bei Halsschmerzen, Schnupfen, grippalem Infekt.

Natrium muriaticum D12 (Natriumchlorid, Kochsalz) bei Nervenschwäche, Kummer, Kopfschmerzen, Schnupfen.
Nux vomica D12 (Brechnuß) bei Gereiztheit, nervösen Beschwerden, Magen-/Darmbeschwerden, Erkältungskrankheiten, grippalem Infekt, Katergefühl, Kopfschmerzen, Kreuzschmerzen, Nacken-/Schulterbeschwerden.
Phosphorus D12 (Gelber Phosphor) bei Nervenschwäche, Erschöpfung, Husten, Nasenbluten, Kopfschmerzen.
Phytolacca D6 (Kermesbeere) bei grippalem Infekt, Muskelschmerzen, Drüsenschwellungen.
Pulsatilla D12 (Wiesenküchenschelle/Windblume) bei Erkältung, Magen-/Darmbeschwerden, Frauenbeschwerden.
Rhus toxicodendron D12 (Giftsumach) bei Muskelkater, Kreuzschmerzen, Hexenschuß, Ischias, Erkältungskrankheiten, grippalem Infekt, Nervenschmerzen, Unruhezuständen.
Ruta D6 (Weinraute) bei Verstauchung, Muskelprellung.
Silicea D12 (Kieselsäure) bei Erschöpfung und Nervenschwäche, Kopfschmerzen, Erkältungen.
Spongia D6 (Badeschwamm) bei Husten, Halsentzündungen.
Staphisagria D12 (Stephanskraut) bei nervösen Beschwerden, Bauchschmerzen, Magen-/Darmbeschwerden, Kopfschmerzen, Schnittwunden.
Sulfur D6 (Schwefelblüte) bei Magen-/Darmbeschwerden, Husten, Augenbeschwerden.
Symphytum D6 (Beinwurz, Beinwell) bei Augenverletzungen.
Tabacum D6 (Tabak) bei Übelkeit, Erbrechen.
Veratrum album D6 (Weiße Nieswurz, Germer) bei Durchfall, Erbrechen, Erschöpfungszuständen.

Die Reiseapotheke

Zur Grundausstattung Ihrer Reiseapotheke empfehle ich Ihnen die folgenden 40 Mittel.

Aconitum D6 (Sturmhut) bei Entzündungen, Fieber, Erkältungskrankheiten, Sonnenstich.
Allium Cepa D6 (Küchenzwiebel) bei Schnupfen, Erkältungskrankheiten mit Bindehautentzündung.
Apis D6 (Honigbiene) bei Bienen-, Wespenstich, Halsschmerzen, Bindehautreizung.
Arnica D6 (Bergwohlverlei, Fallkraut) bei Wunden und Verletzungen, Muskelkater, -prellung, Kreuzschmerzen.
Arsenicum album D12 (Weißes Arsenik) bei Schwächezuständen/Ohnmacht, Lebensmittelvergiftung, Erkältungskrankheiten, Übelkeit, Erbrechen, Durchfall, Ischias.
Belladonna D6 (Tollkirsche) bei Entzündungen, Fieber, Erkältungskrankheiten, Kopfschmerzen, Sonnenstich, Sonnenbrand, Flugbeschwerden.
Bryonia D6 (Zaunrübe) bei Erkältungskrankheiten, Magen-/Darmbeschwerden, Kreuzschmerzen, Kopfschmerzen.
Calendula-Tinktur (Ringelblume) bei Wunden und Wundheit zur äußeren Anwendung.
Calendula D12 (Ringelblume) bei Hautabschürfungen zur schnelleren Wundheilung.
Camphora D1 (Kampfer) bei Ohnmacht, Erkältungsvorbeugung, Erfrierungen.
Cantharis D6 (Spanische Fliege) bei Sonnenbrand, Verbrennungen, Harnwegsreizung.
Carbo vegetabilis D6 (Holzkohle) bei Schwächezuständen/Ohnmacht, Magen-/Darmbeschwerden.
Chamomilla D12 (Echte Kamille) bei nervöser Gereiztheit, Kopfschmerzen, Wundschmerzen, Bauchschmerzen, Menstruationsschmerzen.
Cocculus D6 (Kockelskörner) bei Reisekrankheit, Übelkeit/Erbrechen, Schwäche, Schlaflosigkeit.
Coffea D12 (Kaffee) bei Kopfschmerzen, Schlaflosigkeit, nervöser Übererregtheit (aufgedreht), Wundschmerzen.
Colocynthis D6 (Koloquinte) bei Bauchschmerzen, Ischias.
Dulcamara D6 (Bittersüß) bei Erkältungskrankheiten, Blasenkatarrh, Durchfall.
Essig bei Sonnenbrand und Verbrennungen zur äußeren Anwendung.
Eupatorium perfoliatum D6 (Wasserhanf) bei Erkältungskrankheiten, grippalem Infekt.
Euphrasia D6 (Augentrost) bei Augenbeschwerden, Erkältungskrankheiten.
Gelsemium D12 (Falscher Jasmin) bei Flugangst, Kopfschmerzen, Erkältung, Reisefieber.
Glonoinum D6 (Nitroglyzerin) bei Sonnenstich, Kopfschmerzen.
Hepar sulfuris D12 (Kalkschwefelleber) bei Schnupfen, Halsschmerzen.
Hypericum D12 (Johanniskraut) bei Nervenverletzungen, Wirbelsäulenverletzuungen, Stichwunden.
Ipecacuanha D6 (Brechwurzel) bei Übelkeit, Erbrechen, Husten.
Lachesis D12 (Buschmeister) bei Halsschmerzen.
Ledum D6 (Sumpfporst) bei Bißwunden, Stichwunden, Augenverletzungen, Zeckenbiß.
Magnesium phosphoricum D6 (Phosphorsaure Magnesia) bei Halsschmerzen, Schnupfen, grippalem Infekt.

Nux vomica D12 (Brechnuß) bei Flugbeschwerden, Magen-/Darmbeschwerden, Erkältung, Kopf-, Kreuzschmerzen, Nacken-/Schulterbeschwerden.
Petroleum D6 (Steinöl) bei Reisekrankheit.
Pulsatilla D12 (Wiesenküchenschelle, Windblume) bei Erkältungskrankheiten, Kopfschmerzen, Magen-/Darmbeschwerden.
Rhus toxicodendron D12 (Giftsumach) bei Muskelkater, Verstauchung, Sehnenscheidentzündung, Muskelprellung, Kreuzschmerzen, Hexenschuß, Ischias, Erkältungskrankheiten.
Ruta D6 (Weinraute) bei Verstauchung, Muskelprellung, Sehnenscheidenentzündung, Knochenhautverletzungen.
Staphisagria D12 (Stephanskraut) bei Schnittwunden, Kopfschmerzen.
Sulfur D6 (Schwefelblüte) bei Augenbeschwerden, Husten.
Symphytum D6 (Beinwurz, Beinwell) bei Augenverletzungen.
Tabacum D6 (Tabak) bei Reisekrankheit, Übelkeit/Erbrechen.
Veratrum album D6 (Weiße Nieswurz, Germer) bei Durchfall, Erschöpfungszuständen.
Veratrum viride D6 (Grüne Nieswurz) bei Sonnenstich.

Die Sportapotheke

Zur Grundausstattung Ihrer Sportapotheke empfehle ich Ihnen die folgenden 27 Mittel. Die Arzneiauswahl bezieht sich vorwiegend auf Beschwerden durch Überanstrengung und auf verletzungsbedingte Beschwerden. Bezugsquellen für Ihre Sportapotheke finden Sie auf Seite 270.

Aconitum D6 (Sturmhut) bei Entzündung, Erregung, Angstzuständen, Sonnenstich, Beschwerden durch kalten Wind.
Agaricus D12 (Fliegenpilz) bei Erfrierungen, Frostbeulen.
Apis D6 (Honigbiene) bei Bienen-, Wespenstich, Sonnenbrand, Augenbindehautentzündung, Schleimbeutelentzündung.
Argentum nitricum D12 (Silbernitrat) bei Aufregung, Lampenfieber, Kopfschmerzen, Durchfall.
Arnica D6 (Bergwohlverlei, Fallkraut) bei Muskelkater, -prellung, Verletzungen, Bluterguß, Gehirnerschütterung, Kreuzschmerzen, Nasenbluten.
Arsenicum album D12 (Weißes Arsenik) bei Übelkeit, Erbrechen, Durchfall, Lebensmittelvergiftung, Schwächezuständen, Höhenkrankheit (Bergsteigerkrankheit), Erfrierungen, Ischias.
Belladonna D6 (Tollkirsche) bei Sonnenstich, Sonnenbrand, Kopfschmerzen, Fieber, Entzündungen.
Bryonia D6 (Zaunrübe) bei Kreuzschmerzen, Kopfschmerzen, Magen-/Darmbeschwerden, Erkältungskrankheiten, Schleimbeutelentzündung.
Calendula-Tinktur (Ringelblume) bei Wunden und Wundheit zur äußerlichen Anwendung, Blutungen.
Calendula D12 (Ringelblume) bei Hautabschürfungen zur schnelleren Wundheilung.
Camphora D1 (Kampfer) bei Ohnmacht/Schwäche, Erfrierungen, zur Erkältungsvorbeugung.
Cantharis D6 (Spanische Fliege) bei Sonnenbrand, Verbrennungen.
Chamomilla D12 (Echte Kamille) bei Wundschmerzen, Kopfschmerzen, nervöser Gereiztheit.
Carbo vegetabilis D6 (Holzkohle) bei Ohnmacht/Schwäche, Magen-/Darmbeschwerden.
Coffea D12 (Kaffee) bei Wundschmerzen, Kopfschmerzen, Schlaflosigkeit, nervöser Übererregtheit.
Gelsemium D12 (Falscher Jasmin) bei Aufregung, Lampenfieber, Kopfschmerzen, Durchfall.
Glonoinum D6 (Nitroglyzerin) bei Sonnenstich, Kopfschmerzen.
Hypericum D12 (Johanniskraut) bei Nervenverletzungen, Wirbelsäulenverletzungen, Stichwunden.
Ledum D6 (Sumpfporst) bei Augenverletzungen, Stichwunden, Bißwunden, Zeckenbiß.
Magnesium phosphoricum D6 (Phosphorsaure Magnesia) bei Wadenkrämpfen, Ischias, Bauchschmerzen.
Nux vomica D12 (Brechnuß) bei Nacken-/Schulterverspannung, Kreuzschmerzen, Magen-/Darmbeschwerden, Erkältungen.
Rhus toxicodendron D12 (Giftsumach) bei Überanstrengung, Muskelkater, Verrenkung, Verstauchung, Sehnenscheidenentzündung, Muskelprellung, Kreuzschmerzen, Hexenschuß, Ischias, Erkältung.
Ruta D6 (Weinraute) bei Verstauchung, Muskelprellung, Sehnenscheidenentzündung, Knochenhautverletzung, Wundlaufen.
Staphisagria D12 (Stephanskraut) bei Schnittwunden, Kopfschmerzen, Folgen unterdrückter Wut.
Symphytum D6 (Beinwurz, Beinwell) bei Augenverletzungen, unterstützend zur Frakturheilung.
Tabacum D6 (Tabak) bei Schwindel, Übelkeit, Erbrechen.
Veratrum album D6 (Weißer Nieswurz, Germer) bei Ohnmacht/Schwäche, Durchfall.

BESCHWERDEN-REGISTER

Zum Nachschlagen

Bezugsquellen

Wer sich seine Apotheke selbst zusammenstellen möchte, kauft die entsprechenden Arzneien in der Apotheke und benutzt eine »Homöopathie-Ledertasche« mit Glasröhrchen, in der er die Mittel abfüllt. Auf diese Weise erstellen Sie sich eine handliche und leichte Apotheke auch für unterwegs.
Die »Homöopathie-Ledertasche« ist zu beziehen über: Homöopathie-Taschenbuch-Vertrieb G. Holle, Dr. Karl von Lindestr. 21, 81479 München.

Adressen, die weiterhelfen

Unter folgenden Adressen erhalten Sie Auskunft über Homöopathen, die Sie nach den Methoden der klassischen Homöopathie behandeln:

Deutschland:

Homöopathie-Forum
Organisation klassisch homöopathisch arbeitender Heilpraktiker e. V.
Grubmühler Feldstraße 14 a
82131 Gauting bei München

Deutsche Gesellschaft für klassische Homöopathie (DGKH)
Felix-Fechenbach-Str. 39
32756 Detmold

Österreich:

Ärztegesellschaft für Klassische Homöopathie
Kirchengasse 21
A-5020 Salzburg

Schweiz:

Verband Klassischer Homöopathen
Postfach 625
CH-8027 Zürich

Bücher, die weiterhelfen

Homöopathie

Eichelberger, Dr. med. Otto: *Klassische Homöopathie*, Bd.1–3, Haug Verlag, Heidelberg
Pahlow, Mannfried/Buchtala, Elisabeth: *Homöopathie – natürliche Selbsthilfe*, Gräfe und Unzer Verlag, München
Rau, Josef: *Klassische Homöopathie*, W. Joop Verlag, Wiesbaden
Risch, Gerhard: *Der sanfte Weg*. Eine Information über Homöopathie für jedermann; Eurika Verlag
Sommer, Sven: *Homöopathie*, Gräfe und Unzer Verlag, München
Stumpf, Werner: *Homöopathie für Kinder*, Gräfe und Unzer Verlag, München
Ullman, Dana: *Homöopathie*: Scherz Verlag, Bern/München
Vithoulkas, Georgos: *Die wissenschaftliche Homöopathie*, U. Burgdorf Verlag, Göttingen
Vithoulkas, Georgos: *Medizin der Zukunft*; Wenderoth Verlag, Kassel
Voegeli, Adolf: *Das ABC der Gesundheit*, Haug Verlag, Heidelberg

Werner Stumpf

Heilpraktiker mit Ausbildung in »Klassische Homöopathie«, unter anderem bei Dr. Eichelberger. Renommierter Autor mit vielen Veröffentlichungen zum Thema. Vortragstätigkeit zum Thema »Homöopathie« sowie Lehrtätigkeit für Heilpraktiker. Eigene Praxis in Landshut/Niederbayern.

Dr. med. Otto Eichelberger

Arzt und Dozent für »Klassische Homöopathie«. Praxis in München.

Redaktion: Doris Schimmelpfennig-Funke
Lektorat: Verena Zemme; Corinna Gieseler, Christine Kohl, Michael Kurth
Herstellung: Felicitas Holdau
Fotos: Dieter Knapp; Ernst Neukamp (Seite 2/3)
Coverfoto: Superbild, Berlin
Layout: Heinz Kraxenberger
Printed in Italy

ISBN 3–8118–3810–5

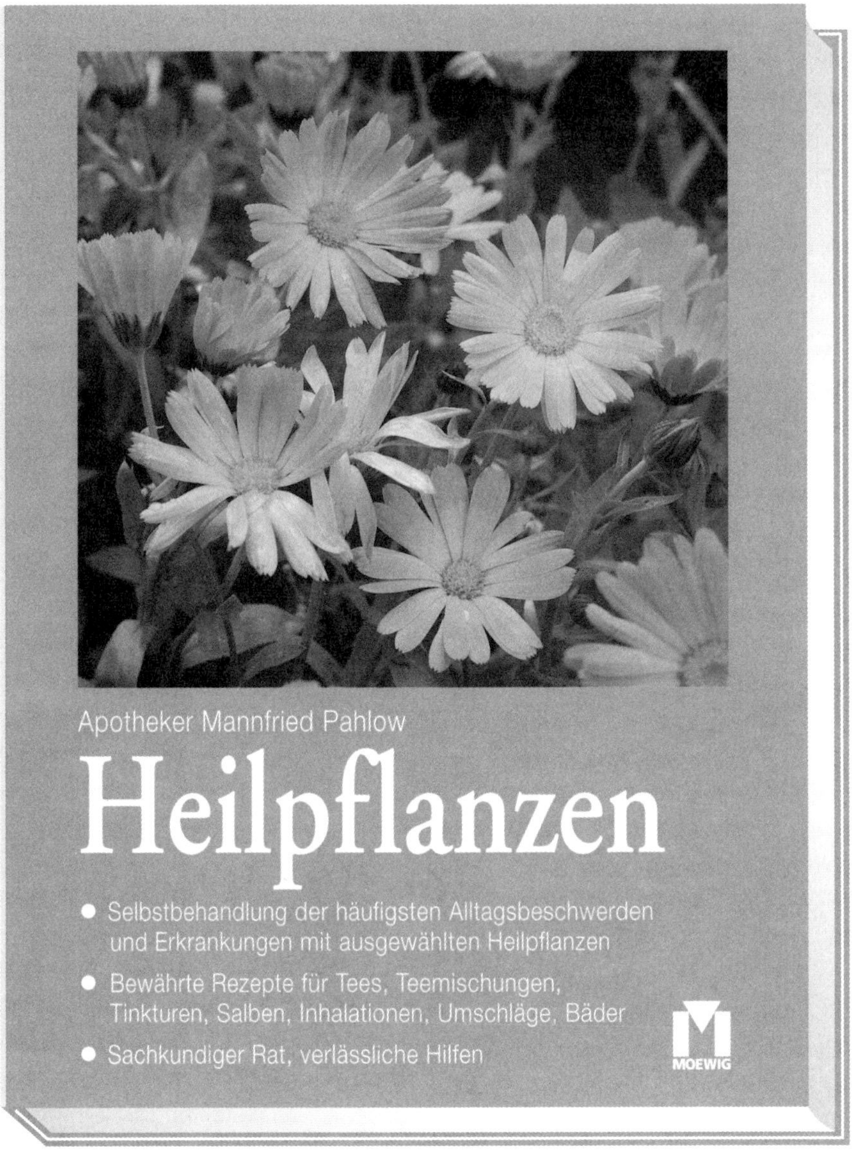
Apotheker Mannfried Pahlow
Heilpflanzen
• Selbstbehandlung der häufigsten Alltagsbeschwerden und Erkrankungen mit ausgewählten Heilpflanzen
• Bewährte Rezepte für Tees, Teemischungen, Tinkturen, Salben, Inhalationen, Umschläge, Bäder
• Sachkundiger Rat, verlässliche Hilfen
MOEWIG

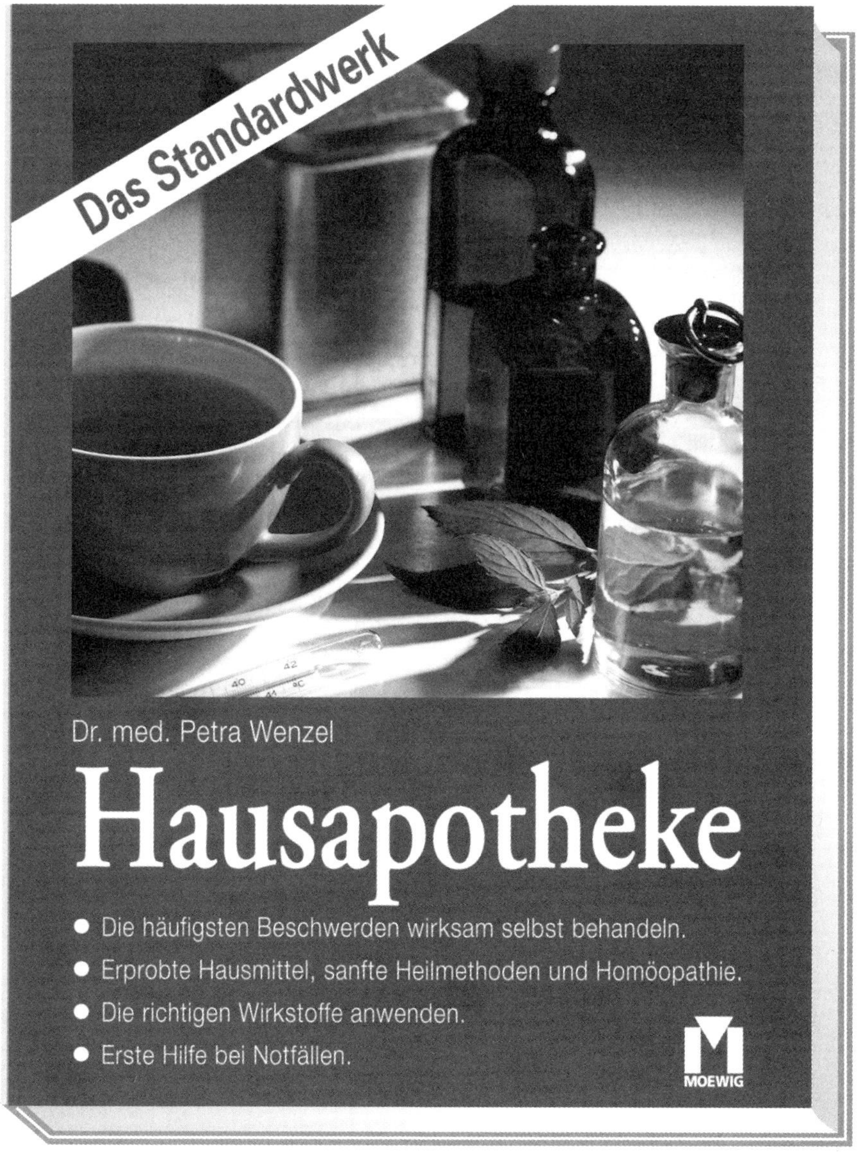
Das Standardwerk
Dr. med. Petra Wenzel
Hausapotheke
● Die häufigsten Beschwerden wirksam selbst behandeln.
● Erprobte Hausmittel, sanfte Heilmethoden und Homöopathie.
● Die richtigen Wirkstoffe anwenden.
● Erste Hilfe bei Notfällen.
MOEWIG

Selbstbefragung

Mit homöopathischen Mitteln können Sie Ihre Beschwerden gezielt behandeln. Deshalb ist es wichtig, daß Sie sich ein genaues Bild von den Beschwerden machen; je deutlicher Ihnen Ihr *Beschwerdenbild* (→ Seite 13) bei der Mittelwahl vor Augen steht, desto sicherer werden Sie zu Ihrem Mittel finden. Bitte lesen Sie die Fragen der folgenden »Standard-Selbstbefragung« vor jeder Selbstbehandlung aufmerksam durch und beantworten sie möglichst umfassend.

■ Gibt es eine eindeutig erkennbare Ursache für meine Beschwerden?

■ Wie würde ich meine Beschwerden beschreiben? Wie fühlen sie sich an?

■ An welcher Stelle genau sind die Beschwerden? – Waren sie schon immer dort? Wohin wandern sie? – Wohin strahlen sie aus?

■ Wann, zu welcher Tages- oder Nachtzeit sind meine Beschwerden am schlimmsten?

■ Was tut mir nicht gut? – Was vermeide ich, um die Beschwerden nicht zu verschlimmern?

■ Habe ich mich während meiner Krankheit verändert? – Ist mein Verhalten anderen gegenüber dasselbe, sind meine Wünsche, Bedürfnisse und Gelüste dieselben wie vor der Krankheit? – Was mag ich, was kann ich nicht »ausstehen«?

■ Was tut mir gut? – Was kann ich tun, um meine Beschwerden zu lindern?

■ Gibt es außer meinen Beschwerden andere Symptome für eine Veränderung meines gesundheitlichen Befindens?

■ Wie fühle ich mich, seitdem ich krank bin? Bin ich aufgeregter, ängstlicher, ruhiger oder trauriger?

Schenken Sie dem letzten Punkt besondere Beachtung, denn gerade mit der Homöopathie haben Sie die Möglichkeit, auch Ihr seelisches Befinden bei der Behandlung Ihrer Leiden zu berücksichtigen. Sie sollten sehr ehrlich sich selbst gegenüber sein, doch hüten Sie sich davor, Wesenszüge verzerrt zu sehen – ein berechtigter Ärger ist nicht als krankhafter Zorn zu deuten oder gar als »schnippisches Wesen«. Auch wenn Ihnen eine Mittelbeschreibung unliebsame Wesenszüge vorführen sollte, heißt das keinesfalls, daß Sie nicht auf andere Weise ein sehr liebenswerter Mensch sind. Es wird in einer Mittelbeschreibung nicht Ihr gesamter Charakter gespiegelt; fühlen Sie sich bitte nicht eingeordnet und abgestempelt!

Grenzen der Selbstbehandlung

■ Behandeln Sie sich bei schlechtem Allgemeinbefinden niemals selbst. ■ Lesen Sie vor jeder Behandlung die mit »Wichtig« gekennzeichneten Texte aufmerksam; richten Sie sich bitte genau danach. ■ Seien Sie besonders vor- und umsichtig bei der Behandlung von Säuglingen und Kleinkindern, wenn Sie schwanger sind, wenn Beschwerden sich verändern, wenn eine schwere chronische Krankheit an Ihrer Gesundheit zehrt, wenn Sie eine tiefe seelische oder nervliche Krise durchmachen, wenn Sie älter und etwas gebrechlich sind. ■ Muten Sie sich nie zuviel zu. Handeln Sie entsprechend Ihrem medizinischen Wissen, Ihrer Erfahrung im Umgang mit Krankheiten und Ihrer Übung in der Anwendung homöopathischer Arzneien (→ *Die Grenzen der Selbstbehandlung*, Seite 13). ■ Behandeln Sie fieberhafte Erkrankungen nur, wenn Sie im Gebrauch homöopathischer Arzneien Erfahrung haben. ■ Wenn Sie in ärztlicher Behandlung sind, sollten Sie eine zusätzliche homöopathische Selbstbehandlung nur in Absprache mit Ihrem Arzt durchführen. Das Gleiche gilt, wenn bei Ihnen eine Homöotherapie durchgeführt wird; in der Regel wird der Arzt oder Heilpraktiker eine Selbstbehandlung während dieser Zeit verbieten. ■ Behandeln Sie sich immer nur mit jeweils einem Homöopathikum. Auf Ausnahmen, bei denen Sie zwei oder mehr Arzneien nehmen sollten, ist im Text ausdrücklich hingewiesen. ■ Probieren Sie bei der Selbstbehandlung nicht eine Vielzahl von Arzneien nacheinander aus in der Hoffnung, daß eine davon schon helfen wird. Wenn die erste von Ihnen gewählte Arznei nicht geholfen hat, sollten Sie nur *ein* weiteres Mittel wählen. Bei der Anwendung von mehr als zwei Mitteln besteht die Gefahr, daß Sie die Selbstheilungsversuche Ihres Körpers stören und somit den Heilungsverlauf verzögern. Wahllos angewendete Mittel können die Symptome Ihres Leidens durcheinanderbringen oder überdecken. Dann hat selbst ein später hinzugezogener Homöopath Schwierigkeiten bei der Mittelsuche. ■ Versuchen Sie, demjenigen, den Sie behandeln, eine liebevolle, geduldige Einstellung entgegenzubringen – ob es Ihr Kind ist, ein anderes Familienmitglied oder »nur« Sie selbst es sind.